回到愛裡：
心理劇、社會計量與社會劇的實務運用

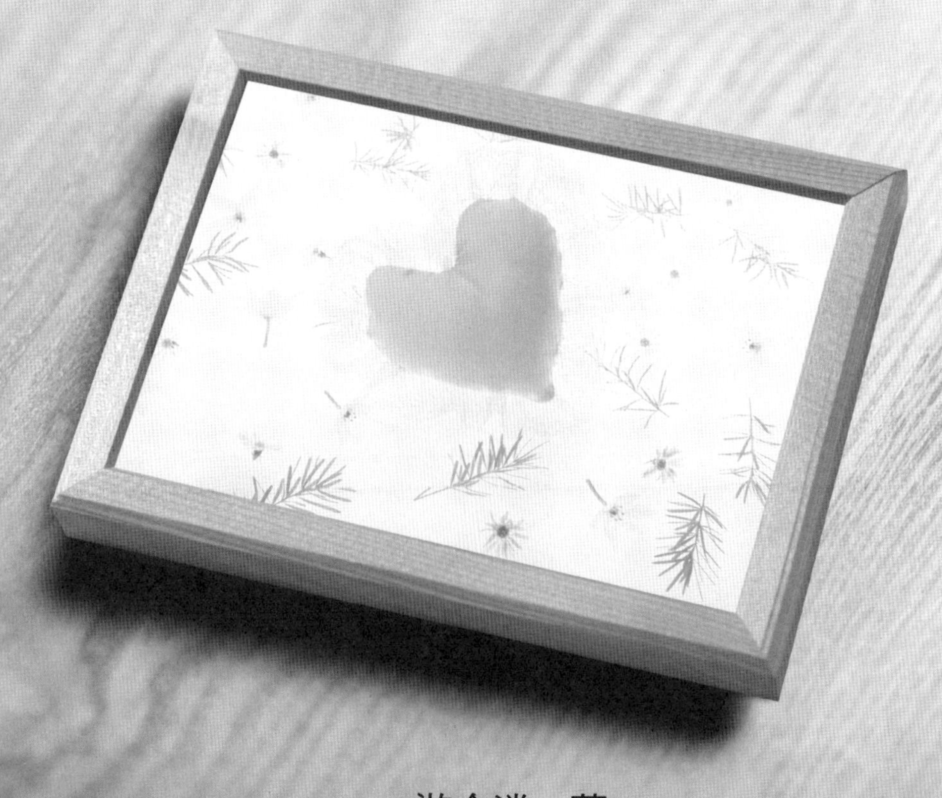

游金潾 著

作者簡介

游金潾

大愛心理劇創始人、影像轉化療法創始人
中國人民大學心理健康教育工作指導專家
北京首都師範大學心理健康教育工作專家
美國心理劇、社會計量與團體心理治療考試委員會認證合格之 TEP（Trainer、Educator、Clinical Practitioner）
曾任台灣心理劇學會常務理事、南華大學生死學研究所助理教授、北京清華大學華商中心特聘專家。
多年來在臺灣及中國大陸北京、廣州、山東、山西、貴州、河南、湖南、蘭州等地從事心理劇教學與督導，並將學術研究重心聚焦於西方心理治療與中國醫學的融合，將其研究運用於團體心理治療、個別諮商、安寧療護、生命教育與災後創傷治療等實務上，藉以增進人們身心靈之整體療癒與成長。

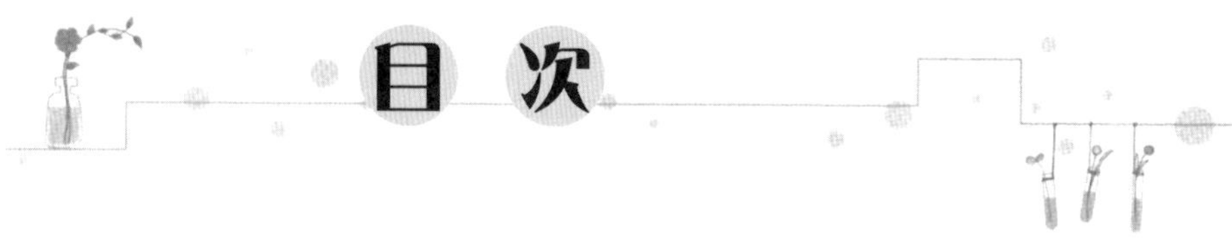

目次

前言 …… 001

第 1 章　心理劇的發展與心理劇的原理 …… 003

第一節　心理劇的緣起 …… 003

第二節　心理劇在國內外的發展 …… 018

第三節　自發性與創造性原理 …… 021

第四節　宣洩與平氣原理 …… 025

第五節　劇的原理與角色理論 …… 030

第六節　心理劇的人際關係論 …… 032

第 2 章　心理劇助人工作者的涵養與必備知識 …… 035

第一節　心理劇導演的人格特質 …… 035

第二節　心理劇導演的治療心態 …… 039

第三節　心理劇團體心理治療的諮商倫理 …… 044

第四節　求助者心理 …… 055

第五節　助人工作者的白我照顧 …… 060

第 3 章　心理劇進行前的準備與常用工具 …… 065

第一節　心理劇一對一個別心理治療前的準備 …… 065

第二節　心理劇團體心理治療前的準備 …… 067

第三節　社會親疏差序圖 …… 072

第四節　心靈書寫 …… 074

第 4 章　心理劇團體的暖身技巧 …… 077

第一節　團體破冰技巧 …… 078

第二節　人際關係的暖身技巧 …… 081

第三節　童年生命事件的暖身技巧 …… 089
第四節　生命重大事件的暖身技巧 …… 092
第五節　創傷與悲傷輔導的暖身技巧 …… 094
第六節　身體疾病心理療癒的暖身技巧 …… 098

第 5 章　心理劇團體的社會計量技巧 …… 103

第一節　團體凝聚力的社會計量技巧 …… 103
第二節　團體地域的社會計量技巧 …… 106
第三節　團體成員專業或工作經驗的社會計量技巧 …… 108
第四節　團體選主角的社會計量技巧 …… 111

第 6 章　心理劇團體的社會劇技巧 …… 115

第一節　社會劇的實施步驟與目的 …… 116
第二節　夫妻關係的社會劇 …… 123
第三節　親子關係與親子教養的社會劇 …… 125
第四節　婆媳關係的社會劇 …… 134
第五節　班級社會劇與學校社會劇 …… 137

第 7 章　心理劇團體的導劇技術 …… 141

第一節　心理劇的流程與基本要素 …… 141
第二節　探問關係的心理劇技巧 …… 147
第三節　修復關係的心理劇技巧 …… 153
第四節　平和關係的心理劇技巧 …… 159
第五節　心理劇的其他技巧 …… 164

第 8 章　心理劇案例一：憂鬱症治療 …… 167

第一節　劇情緣由 …… 168
第二節　劇情脈絡 …… 168
第三節　案例實錄 …… 170
第四節　技巧解析 …… 208

第 9 章　心理劇案例二：目睹家庭暴力治療 …… 211

第一節　劇情緣由 …… 211

第二節　劇情脈絡 …………………………………………… 212
第三節　案例實錄 …………………………………………… 213
第四節　技巧解析 …………………………………………… 242
第 10 章　心理劇案例三：親子關係治療 ……………………… 245
第一節　劇情緣由 …………………………………………… 245
第二節　劇情脈絡 …………………………………………… 245
第三節　案例實錄 …………………………………………… 247
第四節　技巧解析 …………………………………………… 313
第 11 章　心理劇案例四：身體疾病治療 ……………………… 319
第一節　劇情緣由 …………………………………………… 319
第二節　劇情脈絡 …………………………………………… 320
第三節　案例實錄 …………………………………………… 321
第四節　技巧解析 …………………………………………… 333
第 12 章　心理劇案例五：夢心理劇治療 ……………………… 337
第一節　劇情緣由 …………………………………………… 337
第二節　劇情脈絡 …………………………………………… 338
第三節　案例實錄 …………………………………………… 339
第四節　技巧解析 …………………………………………… 367
第 13 章　心理劇案例六：依戀關係治療 ……………………… 371
第一節　劇情緣由 …………………………………………… 371
第二節　劇情脈絡 …………………………………………… 371
第三節　案例實錄 …………………………………………… 373
第四節　技巧解析 …………………………………………… 429
第 14 章　心理劇案例七：夫妻衝突治療 ……………………… 431
第一節　劇情緣由 …………………………………………… 431
第二節　劇情脈絡 …………………………………………… 432
第三節　案例實錄 …………………………………………… 433
第四節　技巧解析 …………………………………………… 520

第 15 章　心理劇案例八：老人喪偶悲傷輔導 ………………………… 523
第一節　劇情緣由 ………………………………………………………… 523
第二節　劇情脈絡 ………………………………………………………… 524
第三節　案例實錄 ………………………………………………………… 524
第四節　技巧解析 ………………………………………………………… 541

參考文獻 …………………………………………………………………… 543

前言

心理劇（Psychodrama）是由奧地利精神科醫師 Jacob Levy Moreno（1889-1974）所創立，至今已近百年。百年來，心理劇運用在兒童、青少年、婦女、老人、酗酒者、創傷者、受刑人等人群上，協助人們處理親子衝突、夫妻衝突、校園衝突、職場衝突、失業、失婚、失戀、分手、憂鬱症等的困擾。

Moreno 說：「*心理劇是在修復社會原子*」（Psychodrama is repairing social atom.），也就是在修復人際關係，認為人是社會最基礎的單位，就如同物理界最基礎的單位「原子」（atom）一樣。人構成了社會，人亦在社會關係中成長，人健康了，社會就跟著健康。因此，Moreno特別重視社會關係的了解與促進，以社會計量（sociometry）作為測量社會關係的工具，探測人際互動，並以團體心理治療（group psychotherapy）的方式進行心理劇的療癒。他認為，心理劇不只是在療癒個人，也在療癒社會；他用社會劇（sociodrama）的形式探索社會問題，促進對社會問題深刻的反思以及人與人之間的了解。Moreno相信，社會改善是藉由集合那些有能力與他人和諧相處的個體，發揮其社會團體的最高效能，將社會敗壞程度控制到最小，使社會達到和諧統一（Moreno, 1934, p. XII）。因此，在Moreno心中，心理劇是促進社會進步與社會和諧的動力，換言之，心理治療的工作就是在協助個人健康、促進社會和諧。

本書將有系統地介紹心理劇的源流與發展，深入淺出地闡明心理劇的相關理論與原理，深入探討成為心理劇專業導演所需具備的人格特質及執業時的專業倫理，並循序漸進地引領學習者如何做團體前的準備、如何使用常用的工具，再詳細地闡述與示範各種心理劇的暖身技巧、社會計量技巧、社會劇技巧，詳實地教導心理劇常用的技巧。最後，以親子衝突、夫妻衝突、身體疾病、夢，以及憂鬱症個案等的案例實錄，展現心理劇的具體療癒步驟及方法，讓學習者清晰明瞭心理劇的實作技術。

第1章

心理劇的發展與心理劇的原理

本章將介紹心理劇的發展與心理劇的原理。心理劇的發展讓我們可以追本溯源地了解到心理劇的緣起與發展；心理劇的原理讓我們可以在從事心理劇實務工作時，更有所本、有所歸，知其然並知其所以然。

第一節　心理劇的緣起

Moreno從1911年開始他的心理劇雛形，至今已有一百多年。在臺灣及世界各地，心理劇已被廣泛地運用於心理治療、教學、訓練之中，也有其專屬的網站（http://psychodramacertification.org）以及專業的訓練中心，更有專業的教練、導演、協會〔美國心理治療與心理劇協會（The American Society of Group Psychotherapy and Psychodrama，簡稱ASGPP）〕與期刊。以下將介紹心理劇的定義、創始人Moreno及心理劇系統化功臣Zerka T. Moreno的生平。

一、心理劇的定義

心理劇（Psychodrama）一詞及其理論、技巧係由奧地利精神科醫師 Moreno 所創。他用希臘字「psycho」（心靈）與「drama」（劇）創造出「Psychodrama」一詞，用「劇」來展現人類的「心靈」，用「劇」來展現人類的「自發性」（spontaneity）及「創造力」（creativity），透過「劇」來重新發現人被文化傳承（cultural conserve）所制約的各種心靈面貌。

二、心理劇創始人 Moreno 的生平

心理劇的緣起與其創始人Moreno息息相關，因此要了解心理劇的緣起與發展，必須對他的生平有所了解，茲將其重要的事件敘述如下，其餘生平可參考筆者整理的表 1-1。

(一)首次自導自演心理劇

Moreno 在 4 歲時，在他家裡的地下室與鄰居小朋友玩。有小朋友說：「我們來玩什麼？」Moreno 說：「我們來玩扮演上帝及天使的遊戲。」所有小朋友說：「誰來扮演上帝？」Moreno 說：「我是上帝，你們全是我的天使。」每個小朋友都贊成，於是他們決定將天堂蓋起來。他和鄰居小朋友將家裡所有的椅子搬到地下室，然後一張張堆起來，在其他小朋友的協助下，Moreno爬到最高的位子，一副坐姿端莊的模樣，其他小朋友則在他的下面用手臂當成翅膀，當起天使來。後來有一個小朋友問 Moreno 說：「你怎麼不飛起來？」於是 Moreno 張開雙臂做飛翔的動作，頃刻間，Moreno跌到地板上，摔斷了右胳臂。Moreno後來回顧此次的經驗說：「這是我首次自導自演的心理劇。」同時，此次的經驗也讓 Moreno 體驗出：當主角站在心理劇場時也需要經過暖身階段，才能達到自發性的演出。而當小朋友們不去扶椅子時，Moreno經驗到縱使是至高全能者，也需要有人襯托。換言之，主角也需要輔角的存在（Moreno, 1972, p. 2）。

(二)「行動」本身遠比言語來得重要

Moreno 於 20 歲（1909 年）進入維也納大學後，與 Chaim Kellmer 等年輕人組了「會心教」（The Religion of Encounter），協助新移民填寫各種文件、辦理證照及找工作等事宜，並且舉辦各種實際問題的研討會來協助難民及新移民。在實踐中，他體認到「行動」本身遠比言語來得重要。這為其日後在心理劇中人與人之間的「會心」及「行動」概念播下種籽。

(三)在宮廷花園給小朋友說故事、演故事

1911 年的某天，Moreno 路過維也納宮廷花園，遇見一群小朋友在閒逛，駐足一會兒後就開始對他們講故事。出乎意料之外，其他小朋友也放下手邊的遊戲加入聽故事的行列中。Moreno給他們講神仙的故事，而且表演故事。這讓 Moreno 感受到「其實故事本身並不稀奇，而是表演本身那種神奇，如幻似真的氛圍」（Moreno, 1953, p. XVIII）。此事件讓 Moreno 體認到「演出」與「氛圍」的重要性，而心理劇治療著重演出與協助氛圍的設景概念即由此而出。

(四)與 Freud 的會面

Moreno於 23 歲時與心理分析學派大師 Sigmund S. Freud（1856-1939）唯一一次的會面，即展現其自信與不凡的見解。那是在 1912 年，Moreno 還在維也納人學精神科診所時。Moreno 回憶說：

> 當天他分析的是一個與心靈感應有關的夢。演講結束，學生們陸續走出會場，他遇見我便問我是做什麼的。我這樣回應 Freud 先生：「這個嘛……Freud 醫生，接著你之後的就是我要做的。你在辦公室裡會見病人，我則在街道上或病人家裡進行我的工作；你分析病人的夢境，我努力嘗試的是給他們再做夢的勇氣，我教他們如何做上帝。」（Moreno, 1972, pp. 5-6）

此段對話標記出心理劇工作與心理分析取向的不同，同時也展現出「他與Freud對生命、對心靈觀點上的基本差異」（Zerka, 2000, p. XIV）。此對話相當重要，其原文如下：

> Well, Dr. Freud I start where you leave off. You meet people in the artificial setting of your office, I meet them on the street and in their home, in their natural surroundings. You analyze their dreams. I try to give them courage to dream again. I teach people how to play God.（Moreno, 1972, pp. 5-6）

(五)使用團體心理治療的第一人

Moreno於24歲時（1913年），開始從事團體心理治療。他與性病專科醫生拜訪妓女處所，每週2至3次會面，每次都由8至10人組成小團體，通常都是安排在下午茶時刻，一同討論日常事件，像是被拘留、感染性病或懷孕之類的問題。Moreno認為，每個人都可以成為其他成員的治療者，成立此團體的目的不是在分析這些女子，也不是在尋求魅力非凡的女子，而是想幫助她們受人尊敬、重拾尊嚴。Moreno可以說是開創與運用團體心理治療的第一人，眾所皆知，「團體心理治療」一詞亦是 Moreno 所創。而團體心理治療的第一個團體對象很有意義的，竟是為世人所忽略的特種行業之女性。

(六)用角色扮演推論審判案件

Moreno在醫學院學生時代的一項消遣，就是到法院看各類審判。從法院回到家後，就找朋友或家人重新建構各種案件。他將案件中的當事人、有關案情的每個角色都試著演演看，其中還包括法官及陪審員，並且指出為什麼某個律師的那場官司會被打敗，哪樁證據最有說服力，再預測案情的結局。Moreno 的朋友也很想看看 Moreno 猜中沒？審判結果有很高的比率與Moreno的推測相吻合（胡茉玲譯，2004）。這種將心理劇運用在分析司法案子上的方式，後來被 Moreno 的學生 John Nolte 運用在訓練律師及司法人員身上。

(七)米得多夫難民營

1915至1917年，Moreno被任命為米得多夫難民營的指揮官兼醫師。此難民營收留因義大利部隊入侵，而從奧地利南方逃難來的義裔奧地利人。他們被迫離家住在臨時住所，分四區駐紮在營地，每區約 100 人，被限制不准離營。Moreno在難民營中，開始觀察營區裡人們種種的生活情況，發現社群裡人與人之間相互連結的重要性，來自不同村落的人，幾乎毫無選擇地被聚在一起，使他們無法適應營區的環境。因此，Moreno針對不同國籍、政治立場、性別、難民及工作人員等心理狀態加以研究，認為這些心理狀態，是造成這種嚴重適應障礙的主要因素。這些研究啟發 Moreno 關於自由選擇以及人與人之間連結的重要性，此即成為其後來社會計量發展的重要標記。

(八)互惠劇場

Moreno 有位病人相當富有，他之所以來找 Moreno，是希望 Moreno 能協助他結束自己的生命，甚至將 Moreno 列為其遺產繼承人之一。Moreno清楚告訴此病人，作為一個醫生的責任是幫忙人們好起來。因此，Moreno花了好幾個星期的時間，與病人討論各種不同的死法，並透過 Moreno 助手 Marianne 的協助，一起演出各種可能的結局。最後，這位病人打消了自殺的念頭，後來 Moreno 將此治療方式取名為「互惠劇場」（theatre reciproque）。Moreno 也將此方法應用在類似的病人或家庭上。他發現，許多家庭悲劇，透過演出各種悲劇發展的可能性時，可以使悲劇不再是悲劇，反而讓人變得更輕鬆許多。此種方式還運用在現代心理劇治療當中，但是，要切記的是，此治療師須受過專業訓練，不能任意使用，而要用專業的知識，引導病人討論各種自殺狀況時，自己和家人的感受與後果，更重要的是，不能讓病人演出死亡者或自殺者，要由專業輔角代為演出。

(九)自發性劇場的創立

Moreno於32歲時（1921年），有鑒於一次大戰後，當時奧地利的社會政治方面很缺乏領導人才，他想出一個可以把人民以民主的方式聚集在一起的計畫。當舞臺上布幕升起，只見 Moreno 獨自站在舞臺，身著弄臣的衣服，舞臺上還有國王的寶座、皇冠與一件紫色斗篷，Moreno說他在找的不是一位自我加冕的皇帝，而是一位具有智慧的天生領袖。然後，他邀請臺下的觀眾上臺，敘述心目中理想領導者是怎樣的人，同時如果願意，也可以登上寶座，但在場卻有很多人離席。此活動雖不是很成功，但卻是 Moreno 的「社會劇」之初次展現，他用社會劇的形式來處理群體間的關係以及集體意識形態。

1922年，Moreno 更進一步在維也納租了一個可以容納50至75人左右的禮堂，創辦「自發性劇場」（theater of spontaneity）。此劇場由一群演員應觀眾要求做即興演出，同時也以每日新聞焦點為表演題材，此表演大受歡迎，經常坐無虛席。Moreno此舉奠定其之後以戲劇的表現方式及社會互動的內容作為心理治療之基礎。

(十)自發性劇場轉為治療性劇場

值得一提的是，在 1925 年某夜，Moreno 將自發性劇場轉為治療性劇場。在 Moreno 自發性劇場中有一位叫 Barbara 的女演員，她善於表演誇大與幻想式的角色。這天，她的丈夫George向Moreno抱怨說：「這位有如天使般甜美的女子，跟我單獨在一起時，簡直就是個悍婦。」於是，Moreno邀請這位先生隔天晚上到劇院一趟。在那一夜演出時，Moreno要求Barbara 一改往常地展現出人性粗俗及狂暴的一面，指定她扮演在街上閒逛時遭到歹徒襲擊的女子。演出時，Barbara在舞臺上對這名歹徒一面破口大罵，一面拳打腳踢。演畢後，Barbara欣喜若狂的抱著先生快快樂樂地回家。

之後，Moreno 持續指定類似的角色讓 Barbara 扮演，並要她的先生George向他報告Barbara的狀況。不久之後，Barbara變得比較少生氣，而他的先生也愈來愈包容她。在後來的幾個月當中，Moreno邀請他們夫妻以家庭事務、兒時記憶、夢境，以及對未來規劃等議題一起同臺演出，並加以分析。此舉使「自發性劇場」轉為「治療性劇場」，這也是 Moreno 早期心理劇技巧的呈現（Moreno, 1972, p. 5）。

(十一)社會計量在女子監獄的運用

Moreno 於 43 歲時（1932 年）蒐集了新新監獄（Sing Sing Prison）有關如何分類犯人的團體方式之社會計量研究，並於 1932 年在美國精神醫學會年會中發表，也立下 Moreno 在團體心理治療貢獻的里程碑。

(十二)在哈德遜女子學校進行社會計量學研究

1932 年，Moreno 將新新監獄如何分類犯人的團體方式之社會計量研究，發表於美國精神醫學會年會時，紐約州哈德遜女子學校校長 Fannie F. Mores 當時也出席該年會，她對 Moreno 的研究很感興趣，邀請 Moreno 到其學校負責研發中心的工作。

Moreno 以 18 個月的時間對女子學校的 505 人進行社會計量學的研究，該項研究使該校宿舍間女學生們彼此更為熟悉、歸屬感提高，同時大大降低該校學生的逃校人數。他將此研究成果發表於 1934 年出版的《誰能生存？》（*Who Shall Survive? A New Approach to the Problem of Human Interrelations*）一書當中。

(十三)與 Zerka 相識

Moreno 於 52 歲時（1941 年），Celine Zerka 帶著患有精神疾病的姐姐到紐約貝康療養院拜訪 Moreno。兩人一見鍾情，後來 Zerka 就作為治療其姐姐疾病時的輔角，之後更成為 Moreno 的秘書與伴侶，接管紐約社會計量學院，同時負責心理劇學院的經營。Moreno 於 60 歲時（1949 年），兩人終於結婚，在 Zerka 的協助下，使 Moreno 心理劇理論的發展更為成熟與國際化。

(十四)活出宇宙人的形象

1974 年 4 月，Moreno 已 85 歲，連續幾次小中風使他臥病在床，適逢 Moreno 創立的美國團體心理治療與心理劇協會正在紐約開會，數百名先前的學生、友人和專業同行逐一到其家中探望致意。其中 Yablonsky 到訪時，Moreno 告訴他此時不是該傷心的時刻：「我豐豐富富地活了一輩子，完成我應該完成的工作，現在是我做點別的事的時候。」Moreno 一直強調人的自發性與自主性，人不光是社會人或獨立的個體，同時也是宇宙人，人跟上帝一樣是宇宙的協同創造者。Moreno 豐富深具創造力的一生就如同 Zerka 所說的：「Moreno 活出一副宇宙人（cosmic Being）的形象，帶著真實的靈魂，帶著種種的感受，體悟出自身的有限而樂在其中。」以此走完自發性和創造性的一生（胡茉玲譯，2004，頁 177）。

綜合上述，Moreno 創立心理劇，是隨著他的生命事件之累積逐漸發展而來。從其生平來看，他有兩條生命旋律並行發展，後來匯成其人生的主旋律。第一條旋律是行動演出的旋律，此旋律的重要生命事件是地下室扮演上帝、維也納公園與小孩表演故事、互惠劇場、自發性劇場、用角色扮演推論審判案件等，這些生命事件都以行動演出他人和自己的生命事件，體驗出行動演出大於言語的力量。第二條旋律是行動計量，以行動的方式計量人際網路與社會資源，促進自發極致的和諧統一，也就是他經常說的「自由的技術」，這些重要的生命事件是大學時所創的「會心教」協助新移民、米得多夫難民營擔任醫官、新新監獄、哈德遜女子學校的研究，此旋律以行動計量社會人際網絡的遠近親疏，並重新安排社會資源，以促進社會和諧統一。最後，當 Moreno 遇到 Zerka 時，將此兩個生命旋律匯聚成生命的主調——行動式的團體心理治療——心理劇，使 Moreno 的行動演出心理劇有別於一般的談話治療，讓單純的個別治療擴充到團體治療，讓治療模式更為多元、惠及更多人群。這可以從其最重要的著作《誰能生存？》得知其端倪。此書初版（1934 年）的主要內容都是論述其在紐約州哈德遜女子學校進行社會計量學的研究結果，隔了19年後（1953年）才添加了心理劇和社會劇等重要概念，此即是該書的修訂版。

Moreno 此生命主旋律的匯成，最大的功臣是其遺孀 Zerka。Moreno 在認識 Zerka 後（1941 年），工作的重心轉到心理劇，而精通英文、法文、德文的秘書及伴侶 Zerka 則協助其經營心理劇學院、推動《團體心理治療期刊》（*Journal of Group Psychotherapy*）（1947 年）、組織國際團體心理治療委員會等工作，促使心理劇蓬勃發展。因此，介紹完 Moreno 的生平之後，接下來就介紹推動心理劇系統培訓的功臣 Zerka。

表 1-1 是 Moreno 的生平簡歷。

表 1-1 Moreno 生平整理

年代	年齡	重要事件	備註
1889.05.18	出生	出生於羅馬尼亞的 Bucharest。父親 Moreno Nissim Levy，母親 Paulina Iancu來自猶裔家庭。Moreno 本人宣稱自己是出生在一艘航行於黑海的船上，因此註定要浪跡天涯、註定一生要浪跡天涯，成為一位世界的公民。Moreno 為老大，底下有三妹二弟。	Moreno 父親的本名是 Morenu Levy；Morenu在希伯來文的意思是「我們的先生」，他把 Morenue 改成 Moreno，於是全名變成了 Jacob Levy Moreno。
1890	12個月大	罹患嚴重軟骨症，一位吉普賽人告知其母將他放在日正當中的沙堆裡讓陽光來醫治，並預言此孩子將來是個傑出人物，世界各地的人士會爭相來見面。	
1892	4	扮演上帝的遊戲，摔斷右胳臂。	在家裡地下室，首次自導自演的心理劇，其影響如下：

年代	年齡	重要事件	備註
			心理劇舞臺：第一臺階是概念，第二臺階是成長，第三臺階是結局與行動，最後是彌賽亞與英雄的臺階。從扮演上帝這般高難度角色的暖身過程中，幫助其理解到：當主角站在心理劇場上時，也需要經過暖身階段才能達到自發性的演出。因此，當小朋友不去扶著椅子時，Moreno 經驗到的是，縱使是至高全能者，也需要他人襯托。換言之，主角需要輔助自我的存在，才能順利地演出。到最後，Moreno 更發覺到其他小朋友也想要扮演上帝（Moreno, 1972, p. 3）。
1893	4	全家搬至維也納。	
1894，1895	5、6	舉家遷至奧地利。	
1902	13	遷至德國柏林。	同一時期與叔叔到義大利旅行，在佛羅倫斯遇到一位叫 Piya 的少女，激勵 Moreno 超越自我（Moreno, 1972, p. 8）。
		父母分居。	Moreno 憤怒又沮喪，變得激辯、蹺家，高中也沒念完。有一回站在公園耶穌像前徘徊，瞬間靈感湧現，發現自己是一個身肩非凡使命、與眾不同的個體。原本激烈詛咒世界的 Moreno，成為想改造世界的青年（Moreno, 1972, p. 8）。
1909	20	進入維也納大學，與 Chaim Kellmer 等年輕人組「會心教」。	Moreno 的新宗教是一種自由完美的存在，是一種治癒及助人的宗教，因為行動本身遠比言語來得重要。這也是一個沉默的宗教，為行動而行動，不期待報償，也不求被認可的匿名式宗教（Moreno, 1989a, p. 34）。

年代	年齡	重要事件	備註
			Moreno覺得他所開創的是積極的宗教，能創造一個具創造力且是Max 與 Freud 尚未能達成的目標。他採用社會計量學的路徑，將能夠避免重蹈歷史上有宗教沒有科學，以及蘇聯有科學沒有宗教的覆轍（Moreno, 1989a, p. 24）。
1910	21	由哲學系轉醫學系。	
1911	22	路過宮廷花園，在裡面對小朋友講故事。	1. 開始在維也納街頭扮演上帝：他相信唯一能夠治癒上帝症候群的處方，就是把上帝演出來（Moreno, 1972, p. 11）。 2. 真正由演員來扮演自己，而非某一角色的時代來臨。
1912	23	遇見 Freud。	Moreno 只見過 Freud 一次，那是在 1912 年，Moreno 還在維也納大學精神科診所時。當天Freud分析的是一個與心靈感應有關的夢。演講結束，學生們陸續走出會場，Freud 遇見 Moreno，便問Moreno 是做什麼的。「這個嘛……Freud醫生，接著你之後的就是我要做的。你在辦公室裡會見病人，我則在街道上或病人家裡進行我的工作；你分析病人的夢境，我努力嘗試的是給他們再做夢的勇氣，我教他們如何做上帝。」

年代	年齡	重要事件	備註
1913～1914	24～25	開始從事團體心理治療 與性病專科醫生拜訪妓女處所，目的不是在分析這些女子，也不是在尋求魅力非凡的女子，而是想幫助她們受人尊敬、重拾尊嚴。	每週 2 至 3 次會面，每次都由 8 至 10 人組成小團體，每個人都可以成為其他成員的治療者。
		到法院看審判。	
1915～1917	26～28	到米得多夫難民營擔任指揮官兼醫師。	觀察營區裡人們種種的生活情況，發現在社群裡人與人之間相互連結的重要性——社會計量學角度的開始。
1915	26	著作《會心之邀約》分三部，其中第二部中之一首詩，經常被引用為 Moreno 角色交換之基礎理念的代表。	兩人目光相接面與面相聚 就在你靠近的剎那 我將穿戴上你的眼睛 就如同你穿戴上我的一樣 那麼 我將能用你的目光來認識你 如同 你亦用我的目光 對我凝眸
1917	28	拿到醫學院的學位。	
1918～1925	29～36	在被渥勞市擔任公共衛生官。	認識身為天主教徒和小學老師的 Marianne Lornitzo，Moreno 認為其具有神性與靈性，跟他一樣能聽到天籟。
		互惠劇場。	Moreno 花好幾個星期的時間和想結束自己生命的病人，討論各種不同的死法，通過 Marianne 的協助，一起演出不同的結局。
1921.04	32	自發性劇場。 社會劇的展現	Moreno 獨自站在舞臺，身著弄臣的衣服，舞臺上還有國王的寶座、皇冠與一件紫色斗篷，Moreno 說他在找的不是一位自我加冕

年代	年齡	重要事件	備註
			的皇帝，而是一位具有智慧的天生領袖。然後，他邀請臺下的觀眾上臺，敘述心目中理想領導者是怎樣的人，同時如果願意，也可以登上寶座。
1922	33	Moreno 租了好幾個空間及一個可以容納 50 至 75 人左右的禮堂。由一群演員應觀眾要求做即興演出，同時也以每日新聞焦點為表演題材。	
		發明三層階梯迴圈式舞臺。	
1925	36	自發性劇場轉為治療性劇場。	1. 女演員 Barbara 的改變。 2. 早期心理劇技巧的呈現。
		生活發生困頓，本想遷居俄國，後遷至美國推廣其所研發的電磁錄音機。	
1927	38	取得美國醫師執照，在私人精神科診所開業，同時在不同的機構引介心理劇。	
		自發性劇場改為即興劇場，每日新聞焦點在卡內基廳上演。	
1928	39	與 Beatrice Beecher 結婚。	1928 年結婚，1934 年 Moreno 取得美國公民資格後離婚。
1931	42	出版《即興》（*Impromptu*）期刊，探討戲劇與治療。	

年代	年齡	重要事件	備註
1932	43	《心理劇》第一冊出版。	此書蒐集了Moreno在新新監獄有關如何分類犯人的團體方式之社會計量研究，並於美國精神醫學會年會中發表，也立下Moreno在團體心理治療貢獻的里程碑。
1934	45	出版《誰能生存？》一書。	《誰能生存？》一書，為Moreno在紐約州哈德遜女子學校的社會計量學研究成果。
1936	47	在紐約貝康創立療養院，並在療養院附近蓋一座心理劇院。	
1937	48	出版《社會計量期刊：人際關係的探究》（*Sociometry: A Journal of Inter-Personal Relations*）。	
1938	49	與 Florence Bridge 結婚。	後來於 1948 年離婚，生有一女 Regina。
1941	52	Celine Zerka為了患有精神疾病的姐姐，拜訪 Moreno 在貝康的療養院。	Zerka為一時尚設計師，能以荷、德、法、英語處理Moreno的各國往來信件。
		Moreno 與 Zerka 共同發表「心理劇的團體取向」文章。	
1942	53	成立紐約社會計量學院、心理劇院及劇場。	
1949	60	與 Zerka 結婚。	1. 1952 年兒子 Jonathan 出生。 2. 1958 年 Zerka 肩膀患有軟骨肉瘤，右臂截肢。
1951	62	Moreno 組織了國際團體心理治療委員會。	
1954	65	第一屆國際團體心理治療學會會議在加拿大多倫多舉行。	

年代	年齡	重要事件	備註
1961	72	成立世界心理劇與團體心理治療學院。	
1964	75	第一屆國際心理劇大會在法國巴黎揭幕。	
1974	85	過世。	

註：筆者整理自胡茉玲譯（2004，頁 3-37）。

三、將心理劇系統化與國際化的功臣 Zerka

心理劇至今能在世界各地蓬勃發展，要歸功於 Zerka T. Moreno 的努力。如同 Peter Haworth 所言：「任何（心理劇）歷史的分析，假如沒有提到 Zerka T. Moreno，……這樣的分析就不夠完整」（陳鏡如譯，2002，頁 42）。

Zerka T. Moreno 於 1917 年出生於荷蘭的阿姆斯特丹，之後移居英國完成高中與大學學業。20 多歲時，其姐罹患精神疾病，此持續的病情促使 Zerka 與 Moreno 的認識。依照 Adam Blatner 的研究，發生在 Zerka 與 Moreno 醫生之間的連結涉及到一個很重要的超個人（transpersonal）要素。Zerka 擁有敏銳且善於接受來自其內在聲音、智慧的自我，例如：當 Zerka 於 18 歲（1935 年）在英國時，也就是在她姐姐精神疾病發作前，有一個聲音告訴她要去美國，那時她沒有行動。四年後，在一個寧靜的夜晚她走在優美的郊外時，她再度感覺到必須去美國。有一種感覺告訴她：「是的，你必須去，那裡有重要的事——某人在那裡等著你。」這一次她真的移居到美國紐約。

1941 年，Zerka 姐姐的精神疾病復發，經 Emil Gutheil 醫師的轉介給 Moreno 醫師。在治療姐姐的過程中，Zerka 深深地被心理劇的概念及 Moreno 的魅力所吸引，在此同時 Moreno 也強烈經驗到與此年輕女子的心電感應（tele），好似已經與她熟識。

由於 Zerka 有很好的劇場經驗與藝術特質和心理學基礎，後來即成為治療她姐姐與其他病患的專業輔角。她很有興趣和 Moreno 一起工作，最後成為其秘書，幫 Moreno 處理繁雜的行政業務，並於 1949 年與 Moreno 結婚。

Zerka 在多次的工作坊中被教導「我們都是倖存者」這個概念，當她經歷一次令其難以忍受的折磨後，更讓其頓悟。1957 年，她被診斷出右手的骨骼中有癌細胞且必須截肢方能保其性命，但此截肢並沒有阻礙 Zerka 成為Moreno的重要助手（right hand）。在婚後，Zerka在心理劇的發展上扮演著很重要的角色，最後成為紐約比肯訓練中心的負責人。一開始，她所扮演的主要角色是「翻譯」Moreno的思想，後來她成為心理劇這個治療技巧中最重要的元素，特別負責了治療單位推廣心理劇的發展，設計出心理劇的架構，而成為今天的形式（陳鏡如譯，2002，頁 42）。

Moreno 晚年時告訴 Zerka：他所創的理論現在必須仰仗 Zerka 和他人來完成。1974 年 Moreno 過世後，Zerka 除了教學外，也更加淬鍊心理劇的方法與理論，並書寫關於心理劇、團體動力與社會計量等著作（Blatner, 2000, pp. 26-27），同時也周遊於世界各地，出色地介紹傳統心理劇的方法，並推廣 Moreno 的思想給下一代及接受心理劇訓練的人。

Zerka 卒於 2016 年 9 月 19 日，享年 99 歲。

第二節　心理劇在國內外的發展

一、心理劇在國際上的發展

心理劇最早在美國發展起來，1942 年Moreno創立美國團體心理治療與心理劇協會（ASGPP），1951 年組織了國際團體心理治療委員會，之後此委員會擴展更名為國際團體心理治療學會（The International Association for Group Psychotherapy，簡稱 IAGP），負責安排一系列的國際會議。第一屆會議於1954年在加拿大多倫多舉行。Moreno連續被選為第二屆（1957年）和第三屆（1963 年）之主席。1961 年，Moreno成立世界心理劇與團體心理治療學院，擔任首任院長。1964 年第一屆國際心理劇大會在法國巴黎揭幕，至此，心理劇專家分別在世界不同地區定期舉行國際會議，包括拉丁美洲、歐洲和日本。

此外，從1951年開始，Moreno開始四處旅行，傳遞團體心理治療的相關理念。Sorbonne 大學為他在社會學系成立社會計量學院。1954年，美國國務院邀請 Moreno 前往西德多所大學的美國之家巡迴講座，此後類似的定期巡迴講座遍及歐陸。另外，有幾次則是受聯合國教科文組織的邀請。他所到的國家包括：法國、德國、挪威、瑞士、奧地利、義大利、西班牙、捷克、匈牙利、俄羅斯、希臘、南斯拉夫、土耳其，以及以色列（胡茉玲譯，2004，頁35）。隨著他所到之處，心理劇也就跟著傳播下去。

1970年中期，心理劇逐漸走向專業化，Moreno成立了「美國心理劇、社會人際關係計量與團體心理治療考試委員會」（American Board of Examiners in Psychodrama, Sociometry and Group Psychotherapy），建立兩種不同程度的認證資格：合格導演（Certified Practitioner，簡稱 CP），以及具訓練師、教育者資格的導演（Trainer, Educator & Practitioner，簡稱TEP）。合格導演有資格導任何的深度心理劇，而具訓練師、教育者資格的導演則被認可具有能力教他人導心理劇，筆者即擁有 CP 及 TEP 證照。目前國際間估計有一萬多名心理劇執業者，一千多名訓練師。

二、心理劇在臺灣與中國大陸的發展

(一)心理劇在臺灣早期的發展

在臺灣，心理劇開始有系統的引進、探討始於1974年，主要是將心理劇用於精神病患的治療上。自此之後，在陳珠璋教授、吳就君教授等人的推動下，心理劇不但在精神醫學領域中擴展，更進而運用在諮商輔導、個人成長及家族治療等的實務工作上。其中，王行、鄭玉英「反璞歸真心理工作室」的成立與《心靈舞臺：心理劇的本土經驗》一書的發行，使臺灣心理劇的發展更向前跨進一步。

(二)心理劇在臺灣系統的培訓與發展

對臺灣心理劇有系統與專業的培訓始於龔鉥博士。龔鉥博士自1992年受邀來臺演講後，每年寒暑假都會來臺灣，開設心理劇成長課程與導演班課程，並在臺北成立「國際哲卡馬任諾學院」，在十多年的努力下已栽培出多位CP及TEP。

在龔鉥博士的協助下，國際心理劇大師Moreno的遺孀Zerka Moreno兩度來臺帶領心理劇工作坊，而在英國專精於心理劇與社會劇的 Marcia Karp，也在龔鉥博士的邀請下來臺教授社會劇，與此同時，Dorothy Satten與 Mort Satten 也在臺中栽培專業的心理劇人士，吳就君教授等人也邀請Kipper來臺示範其專精的「神奇商店」技巧，而Rory Remer亦受臺灣師範大學邀請來臺擔任客座教授一年，此些國際知名心理劇專家來臺，著實對臺灣心理劇的推展與教學產生既深且遠的影響。

(三)心理劇在大學及醫院、社區的推廣

在臺灣擁有心理劇證照的一些大學教師，在大學及研究所開設心理劇課程，使心理劇在學術界萌芽生根。同時，在臺灣的心理劇愛好者也在各醫院、社區、中小學學校推廣心理劇，使臺灣的心理劇呈現多元發展的風貌。

(四)臺灣心理劇學會的成立

2010年3月27日，臺灣心理劇學會在陳信昭醫師及心理劇愛好者的努力之下正式在臺南成立，讓臺灣的心理劇愛好者有了自己的家，並設立了專有的導演及訓練師考核制度。

(五)心理劇在中國大陸的發展

龔鉥博士於1997年邀請Zerka Moreno等心理劇人士在北京長城導心理劇，同時到南京腦科醫院導劇及交流，正式開始心理劇在中國大陸的傳播。之後，龔博士帶著其弟子在全國各地開展心理劇的培訓，使心理劇在

中國大陸諮商界占一席之地。2014年，心理劇專業成為中國團體諮詢與團體治療小組成員之一，更鞏固心理劇在中國大陸諮商的專業地位。

第三節　自發性與創造性原理

筆者從事心理治療近三十年，對心理治療的界定是：用專業的心理技術協助案主看到、感受到、洞察到自己的處境，以及在處境中的行為、認知、情緒和身體覺知。同時，也感知、洞察到生命故事相對於人的處境以及在處境中的行為、認知、情緒和身體覺知，促進對自己與他人的了解，進而化解生命中的衝突，以達到自己與自己、自己與他人間的和解。心理劇就是一種以行動的方式讓人進入生命處境，重新經驗生命故事中的行為、認知、情緒和身體覺知，進而以新的眼光與視野經驗生命故事，解放生命中自己與他人或文化規條的束縛，找出適應處境的最適方式，創造出新的人生出路與生活品質。這其中的技術背後隱含了各種心理治療中的理論、原理與概念，本節開始就心理劇所涉及到的理論、原理與概念一一地加以闡述，希望讓從事心理劇專業的人士，除了了解心理劇的技術之外，更能知其然，並知其所以然，在從事助人工作時，更有人性、更有條理與更專業。

首先，介紹心理劇的核心概念、自發性與創造性原理。人的一生是不斷適應環境的過程，適應的過程讓我們存活，也讓我們成長。環境包含一般的家庭環境、社會環境、文化環境與自然環境，同時也包含自身的身心環境。環境隨時在變，人也需要跟隨環境應變才得以存活，並達到身心靈健康的境界。這順應的過程，心理劇創始人 Moreno 所使用的字眼就是「自發性」。

Moreno 對自發性的定義是：推動個體朝向新處境的適當反應或對於舊處境的新反應（Moreno, 1953, p. 42）。這句話有兩個含意：第一個含意是個體在新處境時能夠適當地反應；第二個含意是在面對與過去相類似或相同的處境時也有新的反應，而不是因循舊的反應來反應舊的情境。這其中更深的內涵是：人一旦適應處境之後就會重複舊處境的反應，使反應成為慣性，一旦反應成為慣性之後，自然而然就成為固定的反應模式，而失去隨時應變的能力，失去面對處境的創造性與適應力。

Moreno提自發性時，常與創造性合在一起講。人面對處境而做出適當的反應時，就是一個創造的歷程。以物質層面來說：人類在耕種時，為適應生產環境，人們會使用各種耕種工具，這些耕種工具就是運用自發性所創造的成品，而這些成品就成為人生活中的物質文化。以非物質來說，人類在耕種時，為適應生產環境，人們會創造出各種生產關係與生產制度，如地主、佃農或井田制、均田制、屯田制等制度，而這些制度就成為人生活中的非物質文化。這些物質文化或非物質文化，Moreno將其稱為文化傳承。這些文化傳承有兩個目的：能在具威脅的情境下帶來幫助，以及確保文化傳統的延續。文化傳承雖有此兩個目的，但是人們愈是過度發展文化傳承，且愈是將注意力放在如何保持其完整或完美，人們就愈無法接受到需要有當下的激勵（momentary inspiration）。因此，文化傳承本身的自發性成分會從核心開始減弱，而且文化傳承的發展會反過來開始威脅並消滅存在於源頭的火花（Fox, 1987, p. 39）。人們在適應生活的過程中，自發性連帶產生很多的創造性，但是創造性所產生的文化傳承，讓人在精益求精的過程中確保文化延續下成為「因循」，而無法感受到需要有當下的激勵，讓人也在不知不覺中削弱了創造性。

以上述的例子來說，人類在耕種時，為適應生產環境所產生的農耕用具與農耕制度，在傳承發展的過程中，使得人們習以為常，無法感受到需要有當下的激勵，於是產生所謂的「文化惰性」，削減其自發的能力，甚至成為發展的阻礙。這種現象在中國的農耕改革中可見一斑。這也是Moreno在定義自發性時，除「推動個體朝向新處境的適當反應」，還要加上「與舊處境的新反應」之定義。

Moreno進一步說明文化傳承的特性。他認為文化傳承愈多，就愈重複相同的歷程，使得個體就愈帶著相同的感覺以制約的方式加以回應。這樣的回應若是處在社會變遷較小的社會，可以帶給人們歷史遺產與個體自我得以延續、保存，同時獲得滿足感與喜悅；但是，當圍繞人的世界正處於革命性的改變，同時改變的本質愈來愈成為其所處世界的永久特徵時，文化傳承反會成為人類存活的威脅。因此，如何啟動人的自發性，特別是在受威脅的處境中啟動自發性，成為人的生存必須關注之議題。

自發性、創造性與文化傳承三者的關係，Moreno 在《誰能生存？》（Moreno, 1953, p. 19）一書中，以圖1-1說明創造性的準則（canon of creativity）。

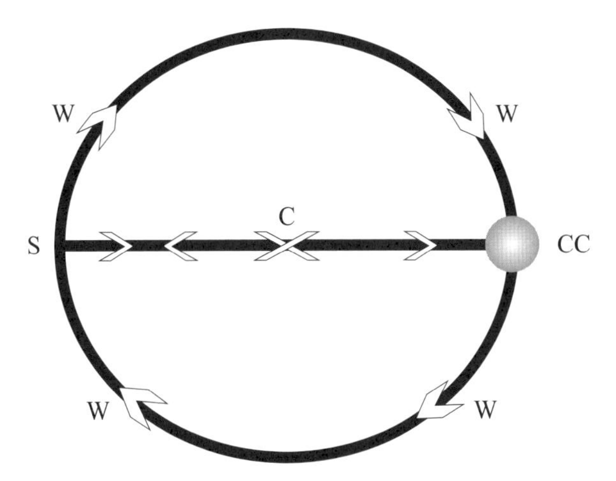

S：Spontaneity ＝自發性　C：Creativity ＝創造性
W：Warming up ＝暖身　CC：Cultural Conserve ＝文化傳承

圖 1-1　創造性的準則

創造性準則有四個階段：創造性、自發性、暖身，以及文化傳承。自發性是催化媒介；創造性是初始的 X，它不具有任何特殊的內涵，可由創造性的行動來確認。為了使創造性的產生變得有效能，創造性需要一個催化媒介——自發性。自發性與創造性互動的操作呈現是暖身（W），互動的產物是文化傳承（CC）。此圖操作的四個階段如下：

操作 1：自發性激起創造性。（S → C）

操作 2：創造性接受自發性。（S ← C）

操作 3：從它們的互動產生文化傳承。（S → C → CC）

操作 4：文化傳承將無限期的累積而且維持在「冷儲藏間」。

文化傳承需要催化媒介——自發性，使其新生（CC → S → CC）。自發性不能在真空中操作，它不是向創造性移動就是向文化傳承移動。

自發性準則的整體操作模式如圖 1-2 所示。

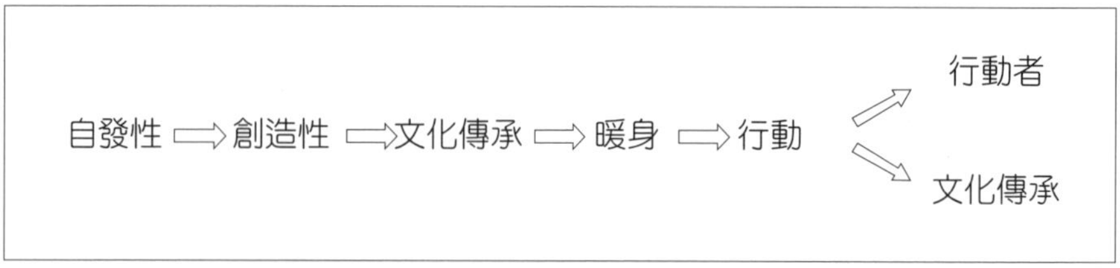

自發性 ⇨ 創造性 ⇨ 文化傳承 ⇨ 暖身 ⇨ 行動 ⇗ 行動者 / ⇘ 文化傳承

圖 1-2　自發性準則的操作模式

與自發性相關的概念是「自發量」。Moreno 認為，人在適應環境時，會對環境採取某些認知、行為與情緒的反應，這些反應所釋放的綜合能量稱為「自發量」，而這些自發量需足夠才能適應所面對的處境。自發性又可區分為「適當的自發性」與「病態的自發性」。所謂「病態的自發性」指的是自發得不恰當。人是存活在社會關係之中，自己所釋放的自發量過多或過少都會影響在同一處境的人，因此自發量的釋放就不只是單純的釋放，還要顧及到周圍的人，例如：自己遇到不如意的事時，若任意地發怒，將自己的情緒用行為或言語傷及無辜的旁人，這就是衝動或盲動，不是自發。這種不考慮周全的舉動，Moreno 稱為病態的自發性。自發性是適時、適地、適人的展現，是「不擇事而安之」、「不擇地而安之」，無入而不自得的反應。

個體的生活處境隨時都可能改變。在現今社會威脅個體的來源，可能來自經濟、心理與周遭的社會脈絡。在巨大的變化中，個體為了因應改變所需喚醒的自發性幅度，就必須等比例增加。假如供應（自發量）能夠滿足要求（變化量），個體就能在其社會和文化原子中維持相對均衡。若個體無法喚起因應變化所需的自發量，他在人際與角色間就會出現極大的失衡（Fox, 1987, p. 47）。

由上論述，自發性是人類適應社會變遷最重要的要素。但是，Moreno 提出質疑說：「自發性對人類世界是如此重要的要素，為何如此少量地被開發？」Moreno 認為：「人類害怕自發性，就如同人類在遠古時代害怕火一樣。直到人類學習如何用火時，才不害怕火；人類要直到學習如何訓練創造性時，才不怕自發性。」他甚至說：「如果在 19 世紀尋找人類最低的共同要素是潛意識，那 20 世紀發現或再發現人類最高的共同要素就是自發性與創造性」（Moreno, 1953, pp. 19-20）。

人類要如何訓練自發性？Moreno 認為，心理劇就是一種自發性訓練，此訓練是將主角放入一種狀態中，讓主角進到一個情緒、一個角色或一個個體的關係中，而這些運作都是一種刺激。這個狀態的組成成分對個案來說並非是全然新穎的、沒有任何先例的，此自發性訓練意圖使個案作為一個整體（as a totality），讓主角帶著自己進入自己的行動（bear up his act）以及帶給自己彈性（flexibility），使主角在行動中增加可能的結合和變化，讓主角的彈性喚起面對任何處境時所需的自發性（Fox, 1987, p. 42）。人類生活在文化傳承之下，使人得以傳承文化，在有根的生活之下擁有安全感與滿足感，但隨著時空遷移，文化傳承若缺乏自發性來創生與修正，所傳承的文化無形中也會束縛人的思想與行動，影響到人與人之間的互動，甚至導致人的身心疾病。心理劇提供一個安全的環境，訓練人們進入自己的行動，讓人們更有彈性，喚起人們面對任何處境時所需的自發性，使得生活更為妥適與自由。

第四節　宣洩與平氣原理

心理劇的訓練除了要喚醒人的自發性與創造性外，還帶給人淨化的作用；此淨化的作用，Moreno 沿用 Aristotle 的用詞，將其稱為宣洩（catharsis）。

「宣洩」這個詞的本意是身體的淨化。Aristotle 所引用的宣洩概念之情境是：觀眾觀看希臘悲劇。在觀看希臘悲劇的過程中，讓人得以宣洩心中的失衡。Moreno 贊同 Aristotle 的分析。戲劇演出對觀眾的影響是：戲劇中的劇情可能會激發觀眾私底下造成其某些不安的情緒，這些情緒現在在他面前的舞臺上被擴大。這種自發因素，一方面喚起觀眾無法依靠自己達到的高度失衡，另一方面也讓觀眾不純淨的情境有機會獲得完全開放之淨化（Fox, 1987, p. 47）。觀看過戲劇、電影或電視劇的人都應該有過此經驗，在觀看電影時，電影中的劇情有時會勾起自己心中的陳年往事，這些往事或喜、或悲、或痛、或哀、或怒、或狂，讓我們不能自已，但在觀看之後，這些情緒卻全然得以釋放，心境更新。這即是戲劇或電影對人的宣洩作用。

Moreno 認為，除了觀看希臘悲劇的過程中讓觀眾得以宣洩之外，演員本身也同樣達到宣洩。但是，演員的宣洩程度與其重複演出的次數而逐漸下降。演員宣洩程度最高的時候，應是其初看編劇劇本和第一次演出的時候。當演員熟悉整個場景後，場景對他的反應就會像是一種傳承，到那個時候，宣洩的可能性與需求對他而言就幾乎不存在。同樣地，有些演員在第一次讀到某個角色時，展現出他們的最佳演出，然後從這個時間點開始，他們就變得愈來愈有傳承；他們愈是需要時常預演和扮演一個角色，就愈會失去自發性、真誠和個人興趣。

Moreno 為何要指出觀看戲劇時除觀眾外的演員也同樣得到宣洩呢？Moreno 認為，宣洩可以分為被動的宣洩（passive catharsis）與主動的宣洩（active catharsis）。被動的宣洩是由希臘戲劇演變至今的傳統戲劇，就像 Aristotle 所指的觀眾之宣洩概念。主動的宣洩則是來自東方或近東宗教（相對於中東、遠東的宗教），這些宗教認為：為了成為救世主，聖徒必須做出努力，首先他必須拯救自己。在希臘戲劇情境中，宣洩的歷程被認為局限在觀眾；在宗教情境中，宣洩的歷程局限在個體本身。在希臘戲劇概念中，角色的實現歷程發生在客體（object），也就是舞臺上的象徵人物；在宗教概念中，實現的歷程發生在主體（subject），是一個尋求宣洩、活生生的人。Moreno 認為，這兩種宣洩在心理劇中能獲得整合。在心理劇中保留了古希臘人的戲劇與舞臺，同時接受宗教的宣洩觀點，演員（心理劇的主角）在其中成為宣洩的所在。在舞臺上的主角扮演著自己生活中的角色，而非戴著面具、化妝，在演自己的劇而非演別人的劇，這是一種主動的宣洩。而在演出的同時，心理劇中的其他成員（觀眾），同時也得到情緒的宣洩，這即是前面所說的被動宣洩（Fox, 1987, p. 49）。在心理劇中包括了此兩種宣洩，這種宣洩帶來心理劇主角與團體成員心理的療癒。

Moreno認為，個人的不幸可能由許多失衡的經驗所造成。這些來源有三：一是身體，二是想法和行為，三是個體所能喚起的自發量無法因應過於複雜的生活情境。身體指的是身體對心智（body to mind）的關係失衡或心智對身體（mind to body）的關係失衡。想法和行為指的是個體的想法與行為影響他人，或他人的行為與想法影響個體。Moreno認為，生活中的生理、心理、社會和文化層次都是個體失衡的肇因，個人能達到並維持某種程度的平衡幾乎是一種奇蹟，人們只有持續不斷地尋找獲得或增加平衡的方法，而最佳的平衡方法就是宣洩（Fox, 1987, p. 50）。

Moreno認為，宣洩必須以具體和特定的方法加以應用，因此要找到一種實際但又在現實之外的方法來處理失衡現象。此方法包含身體宣洩的體現；讓宣洩的展現，盡可能在行動和動作的層次上如同在語言的層次；這個方法讓宣洩不僅用在個人，也用在二個人、三個人或是生活情境中相關聯的許多人之間；這個方法為宣洩開啟了想像、非真實角色和關係的世界。而對所有這些以及其他問題的答案，都在人類創造性心智的發明——戲劇——之中（Fox, 1987, p. 50）。換言之，這些的宣洩都可在心理劇中呈現與療癒。

宣洩的概念與中醫平氣的概念相似。在了解平氣之前，首先介紹一下中醫的氣概念以及氣和情志（情緒）的關係。

中醫認為，氣可以按其不同的功能、特性及運動分類，它們分別為元氣、宗氣、營氣及衛氣。元氣是最原本的氣，亦是身體中最重要及最基本的氣。元氣乃屬先天性的物質，是由腎所藏的先天之精化生。元氣是身體所有生命活動的動力，除了促進生長和發育，更可維持組織、臟腑及經絡的功能。宗氣是指積聚於胸中的氣，其生成是由肺從自然界吸入的精氣和脾胃從飲食物中化生的水穀精氣兩者結合而成。宗氣主要聚集於胸中，貫注於心肺之脈（血管），於呼氣時「出」，吸氣時「入」，運行於呼吸道之間，促進肺的呼吸運動，並控制著語言及聲音的強弱。營氣是具有營養作用的氣，它們經常在脈中運行，與血有著密切關係，由於營氣與血常一起運行於脈中，故亦有「營血」之統稱。營氣亦會為全身的生理活動提供營養。衛氣是負責保衛及抵抗外邪的氣，它可以被理解為身體免疫系統的一部分，能保衛身體免受疾病的侵襲（引自 http://www.shen-nong.com/chi/principles/qi.html）。

氣與情志又有很大的關聯，例如：《黃帝內經・素問・陰陽應象大論篇》指出：「人有五藏，化五氣，以生喜怒悲憂恐。故喜怒傷氣，寒暑傷形。暴怒傷陰，暴喜傷陽。厥氣上行，滿脈去形。喜怒不節，寒暑過度，生乃不固。」而《黃帝內經・素問・舉痛論篇》更說明了情志與氣的關聯：「百病生於氣也。怒則氣上，喜則氣緩，悲則氣消，恐則氣下，寒則氣收，炅則氣泄，驚則氣亂，勞則氣耗，思則氣結。」茲將其解釋如下：

1. 怒則氣上：發怒的時候，氣容易上升，故為怒則氣上，岐伯曰：怒則氣逆，怒就容易使肝氣上逆。
2. 喜則氣緩：包括緩解緊張情緒和心氣渙散兩個方面。在正常情況下，喜能緩和緊張，使營衛通利，心情舒暢。《黃帝內經・素問・舉痛論篇》說：「喜則氣和先達，營衛通利，故氣緩矣。」但暴喜過度，又可使心氣渙散，神不守舍，出現精神不能集中，甚則失神狂亂等症，故《黃帝內經・靈樞・本神篇》說：「喜樂者，神憚散而不藏。」
3. 悲則氣消：是指過度悲憂、悲哀過度，會引起心肺鬱結，使人意志消沉，肺氣耗傷。《黃帝內經・靈樞・本神篇》說：「愁憂者，氣閉塞而不行。」
4. 恐則氣下：是指恐懼過度，可使腎氣不固，氣泄於下，臨床可見二便失禁，或恐懼不解則傷精，發生骨酸痿厥、遺精等症。恐則氣下是一種精神極度緊張所引起的膽怯現象，中醫認為恐懼過度，會傷人的腎氣，故《黃帝內經・靈樞・本神篇》說：「恐懼而不解則傷精，精傷則骨酸痿厥，精時自下。」《黃帝內經・素問・舉痛論篇》又說：「恐則精卻，久則上焦閉，閉則氣還，還則下焦脹，故氣不行矣。」恐而傷腎，以致腎精不得上奉，當上者不上，而造成該下者不降，所以說是氣下。

5. 寒則氣收：是指寒性收縮，使陽氣不得宣洩的病機。寒在皮毛腠理則毛竅收縮，衛陽閉束，出現惡寒、無汗等病。
6. 炅則氣泄：熱則腠理開泄，榮衛通利，大汗淋漓，氣隨汗泄，所以說是氣泄。
7. 驚則氣亂：是指突然受驚，以致心無所倚，神無所歸，慮無所定，驚慌失措。突然而來的大驚可導致人體神智無法自主，而出現呆滯和木僵等的狀態。
8. 勞則氣耗：是指勞累過度易耗傷精氣。症見喘促、汗出，繼而倦怠乏力，短氣懶言，精神萎靡等。
9. 思則氣結：是指思慮過度，傷神損脾，可導致氣機鬱結。《黃帝內經・素問・舉痛論篇》說：「思則心有所存，神有所歸，正氣留而不行，故氣結矣。」意思是說，過度的思考會造成聚精會神的狀態，而使氣機鬱滯凝結。中醫認為「思」發於脾而成於心，所以思慮過度不但耗傷心神，也會影響脾的功能。

由上可知，七情與氣的變化關係甚密；換言之，七情會造成身體氣的變化。從事心理治療的過程與竅訣就是《黃帝內經・素問・至真大要論篇》所言的：「帝曰：治之奈何？岐伯曰：上淫於下，所勝平之，外淫於內，所勝治之。」「帝曰：善。平氣何如？岐伯曰：謹察陰陽所在而調之，以平為期，正者正治，反者反治。」「帝曰：治之何如？岐伯曰：夫氣之勝也，微者隨之，甚者制之，氣之複也，和者平之，暴者奪之，皆隨勝氣，安其屈伏，無問其數，以平為期，此其道也。」以其要義言之，心理治療之目的就是以心理治療技巧讓個案或主角達到「心平氣和」的境界，心平氣和自然精神內守、百病不生。

心理劇中的宣洩，在中醫裡就是平氣的過程。筆者在心理劇中對於氣之宣洩最常用的技巧，包括：引氣、導氣、調氣、平氣。引氣主要是諮商師運用語言來引發案主的情緒；導氣主要是運用行動的方式配合語言的導引來宣洩案主的情緒；調氣是運用角色交換的技巧，讓案主處在相對人的位置上，理解相對人內在的認知與看法，來調整案主的情緒；平氣就是當案主的內在情緒宣洩之後，以「虛則補之」的原理，讓案主與相對人或自己擁抱，來平和案主內在的氣息。

第五節　劇的原理與角色理論

一、劇的原理

人生就是一個舞臺，每天都上演著不同的劇碼，這些劇碼都是在生活處境當中所產生的生命事件。在生命事件當中，我們存留了影像與記憶，這些生命的影像與記憶，隨著時間的流轉，有的淡化，有的因事件之雷同而擴大與加深影像的影響力；或者是因事件的過度撞擊與衝擊，讓人懼怕相同的影像。

這些影像讓人「觸景生情」，產生各種情緒與行為反應。衝擊大者，讓人因傷痛而退縮或隱避，甚至轉化成各種身心症，如憂鬱症等。

申言之，在每天的生活處境之中，我們與生活周遭的他人之間發生了各種我們喜歡或不喜歡的生活事件。發生生活事件時，我們的感官全部開放，帶著視覺、聽覺、嗅覺、味覺、觸覺等身體感官接觸一切事物，也將這些感官的記憶儲存在生命事件之中。一旦接觸類似或相同處境的事件時，我們的感官記憶會被喚起，用來保護或防衛自己。這就是一般所謂的「觸景生情」，因著過去生命事件的「景」將身體感官的各種「情緒記憶」喚醒出來，並做出反應。若過去的生命事件過於傷痛或沉痛，人們會經常「因為傷痛而退縮或隱避」。心理劇中的影像轉化療法，就是透過行動與劇的方式，將案主生命事件創傷的情景重現，以專業的技術協助案主重新面對過去的生命場景，修復其阻塞的行為、認知與情緒，改變其創傷時的影像與記憶，進而建立案主新的行為、認知與情緒。如圖 1-3 所示。

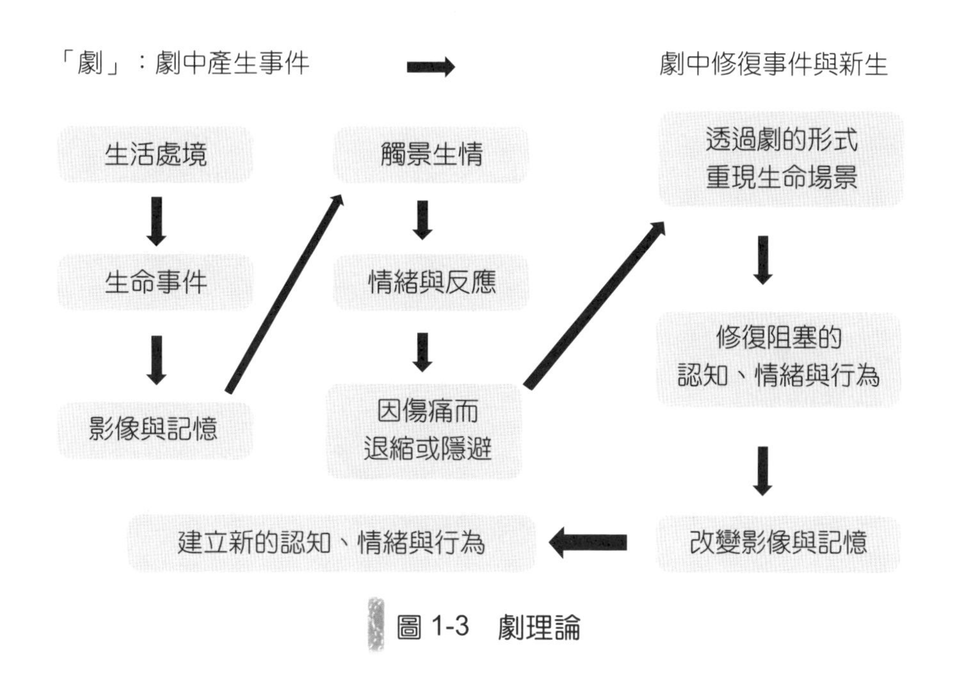

圖 1-3　劇理論

二、角色理論

所謂角色，指的是適應社會時的一套行為模式。人在各種生活處境中，需要有各種角色來因應生活，例如：孩子的角色、爸爸的角色、媽媽的角色等。在適應各種環境時，我們會學習到各種角色與取得各種角色，社會學中稱之為「角色取得」（role-taking）。在取得角色的過程中，自然而然累積成個人適應社會的各種角色。這些適應社會的各種角色，稱之為「角色目錄」（role catalogues）。我們在適應社會生活時，遇到不同的人事物時，就會從個人的角色目錄中找到一個合適的角色來扮演。這種扮演角色的行為，稱之為「角色扮演」（role-playing）。我們的日常生活，都是在生活處境中取得角色，形成了角色目錄，再從角色目錄中扮演角色。

但在慣常與例行的日常生活中，我們經常慣性地扮演某些角色，以某些角色作為生活及生命的主軸，例如：權威的角色、服從的角色、被害者的角色、加害者的角色、拯救者的角色等，在不知不覺當中固化或僵化於某些角色之中，在生活中只扮演某種角色，而失去角色的多元性與彈性，此稱之為「角色僵化」（inflexible role）。如圖 1-4 所示。

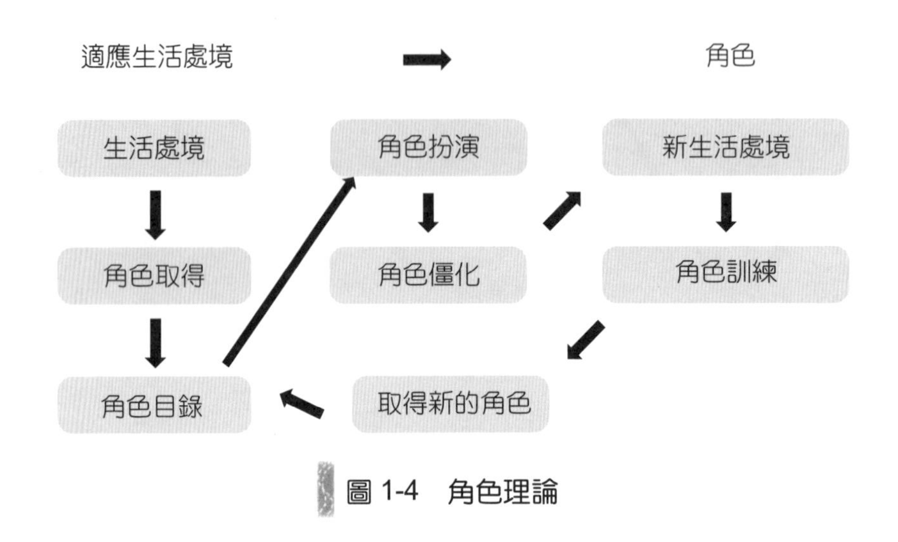

圖 1-4　角色理論

例如：一個孩子在權威家庭中成長，為了適應這個權威的環境，他學會了以「乖順」的角色來應對，在家裡當個「乖」孩子，在學校當個「乖」學生，在職場上當個「乖順」的員工。他把「乖順」當成其適應生活的唯一角色，把「乖順」的角色給僵化了。一旦他升為主管面對屬下時，若以「乖順」的角色來應對，其在管理上必會產生困難與困頓。因此，為了適應新的生活處境，他必須打破僵化的角色，學習與取得新的角色，方能適應新的社會行為。一旦他學習到新的角色，把新的角色放入角色目錄之中，其日常生活的角色扮演就能更為彈性與平順。心理劇就是在協助案主，洞察其僵化的角色，學習新的角色，以適應新的生活處境，提升自我，開展新的人生。

第六節　心理劇的人際關係論

人是在人際互動與人際關係中成長。在實務治療過程當中，案主之所以有各種心理症狀或身體症狀，往往是在人際關係中受了傷。Freud 認為：「心理疾患是童年問題未獲解決的結果。」客體關係學者提出的「依附理論」（Theory of Attachment）也指出：「童年時期父母的依戀關係影響到成人時期的人際互動關係。」我們都很清楚，人可以在人際互動當中健康地成長，也可以在人際互動當中不健康地成長，例如：一個孩子出生時，若其父母是健康照顧者，在照顧孩子時，會設身處地感受到孩子的需要，如孩子餓了，會給孩子餵奶；孩子冷了，會給孩子添加衣物，時時感受到孩子的需要，並給予適時的照護，讓孩子感受到他是值得被照顧的。當他有需要的時候，有人會關心他、照護他。這樣的被照護方式，讓孩子除了身體上得到滋養與保護，在心理上也感受到愛的滋潤，自然在靈性上也會覺得自己是個有價值的人。換言之，孩子在健康照顧者身上得到了身、心、靈整體的照護，而健康地成長。反之，不健康照顧者不知孩子的冷、熱、饑、渴，甚至在給孩子餵奶時，也將自己對丈夫的不滿情緒發洩在孩子身上，例如：邊餵奶邊嫌孩子不乖、不好好喝奶，甚至邊餵奶邊說：「要不是你，我就不會嫁給那個男人，都是因為你，才讓我那麼苦。」等之類的話，讓孩子不僅生理上沒有得到適當的照顧，同時心理上感受到自己是問題的製造者，進而在自我價值上感受到自己是不重要的、沒價值的，讓孩子在身、心、靈上受到了極大的創傷，而影響到日後與他人的互動。

由上得知：人的身、心、靈在人際關係中健康成長，也可能在人際關係中不健康的成長。因此，當我們身、心、靈受傷時，就必須回到人際關係中修復。心理劇創始人Moreno說：「心理劇是在修復社會原子」，也就是在修復人際關係，而修復人際關係最好的方式，就是在人際互動中修復。筆者認為，心理學是一種協助個人「清明自己」的方式。人出生之時，尤如一張白紙一樣，以華人的說法，是處在「太極」之中，無是無非、無善無惡、無好無壞、無美無醜、無黑無白、無陰陽之分。但在呱呱落地之後，依其所處的生活環境、社會處境、階級層次而習染出是非黑白、好惡美醜的陰陽狀態，也就是所謂的「太極生兩儀」。因此，人的自我概念當中就會覺得自己有很陽光的一面，也有所謂的陰暗面，也就是有自己喜歡的一部分，也有自己不喜歡的一部分。更進一步來說，自身有自己很清晰明瞭的部分，也有混沌無名的部分。而這些陰陽在自處時，不會特別顯現出來，只有在與他人互動過程當中才能逐漸了解到自己喜歡自己的部分和討厭自己的部分。就如同美國社會學家 Cooley 所說的「鏡中之我」，自我概念的形成，是在與他人的互動當中形塑出來的。

人在與他人互動之時，往往只展現出好的一面，也就是說，展現出「陽光的」一面，讓別人喜歡，不會隨意說出自己不好的一面，即所謂「陰暗」的一面，例如：男女朋友初次約會時，男方往往會把自己打扮得帥氣、瀟灑，女生就會把自己最美的一面呈現出來，來相互吸引。一旦相互吸引，進一步交往時，男女雙方在生活互動過程當中，就會不經意的展現出自己所謂「陰暗」的一面，例如：不自信、愛生氣、不洗澡、不刷牙、睡覺鼾聲如雷等。在雙方交往初期，就會開始指出或嫌棄對方這些等等的「缺失」，希望對方能夠為自己改變，而自己也因為喜歡對方，企圖改變自己的這些「缺失」，但是時間久了之後，人往往不喜歡別人指責或說出自己的缺點，於是開始與對方爭執、鬥氣，久而久之，自己或對方就不願意指出「缺失」，開始「相敬如賓」，只說對方想聽的話，而不願意說出對方看不到的「缺失」，因為一旦說出對方所謂的「陰暗面」時，自己和對方都不舒服；但是，生活當中的種種互動又會見到對方的「陰暗面」，在說與不說之間矛盾糾結，最後大部分都以不說來應對。因此，漸行漸遠，而後將「相敬如賓」演變成「相敬如冰」，各自退到原初的自己，以分手或離婚收場。

人與人的互動交往，只呈現出陽光的一面，是無可厚非的。但是，人生是一個修行的歷程，所謂修行，就是在「修正調整、提升自我的過程」，也就是「清明自我的過程」；所謂清明自我，就是更清楚明白自己所謂的「陰暗面」、「無明」，或者是說「潛意識」的部分，所謂「修行」，就是讓自己從陰陽兩極、是非對錯、美醜好惡之中提升出來，讓自己回到太極之中、回到「清靜無為」之中。人的修行與清明自我，是在人際互動當中完成的。因此，在我們人與人互動交往的過程中，當碰觸到彼此生命的「陰暗面」時，要邀請自己去面對、去探索，進而相互了解、相互清明彼此、相互照亮彼此生命、清明彼此的生命。

第2章

心理劇助人工作者的涵養與必備知識

心理劇是一個治療的專業，而治療的載體就是治療師本身，治療師本身的人格特質直接影響到治療的品質。要成為一位專業的助人工作者，必須要有專業的涵養以及必備的知識，這其中包含其人格特質、治療心態、諮商倫理、知道求助者心理，以及如何自我照顧。茲將其闡述如下。

第一節　心理劇導演的人格特質

身為心理劇帶領者，是帶著個人的特質、價值和生活經驗進入到每一個團體。帶領者需要有高度的自我覺察能力，在心理劇團體進行過程中持續自我反思。如果心理劇帶領者是一位大而化之的人，在心理劇進行時，於不自覺的情況下，很容易大而化之心理劇團體成員的議題，忽略其細緻的情感與感受；反之，心理劇帶領者若是一位過度追求完美者，在心理劇進行時，也會不自覺地過度注重細節，而忽略心理劇全場的反應。因此，心理劇導演對自己的人格特質需要加以認識與了解。

至於心理劇導演需要具備什麼樣的人格特質，在文獻上較少討論，但因心理劇是屬於心理治療與團體心理治療的一種形式，心理劇帶領者的人格特質，與一般團體心理治療帶領者有其共通之處。茲先談論一般團體帶領者的人格特質，再就個人從事心理劇帶領多年的經驗，歸納出心理劇導演需具備的人格特質，供心理劇帶領者參酌。

團體心理治療專家Gerald Corey曾針對有效諮商師及有效團體帶領者的個人特質加以說明。他認為有效諮商師的人格特質有以下 14 項（修慧蘭譯，2003，頁 19-20）：

1. 對自己有足夠的認定：知道自己是誰，了解自己的能耐，知道自己想要過什麼樣的生活，以及什麼才是重要的。
2. 尊重及欣賞自己：對人所付出的協助與關愛，是出自於對自己價值及能力的肯定，而不是以幫助他人來換取自我價值。
3. 能了解與接受自己的能耐：能融洽地與人相處，和他們在一起的人，會感覺到自己是有能力的。
4. 能接受改變：當對原來所擁有的感到不滿意時，能有意願及勇氣離開熟知的安全堡壘去做改變，並能決定改變的方式，為想要的結果去努力。
5. 能選擇及經營自己的生活：了解目前的自己、他人及世界的樣貌，是來自於個人早期決定選擇的結果，而有必要時，也能予以調整，而不讓自己成為早期決定的受害者。
6. 展現活力：能為生活負起責任，而不是因活著而活著。
7. 可靠、真摯、誠實：不躲在面具裡、自我防衛、死死板板的角色，以及造作的樣子之下。
8. 有幽默感：對生活事件獨具慧眼，也不忘開懷大笑，尤其是面對自己的缺點與矛盾時。
9. 會犯錯誤：會承認自己的錯誤，不會輕忽自己的錯誤，但也不會沉溺於自責。
10. 活在當下：不眷戀過去，也不執著未來。充分體驗現在，且與他人同存於當下。

11. 重視文化的影響：知道文化對自己的影響是什麼，且能尊重不同文化的價值觀，對於社會階級、種族及性別的獨特性具有高度的敏感度。
12. 真誠關心他人的福祉：在尊重、關心、信任及真實看重他人的狀態下而付出關懷。
13. 全神貫注地工作並從中尋求意義：接受來自工作的報酬，但不成為工作的奴隸。
14. 維持健康的人際界線：雖然盡心盡力的為當事人付出，但不會把當事人的問題帶進休閒時間，知道拒絕別人，保持生活平衡。

上述這14項特質是助人專業工作者最理想的個人特質。筆者認為，這14 項特質對於從事助人專業者是很重要的提示，這些特質是從內到外的一種修練工夫，無論是新手或是老手，都需要這些提醒時時地灌注內在的生命活水源泉。但是，Corey 在陳述這些人格特質時，也特別提到：列出這些特質並不意味著諮商師必須具備全部這些特質，重要的是那是種提醒與自我檢核，是期許自己因而不斷地努力，以成為更具療效性的人。

以上是助人工作者最理想的人格特質，至於團體帶領者的個人須具備哪些特質呢？Corey 認為有下列16個特質（王沂釗、蕭珺予、傅婉瑩譯，2014）：

1. 勇氣。
2. 有意願做示範，以身作則。
3. 在場（presence），專注，能感受他人的痛苦、掙扎與喜悅。
4. 善意、真誠與關懷。
5. 對團體歷程的信任，相信團體的正向與積極面。
6. 開放，適當、適時地自我揭露。
7. 非防衛性的因應批評。
8. 覺察細緻的文化議題。
9. 有能力辨識個案的痛苦。
10. 對自己感到自信，肯定自己的專業能力。
11. 生理與心理上都精力充沛。

12. 承諾自我關照。
13. 自我覺察。
14. 幽默感。
15. 創意，擁有自發的能力。
16. 投入與承諾。

上述這16項團體帶領者的個人特質，可以作為帶領團體時的依據與準則。

有關心理劇帶領者的特質，除了上述 Corey 所提的特質之外，筆者根據多年從事心理劇教學與培訓的經驗認為，心理劇帶領者還需要以下幾項人格特質：

1. 豐富細膩的情感：從事心理劇的帶領針對的對象是人，人是擁有各種情感的，身為心理劇的帶領者需要有豐富細膩的情感，才能深入團體每一個人的情感，能「深入其中，出乎其外」地協助團體成員走出情感的困惑和困擾。
2. 覺察、覺知自我的能力：自我覺察、覺知的能力是身為一位心理劇帶領者必備的條件。能夠適時地覺察自己、覺知自己，方能夠適時保護團體成員以及自己。不從事自己能力以外及專業以外的事情，才不會傷到團體成員及傷害到自己。從事心理劇的帶領，所秉持的原則是：「先做自己能做的，再做自己想做的」，這樣才不會陷入好心辦壞事的結果。
3. 洞悉、覺察人心的眼力：心理劇帶領者要擁有一對敏銳洞悉、覺察人心的眼力。在帶領團體時需要經常觀察團體成員的行為反應、情感反應和身體動作，以便因勢利導的協助團體成員覺察自我、調整自我。
4. 海納百川的心態：心理劇團體成員的參與者多來自各個族群、不同階層與生活處境的人，他們擁有自己的宗教觀、人生觀與價值觀。因此，心理劇帶領者必須擁有海納百川的心態，才可以真正進入團體成員的所思、所言、所行，而不是用一己的觀點、想法強加在團體成員身上。

5. 對人生有覺知、覺醒、覺悟：從事心理劇治療身心的工作，常常遭遇到自己與團體成員人生中的各種生、老、病、死、苦的相關議題。因此，心理劇帶領者必須對人生有深刻的覺知、覺醒、覺悟，才能夠讓自己對人生的各種生、老、病、死、苦的相關議題有深度的體驗與體會，超越這些人生議題，在提升他人的同時，也提升了自己。
6. 民胞物與的胸懷：從事心理劇治療的工作，需要與團體參與者的認知、情感同在，有「人饑己饑，人溺己溺」的胸懷，視病猶親，視人如己，達到人我合一的境界，方不會在治療時摻雜自己的私心、妄心，影響了助人的工作。
7. 靈巧的心靈：靈巧的心靈使工作的載體——人，變得更輕巧、自在、隨順而化，更能因人、因事、因地而制宜。面對不同的案主，以靈巧的心靈，隨機而化，不滯不礙，不著不染，善巧方便，應機而為。助人的工作就是在引路、造路，為走不下去的人引路，為斷了路的人鋪橋造路，身為引路人、造路人，必須自我清明、心靈靈巧，知道案主需要什麼。有的人給他一支竹杖就可前行，有的人需要陪他造一條路或搭一條橋，有的人直接用船渡岸。心思靈巧，應機而變，才能協助案主度過困頓，找到人生的路，走自己人生的路。

第二節　心理劇導演的治療心態

心理工作的從業人員，就像醫生一樣需要有良善的治療心態。唐代孫思邈所著《備急千金要方》的第一卷〈大醫精誠〉對身為醫者的治療心態有很好的論述：

> 凡大醫治病，必當安神定志，無欲無求，先發大慈惻隱之心，誓願普救含靈之苦。若有疾厄來求救者，不得問其貴賤貧富，長幼妍媸，怨親善友，華夷愚智，普同一等，皆如至親之想，亦不得瞻前顧後，

自慮吉凶，護惜身命。見彼苦惱，若己有之，深心悽愴，勿避險巇、晝夜、寒暑、饑渴、疲勞，一心赴救，無作工夫形跡之心。如此可為蒼生大醫，反此則是含靈巨賊。

此段話是從醫工作者所需具備的治療態度，心理治療者亦是醫人的工作，必須有此治療態度才能從事助人的工作。因此，才將原文全部摘錄，為便於讀者了解，筆者將其原文譯為白話文以供相互勉勵：

凡是優秀的醫生，治病時一定要神志專一、心平氣和，不可有其他雜念，首先要有慈悲同情之心，決心解救人民的疾苦。如果患者前來就醫，不要看他的地位高低、貧富及老少美醜、是仇人還是親人、是一般關係還是密切的朋友、是漢族還是少數民族（包括中外）、是聰明的人還是愚笨的人，都應一視同仁看待，像對待自己的親人一樣替他們著想；也不能顧慮重重、猶豫不決，考慮自身的利弊，愛惜自己的性命。看見對方因疾病而苦惱，就要像自己有病一樣體貼他，發自內心對病人產生同情感，不要躲避艱險，無論是白天還是黑夜，寒冷或暑熱，饑渴或疲勞，要一心一意地去救治他，不要裝模作樣，心裡另有想法，嘴裡藉故推託。做到這些，就可以成為天下蒼生的好醫生。若與此相反，就是欺騙百姓的巨賊。

孫思邈告誡從醫工作者，首先要內心無欲無求，進而發大慈惻隱之心，要不分階級、貧富、種族、怨親、年齡、美醜，平等對待每一個患者，要把他們當成自己的至親般看待，盡己之所能，全心全意地為患者服務。這樣的治療態度也是從事心理治療工作者所需的態度。

心理治療工作者除上述基本的治療態度之外，在從事治療時，尚需有下列幾項專業的態度。

一、好奇

身為治療者要對人好奇、對案主的議題好奇，不能以刻板印象或例行慣例來面對案主、團體成員及其所帶來的問題。好奇的心態，對一位治療師而言特別重要，治療師對人、對事若無好奇之心，很容易對案主本身或生命事件感到無聊、無趣、無味。一旦有此心態，在從事治療時就會以例行公事來對待，這是非常不專業的態度。身為治療者要體認到治療的對象是人，是人就會隨不同的事件而改變，對於同一件事也會隨時空不同而有所改變，因此每次面對案主時，都要以好奇的心態來面對，心裡不能想著：「又是這樣的問題」、「這有什麼好探索的」、「無趣、無聊」、「這些人總是庸人自擾」、「又是一件婚姻問題的事件」、「又是一件親人離去的事件」、「又是……」等。

二、全神貫注

諮商師從事心理治療時，需要全神貫注。治療師在治療的時候，必須把個人在進入治療前的所有事情先放在一邊，全心全意的和團體成員在一起，不受個人事件干擾，且必須把自己調到最佳的身心狀態。這是一個很重要的專業態度，因為一旦沒有把自己調到最佳的狀態，就會影響治療工作或者帶領團體時的品質。對於案主或者是對團體成員，都是一種很不負責任的態度。因此，在從事治療時，諮商師必須保持自己最佳的身心狀態，並且全神貫注地將專注力放在案主及團體成員身上。

三、積極傾聽

在從事治療工作時，學習全神貫注於他人的談話是很重要的態度，這個過程不僅僅是專注於對方所說的話。積極傾聽包括吸收談話的內容、留意在聲音與表情上、姿態上的細微變化，以及留意到言外之意的資訊。積極負責的團體帶領者會在團體成員說話的時候，觀察其身體姿勢、表達方式以及聲音是否一致或不一致。這樣積極的傾聽，才能夠聽出案主或團體成員所說的內容以及話語中的弦外之音，有效協助案主探索其內心的生命事件。

四、因勢利導，順勢而為

身為一位治療師，治療時要以案主為中心，而非以治療師自己為中心。因此，在專業治療與判斷時要針對案主的身心狀態、個性、稟賦為基礎加以因勢利導，順勢而為。在治療時，不能強迫或強勢用自己的觀點框在或套在案主身上，因為每一位案主的步調不一樣、領悟力不同，治療師要有耐心、耐性、細心地隨著案主的身心狀態、個性、稟賦，一步步地因勢利導。要覺察到案主不是治療師自己，要與案主的處境，案主的認知、情緒、行為、身體感受同在，進而深入其中了解與感受案主，進而用自己的專業帶領案主走出受限與困惑之處。

五、承認自己的有限性

身為一位治療師，要知道自己的有限性，不能做出超越自己能力可以做的事。在從事治療工作時，要很清楚知道自己的專長與自己的限制所在，例如：在面對家庭暴力或者是性侵害的案主時，是需要很專業的技術與方法才能夠勝任，一旦遇到類似的議題時，必須很誠實的告訴案主自己無法勝任此工作，必須將案主轉介給其他治療師。另一方面，治療師也要承認自己不是「神」，面對很多案主或者是團體成員的生命議題時，不可把案主的生命議題全部放在自己的肩上，承擔下來，否則會過度承擔案主的痛苦與創傷，造成自己專業上的耗竭。

六、精進學習適宜的專業技術

從事這項工作必須與時俱進，因為隨著社會的複雜化與多元化，案主的問題與議題也會隨著複雜化與多樣性。因此，身為一位治療師，要時時精進學習、研究相關的專業技術，才能夠勝任專業的治療工作。但是在學習時，必須一門深入，然後再旁及其他，否則很容易淪為「為學習而學習」或者「學習成癮」，而形成學習焦慮症。換言之，學習是要有方向性與焦點的，也就是要「先廣，後深，後廣」三個步驟。以學習「心理諮商」此專業而言：先廣，指的是先廣泛地涉略心理諮商此行業的知識與學派，對此行業有一初步的認識；後深，指的是在廣泛涉略後，依照個人的興趣、稟賦選擇一門自己喜歡、感興趣的學派深入的學習；後廣，指的是在自己一門深入學得某學派的精髓之後，再參酌其他各學派的精髓加入自己深入的學派之中，加廣加深自己的專業。再以心理劇的學習為例，先廣泛涉略心理諮商的基本專業常識，然後以學習心理劇為學習主軸，一門深入地了解心理劇的基本技巧、專業理論知識，以及熟練心理劇的實際操作實務，乃至自己純熟心理劇的專業後，再參加各種研討會或研習，將其他各學派的精華融入心理劇中。這樣的學習才有主軸，才能精益求精，才能避免永遠停留在表層的學習上，才能避免學習的焦慮，避免一味隨波逐流的學習，終無所成。

七、圖難於其易，為大於其細

老子《道德經》第六十三章有說到：「圖難於其易，為大於其細。天下難事必作於易，天下大事必作於細。」學習心理劇或運用心理劇在治療上時，必須秉持「圖難於其易，為大於其細」的專業精神，也就是在學習時必須學得細、學得精，不躁進，很細心地學習每一個心理劇的問話或技巧，要深入體會心理劇每一個技巧的原理與深意。在治療時，要很細緻、很細膩地隨順案主及團體成員，順入柔出的引導案主或團體成員進入自己的內在，覺察自己的處境及認知、行為與情緒。能夠「為大於其細」日久功成，自成其大，方能為無為，事無事。

八、誠實面對自我焦慮及生命議題

從事助人工作時，只要自己有所覺察，就很容易從案主身上看到自己的生命議題，例如：在從事婚姻治療時，可以看到自己與伴侶的相處模式；從事悲傷輔導時，可以看到自己喪失親人的傷痛；從事親子衝突時，可以看到自己與原生家庭中自己和父母的關係……。案主，是治療師的鏡子，讓治療師照到自己。因此，治療工作者必須很誠實地面對自己人生的議題與情緒，邀請自己處理自己的人生議題，邀請自己自我成長，邀請自己找專業督導，督導自己的專業，這樣才能夠在從事治療工作時，讓自己更清明，更負責任地面對此專業，更負責任地面對案主，也更負責任地面對自己。

第三節　心理劇團體心理治療的諮商倫理

前兩節所探討治療師的特質及治療心態，是治療師內在的特質與修為，而諮商倫理則是治療師從事治療時所需的外在規範與準則。個人特質與內在修為屬於德性層面，外在規範則是只要在此行業執業就必須遵守的準則，較為偏向法律層面。

諮商倫理，指的是只要從事諮商行業，無論是個別諮商、團體諮商以及其他形式的諮商或研究機構，都需要遵守的規範與準則。無論是一對一的心理劇治療方式或團體式的心理劇治療，都需要對諮商倫理加以規範，才能適時的保護案主、團體成員以及相關的第三人。

在探討諮商倫理之前，應先了解倫理背後的後設原則（meta-ethical principle），才能貼近倫理的核心精神與價值。Herlihy 與 Corey（2006）提到有關後設倫理的價值和原則，主要可包含：自主（autonomy）、受益（beneficence）、無害（non-maleficence）、誠信（fidelity），以及公正（justice）。

自主指的是案主或團體成員有其自主性、自主權，有自由參與和退出個別諮商或團體心理治療的權利與決定，有權利決定接受諮商服務或拒絕服務。受益指的是案主或團體成員在接受服務時，能夠充分得到協助；諮商師或團體帶領者，必須秉持以案主或團體成員最大的福祉和利益為考量。無害指的是諮商師和團體帶領者，必須主動避開或事先預防實務上可能對案主或團體成員造成傷害的事情。誠信指的是諮商師和團體帶領者，必須本著誠信對案主或團體成員進行充分的告知，凡是與案主或團體成員進行抉擇有關的相關訊息要在事前充分說明，給予澄清和了解的機會。公正指的是諮商師和團體帶領者，在處理各種事宜時應該考慮公平、正義地對待不同背景和不同處境的案主或團體成員。

對於在進行團體諮商時的諮商倫理，考慮的層面又比在個別諮商時更為複雜。許育光（2012）對於團體諮商可能發生的倫理狀況做過實務上的提問，這些提問都是身為一個團體帶領者需要深思與應對的部分：

1. 如何才能在這種狀況下，適度的尊重而又能促發成員朝向心理探索與改變？
2. 對於干擾、打岔、經常用言語傷害他人、敵意、刻意煽動等行為，如何導正並朝向尊重的狀態發展？
3. 如何堅守保密或是例外的狀況緊急處理？
4. 對於成員遲到、早退、揚言退出、無故缺席，或是完全沉默，該如何介入處理或拿捏尺度？
5. 成員彼此之間的意見相左，該如何介入處理？
6. 過去團體外的摩擦或嫌隙，該如何介入處理或拿捏尺度？
7. 團體內的針鋒相對，該如何介入處理或拿捏尺度？
8. 團體成員在底下講悄悄話，該如何介入處理？
9. 聯合排擠單一成員，該如何介入處理？
10. 外洩他人分享的內容且造成影響，該如何介入處理？
11. 無意中洩露相關事情，該如何介入處理？
12. 集體言語攻擊或是聯合抵制帶領者，該如何介入處理或拿捏尺度？

針對上述的提問，帶領者都必須事先加以設想或思考，且對於倫理上的堅守原則有清楚之認識和思辨，才能在處理和介入上，找到清晰且可依循的思考準則（許育光，2012）。

從事個別諮商或從事團體帶領所需遵守的倫理規範甚多，各專業機構都設有專業的倫理守則，從事諮商工作者都必須深入探究與遵守。在此僅就從事心理劇個別諮商與團體帶領時，所需遵循的倫理探討如下。

一、成員知情同意的參與（informed consent）

案主或團體成員的知情同意，指的是在從事個別諮商或團體帶領時，諮商師或團體帶領者，必須事先主動讓案主或團體成員了解諮商或團體的性質、成員的責任和義務、諮商師和團體帶領者的資格與經歷、諮商或團體次數、收費標準等資訊，在案主和團體成員充分了解之下，才從事個別諮商或團體帶領工作。倘若在進行諮商或團體帶領時，同時附帶研究或訓練目的時，必須在招募團體成員的簡章上清楚說明，若在團體進行時，有必要錄音、錄影時也必須事先加以說明，並徵詢團體成員的同意，才能夠進行錄音和錄影。若團體成員不允許錄音，錄音師必須尊重團體成員的決定，不能進行錄音及錄影，必須尊重團體成員的自主性，以團體成員的最佳利益為考量。至於未成年者參與團體時，必須徵詢其父母或監護人的書面同意方能為之。而對於團體成員身心狀況是否得以參加團體則必須事先書面說明，例如：患有腦傷、偏執狂、高血壓、心臟病、嚴重思覺失調、重度憂鬱、嗑藥或酗酒成癮者等，必須事先說明不能參與團體，才能保護團體成員及避免日後不必要的爭端。

近年來，心理問題愈來愈受到社會重視，一些心理訪談、心理測驗、心理分析等節目如雨後春筍般出現，雖然當事人有被適當的告知或簽署同意書，但是被訪談的當事人，是否處在意識清醒、是否完全意識到自己在電視上公開自己的隱私與其他相關人的隱私、對自己以及其他相關人是否造成顯性或有潛在性的傷害，是值得深思與探討的。另外，電視節目製作者，是否為了增加收視率或劇情衝突的效果，有意或無意地強迫受訪者做一些自己不願意做的事，都值得深思與考量。因此，筆者建議在製作相關節目時，一定要有充分的時間讓當事人清楚考慮潛在性的傷害，不僅要考慮當事人自己，同時要考慮當事人所提及的相關人員之隱私與安全，同時在議題上的選擇能夠深思熟慮。再者，在製作節目初期可能沒有發覺到有潛在的危險性，一旦發現時，應要壯士斷腕般捨棄掉已製作好的節目，禁止在電視上播放，以保護當事人最大的福祉。

二、篩選團體成員

篩選團體成員，要從團體成員的最佳利益及公正公平的角度來加以判斷。一位新手的心理劇團體帶領者，筆者建議要事先篩選成員；團體帶領者需要根據自己團體帶領功力的深淺以及自己所擅長的領域來篩選成員，例如：性侵害、家暴、嚴重情感困擾、多重人格、邊緣性人格者等，心理劇新手帶領者必須加以排除，否則很容易淪入「好心辦壞事」的境地，傷害團體成員。還有前述的腦傷、偏執狂、高血壓、心臟病、嚴重思覺失調、重度憂鬱、嗑藥或酗酒成癮者等，不論是新手或資深團體帶領者，都必須排除這些人參與團體。

哪些是參與團體的條件呢？Yalom 認為，參與者是否具有強烈的參與動機才是最重要的標準。他認為團體對有人際問題的參與者是最有效的，包括：感覺寂寞、無法與他人建立關係及維持親密關係、感覺自憐或缺乏愛、不能自我肯定、依賴等議題。另外，某些缺乏生活意義、飽受焦慮困擾、老是尋求他人認同、害怕成功及工作狂等人，也可能在團體中受益（王志寰等人譯，2004）。

心理劇創始者Moreno說：「心理劇是在修復社會原子」，也就是在修復人際關係，所以筆者建議心理劇新手帶領者在篩選成員時，宜以人際問題為導向的成員為主，一來自己較能勝任，二來團體成員也較能受益。

三、離開團體的自由

團體成員有離開團體的自由。成員選擇退出團體的因素很多，可能是個人方面的準備不夠、穩定性不足、在團體中的適應困難、成員人際關係有所衝突或緊張，以及對帶領者的反感等因素，均有可能是成員不願意再參加團體的原因。另外，生活上也可能因突發狀況或生活排程臨時改變，導致團體成員無法再參加團體（許育光，2012）。對於團體成員離開團體的自由，較正確的作法是：諮商師應該在團體開始時，即告知如何離開團體的方式。團體是成員與帶領者共同組成的，理想中的團體是：帶領者與成員共同決定何謂正向或反效果的團體經驗；所有成員自然有責任與團隊帶領者以及其他成員解釋為何退出，而充分的討論也可避免下列情況：如果某個成員，尚未將他在團體中所感受到的威脅或負向情緒提出討論即退出團體，這樣的經驗對這位成員個人是不利的。再者，若某位成員因誤解其他人給予的回饋而退出，對成員可能是一種傷害。所以當團體成員要離開團體時，團體帶領者應試著告訴成員，若他們決定退出，一定要告知帶領者與其他成員，因為在道義上他們應該參與所有的團體過程，若真的有成員考慮退出，一定要鼓勵他們在團體中提出討論。但是要留意的是，在討論過程中不能用過度的壓力來防止成員流失，或請團體成員加以遊說，這是不符合專業倫理的（王志寰等人譯，2004）。

四、心理冒險

「心理冒險」此專業倫理一般很少被提及，但卻是很重要的專業倫理。Corey、Corey、Corey與Callanan（2014）在《諮商倫理》（*Issues & Ethics in the Helping Professions*）一書的「團體工作倫理議題」一章中所提出的觀點值得被重視。Corey 等人認為，團體可以改變一個人，但是團體也具有相當的冒險性。團體帶領者應事先告知成員可能會涉及哪些潛在危險，但只是告知絕對是不夠的，團體帶領者在倫理上必須預先評估如何有效地降低不必要的心理危機，同時必須做出預先的保護措施，以保護團體成員免於身體與心理上的傷害。

Corey 等人列出在團體中，團體成員在參加團體前，應該事先知道的一些危險（王志寰等人譯，2004）：

1. 團體成員在團體活動之後，可能經驗到許多生命中的重大改變（甚至崩潰）。
2. 團體成員往往被鼓勵在團體中儘量的開放自我與自我揭露，所以可能會侵犯到個人隱私。
3. 團體壓力亦可能造成危險，當某個成員不希望在某項主題上自我揭露，或在某個主題上停下來時，他都有權利被尊重。同樣地，不可勉強任何成員參與某項活動。
4. 代罪羔羊亦是一個潛在的團體傷害，未被充分討論的挑戰、投射或責備，都可能壓迫到另一個特定的物件。
5. 團體中不應該以分享為名，而行傷害攻擊之實。
6. 雖然團體帶領者會一再強調保密的重要性，事實上團體成員在轉化時空與角色之後，其實很難嚴格遵守此原則。

為了降低心理冒險的方式，Corey 等人（2014）建議使用契約技術，在契約中或同意書中明確說明。再者，團體帶領者需要有紮實的訓練背景，必須清楚的知道自己能力的極限，而且只能帶領他已經接受充分訓練與準備的團體。

另外，Corey 等人也提醒團體帶領者要告訴團體成員，在經歷團體的療癒過程時，團體成員有段時間可能會覺得自己比加入團體前更加沮喪和憂鬱，需要時間來慢慢沉澱與消化。還有在激烈的團體經驗之後，團體參與者也可能易於做出輕率的決定，那不僅影響他們自己的生活，也影響到他們的家人，例如：一位結婚多年的女士，開始覺察與丈夫的感情非常疏離，可能會帶著離婚的決心離開團體。團體帶領者要提醒這位團體成員，在她經歷激烈的團體過程後，「要預防太快做決定」。假如這位女士在團體中改變，她或許可以欣賞她丈夫的不同處；假如她太快採取行動，就沒有給自己一個改變行為的機會。雖然團體帶領者的職責不包含影響成員們的決定，但是團體帶領者要負責警告團體成員們，不要未經謹慎考慮後果就貿然行動（王沂釗等人譯，2014）。

最後，Corey 等人也指出，團體成員在團體中會面對不安與恐懼的一些現象。他們認為，有時候團體成員會想像在團體中的經驗而感到不安並且非常恐懼，例如：他們可能會認為，假如放縱自己全然感受內心的痛苦，就會發狂或者深陷於沮喪之中而無法跳脫出來；有些人相信如果他們放棄自我控制，就無法正常活動；其他人則因為覺得會遭到拒絕而害怕讓別人了解自己。這類恐懼與不安應早點被察覺，這樣成員可以確定這些情緒的真實性，並決定如何在團體中對這些恐懼做出最好的處理。團體帶領者應該強調團體成員有權利為自己決定、要探索什麼及探索的程度，團體帶領者必須留意團體壓力，並阻止成員企圖迫使別人做出不情願的事（王沂釗等人譯，2014）。

五、保密的原則

保密是保護個案與團體成員的必要措施，是團體諮商中的一個核心倫理問題。不僅作為諮商師或團體帶領者，被要求保守團體成員的秘密，而且還有責任讓團體成員們都懂得保守與團體有關的任何秘密之必要性。保密的權利於美國團體工作專業人員學會（Association for Specialists in Group Work，簡稱 ASGW）的《團體帶領者倫理準則》中有加以規範：「團體帶領者應明確地說明保密意味著什麼、為什麼它十分重要，以及具體實施保密的困難，以此保護團體成員。」另外，有關團體紀錄及錄音方面的規範：「團體帶領者應告知團體成員有關團體活動的紀錄，以及這些錄音將如何被使用。」

在團體中要達到百分之百的保密是有其限制的，團體帶領者必須明確地指出何謂保密及其限制，且也有責任告知所有成員保密的必要性及保密所帶來的潛在影響，但也必須告知此特有權利在團體中並未受到法律保障。因此，團體帶領者要盡力教導成員如何避免破壞誠信原則；最重要的是要讓他們能決定自己要坦露到何種程度，並要週期性且不斷提醒保密原則，例如：在心理劇團體中，每天課程結束前，讓大家手牽起來，再次強調保密的重要性，提醒成員遵守保密的協議，不在團體外面提及團體成員的故事或姓名，只能提到自己在團體中的感受，或者當自己或他人無意中提起團體裡的事時，要學會尊重自己、尊重他人，馬上提醒自己或他人停止討論。另外，團體成員不能於網路上傳播關於其他成員的照片、評論，或任何形式的秘密。

六、保密的例外情形

保密在團體中很重要，但亦有保密的例外情形，特別是有關生命安全與人身安全方面，例如：兒童虐待、老人虐待與親屬成人虐待、自傷或傷害他人、自殺或企圖殺人等情形時，必須通報；或者是戒護機構（監所）、精神病院帶領團體等，有責任告知將會記錄其言行，甚至作為呈堂證供，或可能會被其他人員檢閱使用。這些保密例外需適時告知團體成員。

在團體帶領中，得知團體成員有自殺傾向時，團體帶領者需要用專業評估成員自殺的風險，例如：注意案主在口頭上的自殺警訊、注意案主之前的自殺未遂紀錄、是否有憂鬱症、注意案主無助和無望的感覺、仔細探索案主在人際間的失落和分離問題、是否有自殺計畫、是否有藥物濫用史、注意案主是否把自己的物品分送給他人、是否有精神疾病史或住院紀錄、評量案主的支援系統。同時，團體帶領者需要認清個人的限制、營造支持性的環境、取得不自殺承諾，必要時要通知案主家人，做必要的保護措施並適時轉介。

七、團體結束的時間考量

心理劇團體與個別諮商一樣，團體在開始的時間與結束的時間都需要準時，這是專業工作界線的一部分。但實務上面臨的一個難題是：每當團體要結束時，團體成員正處於情緒釋放階段，這時是否要延長團體時間，成為一個兩難問題。依據筆者的實務經驗，心理劇應用在個別諮商時，其所用的個別諮商時間要有別於一般的個別諮商時間，最好每次的諮商以90分鐘為一節，這樣就可以充分協助團體成員處理情緒釋放的問題。另外在心理劇團體，一般時間為三至五天的工作坊，在團體結束那一天，一定要把握專業的工作界線，不超過預定的時間。在團體進行期間，如果團體成員的議題處理到一半或還在進行時，必須將團體的議題處理到某階段才能結束，因為每一場心理劇的治療就像醫生在開刀一樣，不能夠因為時間到了，就停止開刀，這會嚴重傷害到團體成員。但是，心理劇的團體帶領者也需要有專業上的判斷，若團體成員的議題較為複雜，或沒有那麼急迫性非處理不可時，就可以考慮隔天再處理。另外，在團體最後一天的下午，是做團體結束與團體成員自我整合與學習整合的時間，不宜再進行心理劇。心理劇是團體心理治療，若在此時繼續做心理劇，主角議題處理好了，但同時也可能引發出其他成員的個人議題，此時並無時間妥善處理其他成員的議題，對團體成員也會造成傷害。

八、界線處理與多重關係

在心理諮商的倫理準則中，明確地規定諮商師與案主之間，要有界線並且避免雙重或多重的關係，以保護案主及諮商師本人。這些關係，包括：與案主在家庭、社交、財務、生意或私人上有親密關係等。心理專業人員與案主的關係中，權力與地位是不平等的。心理治療師及團體帶領者必須體認雙重及多重關係，可能會增加對案主的傷害與利用的風險，同時也會危及專業的判斷。在這些關係之中，與案主發生性關係是違法的，絕對被禁止的。一旦團體帶領者涉入了雙重或多重關係，一定要向可信任的同事或督導尋求諮詢。

九、身體的接觸

身體的接觸包括擁抱或觸摸。在團體心理治療互動當中，身體的接觸有時是無法避免的，但是團體帶領者一定要教導團體成員，要學會尊重自己與尊重他人。Corey 等人認為，對老人團體中的老人擁抱或拍拍手都能增進老人的歸屬感（王沂釗等人譯，2014），而在心理劇團體治療經驗中，擁抱或搭肩也會增進團體成員的歸屬感及支持感。但是，身體的接觸一定要在團體成員視為可接受的前提下才能進行。團體帶領者也要適時提醒團體成員相互的尊重，若團體成員除了擁抱外，在團體中親嘴或有更親密的動作時，要適當地制止。

雖然團體成員已經是成年人，需要對自己的行為負責，但是參與團體的成員往往是在人際關係中受傷或受挫的人，突然在團體中有人給予關懷或擁抱，讓他（她）突然之間感到被愛的感覺，往往會與團體成員產生過度的親密關係，甚至會發生性行為。因此，團體帶領者有責任告知團體成員，身體的接觸需要適度，若有過度激烈的行為時需適時給予提醒，畢竟參與團體是來相互成長的，不要在成長的過程中又帶來傷害。團體帶領者必須本著誠信態度，為成員的最大福祉設想，指出團體成員行為過度激烈所產生的傷害。

十、工作者的價值觀

美國諮商學會（2005）的指導原則說明：「諮商師了解其本身的價值觀、態度、信仰及行為，並且會避免強迫他人接受與諮商目標不一致的價值觀」（引自王沂釗等人譯，2014）。團體成員經常會將一些和價值觀相關的議題帶到團體中來，例如：宗教觀、性取向、墮胎、離婚等議題，這時候團體帶領者不能將自己的價值觀強加在團體成員身上。團體帶領者在帶領團體遇到與自己價值觀不同時，需要清楚自己的價值觀及保持客觀。

十一、使用團體技術的倫理考量

團體帶領者需要很清楚地了解團體技術與使用時機，尤其是那些導致釋放強烈情緒的方法。心理劇的團體帶領者，需要有紮實的功力來應對因特定處境與角色扮演所觸發的強烈情緒，例如：童年的家暴、性侵害等強烈的情緒，會帶來團體成員的解離或強烈的身體反應。此時，團體帶領者需要以一種不傷害自己及不傷害他人的專業技術，引導團體成員宣洩情緒。同時，也要覺察到這是團體成員的需要，還是自己的需要。

另外，前面所提及的：團體成員不應該在團體單元結束時，因時間不夠而感受到被遺棄。團體帶領者在團體結束前，必須保留足夠的時間，用來處理在團體中因刺激而引起的反應。

團體工作的名聲，常因為一些不負責任的實務工作者而飽受批評，而大部分是那些團體帶領者沒有紮實的知識背景，或不理解可能的結果而隨便使用這些技術。因此，筆者建議團體帶領者需要不斷地精進學習、自我成長以及有密集被督導的經驗，這樣從事團體的帶領才不會傷害到團體成員與自己。

團體帶領者針對自己帶領團體的能力，需要經常思考如下的問題：

1. 我有能力帶領何種團體的類型？
2. 我所專長的領域為何？
3. 哪些技術我掌握得很好？
4. 何時我需要向其他資深專業團體帶領者諮詢相關的技術？
5. 何時我應該將我的個案轉介給他人？

綜合言之，專業的團體工作帶領者，必須知道自己的限制在哪裡，同時要熟悉轉介的資源，若團體帶領工作超出自己的能力範圍，必須要特別協助時，就不要貿然帶領團體或使用不熟悉的團體技術。

十二、團體結束後的轉介與追蹤

在團體結束之後，對於那些需要專業心理諮商協助的團體成員，例如：個人議題被觸發但在團體中尚未被妥善處理，或是一些潛在的身心調適或生活適應上的問題需要進一步的資源協助等，都需要團體帶領者主動留意並且進行轉介和建議，以確保團體成員的最大福祉。

第四節　求助者心理

在從事心理劇治療時，能對求助者心理有充分的了解，才可以產生事半功倍的效果。這其中包括：人們何時求助？案主改變的準備度以及人們的心理習慣。茲將其分述如下。

一、人們何時求助

根據 Gross 與 McMullen 的研究發現，人們在下列兩種情況時，才會進行求助（引自林美珠等人譯，2006）：

1. 當他們覺得痛苦、正在面臨困境、覺得他們的感覺或者說出的情境是有問題時，還有相信他人的協助能減輕痛苦的時候。
2. 當痛苦大過於求助助人工作的困難時。這些困難包括實際的考量，像是時間與金錢因素；但是困難也可能是情緒的，像是對深層探索的恐懼，或是擔心他人對自己的看法等。

由上可知，當一個人想求助時，他首先要感到痛苦，如果對所經歷的事情不覺得痛苦，就不能強迫案主來求助。痛苦，包括主觀性的痛苦與客觀性的痛苦：所謂主觀性的痛苦，指的是案主主觀性的對痛苦之忍受能力；客觀性的痛苦，指的是一般社會大眾對痛苦的忍受力。主觀性痛苦因人而異，很難作為是否求助的依據。因此，界定痛苦比較客觀的方式是：如果痛苦已經達到內心煎熬難受，同時對身體產生不良反應或影響正常生活作息時，就可以將它界定為痛苦。而在界定案主是否需要就診時，需要考量到案主的痛苦是否已經對身體產生不良反應或影響正常生活作息，若是才建議他就診。

面臨困境，也是需要主觀和客觀地判斷，判斷的基準也是案主的困境是否已經對身體產生不良反應或影響正常生活作息。當一個人的痛苦與困境已經達到對身體產生不良反應或影響正常生活作息時，這個人就需要求助。但是，這樣的人有時候還是不會去求助，其原因如下。

(一)沒有病識感

很多人自己生病時沒有病識感，不知道自己生病。因為心理疾病是內心的痛，而內心的痛常常轉為生理的疼痛，例如：焦慮經常轉為頭痛或胃痛、壓力常常轉為肩膀酸痛或腰痛、有話說不出或忍氣吞聲常轉為胸悶或便秘、過度驚恐常轉為頻尿等。這些心身症經常被視為生理疾病，患者本身並沒有病識感。

(二)不相信他人的協助能減輕痛苦

受過傷的人，特別是心理受傷的人，常常害怕再度受到傷害，對人沒有信任感與安全感。就如同一隻受傷的小鳥，好心路人將牠帶回治療時，牠會以為人會傷害牠，因此會用喙（嘴巴）啄人，待其防備心降低時，就安心讓人治病。人也是一樣，剛接觸心理治療時，常常會懷疑心理治療的療效，甚至懷疑經過心理治療之後，會不會更嚴重、會不會發狂。根據Smith（1980）的研究，諮商和心理治療是有幫助的。而大多數案主在接受治療後，比起那些有需要但未接受治療的人有進步；接受治療的人，其心理健康程度好過80%未接受治療的人（引自林美珠等人譯，2006）。

(三)深層探索的恐懼

未曾接受過心理治療或接受非專業人員心理治療的人，對心理深層的探索存著極大的恐懼，此深層恐懼導致他們不相信、不接受心理治療。一般未接受過心理治療者，常會擔心他人對自己的看法，擔心他人用異樣的眼光看他，有被看低、看貶的感覺，因此把找心理專家視為畏途。另外，在找過非專業心理治療的人經過非專業的指導後，感覺到受傷，讓他對心理治療失望或退縮，害怕再度受到創傷。這也是之前筆者一再強調從事心理治療者一定要接受專業訓練的原因，而不要因為自己的不專業，傷害需要接受心理治療的人不敢再度求助，延誤看診的時機。

(四)時間與金錢

經濟上的考量，也會阻止個人求助。很多對心理治療不了解的人，常常以為心理治療只是談話，「談話就要收錢」而感覺不屑，不接受心理治療的價值，而延誤治療的時機。殊不知，心理治療跟醫生行醫是一樣專業的。心理治療工作與一般談話和聊天不同，心理治療的談話技巧需要經過多年的專業訓練、薰陶與理論鑽研才能夠從事此工作，其專業價值和生理醫生一樣是值得肯定的，其收費也是被認同的。另外，專業心理治療者與志工是不同的，一是專業，一是非專業。所謂專業就是「被取代性低」，心理治療者的工作不能被志工取代。在國外，心理治療師和醫師一樣，上班時都一樣穿著白袍，而志工不能穿白袍，就是這樣的區別。

時間上的安排往往依其輕重緩急而決定。人們對心理健康常常加以忽視，導致在時間安排上不會將心理治療放在工作及其他事物之前，因此導致延誤最佳治療時機。以憂鬱症為例，世界衛生組織（World Health Organization，簡稱WHO）統計2016年全球的發病率約11%，在中國15歲以上人口，各類精神疾病人口超過一億人，其中 1,600 萬人是重度精神障礙者，其餘大多數是憂鬱症、自閉症等精神障礙或心理行為疾患者。確切的憂鬱症人數尚未正確統計出來，但根據 2009 年北京回龍觀醫院流行病學研究中心費力鵬主任的研究，初步推估憂鬱症患病率為 6.1%，已經達到 9,000 萬人，今日人數應超過此數。憂鬱症人數逐年增加的主因之一，是人們對憂鬱症的忽視，該就診的時候不就診，不將看心理醫師的時間排入行程之中，而逐漸讓輕度憂鬱轉為中度或重度憂鬱，使憂鬱症對人的影響由「功能性」的影響轉重為「結構性」的受損，致使病情惡化。

人們在求助時常有以上考量，所以當他們求助時的第一個對象往往不是心理治療專業人士，而是他們的親朋好友，再由親朋好友與訓練有素的助人者搭上線。因此，助人工作者需要致力於扭轉我們社會中對尋求專業心理協助的負面態度。而具體的作法是助人專業者首先必須堅守專業的職業倫理與職業道德，樹立良好的助人形象，二是藉由大眾傳播媒體傳播心理健康的訊息，教導群眾對心理健康的認識與重視。

二、案主改變的六個階段

了解案主的求助心理之後，接下來需了解其改變歷程。依據 Prochaska 等人的研究指出，案主改變有六個階段：醞釀前期、醞釀期、準備期、行動期、維持期、終止期（引自林美珠等人譯，2006）（如圖 2-1 所示）。對這六個階段的了解，有助於助人工作的推展。

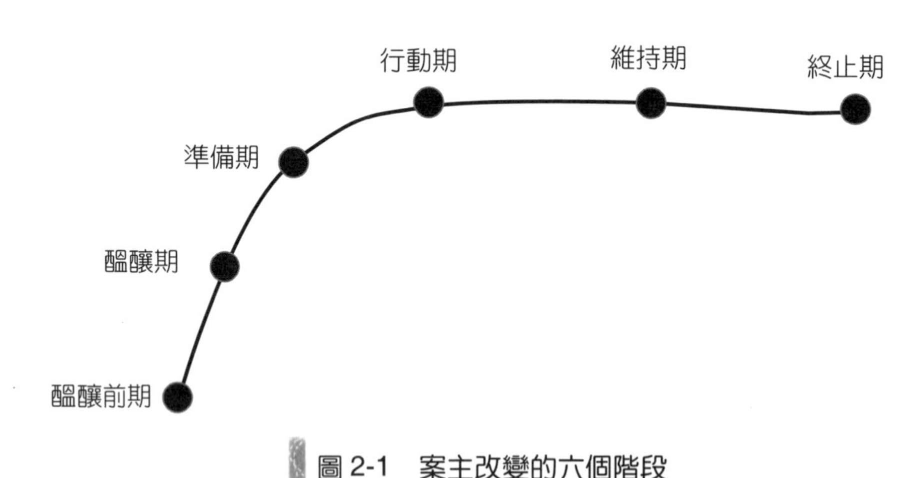

圖 2-1　案主改變的六個階段

資料來源：作者整理

(一)醞釀前期

在醞釀前期，案主還未能覺察其改變的需求，或還未想要做改變。這個階段的人，對他們的問題缺乏資訊，他們否認問題的存在，而且常常責怪他人或這個社會造成他們的問題。在醞釀前期的案主，其行為已造成其他人的困擾，例如：動不動就發脾氣、摔東西、莫名地生氣罵人、酗酒、吸毒、自己賭氣悶不吭聲、莫名地哭泣流眼淚、害怕別人傷害他、擔心別人攻擊、胡言亂語、幻覺、幻聽、幾乎每天失眠或嗜睡、幾乎每天都覺得無價值感、空虛、幾乎每天動作激動或遲緩、害怕有可怕的事發生、覺得自己快無法控制自己、直接經歷或目睹創傷事件（如家暴、性侵害、災變）後出現侵入、負面情緒、解離或逃避。

(二)醞釀期

在醞釀期，案主覺察到而且接受問題的責任，他們開始想改變，但還未能做成改變的決定。害怕改變失敗通常讓案主裹足不前。在這個階段中，案主常花很多時間思考他們的問題出在哪裡，以及思考改變會造成怎樣的問題。

(三)準備期

在準備期，案主願意承諾做改變，並且準備好要開始真的做改變。這些承諾可能有些是公開的宣示（例如：「我要開始改變自己」），或者只是案主在心理上準備著。

(四)行動期

在行動期，案主會主動改變其行為以及所處的環境。他們可能不再抽菸、開始規律地用功讀書、為自己留較多的時間或決定結婚。在醞釀階段以及準備階段所做的承諾與準備對本階段來說是重要的，因為案主將覺察他們要什麼而且為什麼要的問題。

(五)維持期

在維持期，案主已經做的改變，現在要試著維持其改變，並處理失效的問題。改變過程並不是在這個階段就停止了，據估計，一項改變要轉化成一個人生活形態的一部分，大概要花好幾個星期，這說明改變是件不易的事情。這個階段是非常具挑戰性的，而且會維持一段時間，因為永久改變是很難做到的，生活形態往往也要跟著調整。在這個時期要留意的是：改變是需要時間的，就如同生病時看醫生吃藥一樣，是要療程的。很多參與治療的人，經常會對治療過度的期待，期待一次治療就可以改變自己的行為或心理的習慣，這其實是根據每個人的狀態而有所不同。特別是婚姻治療，夫妻在治療過後，需要給彼此一段時間調整，但往往很多夫妻一起接受治療後，總期待對方的改變要大於自己，否則就失望，又陷入治療前的狀態。婚姻治療常有一個很好的藉口就是：因為對方所以治療無效，而忘了治療是要先從自己的改變開始；我們只能邀請對方一起調整，但不能強迫對方，要把改變的重心放在自己身上，若對方真的不調整，至少自己心理更為健康，自己活得更自在，也是一種改變。

(六)終止期

在終止期，案主不再受先前誘因所困，問題行為不再，也有信心處理問題，使之不再復發。這個階段的主要課題不再是行為改變以及維持改變。換句話說，案主不需要常常去想如何改變以及如何維持的問題。

案主根據個人人格特質與問題類型的不同，停留在各階段時間的長短不一。在求助第一階段醞釀前期，這類案主大致是非自願性的個案，例如：犯錯被學校老師轉介、監所單位轉介、家暴中心轉介的相對人等，面對非自願性的案主只能邀請不能強迫，要耐心陪伴與等待。案主在醞釀期時，他們覺察到而且接受問題的責任，開始想改變，但還未能做成改變的決定。害怕改變、失敗以致裹足不前，此時助人工作者一樣要多給陪伴與鼓勵，提供他們更多訊息，以解除其恐懼。在準備期與行動期，這是助人工作者工作的時期，要用訓練有素的專業引導案主探索自己的問題，進而以行動轉化對自身的認知情緒與行為。在維持期時，助人工作者要告知案主，成長是需要時間的，給自己時間也給周圍的人時間，以適應自己的改變。

第五節　助人工作者的自我照顧

助人工作者的自我照顧，在諮商界漸漸為人所重視。助人工作者在助人的過程，特別是陪伴案主度過失落悲傷的過程中，專業照顧者往往被要求在專業服務裡必須能控制主觀情緒感受，所以這些專業人員必須學會在被賦予的工作期望與個人的失落感受中取得平衡。因此，專業照顧者受制於社會文化與專業角色規範的影響，當其在面對服務對象往生時，往往無法公開哀悼他的失落，其悲傷情緒亦難以獲得社會的支持，就很容易出現被剝奪的悲傷，甚至反而更容易陷入專業耗竭的危機（林綺雲，2008）。

為了避免助人工作者出現被剝奪的悲傷以及陷入專業耗竭的危機，助人工作者需要學會自我照顧，而自我照顧的方法依據學者 Pearlman 與 Saakvitne 的研究有三：覺察、平衡、連結（引自鍾思嘉，2001）。

一、覺察

覺察即是介入與改變的開始。助人工作者在與創傷案主工作時，必須能辨認自己在傾聽創傷題材時的承受度，觀察自己的反應，以及注意可能引起自己情緒起伏的議題，分辨自身與創傷相關的經驗與感覺。助人工作者在同理創傷案主之餘，回到生活之中，或與自己共處時，要真實地面對自己被創傷題材所引發的情緒，容許自己流淚或哭泣，並且要提醒自己與相信自己，如此一來，助人工作者受到案主經驗的創傷所引起之強烈負面情緒必定會消退，而不會淹沒自己。因為，無論助人工作者的經驗多麼豐富或受過精良訓練，在助人歷程中必定都曾有感到困難、不確定的時候。

助人工作者對於助人工作的意義與本身的限制，也需要特別加以覺察、了解與掌握，且不宜預設助人工作者角色或助人工作的萬能性，以免對自己的期待不切實際。當助人工作者在面對案主時，能夠覺察與接受自己的限制以及錯誤，並原諒自己，對助人工作者本身來說，可以獲得成長以及解脫，對案主而言，也可說是接納與放下的示範。能夠喚起並認清專業工作之影響，是預防替代性創傷最基本的要素。

二、平衡

助人工作者在專業之餘，能夠平衡生理、心理、情緒各面向，是很重要的。身體和感覺是緊密相連的，助人工作者透過經常知覺與確認自己的身體和感覺，是重建自己的要素。因此，助人工作者能自在地與內在交流，不論是身體的感受或自身的感覺，能重新恢復與身體的連結，是建立自我認同的重要關鍵，例如：從事瑜伽、有意識的呼吸、運動、體操、舞蹈、伸展、按摩及觸碰等，都是提醒助人工作者保持自我平衡的方式。Pearlman（2002）的研究發現，工作、玩樂和休息的平衡，可以幫助助人工作者維持認知基模中對自我及他人的認同。同時，休息與休閒不僅有助於重建助人工作者的參考架構，亦有助於自我能力的提升。因此，助人工作者工作之餘，需清楚設定生活與工作間的界線，努力維持專業工作與個人生活間的平衡，重視個人生活的安排，不超時工作或把工作帶回家。安排充足的休息，休息可以包括睡覺、坐下或躺下什麼都不做、看雜誌小說、聽音樂、和寵物玩等。每週固定從事有興趣的休閒活動，也可以培養新的興趣，增強體能，創造放鬆或自發性的休閒活動，例如：運動、插花、繪畫與爬山等。

三、連結

連結是指發展與自身以外的事務有所連結，這是克服替代性創傷所形成的必要部分。在心理方面，助人工作者能允許自己在安全合適的環境下，展現人性的各層面是很重要的，包括喚起自己在各種關係中的豐富多元面貌，例如：有人性的、溫和的、遊戲的、熱情的、性感的、有需要的、好奇的、機智的、害怕的、脆弱的等（Pearlman & Saakvitine, 1995）。替代性創傷會造成參考架構中的世界觀與靈性受到損害，故有效實踐自我照顧之連結原則，亦可改善替代性創傷對參考架構之影響。Pearlman（2002）的調查研究中發現，有 69%的助人工作者認為，旅遊對於擴展世界觀是相當明顯且有益的。其他對助人工作者有益的活動，例如：多花一些時間與健康快樂的小孩相處；從事與社會正義有關之工作；建立或重新建立社群感；主動參加靈性活動，包括：接觸宗教信仰、進行禪修或是從事宗教實踐，或是瑜伽、靜坐與自然或更高力量連結等形式的活動（Pearlman & Saakvitine, 1995）。

另外，助人工作者平日即要有良好的人際關係，來支持內心各方面的需求以及因應原有壓力；尤其當有替代性創傷發生時，更需要維持人際間的流通，並維持個體與支援系統的互動，例如：家人、朋友、工作同儕、專業督導等，從人際管道中得到支持，並不定時省視自己，可以減少替代性創傷、缺乏自信及感覺工作孤立無援等情況的發生，亦可以增加運動、閱讀、休閒等活動，培養新的興趣以及良好的生活習慣。

除上述自我照顧的方法外，若助人工作者有失落或悲傷時，也要接受悲傷輔導，讓自己接受失落的事實、經驗悲傷的痛苦、重新適應新環境以及再出發（引自林綺雲，2003），而具體的作法是：(1)參與悲傷成長課程；(2)自我療癒；(3)透過輔導的基本原則完成悲傷與療癒的歷程；(4)發現與重建意義。

綜上所述，助人工作者知道自我照顧的同時經常自我照顧，才能遂行助人的專業，也同時才能保持助人的品質，讓助人的工作走得更長遠。

第3章

心理劇進行前的準備與常用工具

心理劇的形式，可以應用在一對一個別心理治療以及團體心理治療上。茲將心理劇在一對一個別心理治療與團體心理治療進行前所需要的準備，分別說明如下。

第一節　心理劇一對一個別心理治療前的準備

一、個別諮商場所

心理諮商是一項專業的工作，好的諮商場所有助於心理諮商工作的實施。良好的諮商場所最好具有以下的條件（林家興，2003）：

1. 具有專業的形象：心理諮商場所若位於專業辦公大樓或者在社區中設備較為完善的地區，諮商室給人的感覺自然具有專業形象。相對地，位於混雜的公寓住宅區或破舊建築物裡的諮商室，則給人比較不專業的印象。若在社區裡面沒有較好的諮商場所，至少在諮商場所的內、外要讓人感覺清爽明亮，不到處堆放雜物。因為良好的環境會影響到人的心境，因此諮商場所的選擇需要慎重。

2. 具有保密的功能：一個諮商室是否細心考慮到案主的私密性與保密性，也會影響到案主對諮商師的信任與開放程度。影響保密的因素很多，包括：隔音是否良好、進出的門是否分開、等候室是否與其他人共用，以及諮商室是否安靜不受干擾。
3. 具有適當寬敞安靜的空間：心理諮商需要一個十分安靜的空間，不能位於多人出入之處或市場、商店、大馬路旁邊。諮商室要有足夠的空間，坪數不宜太小，空間太小的坪數會帶給人侷促的感覺。在心理劇一對一的個別諮商時，因為是一種行動式的治療，所需要的空間必須比其他諮商室的空間還大，至少要有 4.5 坪大小。
4. 具有舒適的座椅：舒適的座椅讓人可以很快地就放鬆，不需要頻頻變換姿勢去安頓不舒服的身體。諮商室內可以擺設兩張兩人座的沙發，還有可以擺放面紙與茶水的茶几。
5. 充足的設備：諮商室為了工作時的需要，需要有良好的燈光設備，而這些燈光設備，最好具有可調式的燈光。燈光的明暗可以調整、促發案主的情緒。另外，為了配合心理劇的一對一個別諮商，還需要準備各種不同顏色的布，這些布的長度是 1 公尺×2 公尺。當然在諮商室裡面，也需要準備圖畫紙及蠟筆，還有些必要的表格，例如：個案紀錄單、不自殺契約等。另外，在諮商室內也要有音響設備便於諮商時用。

二、時間的架構

從事個別諮商時需要有良好的時間架構，因為有良好的時間架構，可以教導案主學會利用晤談時間，來了解與改善自己，同時讓案主明白時間的有限性，學會妥善利用自己的資源，有效過自己的生活。

(一)諮商的時間

在心理治療時，不同的諮商學派對諮商的時間也會有所不同。心理劇的一對一個別諮商，是屬於一種較為深度的治療，其所需要的時間也比一般的諮商時間要長。依據筆者的經驗，每次個別諮商的時間約為90分鐘。

(二)諮商時段

另外，安排案主晤談的時間，要安排在固定的時段，這樣有助於案主在時間上的確定性，間接穩定案主的心境。當案主尋求諮商時，往往是處在一個不確定感的狀態，因此安排固定的時間，有助於案主的安定。

(三)諮商次數

至於案主諮商的次數，要依據案主求助的議題而定。一般而言，可以安排6至8次，必要時再加以延長。

第二節　心理劇團體心理治療前的準備

心理劇團體心理治療前的準備，比在一對一個別諮商上的準備還要複雜，其中包括場地、場地的布置及設備，茲將其說明如下。

一、心理劇的場地

(一)心理劇場地附近的環境

心理劇場地必須在一個比較安靜、不受外界干擾的環境之中，所以不能安排在大馬路旁邊或是較多人出入的地方。心理劇場地附近也儘量不要有居民居住，否則在心理劇進行當中，聲音太大會干擾到他人。另外，心理劇的場地不適合選擇在高樓的地方，以避免團體成員情緒激動時發生意外；也不適合選擇在密不通風的地方，例如：見不到陽光的地下室。再者，場地需要隔音良好，避免被干擾或干擾他人。

(二)場地的大小

早期心理劇場地都以舞臺的形式呈現。舞臺，是讓主角呈現其生活事件發生時的空間，是心理劇演出的所在地。Moreno曾設計一個易於接近一群小觀眾的劇臺，包括三層臺階，是一個圓形的區域，直徑約 4～5 公尺。第一個臺階為觀眾席，第二個臺階則作為探問心理劇主角生命故事暖身之用，第三個臺階是心理劇演出的地方。

在現實環境下，大部分心理劇都沒有像Moreno一樣的舞臺，大都以一個大的房間、團輔室、空的會議室或教室為舞臺。場地以可以同時容納 50 個人為基準，不宜過於空曠或過於狹窄：場地過於狹窄讓人有擁擠不舒服的感覺，場地過於空曠則讓人心裡有空空蕩蕩的空虛感。再者，場地最好是四方形，中間不要有柱子，如果可以的話場地儘量挑高，讓團體成員感覺到開闊舒坦。

(三)場地的光線及燈光設備

心理劇場地最好有窗戶，同時需要有遮陽的窗簾。心理劇進行中有時須借助自然的陽光與空氣，而當心理劇劇情需要整個場地看不到任何光線時，則可以拉上遮陽的窗簾，讓整個場地全部暗起來。

燈光設備在心理劇劇場甚為重要，較為講究的舞臺會有不同顏色的燈光，這些燈光具有不同的象徵：紅色可以加強地獄的感覺，或協助憤怒的表達；藍色可以用在夢或臨終的場景；綠色可以代表一個花園或森林；黃色可以代表陽光、能量、溫暖。在親密的片刻或情緒發洩時，可以將燈光調暗，有時做劇時也可將窗簾打開用自然的光來洗滌心靈，燈光全暗則有助於恐怖、孤獨、孤單、飄零的氣氛。

音響設備亦很重要，音樂有刺激情緒、撫慰情緒、製造氛圍、療癒身心等功能，良好的音響設備讓心理劇更有療癒功能。

(四)場地的布置

心理劇場地的布置，最常用的是木地板，讓團體成員坐在墊子上，或是坐在椅子上。在心理劇舞臺上不要掛壁畫或放盆景之類，舞臺儘量保持乾淨清爽。牆壁儘量是白色或象牙白，不要過於五顏六色或色調太黑。場地要有門，門可以鎖上，門的外面不要有非團體成員出入。另外，場地不要有稜角，避免學員碰傷。

二、心理劇的道具

在心理劇的進行當中，為了增強心理劇的治療效果，常常會使用一些道具，在此僅就比較常用的道具說明如下。

(一)布

在心理劇治療當中常常會使用布。布可以作為設景之用、束縛之用、能量布之用、化妝之用，也可以用來測量人際關係之用。布的長度，一般是寬約 1 公尺、長約 2 公尺，而布的顏色要有紅色、黑色、黃色、綠色、藍色、紫色、白色、金色、灰色、銀色、青色、花色或是彩虹顏色，材質最好是絲質，或是彈性較好的布料，每種顏色最好準備兩條。當然如果能夠找到一條布，一面是金色一面是黑色，這樣的布料更好，可以彰顯出成員有陽光、有黑暗的狀態。

(二)出氣棒

出氣棒是作為宣洩學員情緒之用，有些時候也可以用來當拐杖或木棍之用。出氣棒可以用游泳用品的浮條來製作，買回來之後，可以截成約 1 公尺的長度即可，浮條則要選擇實心的浮條。浮條的材質軟硬適中，拿起來好拿，又不會傷人，很適合作為宣洩情緒之用。

(三)舊報紙及紙箱

舊報紙及紙箱也是作為宣洩學員情緒之用。舊報紙可以在學員情緒欲出而未出時使用，紙箱則在學員有極大憤怒時使用。

(四)圖畫紙與蠟筆

圖畫紙與蠟筆在學員暖身時可以使用。圖畫紙以 8 開為宜，蠟筆因有阻抗性，在學員作畫及情緒宣洩時可以產生很好的效果。但要提醒的是，不要買油畫棒或色筆，後兩者的材質阻抗性小，較不適合。另外，也可以使用宣紙及毛筆，作為暖身之用，其流暢性較高，在作畫時就有宣洩情緒之效果。

(五)抱枕

抱枕在一對一諮商和團體治療中的作用很大。抱枕在一對一個別諮商時，可以放在椅子上作為談話的物件，也可以用來抱、用來打、用來丟、用來宣洩，在團體中則可以當作靠墊或坐墊，用途很多。

(六)音響與音樂

音樂本身就是療癒的工具，在心理劇的個別諮商或團體時可以起宣洩、安撫、平靜情緒之用，同時也可作為激發鬥志、激勵士氣之用。至於使用何種音樂與音樂的選擇，端賴諮商師自己平日對音樂的喜好與修為。大體來說，諮商師自己要喜歡聽所選擇的音樂，聽出每首音樂的內涵與韻味，自然在進行心理劇時就能依據心理劇主角與團體成員的需要放出適當之音樂或歌曲。在進行心理劇時需要有安撫的音樂、平靜的音樂、激勵士氣的音樂、感恩的音樂、平和的音樂、喜慶的音樂、歡樂的音樂、感傷的音樂等。

至於音響設備，要購買音質較好、可隨身攜帶的音箱。此音箱可以連結電腦或手機，在做個別諮商與團體心理治療時隨時可以用。

(七)面紙

面紙在學員掉淚或有情緒時使用，東西雖小但一定要事先準備，不要在學員有情緒時再去找面紙，那會干擾其情緒的宣洩。再者，面紙要購買紙質較為柔軟、舒服，不要購買過於便宜或紙質不好的面紙，以便於學員可以很暢快地擦掉眼淚。

(八)床墊

床墊是作為學員躺在上面休息、敲打等情緒宣洩時之用，有時床墊也可以作為出氣牆或阻礙牆。

(九)手偶

手偶不一定要準備。手偶的功能主要是針對兒童來使用，可以用手偶與兒童對話或演戲。

(十)蠟燭或卡片

蠟燭及卡片可以在團體結束前使用，蠟燭最好是芳香蠟燭、有底座，不會燙到手，比較安全。

(十一)名牌

學員有名牌可以作為相互認識之用。名牌製作時，學員的姓名字體要大、要清晰，不要打錯字。很多培訓機構在名牌上只有上課證三個字，或者把自己公司的名稱寫得特別大，學員名字反而很小，這都是不恰當的。若是大型研討會，參與人數眾多，名牌只作為入場識別用，就另當別論。

(十二)簽到本

簽到本可以了解學員出席的狀況，及學時的登記。可以讓團體帶領者，了解學員的狀態，並做即時的處置。

第三節　社會親疏差序圖

心理治療師可以使用一些心理測驗和心理治療的工具，協助案主更為了解自己、覺察自己，再用個別諮商或團體治療來處理其生命中的議題，這樣即可更科學地了解案主，同時可以使治療療效更為快速。以下舉一些在心理劇治療中常用的工具與測驗，供專業者參考。

社會親疏差序圖，是筆者根據三十多年來，在個別諮商和心理劇團體帶領過程中，所研發出來的一種工具。此工具主要是來自於兩個概念：第一個是來自心理劇創始人 Moreno 的 socimetry，也就是社會計量的一個概念；第二個概念來自中國大陸著名的社會學家費孝通所提到之「差序格局」。社會計量是 Moreno 用來測量人與人之間的關係之親疏遠近的概念；而差序格局，費孝通認為在中國人的社會，深受社會關係的影響。社會關係的遠近就如同人扔一塊石頭在湖中央，在水面上自然而然地會出現一波波的漣漪，而這些漣漪由中心至外會形成差序的關係。人與人之間互動的關係，就如同漣漪一樣，會依據與個人的血緣、地緣、姻親、同窗、同事等關係，而形成不同的親、疏、遠、近的關係。所以中國人在官場上、職場上常常會任用自己的親人、姻親或同學、同鄉。

這兩個概念分別都提到了人是活在關係裡面的，深受關係的影響。而人也因為活在關係裡面，在關係裡面人與人之間的互動造成很多的困擾、挫折，這些困擾與挫折成為案主求助的主題與議題，所以可以說所有的治療都是一種關係上的治療。

筆者在從事個別諮商和心理劇團體的帶領過程中，經常在思考：有沒有一種工具可以幫助我們迅速掌握到案主或團體成員所處的環境，以及他們在所處環境中的各種關係；如果有一種工具可以讓我們迅速了解他們的各種關係時，那我們在治療上就可以更迅速、更有效地幫助案主，來處理他們的問題。

使用社會親疏差序，主要是幫助案主處理人際關係上的困擾。人際關係包含家庭關係、夫妻關係、親子關係，或是學校裡面老師跟同學的關係，或是同學跟同學之間的關係，或是在我們工作中與上司或是屬下、與同事之間的關係，也就是職場上的關係。這個社會親疏差序圖，基本上是可以應用在上述所說的各種關係當中。

社會親疏差序圖共有三個：第一個圖（如圖 3-1 所示），表現出案主的自我概念、所處的環境，以及案主與其生命中重要他人在空間與心理上的遠近親疏關係；第二張圖是生活及處境意象圖（如圖 3-2 所示），是生活中常見的各種意象圖；第三張圖是關係稱謂圖。運用此三張圖，可以迅速協助案主探索出對自己的概念、與他人的心理距離，以及所有人的親密、疏離或衝突的關係。

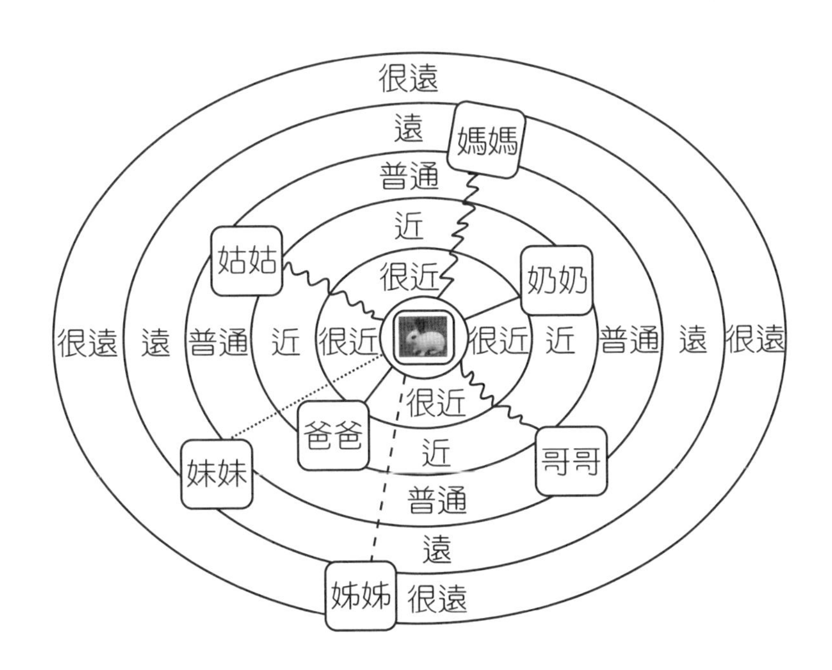

圖 3-1　社會親疏差序圖的運用

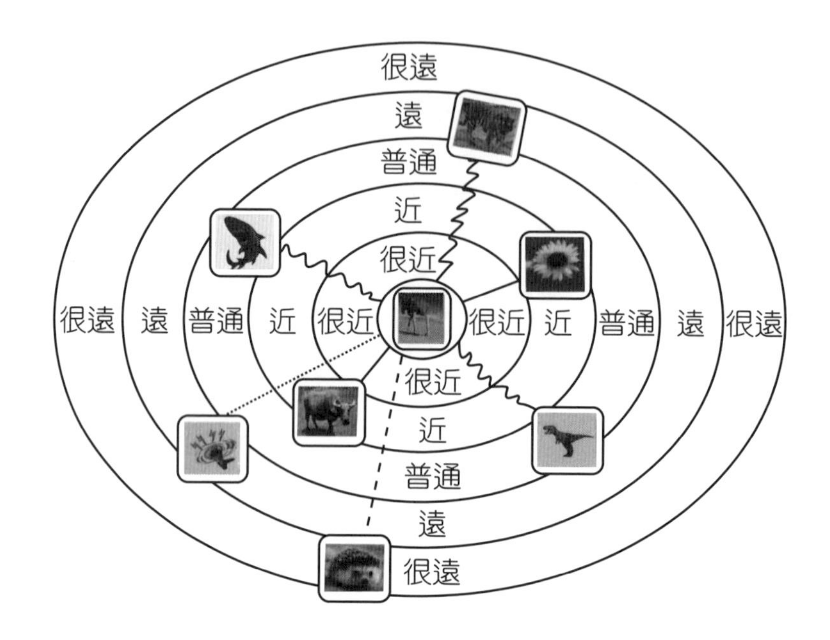

圖 3-2　社會親疏差序圖：意象與處境的運用

第四節　心靈書寫

心靈書寫，是協助案主探索與表達內心感受的一種寫作方式，可以作為個別諮商與團體心理治療的媒介與工具。在日常生活中，我們常常有很多話語藏在心裡不敢說、不能說，或者來不及說、沒有機會說，就可以透過心靈書寫的方式寫下來。寫的時候就是一種宣洩、一種覺察。

在個別諮商時，當案主對生活中的某人有很多話表達不出來時，諮商師就可以拿一張紙，請案主寫出來。此時，諮商師靜靜地陪在案主旁邊即可。若有需要，諮商師也可以依照案主當下的狀況，放一些適合案主心情的音樂，音樂聲音不要過大，只當背景即可。當案主寫完之後，可以拿一張椅子，放在案主面前，請案主將椅子當作是寫信的對象，將寫好的信一字不漏地唸出來，這樣有助於案主和寫信對象做關係上的療癒。

心理劇做團體暖身時，也可以用心靈書寫讓團體成員進行。可以先請團體成員將眼睛閉起來，然後引導團體成員深深吸一口氣、慢慢地吐氣，再深深地吸一口氣，然後再慢慢地吐氣。一步步引導團體成員走入他內心世界，讓團體成員內心想著一個人，在生活中有很多話想和他說，卻無法當面跟他說的人。之後，請團體成員每個人拿著筆，將內心想對這個人想說卻不敢說，或想說卻沒機會說的話，一一寫出來。寫的時候，團體帶領者要提醒團體成員將其內心的所有感受與想法，都化成文字寫出來。帶領者在團體成員書寫的過程當中，可以適時地提醒成員：「在寫的時候難免會有一些難過、悲傷、憤怒，都可以將這些難過、悲傷、憤怒寫下來。……寫的時候筆不要停……將內心最深的感受寫下來……也許有很多的思念，很多的不捨，想流眼淚，就讓淚水流出來，但筆不要停，繼續寫……。」

在團體成員寫完之後，分組分享。在分享的時候，將所寫的文字，一字不漏地唸出來。

另外，心靈書寫也可以配合社會親疏差序圖使用，當案主完成差序圖時，諮商師可以邀請案主看著差序圖，再詢問案主：今天的會談中最想處理圖中跟哪一個人的關係。等待案主決定後，就可以邀請案主先用心靈書寫的方式將心中的話寫出來，然後做諮商，這樣可以很快地切入案主與相對人的關係來進行探索。

第4章

心理劇團體的暖身技巧

心理劇團體的運作過程，一般可分為三個階段：暖身（warm-up）、做劇（acting），以及分享（sharing）。這三個過程環環相扣且相互迴圈，暖身的目的是為了讓心理劇成員及主角準備好進入他們的內心世界，作為下一個階段做劇之用。做劇也就是行動，是將團體成員中的主角生命故事，具體地呈現在心理劇的舞臺上；心理劇導演依照其專業的技術，協助主角及團體成員覺察生命的處境與困頓，走出與創造出對世界新的認知、情緒與行為。分享，是在心理劇完成之後，讓主角休息，同時讓團體成員分享與主角相同或類似的生命故事，達到團體療癒的目的。分享時，可能會引發其他團體成員的生命故事或情緒，導演就可以從分享中直接切入分享者生命的主題繼續做劇，因此分享也可以成為下一個劇的暖身，所以此三個步驟是環環相扣且相互循環的。在進行心理劇與社會劇的時候，為什麼需要暖身？主要的原因是團體成員進入團體時，特別是第一次進入團體的成員，內心常常是處在一種興奮、焦慮、不安甚至恐懼的狀態，而且常常會有：「在團體中我該怎麼做？」、「別人是怎麼看我的？」、「我會不會被當作傻子來耍？」因此，團體帶領者需要透過暖身的過程，將團體成員一步一步引領入團體之中，讓他們相互認識、相互了解，降低團體成員的焦慮、緊張與不安的情緒，建立起信任的關係，方能進行下一步的心理療癒。在本章之中，將針對心理劇暖身的部分做深入探討與介紹。

第一節　團體破冰技巧

心理劇需要在一個相互信任與安全氛圍之下進行，因此在進行心理劇時，第一個步驟是協助團體成員打破陌生感，進而相互認識、相互信任。這個步驟經常稱之為破冰之旅，以下介紹如何進行團體的破冰之旅。

一、團體帶領者與場地的連結

團體帶領者與場地的連結甚為重要，但是往往被團體帶領者所忽略。團體帶領者要記得，在讓團體成員暖身進入團體之前，要先讓自己暖身進入團體；暖身進入團體的第一步，就是帶領者必須與自己的工作場地做連結。與場地連結的方式有很多，例如：自己在帶領團體的前一天，必須勘查工作場地，看看場地的設備是否適合心理劇的工作？是否能確保團體成員的安全？或者試一試帶領團體時的相關設備，在工作場地上走一走，讓自己與工作場地做連結。若事先無法到達工作場地，在工作的第一天，團體帶領者要比團體成員提早到工作場地，檢查一下工作時所需的設備，讓自己在工作場地走一走，讓自己與工作場地有所連結，安定自己的心思。團體帶領者必須告訴自己：「自己有良好的身心狀態，才能夠帶出好的心理劇團體。」特別是帶領心理劇團體的新手。即使是帶領心理劇團體的老手，也要把自己的身心狀態調整到最好，這是身為一位專業的心理劇治療工作者，所應具備的專業品質與責任。

二、團體帶領者與團體成員的連結

在團體開始進行時，團體帶領者可以簡單地介紹一下自己，同時也可以詢問團體成員參與此團體的期待與目的。團體帶領者的自我介紹及邀請團體成員說出參與的期待與目的，就是在促進團體帶領者與團體成員之間的連結，同時也促進團體成員之間對彼此參與團體的期待與目的有所了解，間接地促進團體成員之間相互的連結。

三、團體成員與團體成員間的連結

心理劇是屬於一種行動式的治療方式，因此在促進團體成員彼此之間的連結時，也可以用行動的方式來帶領。帶領的方式與步驟如下。

(一)團體成員之間相互打招呼

團體帶領者邀請所有團體成員從座位上站起來，去和團體中的每一位成員寒暄打招呼。此時，團體帶領者要觀察團體的動力，並且鼓勵與促進團體成員跨出認識彼此的第一步。這時候為了營造團體相互認識的氛圍，帶領者可以放一些較為歡樂、熱鬧的音樂。

(二)團體成員透過肢體打招呼

肢體是人與人接觸時一種很重要的媒介，身體的靠近就是心理的拉近。我們可以藉著肢體的動作來拉近團體成員之間的心理距離，所以在相互打招呼之後，帶領者可以帶領團體成員用雙手打招呼，打招呼的方式是邀請團體成員和團體中其他的成員雙手相互擊掌，並說「早安」或者是「午安」，這樣的動作既好玩又合時宜；若在新的一年開始，早安就可以改為新年好。帶領者在此時觀察團體成員，假如在此活動中，某些成員不大敢去接觸其他團體成員時，可以有意無意地邀請其他成員主動與這些團體成員打招呼，讓這些成員一步一步與其他團體成員接觸，一步一步走入團體。但是，某些團體成員若真的不願意與他人的肢體接觸打招呼時，帶領者不能夠強迫他們，要尊重他們的意願，只邀請但不強制。

用雙手打完招呼之後，團體帶領者可以繼續邀請團體成員和其他成員做打招呼的動作，例如：可以加上腳的動作，同時在話語上可以加上「祝福您，學習快樂」。從手腳的互動之中，增進團體成員之間的熟識感與信任感。

上述這些暖身動作的指導原則是：由外而內、由淺入深，循序漸進地引領團體成員走出自己的內在和外面接觸，所以在節奏上不能急，需一步步地做。團體成員人數較少的時候暖身活動不用太多，帶領者要邊帶領邊觀察團體的動力，若覺得團體動力不足時，再一步步加入其他的暖身活動，因此要很有彈性地進行。當然，團體愈大時，所需暖身的時間也要相對增長。

(三)團體成員的自他介紹

從相互打招呼之後，就可以進一步讓團體成員有更多的認識。但是，團體的暖身需要有連貫性、有邏輯性、相互關聯、前後呼應，不能為暖身而暖身，每一個暖身活動都有它的意義與作用，帶領者在帶領暖身時，必須對每一個暖身的目的與作用做充分的了解，才不會為暖身而暖身，這是很多新手團體帶領人常常忽略的部分。

自他介紹的進行，可以藉著上一個暖身活動來做，例如：當上一個活動結束時，團體帶領者請團體成員留在原地，與最後一位打招呼的人兩兩一組，拿著椅子面對面坐下。這個作法的好處是，可以讓團體成員隨機與其他團體成員分組坐在一起，否則很多時候團體成員都會找自己熟識的人同一組，就失去團體成員擴大與其他成員連結的機會。

當團體成員兩兩一組時，團體帶領者邀請團體成員做相互的介紹。相互介紹的步驟是：一方先自我介紹 5 分鐘，然後另一方再自我介紹 5 分鐘。此時，帶領者可以讓團體成員分為A與B，先讓A自我介紹5分鐘後，再邀請B來自我介紹，這樣可以避免只有一方自我介紹，另一方沒有時間自我介紹。介紹的內容包括自己的姓名、在哪工作或者什麼原因來參加團體等。

等雙方都介紹完之後，團體帶領者再於團體的中央放兩張椅子，邀請每一個團體成員上臺去介紹自己同一組的夥伴。學員上臺時先坐在一張椅子上說：「我是〇〇〇，現在要介紹我的夥伴〇〇〇。」然後坐在另一張椅子上。此時，團體帶領者要這位成員整個人變成他（她）的夥伴，坐姿與講話的方式要儘量和他（她）的夥伴一樣，並用剛剛夥伴介紹自己的內容，以第一人稱介紹出來。等成員介紹完之後，團體帶領者可以問同一組的夥伴：「有沒有修正或補充的地方？」若同組的夥伴有修正或補充的地方，帶領者就請他（她）補充。之後，就邀請同一組的夥伴上臺，用相同的方法介紹夥伴。一組介紹完之後，再進行第二組，且要讓每一組都進行。

自他介紹的活動有別於自我介紹。此活動是將自我介紹融入心理劇「角色交換」的技巧，不僅可以讓團體成員彼此認識，同時訓練團體成員傾聽與進入他人內心世界、內心故事，也可以訓練團體成員在自然而然中學會扮演他人，為心理劇的進行做準備。

以上是心理劇常用的團體破冰技巧。在團體破冰之旅後，團體帶領者就可以根據團體所要進行的目標進行其他的心理劇暖身，然後做劇。

第二節　人際關係的暖身技巧

前面提過，心理劇是在處理人與人之間的問題，也就是人際關係上的問題。在處理人際關係上的問題時，可以使用一些人際關係的暖身技巧，這些技巧可以接續著上面的破冰之旅。以下介紹經常使用的技巧及社會親疏差序圖來做人際關係的暖身。

一、經常使用的人際關係暖身技巧

人際關係的產生往往與個人成長歷程有關，因此在暖身的設計上，可以從個人姓名的由來、出生時父母的生活狀態、童年所住的地方、童年的遊戲，以及生命中最重要的人等活動，作為人際關係的暖身技巧。

帶領者可以接續前面的破冰之旅，接下來帶領團體成員做人際關係上的暖身活動。帶領者可以運用在前面隨機組成的兩人小組，分享自己姓名的由來，分享時邀請團體中的小組成員，向其他成員分享自己的名字是誰幫忙取的？名字的意義？以及自己小時候的小名為何？

分享完之後，團體帶領者再邀請團體成員分享：自己出生時，父母的工作是什麼？那時候的家境怎樣？分享的時間一般控制在 5 至 6 分鐘之間。分享過後，團體帶領者要兩人小組的成員自己決定一個人當 A、一個人當 B。小組成員決定之後，團體帶領者邀請當 A 的人，繼續坐在自己的椅子上，並把手舉起來，然後讓當 B 的人，在大團體中找尋一位其他組當 A 的人，當 B 的人找到其他組當 A 的人時，就坐下來，形成新的兩人小組。

形成新的小組之後，團體帶領者可以讓他們先簡單地自我介紹一下，然後繼續分享：他們小時候住在什麼地方？等待分享完之後，再讓他們繼續分享：小時候最常玩的遊戲是什麼？此時，團體帶領者邀請團體成員在分享小時候常玩的遊戲時，要選擇一種遊戲用行動示範給夥伴看，例如：如何玩沙包？如何玩騎馬打仗？如何玩跳橡皮筋等。

當分享遊戲完畢之後，團體帶領者可以應用上述的方式，幫團體成員重新選擇新的夥伴，這時當 B 的成員坐在原位上，換成當 A 的成員重新尋找新夥伴。這樣的換夥伴方式，有助於團體成員可以認識更多的團體夥伴，加深彼此的認識、加厚團體的凝聚力與相互的認識及信任。

當團體成員找到新的夥伴之後，團體帶領者可以讓成員和新的夥伴分享：在自己的生命之中最快樂的一件事情。在分享之後，團體帶領者繼續引導團體成員分享：「生命中影響自己最深遠的人是誰？」並告訴團體成員：「這個人對自己的影響可能是正面的影響，也可能是負面的影響。」另外，請團體成員分享：「這個人影響到自己什麼？」這是較為深度的分享，所以團體帶領者要給團體成員較多的時間分享。

當團體成員分享完之後，團體帶領者就可以依據團體成員分享的故事，進行心理劇的探索。

二、社會親疏差序圖的暖身技巧

社會親疏差序圖的暖身技巧，可以接續前面破冰之旅的暖身技巧以及上面的暖身技巧，並且運用在前面隨機組成的兩人小組，或團體帶領者邀請學員找較為不熟悉的團體成員而組成三人小組或四人小組（可依團體成員多寡而定，但是最好不要超過五人，否則在小組之中又會形成小團體），然後邀請小組成員分享：「生命中影響自己最深遠的人是誰？」並告訴團體成員：「這個人對自己的影響可能是正面的影響，也可能是負面的影響。」另外，再請團體成員分享：「這個人影響到自己什麼？」

在團體成員分享之後，團體帶領者可邀請所有的團體成員將眼睛閉起來，引導團體成員做冥想。冥想時的引導語是：

> 現在老師要邀請你們，把眼睛閉起來（停頓一下）。然後深深地吸一口氣，再慢慢地吐氣，再深深地吸一口氣，然後再慢慢地吐氣。老師要你邀請自己靜下來，和自己在一起（停頓一下）。問一下自己（停頓一下），你過的好嗎？如果用一種動物、植物、礦物或大自然的景物形容自己的話，自己像什麼（停頓一下）。
>
> 剛剛你們與你們的夥伴分享一位你生命中影響你最深遠的人，現在老師要你再度來看自己，看一下自己從小到大，有哪些人對你來說是重要的？這些人當然包括：你的爸爸、你的媽媽，也包括你的爺爺、奶奶、外婆、外公，或者是你的哥哥、姐姐、弟弟或妹妹。這些人也可能包括在你不同生命階段當中的老師、同學或朋友，當然在這裡面也包括了你現在的先生、太太或者是兒子、女兒、老闆和同事（停頓一下）。
>
> 接下來老師要你來看一下自己，自己與生命中每一個人的關係是怎麼樣的？是關係非常的親密，或者是想靠近卻沒辦法靠近，很疏離的？或者是一直處在衝突矛盾之中（停頓時間稍微長一點）。
>
> 好，老師現在要請你們每個人把自己的眼睛睜開，回到大團體來。

在帶領團隊成員做冥想之後，團體帶領者再將空白的社會親疏差序圖（如圖 4-1 所示）發給每一個成員，並依照下列步驟請團體成員完成社會親疏差序圖。

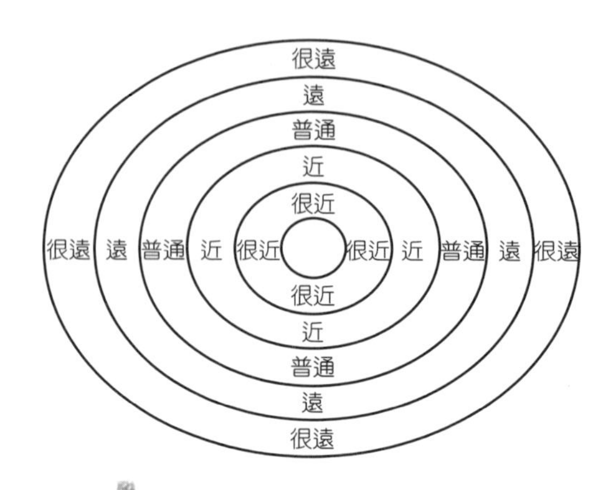

圖 4-1　社會親疏差序圖

(一)畫出自我概念圖（如圖 4-2 所示）

當每一位團體成員拿到社會親疏差序圖後，團體帶領者的引導語如下：

> 現在每個人手上都有一張社會親疏差序圖。老師邀請你們在這張紙的中間，也就是五個圈圈最裡面那個圈，把剛剛冥想中，可以代表自己的動物、植物、礦物或大自然的景物畫出來，不用管畫得漂亮與否，就是很直覺地把它畫出來，你可以把代表自己的動物、植物、礦物或大自然景物畫出來。

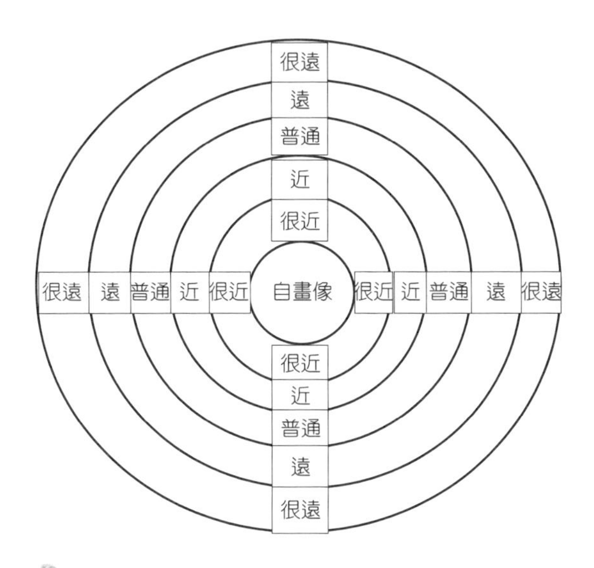

圖 4-2 社會親疏差序圖之自我概念圖

(二)畫出心理位置圖（如圖 4-3 所示）

經過幾分鐘之後，團體帶領者的引導語如下：

好，接下來看一看這張圖，剛剛說中間畫上自己，外面還有五個圈，是不是？我要你們把剛剛在冥想中，對你的人生來說重要的人，例如：爸爸、媽媽、爺爺、奶奶等等所有的人，都把他們畫在這張圖上面，畫的時後以自己為中心，例如：你跟爸爸關係很近，你就用一個四方形把他畫在靠近自己的地方，在四方形的裡面寫上「爸爸」兩個字，就表示這是爸爸。如果說，你與家中其他的人，有些人跟自己的關係比較遠的話，你就把他畫在離你較遠的地方，例如：你跟媽媽的關係是不好的、是很遠的，你就在這張圖的第五圈畫個圈圈，上面寫上「媽媽」。畫這張圖的時候，男性都是用四方形代表，女性用圈圈代表，而以跟自己的遠近親疏、跟自己的心理位置，以自己的感覺把他擺放在這張紙上。跟自己較親密的話，就靠自己近一點，比較疏

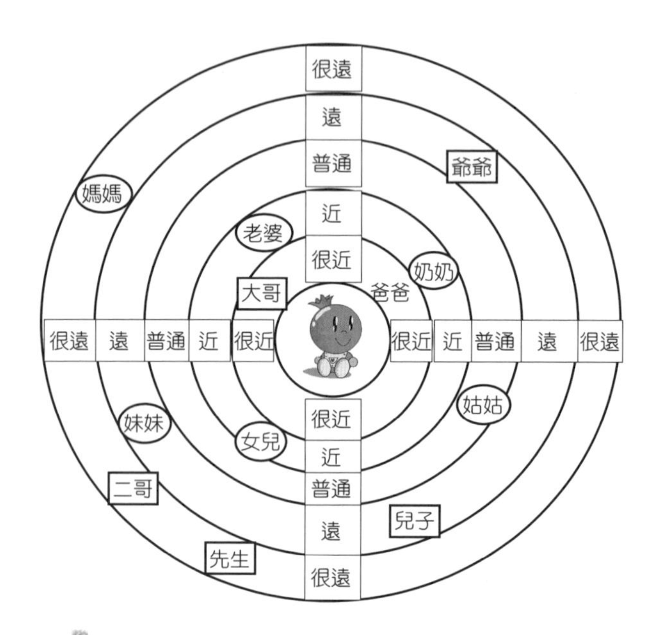

圖 4-3　社會親疏差序圖之心理位置圖

遠的話，就離自己遠一點。好，現在開始，把你身邊的這些人畫在圖畫紙上。

(三)畫出關係圖（如圖 4-4 所示）

5 分鐘後，團體帶領者的引導語如下：

接下來，我要你們看一看，剛剛在你這張圖畫紙上，你生命中的一些重要的人。我要你們標註一下你跟這些人的關係，如果說你跟他關係是很親密的，你就用一條實線連接在一起，例如：你跟爸爸很親近，就把爸爸和中間那個自己用一條實線連接起來；或是如：你在圖畫中，你跟爺爺關係是疏離的，你就用一條虛線來連接自己跟爺爺，這條虛線就是一個「----」的線；又如：你跟媽媽的關係是衝突的，

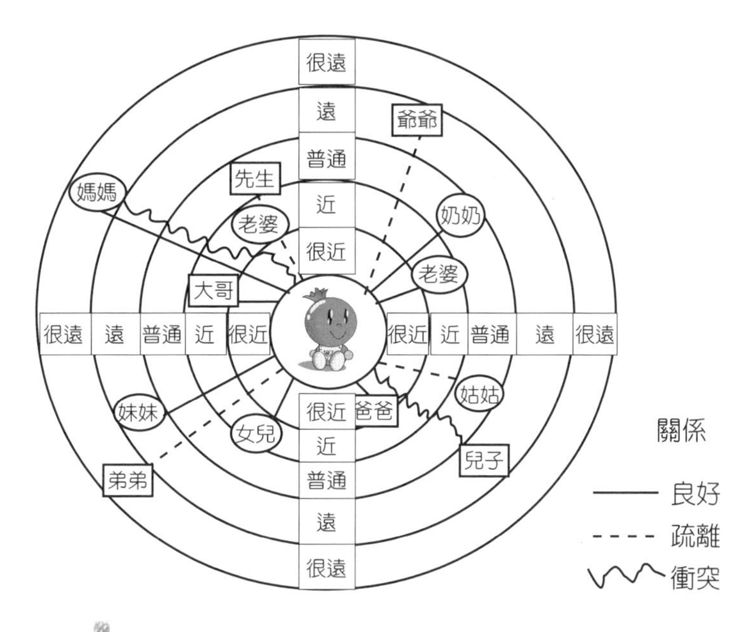

圖 4-4　社會親疏差序圖之關係圖

你就在自己與媽媽之間用一條波浪線畫出來。也就是說，你與圖畫中的人之關係是緊密的，就用實線「———」表示，如果關係是疏離的話就用虛線「----」畫出來，如果關係是衝突的，就用波浪線「〰」畫出來。那如果說你跟圖畫中的人有時候是衝突的，有時候是親密的，那你可以畫實線或是波浪線，兩者都可以。好，現在開始畫出你5歲的時候，跟身邊這些人的關係。

(四)心靈書寫

3分鐘過後，團體帶領者發給團體成員每人一張A4的紙，心靈書寫的引導語如下：

接下來，老師要你們靜下來一下，看一看圖畫中的每一個人。我要你們跟這些圖畫中的每一個人，做心理的接觸，看看圖畫中的每一個人，如果你心裡有什麼話想跟他說的，就把它寫在A4的紙上。寫的時候把心裡所有的話都化成文字寫下來，例如：在A4紙上，先寫上爸爸兩個字之後，寫下：「爸爸，很謝謝你，很謝謝你對我那麼好。雖然你已經離開了我，但是我還是非常想念你，對你的離去有很多很多的不捨……，我很想你。」或是你想對小時候的奶奶說：「奶奶，我很氣你，你只重視男生而不重視女生，我很討厭你。小時候你都一直欺負媽媽，我很恨你……。」你可以把你心中所有的想法、看法、情緒都寫出來。這其中沒有對與錯，只有你內心真實的感受。好，開始，把你心中的話一個一個寫出來。也許你在寫的過程裡面，有一些難過、悲傷、痛苦甚至憤怒，都沒有關係，就把你這些悲傷、難過、痛苦、憤怒一一地寫出來，讓自己可以把自己的真實感受寫出來。也邀請一下自己，把自己平常不敢表達的，或曾經表達過的話都寫出來，這需要花比較多的時間。沒關係，就一一把你心裡的話都寫出來，讓自己有機會跟生命中的人一一對話。

(五)小組分享

經過 15 分鐘之後，團體帶領者的引導語如下：

老師要你們四個人一組坐在一起，其中每一組裡面都需要有男生和女生。好，開始分組。分好組了嗎？好，等一下在分享的時候有幾個步驟：第一個，在團體中輪流分享圖畫中的自畫像。分享完之後，再一一分享你生命之中有哪些重要的人（可以看時間而定，也可以選出其中最重要的三個人或五個人做分享）？你與這些人的關係？還有你想對這些人分別說的話是什麼？與你同組的夥伴分享。換句話說，就是每一個人分享自己的自畫像，之後再輪流將圖畫中與每一個人的關係、想對他們說的話分享給你的夥伴。在分享之前，我要你們同組的人把手牽起來，把手握緊一點謝謝彼此，謝謝彼此的支持與傾聽。好，現在慢慢的把眼睛張開，開始分享。

以上就是社會親疏差序圖的暖身步驟。

第三節　童年生命事件的暖身技巧

童年的生命事件，對人來說往往產生重大影響。因此，在心理劇的治療當中，常常會用一些暖身的方式，來引導團體成員走入自己童年時的生命事件，並加以探討和治療。

童年生命事件的暖身方式有很多種，本節僅就常用的暖身技巧加以示範說明之。

一、童年幻遊法

童年幻遊法是用冥想的方式，帶領團體成員一步步走入自己童年生活的環境，再一次與童年的自己和景象相遇。藉此，將團體成員小時候的生命事件重新浮現出來，作為探索的主題。具體的作法如下。

(一)團體帶領者冥想的引導語

請大家慢慢把眼睛閉起來（帶領者用輕柔的聲音說著，同時放著森林的冥想音樂），深深地吸一口氣，然後慢慢地吐氣（停留片刻）。再深深地吸一口氣，然後慢慢地……吐氣。讓自己靜下來（聲音放緩，停留片刻），讓自己跟自己內在接觸（停留片刻），靜靜地跟自己在一起（停留片刻）。

想像一下，在你的面前有一隻蝴蝶，這隻蝴蝶身上的顏色是你所喜歡的顏色，看著這隻蝴蝶。這隻蝴蝶，慢慢地揮動牠的翅膀，帶著你穿越時空，經過了田野（停頓一下）、經過了溪流（停頓一下）、經過了高山（停頓一下），漸漸地帶著你穿越時空隧道，帶你走回到5歲時生長的地方（停頓一下）。

這個地方也許是在鄉下，也許是在都市，或者是在我們的小鄉鎮。看一看你5歲時生長的地方，看一看你家門前的街道（停頓），然後慢慢地走到你小時候，也就是你 5 歲時候的家看一下（停頓）。你家的門，是用木頭做的呢？還是鐵做的？是什麼樣的顏色（停頓）？你輕輕地推開了家門，看一看你小時候生長的地方，看看家中的擺設（停頓一下），同時呢，也看一看在這個家裡面有哪些人（停頓）？有爸爸（停頓）？有媽媽（停頓）？有爺爺（停頓）？有奶奶（停頓）？還是有其他的兄弟姐妹（停頓一下）、姑姑、叔叔、伯伯、嬸嬸等（停頓）。看一看（停頓）。這些人，他們對你怎麼樣（停頓）？他們與你的關係怎麼樣（停頓）？是看護著你、愛護著你、照顧著你，或是會打你、罵你、欺負你（停頓）？還是跟你是沒有任何連結，是一種疏離的狀態（停頓）？同時，也看一下 5 歲時候的你，自己最經常待的地方是哪裡？是在房間呢？還是在客廳？或是在哪裡（停頓一下）？你看一下 5 歲的自己（停頓），長得什麼樣子？是理著光頭呢？還是理著小平頭？或者留著長頭髮，還是綁個辮子（停頓）？你看一下那時候自己的穿著打扮（停頓）。

邀請自己，慢慢走進自己、靠近自己，或是抱著小時候的自己。跟他說說話（停頓），說：「我回來了，很謝謝有你，才有今天的我。不管小時候是快樂的，或是悲傷的、難過的，都因為有你，才有現在的我，很謝謝你」（停頓）。跟自己在一起一下（停頓長一點時間），也許有些難過、也許有些悲傷，那都沒關係，讓自己好好跟自己在一起，好好在一起（停頓長一點時間）。

時間過得很快，你需要和小時候的自己告別了。再次告訴自己：「謝謝你，我會回來看你的。」慢慢地走到小時候的家門，再往家裡回眸一看，跟自己揮揮手、踏出家門，你看到了剛剛那隻蝴蝶在你家的門口。蝴蝶又舞動牠的翅膀，又翩翩地飛了起來。你也跟著蝴蝶，穿越都市、穿越城鎮、穿越高山、穿越平原、穿越溪流、穿越時空隧道……，慢慢地回到我們的團體來。若你感覺自己已經回到團體來的時候，就慢慢地把眼睛張開，讓我知道你回來了。

(二)帶領團體成員分享

在團體冥想之後，團體帶領人可以將團體成員分成四個人一組或者五個人一組，分享剛剛冥想進入童年時，所看到的景象與心裡的感受。團體帶領者的引導語如下：

> 老師要你們四個人一組坐在一起，好，開始分組。分好組了嗎？好，在分享之前，老師要你們同一組的成員手牽起來，同時將眼睛閉起來。好，當你們彼此把手牽起來的時候，你會感覺到你不是孤單的，有人陪伴著你，有人支持著你，你可以放心分享你在冥想時所看到的景象，如果在等一下分享的時候，心裡有些難過和悲傷，不要忘了，你身邊有夥伴陪著你，你並不孤單，需要的時候，可以讓夥伴牽著你的手，相互的支持。還有一點要提醒大家的是，在夥伴分享的時候，學會傾聽，不打岔、不分析夥伴談話的內容，只要靜靜地聽著就好。當然，每個人要尊重自己，你可以斟酌自己想分享的內容與程度，不要勉強自己，但是邀請自己，讓自己有機會和夥伴一起分享自己童年的生命故事。好，大家把手握緊一點，感覺到彼此可以相互的信任、可以相互的支持。現在我請大家把眼睛睜開，開始分享。

二、時間倒流法

時間倒流法，是團體帶領者在團體的中央放一張空椅子，然後邀請團體成員，以空椅子為中心，手牽起來圍成一個圈圈，再邀請大家向右轉，順著這個圈圈逆時鐘慢慢走著，讓團體成員感覺時空向後倒流。此時，團體帶領者在團體成員逆著時鐘走的同時，告訴團體成員：

> 現在我們逆著時鐘走，讓我們從現在慢慢地往我們的童年走，一步一步地走，……（停頓，讓成員繼續慢慢地走）……，我們現在已

經慢慢地走到自己的童年，想一想我們在童年時發生過什麼樣的事情？……（停頓，讓成員繼續慢慢地走）……，同時也看一下這些事情和什麼人有關？……（停頓，讓成員繼續慢慢地走）……，你們邊走邊看，看看在團體中間那張空的椅子，坐著童年時候的什麼人？……（停頓，讓成員繼續慢慢地走）……，如果你現在有什麼話想對他說，就走到空椅子的面前跟他說。

當團體成員有人走向空椅子時，團體帶領者就請團體成員停下腳步，開始引導走向椅子的那個團體成員，做童年時生命事件的探索。

三、畫出童年的生命事件

這個方法是邀請團體成員，將童年時發生的生命事件畫出來。使用的工具是圖畫紙與粉蠟筆。當團體成員畫完之後，團體帶領者將團體成員分組，進行分享。在分享之後，邀請成員以心理劇的方式，做更深入的探討。

第四節　生命重大事件的暖身技巧

生命重大事件對人的生活影響甚鉅，常常會讓人走不下去，甚至躲入疾病之中，而形成了憂鬱症或身心症狀。但是很多人，對自己受到哪些生命重大事件的影響並不清楚。因此，在心理劇中，用一些暖身的方式，協助團體成員覺察自己曾經發生過的生命事件對自己之影響，進而以心理劇的方式進行療癒。以下介紹幾種生命事件暖身的技巧。在此之前，要提醒讀者，不能隨意對自己或案主做暖身，暖身有時如同身體開刀手術一般，若沒有受過專業的心理治療訓練，只對案主做暖身卻不會做治療，無異是劃開病人的傷口，卻不會治療與縫合，這是很不專業、很不道德的事，絕對要慎重行事。

一、生命魚骨圖

生命重大事件的暖身方法之一，是生命魚骨圖法。團體帶領者發一張八開的圖畫紙給團體成員，請團體成員將此圖畫紙對折，然後用筆將對折的線給畫出來，再教團體成員在這一條線上，以五年為一個單位畫出一個點，並如下圖標明 5、10、15、20、25、30、35、40 等，標到自己現在的年齡。

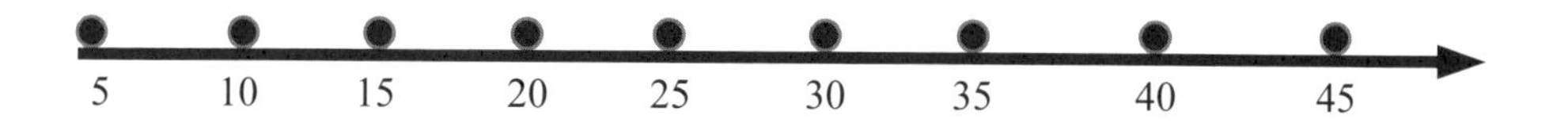

畫好圖之後，請團體成員回顧一下，自己從小至今，在不同年齡時所發生的生命重大事件，例如：送給別人、寄人籬下、家人生病、親人過世、父母離異、家庭破碎、發生天災地變、考試失利、失業、離婚，或者是考上明星高中、大學、比賽得獎、榮獲表揚、結婚、買房、生子、發財等。然後依不同年齡發生的生命事件寫在紙上，寫的時候將自己覺得是好的事件寫在橫線上面，覺得是不好的事件寫在橫線下面，一一標注發生事件時的年齡與事件。

當團體成員完成之後，團體帶領者將團體成員分成小組分享。分享時，團體帶領者一樣要提醒團體成員，在他人分享時只專注傾聽、相互支持，不要分析、批評與建議。一旦有人分析、批評與建議時，無意之中會傷害到其他成員，會引起其他成員退縮，甚至離開團體，一定要切記。

在團體分享後，團體帶領人以此來協助團體成員處理生命重大事件對他的影響。

二、生命主題節

團體帶領者發給團體每個成員兩根毛根，請團體成員將兩根毛根接起來，然後放音樂，引導成員回想生命中曾經發生過的生命事件。讓成員邊回想從小到大的生命事件邊把毛根打結，生命事件影響自己較大時，打的結就大一點，生命事件影響自己小一點時，就將節打小一點，如果毛根不夠時，再給予毛根。

當團體成員完成之後，團體帶領者將團體成員分成小組分享。分享時，請團體成員拿著毛根，與其他成員分享自己生命重大事件，以及事件對自己的影響。團體帶領者一樣要提醒團體成員，在他人分享時只專注傾聽、相互支持，不要分析、批評與建議。

三、舊照片

照片記錄了生命，記錄了生命中的回憶，也喚起了人生的悲歡離合、對生活的體悟與感歎。在探索生命中的事件時，可以借助舊相片來作為暖身。

在團體進行前，團體帶領者宜事先通知團體成員準備好一些舊相片帶到團體。團體帶領者在團體進行時，將團體成員分組，四個人或五個人一組，然後請成員將帶來的照片一張張分享給其他成員。分享的時候分兩輪進行。第一輪請團體成員分享該照片拍照的時間、地點與照片中的人物，還有照片中的人跟自己的關係如何等。第二輪分享照片中的人物現在在哪裡？現在跟自己的關係如何？發生了哪些事？

在分享之後，團體帶領者邀請團體成員進一步用心理劇做心理療癒。

第五節　創傷與悲傷輔導的暖身技巧

人在成長的過程中，難免會產生不同的創傷，這些創傷包括：家庭暴力、性侵害、凌虐、親人過世、親友被人殺害、失婚、分手、配偶外遇、入獄、破產、流離失所等。當事人在經歷創傷事件之後，生活就不再跟以前一樣。經歷過創傷的人們，常常會覺得自己已經有了重大改變，他們對自己的認同、對於情感和生理反應、對生活的未來，以及他們跟別人的互動都已經完全改變，且會常常感到沒有安全感、對生命沒有可預測性、對自己和他人沒有信任感，嚴重者甚至產生解離或閃現（flash back）的狀況。因此，在處理創傷事件時，治療師或團體帶領者一定要受過專業訓練，一定要很有經驗才能從事這項工作，否則很容易造成當事人的二度創傷，或者讓自己也陷入創傷之中。且無論是創傷的暖身還是治療，絕對不能輕易去做。萬一遇到有嚴重創傷的案主或團體成員，一定要轉介給資深的治療師，不能輕易給予諮商或治療，切記！

一、能量布的運用：創傷安全網的設置

創傷安全網能量布的設置，是筆者向Kate學習而來的。就如同前面所說的，帶有創傷的人，其安全感往往比較薄弱，所以在進行心理劇團體心理治療時，可以先邀請團體的每一個成員去選一塊布當作自己的能量布，當團體成員選好自己的能量布之後，邀請團體成員圍一個圈圈坐下來，然後請每一個成員分享他的能量布代表的是什麼樣的能量，以及這個能量布帶給自己的力量是什麼。在分享完之後，請團體成員將彼此的能量布連結在一起，眼睛閉起來，感覺自己的能量與其他團體成員的能量整合在一起，帶給自己安全與能量。

在團體能量圈搭建完之後，團體帶領者可以循序漸進地引領團體成員表達出自己的失落與創傷，在引導的時候要由淺入深一步一步地引導。其具體的作法如下。

團體帶領者一一說出團體成員喪親的對象，每當說出一個對象時，若團體成員有此喪親的對象，就往能量圈裡面走一步，並和走入能量圈的人相互握手或擁抱或自己站在裡面即可，例如：團體帶領者可以說：「家中有外公或外婆已經過世的人，請往裡面走一步。」待有外公或外婆已經過世的人走入能量圈後，請他們相互看一下，可以相互給予支持或自己站在裡面。之後，請這些人回到原位。團體帶領者繼續說：「家中的爺爺或奶奶已經過世的人，請往裡面走一步。」接下來的步驟都相同。但要提醒的是：喪親的對象要從與團體成員關係較遠的開始，然後再逐一提到父母或兄弟姐妹。

在暖身之後，團體帶領者邀請曾經歷創傷的人做心理劇團體之療癒。

二、創傷時間線

創傷時間線與上一節的生命魚骨圖相似，唯一不同的是，在創傷時間線上所寫的都是創傷事件，如下圖作法，此與生命魚骨圖相似就不詳細介紹（陳信昭、李怡慧、洪啟惠譯，2003）。

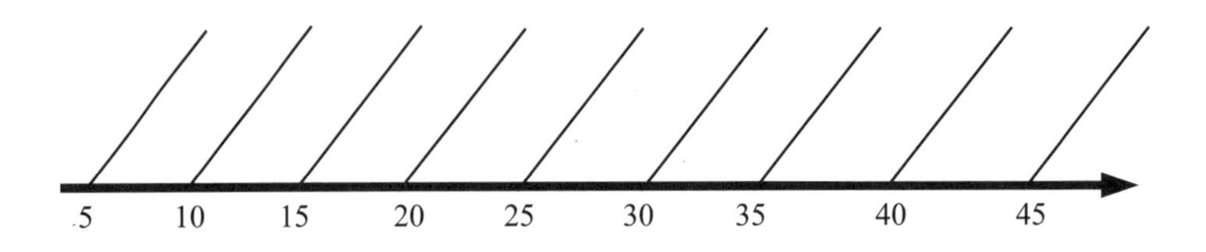

三、創傷評估圖

創傷評估圖是借用藝術治療的方式，作為心理劇的暖身工具。心理劇帶領者，發給團體成員每人四張圖畫紙，再請團體成員每一個人在蠟筆盒中選出四枝粉蠟筆。之後依照下列的步驟，引導團體成員做創傷治療的暖身。

(一)冥想

首先要請團體成員放鬆地坐著，並靜下來。在團體帶領者引導做深呼吸之後，請團體成員想一下，在自己生命的過程之中有哪些重大的創傷？並在重大創傷之中選一個自己目前還感覺到心裡會難過哀傷的事件，以作為探索的物件與目標。

(二)塗鴉

請團體成員拿出一張圖畫紙與一枝粉蠟筆，邀請團體成員邊想剛剛選定的創傷事件，邊將這個事件的感受畫出來。團體帶領者要提醒學員：若這個生命事件目前對自己的衝擊感還很大時，就從圖畫紙的中央開始任意地塗鴉；若這個生命事件對自己有影響但衝擊不是很大時，就從圖畫紙的邊邊開始任意塗鴉。團體帶領者在團體成員塗鴉時，可以告知團體成員，在塗鴉的時候，可以隨著自己的情緒任意地塗鴉，感覺情緒大時，就用力、肆意地塗鴉；感覺情緒比較小時，就可以輕輕地塗鴉，塗鴉時不要刻意畫圖畫，只單純塗鴉就可以。

(三)畫出創傷的簡單圖案

第一張圖畫完之後，團體帶領者請團體成員拿出另一張圖畫紙與另一枝粉蠟筆，請團體成員將生命創傷的感受，用一個簡單的圖案畫出來，例如：畫一把刀的圖案，或畫出一把劍刺在心上、針刺在心上，或是畫一支鐵錘、萬箭穿心等。成員在畫圖時，團體帶領者可以告訴團體成員，只要畫出簡單圖案即可，不用畫得非常漂亮。

(四)畫出能量圖

第二張圖畫完之後，團體帶領者請團體成員拿出第三張圖畫紙與另一枝粉蠟筆，請團體成員畫出這個生命事件帶給自己的成長，或者從這個生命事件當中發現自己有哪些能量，將這些能量畫出來。

(五)畫出創傷的事件

第三張圖畫完之後，團體帶領者請團體成員拿出第四張圖畫紙與所選的四枝粉蠟筆，邀請團體成員將自己的生命創傷事件，用一種抽象的方式或者用具體的方式畫出來。這個時候團體成員可以同時使用四枝粉蠟筆作畫。

(六)小組分享

四張圖都畫完之後，團體帶領者將團體成員分為四個人一組，進行一張一張的分享。在分享時，團體帶領者一樣要提醒團體成員，不能對他人所畫的圖分析、批評與建議。學員所畫的圖，並不是投射作用，是學員對生命事件主觀的認定，絕對不可以任意地分析、批評或提出建議。團體成員彼此都是在學習，不能夠以專家的態度和姿態來批評他人、指導他人。這是我們在國內常常看到很不好的習慣與作法，所以務必要杜絕，才不會傷害到團體成員。

(七)創傷評估並做劇

當團體成員都分享完之後，團體帶領者可以邀請團體中在第一張畫裡從圖畫中央開始塗鴉的成員，或在看第四張畫時，無法直視或不能接受的成員，進行進一步的分享，然後做心理劇的療癒。

第六節　身體疾病心理療癒的暖身技巧

人的身體和心理是相互影響的，當我們的身體不舒服時，心裡會感到煩躁；同樣地，心裡有事時，也會影響到身體，造成生理上的疾病。這就是一般所謂的心身症，心理劇對心身症有很好的療癒效果。茲將心理劇對身體疾病的暖身技巧說明如下。

一、身體掃描法

身體疾病的暖身，可以從冥想做起，團體帶領者可以引導團體成員做身體掃描。先請團體成員找一個可以讓自己躺下來放鬆的地方，然後引導團體成員做深呼吸，接下來引導團體成員配合放鬆的音樂從自己的頭頂、臉部、頸椎、肩膀、手肘、手臂、雙手、十指、上半身、背部、腰部、臀部、大腿、膝蓋、小腿、腳踝、腳掌、腳趾頭一一進行掃描，並覺察不舒服的部位。在不舒服的部位上可停留幾秒鐘，感覺它的不舒服或疼痛。當身體掃描之後，請團體成員分享，並做劇。

二、身體意象法

身體意象法是運用團體成員的身體意象，作為身體疾病的暖身。具體的作法是：首先，團體帶領者邀請團體成員將眼睛閉起來，在做幾個深呼吸之後，讓團體成員觀想自己的身體、感受自己的身體，當團體成員覺察自己身體的某一個部位感覺特別的沉重或不舒服時，繼續邀請團體成員將自己的注意力放在身體感覺特別沉重或不舒服的部位，然後要團體成員感受一下這個沉重或不舒服的部位，若有一種動物在它的上面，那種動物是什麼？當團體成員找到動物之後，就將眼睛睜開，在團體中分享，並進行心理劇的療癒。

三、身體創傷圖

我們的身體儲存了生命中很多的記憶，身體上曾經受過的傷、身體上的疾病都深深地影響著人的心理。因此，在探索過去曾經受過的傷或身體的疾病時，可以運用身體創傷圖做暖身。具體作法如下。

(一)分組

繪製身體創傷圖時，會碰觸到團體成員的身體，因此在分組時需要男女分開，男生在一組，女生在一組，一般以五個人為一組。此時場地要大一點，各小組必須隔開，不要相互干擾。

(二)拼湊圖畫紙

團體帶領者分別給每個小組兩張全開白色的壁報紙，用膠帶連起來成為一張大型的長方圖，拼湊好的紙之長度一定要超過 180 公分，不夠時可以用三張紙拼湊。

(三)繪製身體輪廓

團體成員將拼湊好的紙，平放在小組中央，要用小組成員的身體繪製成一個人的輪廓。這個人的輪廓包括身體的頭部、頸部、上半身、手臂、手指、臀部、大腿、膝蓋、小腿、腳掌、腳趾。繪製時，小組成員要輪流躺在紙上，用粉蠟筆描出身體的輪廓，頭部及頸部可能用一個成員的身體來描輪廓，上半身用另一個成員的身體來描輪廓，手臂、手指又用另一個人的身體來描繪……，最後完成整個人的輪廓。

(四)身體創傷掃描

請團體成員靜下來，從頭頂到腳掃描自己的身體，並且覺察自己身體曾經受過哪些傷，這些傷可能是因為自己跌倒、撞到、車禍或者被他人打傷，也可能是開過刀或做過器官摘除手術等。

(五)畫出身體受創部位

團體小組的每個成員分別將從小到大所受過傷的部位、曾生病過的部位、做過手術的部位，還有身體疼痛、酸麻的部位，一一對照畫在紙上的身體輪廓之中，繪製時可以任意用各種顏色的蠟筆。同時，團體帶領者邀請小組成員，一邊畫身體創傷部位時，一邊說明受傷的時間、如何受傷，還有當時有沒有人陪伴或照顧等。

(六)邀請團體成員做心理劇療癒

在分享完之後，團體帶領者邀請團體成員對自己的身體創傷與身體疾病，進行心理劇的療癒。

(七)轉化身體創傷圖

心理劇療癒完成之後，團體帶領者邀請團體成員回到原來的小組，將之前畫好的身體創傷圖放在小組中央。再邀請團體小組成員，運用集體創造力，發揮集體想像力，在原來的圖上，畫上衣服、帽子、褲子、裙子或其他的配件等，轉化身體創傷圖像，如圖 4-5 所示。

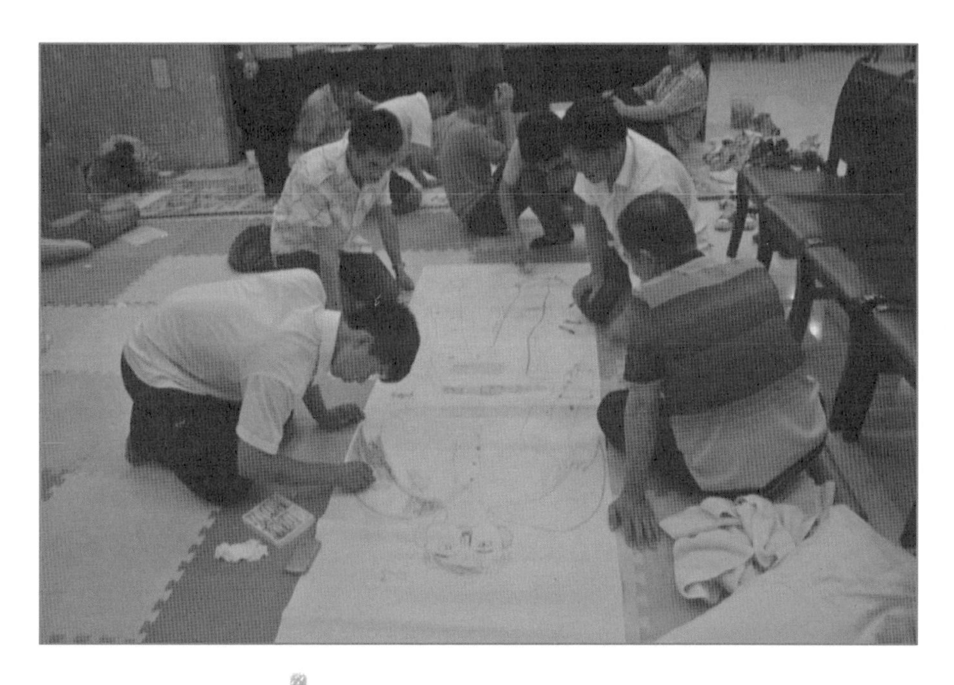

圖 4-5 身體創傷圖的繪製

(八)掛圖分享

將各組畫好的圖貼在牆壁上（如圖 4-6 所示），請各組成員介紹各組的圖，以及說明如何將創傷圖加以轉化。

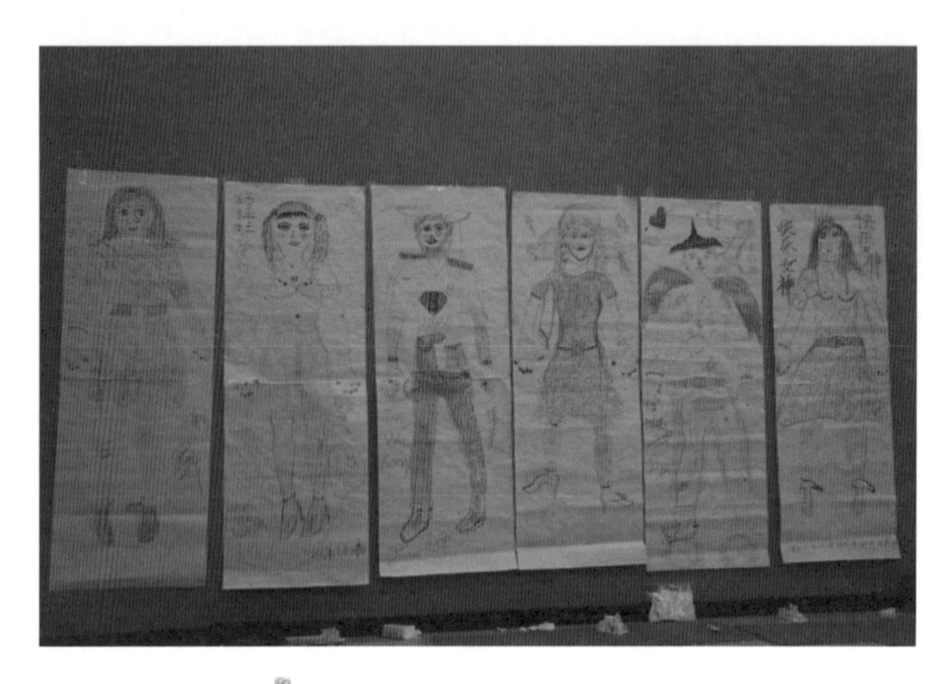

圖 4-6　身體創傷圖創作展示

第5章

心理劇團體的社會計量技巧

社會計量是用來偵測人際關係與團體關係的方法，由Moreno所創設，可以直接來偵測個人與他人的關係、個人與團體的關係，也可以用來做心理劇團體的暖身。茲將在心理劇團體中，常用的社會計量方法介紹於下。

第一節　團體凝聚力的社會計量技巧

社會計量可以用來測量團體凝聚力，也可以用來測量團體成員和團體之間是親密還是疏遠的狀態。個人與團體的距離，往往可以探究出個人平日與他人關係的狀態。一般可以用在紙本上，也可以用在行動上，在此僅就在行動上的運用加以介紹，其使用時機和作法如下。

一、團體初期

團體帶領者有時為了了解團體動力，或者要了解團體成員與其他成員之間的關係，在團體形成初期，可以用社會計量來加以了解。

團體帶領者可先將一個墊子放在團體的中央，告訴團體成員這個墊子代表了整個團體，然後請每一個成員去接觸墊子，並且去感受一下自己與團體之間的距離是遠或近；在感受之後，選擇可以代表自己與團體之間的距離之位置站定。

等整個團體成員都站定位置後，請團體成員看一下，站在自己附近（前後左右）的是哪些人？並感受一下站在這個位置的感覺是什麼？之後，團體帶領者告訴團體成員：如果有個機會讓你從這個位置移動三步，你想移到哪裡？等團體成員都移動完畢後，再詢問團體成員：若可再移動一步，你想移到哪裡？

等團體成員都選擇好位置後，請團體成員分享，是什麼原因讓自己選擇第一個位置，在第一個位置讓自己感覺到什麼？還有，在最後選定的位置上之感覺又是什麼？

團體帶領者可以從這個活動當中，讓團體成員找到自己在團體中最適合的位置，同時了解到這個團體成員對此團體的凝聚力，從中看到團體成員彼此之間的小團體，也可以看到哪些團體成員對團體感到疏離或不安全。團體帶領者可以據此調整團體進行的步驟與活動。

二、團體進行中

在團體進行中，若團體成員發生較大的爭執或意見不同時，可以使用社會計量的方式。具體的作法跟上述一樣，團體帶領者可以根據社會計量的結果，了解團體成員的狀態，並且請團體成員說出目前選擇的位置讓自己感受到什麼？對團體的期待是什麼？

等團體成員分享完之後，團體帶領者再告訴團體成員：如果有個機會讓自己再重新做選擇，自己最想要站在哪裡，然後請學員去行動。等全體成員都行動之後，團體帶領者可以詢問團體成員：我們要做些什麼，才可以讓自己更投入團體？

三、團體結束前

在團體結束之前，團體帶領者可以應用社會計量的方式，作為團體成員對整體的感受與祝福，其具體的作法如下。

請團體成員運用所有創造力，在團體的舞臺上，運用各種道具或團體成員本身，布置及雕塑一個具體或抽象的圖案，這個圖案可以是靜態的，也可以是動態的，可以完全依據團體成員的創造力而定。當創作完成之後，讓團體成員分享自己的感覺與感受，或表達出感恩的話語。

四、團體的暖身

社會計量其實是一種社會關係上的選擇，這種選擇有時是根據 tele（心電感應），有時是根據個人的喜好或習性。在團體的暖身當中，也可以用社會計量強化團體的連結，同時，團體帶領者可以從中發現，哪些人是團體的明星？哪些人是孤星？這些都可以作為個人未來在心理劇中的探索依據。其經常作法如下：

1. 帶領者請團體成員站起來圍成一圈。
2. 帶領者說：「請每一個人用眼神，不出聲音，跟每一個團體成員接觸。」
3. 帶領者說：「用你的眼睛觀察一下，並去發現所有團體成員身上的特質。」
4. 帶領者說：「再用你的眼睛，在團體中找一個人，這個人身上有你最欣賞的氣質，這個氣質也許你身上有，也許沒有。在團體中可能有你同時欣賞的其他人，但只能選擇一個人。」
5. 帶領者說：「選定之後，我要你們走向你選中的那個人，並將你的右手搭在他的右肩上，在搭肩的時候，如果被你搭肩的人要走去搭別人的肩，這時你要跟著他走動。注意：一個人的肩可能同時被很多人搭，但一個人只能搭另一個人的肩膀。」

6. 帶領者示範。
7. 帶領者下口令，請成員選擇自己欣賞的人，並跟著自己欣賞的人走。
8. 當團體成員都搭上肩後，帶領者請團體成員站在原地，手一樣搭著。並請每一個人分享，欣賞自己所搭的人之特質是什麼？

在此過程中，就可以看到在團體中有一些人的肩被四、五個人搭著，有一些人的肩被二、三個人搭著，也有一些人沒有被搭。被最多人搭肩的人，往往是團體中的明星。在帶團體時，團體帶領者要留意，沒有被搭肩的人往往會很失落，於是帶領者在團體成員全部搭好肩之後，可以說：「沒有被搭肩的人，並不是沒有優點，因為團體剛開始彼此比較不熟悉，以後你的特質與優點大家會慢慢熟悉，沒有關係。」

此活動分享完之後，團體帶領者可以進一步用另一個主題進行上述的活動，例如：團體帶領者請團體成員回到剛剛的圓圈，再讓團體成員彼此觀察一下，然後說：「如果在搭公車時，你剛好沒帶錢，在團體中哪一個人會借錢給你？」再以前面的方式請團體成員選擇，然後分享。分享之後，帶領者又可以進行「在你高興或悲傷難過的時候，你最想和團體中的誰分享」。這樣，由淺入深的活動，一來可以看出團體成員之間的互動，二來帶領者可以掌握到團體中，哪些人可以借用他的力量凝聚團體，哪些人需要團體帶領者多關注，適時將團體的疏離者漸漸帶入團體裡。

第二節　團體地域的社會計量技巧

團體地域的社會計量，一般是用在團體開始階段。當團體成員剛加入團體時，難免會感覺到焦慮與不安。如果團體成員知道其他團體成員跟自己一樣來自相同的城市或者來自同樣的故鄉，就容易產生親近感及安全感。團體地域的社會計量就是為了達到這樣的目的而做之計量，具體作法如下。

團體帶領者站在團體的中央，跟團體成員說：「想像一下，我們現在是站在臺灣地圖上，這裡是東、那邊是西、那邊是南、那邊是北（邊說邊用手指著）。你們的出生地在哪裡？就站在那個地方。同一城市的人可以站在一起。」然後請全體成員站在自己出生的地方。等全體成員選定位置之後，團體帶領者走入團體當中，一一詢問團體成員所在的位置，有必要時調整到正確的位置。

這樣的一種暖身活動方式，可以從空間上很快知道團體成員的出生地，同時讓團體成員找到同鄉，以增加彼此的親近感與安全感。這個時候如果有某些只有一個人單獨站在某個城市的位置時，團體帶領者可以邀請其他團體成員多多關照，讓團體成員不會感到孤單。如果工作坊的場地是在臺北市，就可以請站在臺北市位置的成員，多協助其他來自不同縣市的成員。

另一種團體地域的社會計量方法，是詢問團體成員目前的工作地點在哪裡？再以上述相同的方法，讓團體成員站在目前工作的地點上。這個方法可以幫助團體帶領者對於團體成員的組成有所了解，便可以從中促進團體成員之間的連結感。

團體地域的社會計量可以很彈性地使用，如果團體成員是來自相同的縣市，就使用這個縣市的地圖，並詢問團體成員是來自哪個鄉鎮市區，以此類推。若在社區裡面進行團體，就詢問團體成員是來自哪個社區或街道。若在學校、班級裡面，也可以以出生地來計量學員的地域關係。

在團體中也可以將團體地域的社會計量之形式加以改變，例如：以團體成員的出生月日作為社會計量的方式，此作法可依據團體成員人數多寡而有所不同。如果團體成員可以在上課的場地上圍個圓圈坐下來時，團體帶領者先將團體中出生在 1 月 1 日的成員位置確定下來，然後請全體成員站起來，去找自己出生月日的位置，這時成員之間要相互詢問，如果團體成員有出生月日相同者就可更細分出生時間。當團體成員都找到自己的位子後，團體帶領者就一一詢問位子上每一個人的出生月日。這個活動可以讓成員遇到相同出生月日者，讓成員之間又多一層熟悉與連結。這個方法也可以用出生星座來進行，但團體帶領者必須對出生星座有所了解。

如果團體成員太多，無法圍成圓圈坐著，團體帶領者可以在場地的對角線邊上各放一張椅子，再請團體成員想像一下，這兩張椅子好像是一條線的兩端，一端是 1 月 1 日（帶領者用手指著一張椅子），另一端是 12 月 31 日（帶領者用手指著另一張椅子）。之後，請全體成員去找到自己出生月日的位子。之後的進行步驟與前面相同。

綜上所述，團體地域的社會計量是運用空間的概念，以行動的方式，促進團體成員彼此間更為熟悉，同時也讓團體帶領者對團體成員的組成更為清晰，以作為在心理劇療癒時的資源，例如：某些團體成員在團體進行之後若需要協助，就可以請住在同縣市的成員加以協助。

第三節　團體成員專業或工作經驗的社會計量技巧

團體帶領者可以運用社會計量，了解團體成員的組成，從中了解團體成員從事哪些職業？具有哪些專業？以及工作經驗等。其具體作法如下。

一、職業

團體帶領者為了了解團體成員的職業狀態，其所使用的社會計量有兩種：第一種是最為常見的作法：直接請問團體成員從事哪些工作，例如：有些人說自己是做木工的。此時，帶領者就問團體成員還有哪些人是做木工的請舉手。然後繼續問其他團體成員從事哪個行業？團體帶領者就可以很迅速的了解團體成員的職業組成，同時也讓團體成員了解其他成員的職業。

另一種作法是遵循上述的作法，詢問出團體成員的職業之後，請全體成員從座位上站起來，相同職業的站在一起（如圖 5-1 所示）。當職業分類完成後，團體帶領者可以請團體成員彼此分享自己從事此工作多久了？之後，請他們分享這個工作的樂趣或酸甜苦辣。等團體成員全部分享完之後，在大團體中，每一個職業推選一位代表向團體分享自己的職業。這樣的活動有助於全體成員對不同工作的了解與理解。

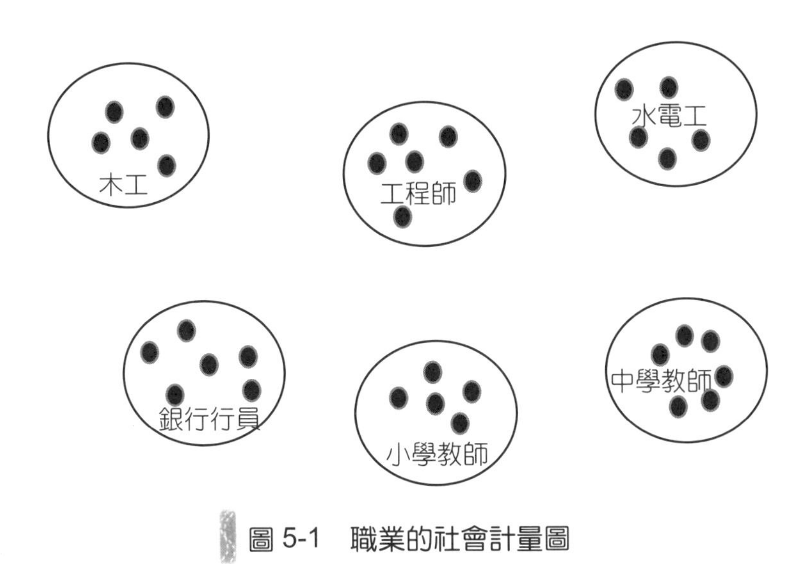

圖 5-1 職業的社會計量圖

二、專業

團體帶領者為了了解社區中或公司中不同的專業，以便於進行其他活動的規劃，可以使用專業的社會計量。再者，團體帶領者為了了解團體成員的個別專業是偏向於文科或理科，就可以適當調整自己上課的方向與上課用語，例如：團體成員大部分是偏向理工科，所使用的心理學術語就儘量減少；如果團體成員大部分都是跟心理學有關的相關科系，就可以使用心理學的術語，加深課程的深度。

了解團體成員的專業，可以詢問團體成員畢業的科系，然後依據前面的方式來進行專業的社會計量（如圖 5-2 所示）。如果是進行同一公司的團體諮商，往往就會發現到，有些工作的同仁現在工作的專業和之前學校所學的專業不同，常常會有很令人訝異的發現，這會讓成員產生好奇與興趣，間接促進彼此的連結。此活動要注意的是，儘量不要問團體成員畢業的學校，詢問畢業學校時，往往較為敏感，有的人會產生自卑感，對團體產生退卻。

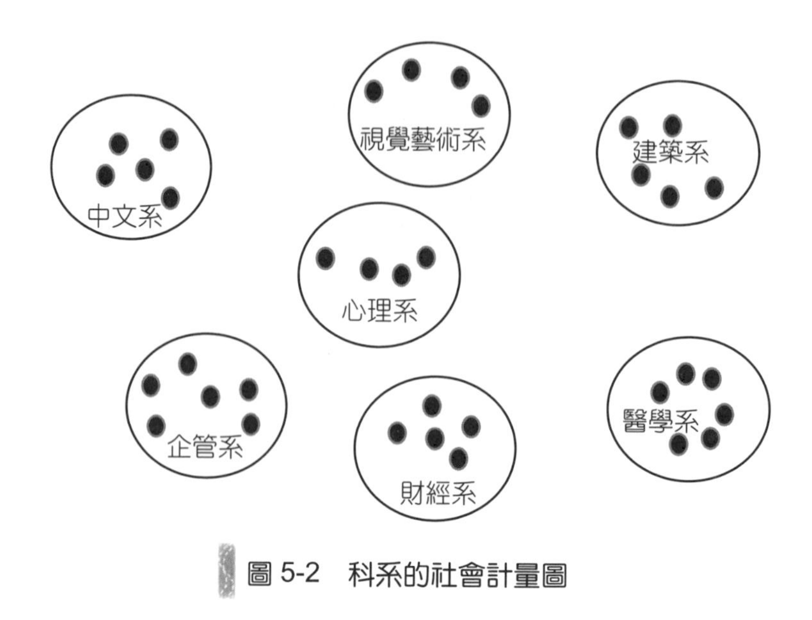

圖 5-2　科系的社會計量圖

三、工作經驗

從事企業團體諮商時，面對同一個公司或行業，借助他們的工作經驗往往可以得到很多的幫助與啟示。在團體中，可以借助工作經驗的社會計量，來了解團體成員工作的經驗，並藉著團體成員的工作經驗，進行相互的了解與學習。具體的作法如下。

團體帶領者在團體場地的兩端分別各放一張椅子，帶領者先走向靠近大門的椅子，這張椅子是代表著成員剛進這個行業。然後帶領者由原來的那張椅子往另一張椅子的方向走，邊走邊說：這是工作 1 年後的位置……工作 5 年後的位置……工作 10 年後的位置……工作 15 年後的位置……工作 20 年後的位置……25 年後的位置……。然後，請團體成員依照自己實際的工作年資找到自己的位置（如圖 5-3 所示）。

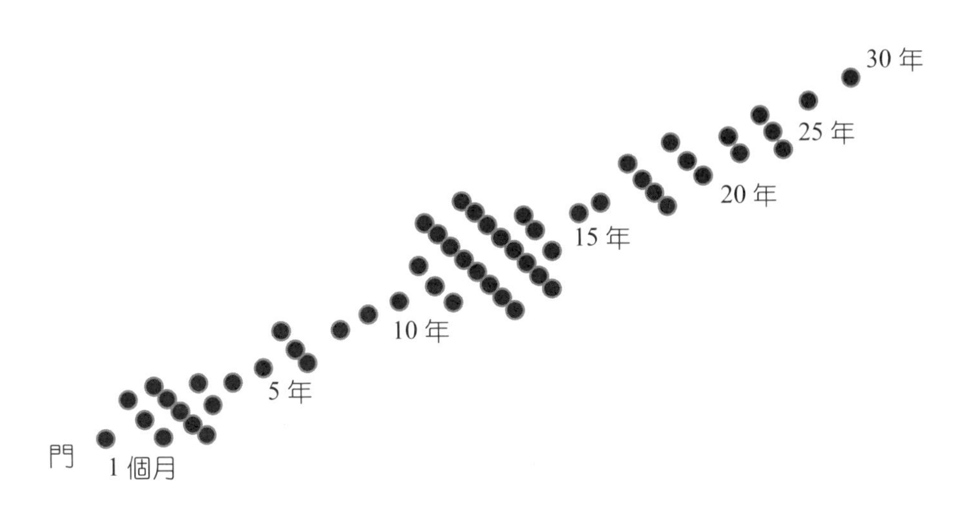

圖 5-3 工作年資的社會計量圖

從團體成員所站位置的分布圖，可以很清楚看到員工經驗的組成狀態：是新進的人員較多？或者是有經驗的人較多？或者中生代的人較多？從事企業諮商，工作經驗的社會計量是很好之運用工具。帶領者可以用角色交換的方式，讓團體成員體驗在進入此行業時的心情、心境或初心，也可以了解資深者堅持在崗位上的理念與信念，彼此相互學習。

第四節　團體選擇主角的社會計量技巧

社會計量也可以用在心理劇進行前的選擇主角時使用。帶領者在團體場地中央分開放三個墊子，並告訴團體成員，三個墊子分別代表著：主角、觀眾與輔角。然後邀請全體成員分別到三個墊子上踏著並停留片刻，感受一下現在自己的狀態比較適合在主角的位置上？或者是在輔角的位置上？或者是在觀眾的位置上？再請團體成員依照自己的狀況分別站在不同的墊子上（如圖 5-4 所示），並請團體成員分享是什麼讓自己選擇現在的位置。

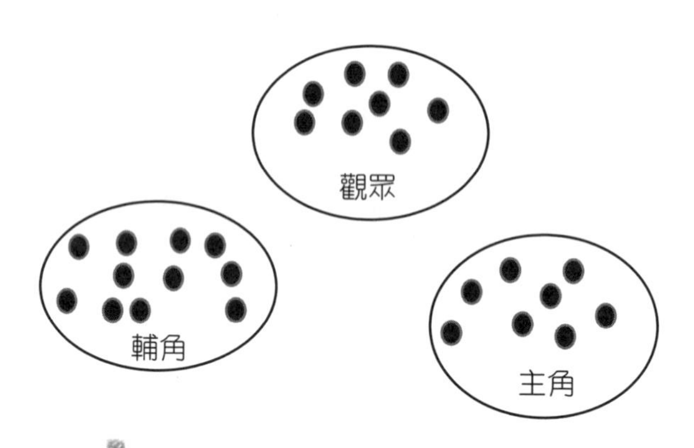

圖 5-4　選擇主角的社會計量圖

運用這樣的社會計量方法，團體帶領者可以很清楚地了解到團體成員的狀態與選擇站在那一個墊子上的原因，同時也可以感受到團體成員想當主角的人有多少？想當輔角的人有多少？還有想當觀眾的人有多少？作為團體動力的依據，並依此調整團體的進行。

另外一種社會計量選擇主角的方式是，團體帶領者在場地上分別放兩個墊子，然後走到其中的一個墊子時說：「想像一下，這兩個墊子之間有一條線，這個墊子代表自己想當主角的意願有百分之百。」帶領者邊說邊慢慢走向另一個墊子，然後說：這是 90%……這是 80%……70%……60%……，當走到另一個墊子時說這是 0%，也就是目前沒有當主角的意願。

這樣的計量方式可協助團體帶領者了解目前團體與團體成員當前的狀態（如圖 5-5 所示），同時也能產生心理劇的主角。假如，當主角意願達到百分之百的人很多時，可以請這些人相互商量一下誰先當主角，或者以猜拳決定誰來當主角。

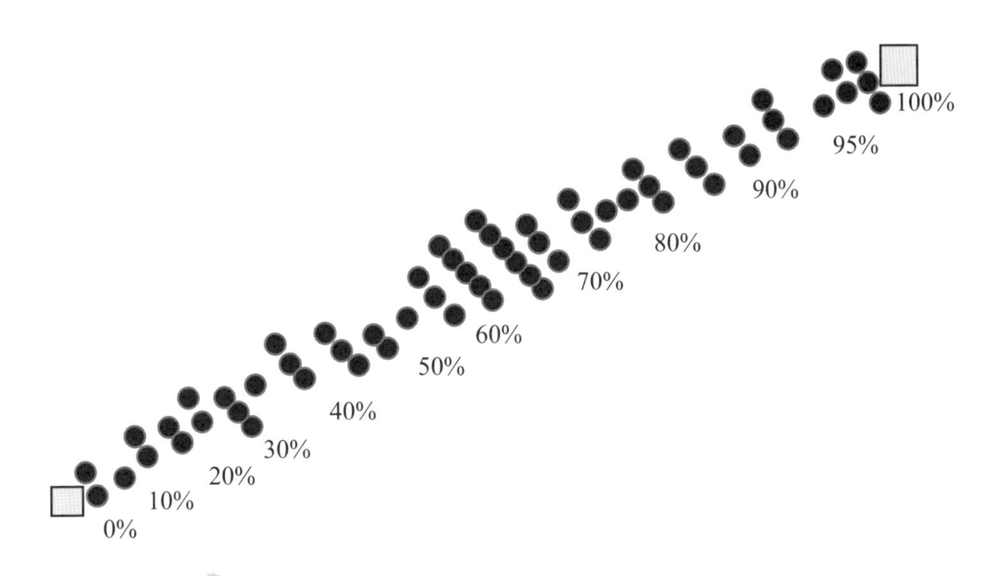

圖 5-5　擔任主角意願百分比的社會計量圖

第6章

心理劇團體的社會劇技巧

社會劇（sociodrama）是一種團體行動的方式，能使參與者對一致的社會處境自發地行動起來，也能幫助人們表達他們的想法、情感，解決問題及澄清他們的價值。它不只是簡單的坐而言討論社會議題，更是讓人起而行他們所感興趣的議題（Sternberg & Garcia, 2000）。Moreno 認為，社會劇是探索集體的角色（collective role），是戲劇的原創，而其原初目的就是集體宣洩（Moreno, 1964）。社會劇和心理劇的差異在於：心理劇是一種以個人為中心，使用團體形式的療癒，而社會劇是一種團體形式的集體療癒，因此社會劇可以說是心理劇的雛形。在心理劇的發展過程當中也是先有社會劇，然後再慢慢形成心理劇。當初的社會劇，不稱為社會劇，而稱為自發劇。社會劇的運用層面極廣，可以用在班級、學校、家庭、社區、商業與社會，它所涉及的議題層面可以是學生班上的議題（例如：某位學生被排擠）、學校的議題（例如：學生霸凌事件）、家庭議題（例如：親子衝突、親子教養、單親家庭、隔代教養等）、社區議題（例如：社區老人照顧、留守兒童交通、社區衛生醫療等）、社會議題（例如：失親家庭、勞資關係等）。茲將社會劇的實施步驟與在各個主題的運用說明如下。

第一節　社會劇的實施步驟與目的

社會劇是從自發性劇場中發展出來的。Moreno於1921年4月，在維也納雇用了一位丑角演員，當舞臺布幕揭起，只見 Moreno 獨自站在舞臺上，身穿弄臣戲服，舞臺上還有國王的寶座、皇冠及一件紫色斗篷。Moreno 說他在找的不是一個自我加冕的皇帝，而是一位具有智慧的天生領袖。然後，他邀請臺下的觀眾自願上臺，敘述心目中之理想帶領者是怎樣的人，同時如果願意，也可以登上寶座，嚐嚐坐在那裡的滋味（胡茉玲譯，2004）。這是社會劇最早的雛形。接著在1922年時，Moreno租了好幾個表演空間以及一個容納 50 至 75 人左右的禮堂，並由一群演員應觀眾要求做即興演出，同時也以每日新聞焦點為表演題材，這就是所謂的即興劇。此兩種演出的類型都是社會劇的原型。很可惜的是，Moreno並沒有將此形式繼續發展下去，卻將其焦點轉到社會計量與心理劇上面。但是不管是自發劇、即興劇、社會劇、社會計量或心理劇，其共同的核心是相同的，都是在探究社會與改造社會，讓人更為自發、社會更為和諧。

社會劇最重要的原理是，要以社會生活中發生的事件為主題，此主題是為社會所重視或者為社會所忽視的都可以，其目的是讓人喚醒對社會的關注，對社會問題有更為清晰與深度的了解，進而改變社會。同時，社會劇並非由一個人來編劇之後而演出，是由每一個團體成員，根據自己的社會經驗與生活經驗在團體中交流，共同創造出劇本後再演出。換言之，共同創作出來的劇本包含每一個團體成員的生活經驗在其中。並且，這個劇本由團體成員共同演出，讓團體成員有機會在某一個主題之下，演出自己及他人的生活經驗，擴展對自己與他人的認識。

一、社會劇的步驟

早期的社會劇使用者，例如：P. Sternberg、A. Garcia 及 K. Sprague 等，其運作步驟皆承襲 Moreno 的觀點，認為與心理劇的三階段基本架構相似，分為暖身、做劇與分享。Sprague 認為，唯一增加的是有一個事先階段，來規劃社會劇、吸引參與者、安排會場，以及後續階段的評估與分析（陳靜如，2002）。

Moreno 創造社會劇的目的，就是在協助人與人之間可以在此時此地彼此會心（encounter），而此會心必須具有暖身、做劇與分享三個組成要素才能達到效益。以下介紹社會劇的三個主要組成部分（Sternberg & Garcia, 2000）。

(一)暖身

暖身是每一個社會劇的第一個部分。暖身的時機，是當團體成員將他們的注意力從外在發生的事情轉移到團體的時刻，在此之前，團體成員可能剛接到工作升遷上的派令，或者和他的女朋友在爭吵等，這時團體帶領者要將他們在外面的角色漸漸降溫下來，協助他們慢慢融入團體當中，以暖身進入此時此刻團體成員的角色與他人互動，否則他們很容易雖然身體在團體當中，心思卻在團體的外面。

社會劇會如此的有趣、如此的引人入勝，以及跟團體成員如此有關，則是因為社會劇的發展、決定以及創作都是由團體成員共同參與。團體帶領者的工作是促進團體成員探討他們想探討的議題，而不是團體帶領者想探索的議題。所以社會劇的團體帶領者，需要協助團體成員了解他們自己想要的部分，以及他們自己的需求。

暖身可以是認知方面、情感方面，也可以包含認知與情感兩方面。在認知方面的暖身，可以是提供資訊或者是演講，例如：團體帶領者提供團體成員特殊的議題資訊，如班上或學校霸凌的事、顧客抱怨，或社區老化帶來社區的議題，或者是垃圾處理場安置等議題。

在情感方面的暖身，直接涉及到我們的情緒與身體，經常是一種情感與身體互動式的活動，藉以增進或增加團體的活力。在團體中，有時候會出現整個團體成員像目光無神的蠟像，人在而心不在。情感的暖身經常可以喚醒團體，使團體成員興高采烈地參與其中，例如：讓團體中的老師扮演問題學生的角色，在走廊站著、閒逛或者和其他問題學生互動著。團體帶領者也可以將團體成員兩兩分組，讓他們想像一下：有一位久未聯絡的親戚，留給他們一筆一億美金的遺產，讓他們用 5 分鐘的時間討論一下如何使用這些錢。

無論是認知的或者是情感的暖身，主要都是讓團體成員一起參與團體，以及彼此互動。當團體成員開始互動起來，談論自己的感知與感受之後，團體帶領者要將他們討論自己的議題擴展到大家共同的議題，然後以社會劇的方式進行行動，例如：某位團體成員說起同寢室室友經常晚上不睡覺，搞得大家無法睡覺，其他團體成員也可分享類似的情況，當團體成員對此議題都感興趣時，團體帶領者便可以將此議題作為社會劇行動的探索議題。

(二)做劇

做劇是社會劇的第二個部分。此時，團體成員自發地行動出一個景，或行動出他們選擇出來的景。做劇就是將我們平日用言說的事件和情感表現出來。在我們日常的生活處境之中，往往礙於情面或現實狀況，不能夠將自己內心真正的感受完全表達出來。在社會劇之中就是創造超越現實（surplus reality）的情境，將內心所思、所想、所感、所悟具體表達出來。Moreno 認為，社會劇提供一種安全的環境，在此安全的環境之下，可以盡情地表達情緒而不會得到報復。在我們日常生活中，可能因犯錯而遭到危險、付出極大的代價或情緒上的崩潰，但沒有任何地方可以在錯誤中學習。社會劇提供一個安全網，嘗試新的行為，其目的是將社會真實的現象呈現出來，是「求真」，是將真的情感、真的感受、真的想法呈現出來，而不是「求表演」；求表演很容易陷入「偽」，為表演而表演，而不是真正的感受與情感自然地流露。這是心理劇與社會劇演出時要特別強調的地方。真，就是最好的演出。

(三)分享

分享發生在做劇之後，它提供與團體的連結，同時整合在行動過程中學習到的東西。分享階段主要是讓團體成員分享在做劇階段的感覺、感受，或類似的感覺、感受，但要勸阻團體成員不要分析和評斷演出者的情感表達。很重要的是，團體帶領者告訴團體成員，社會劇的重點並不在於戲演得好不好，重要的是在過程。分享是讓團體成員再度整合，同時可以降低團體成員的孤立感，在分享中彼此可以感受到相同或類似的生命事件、類似的情緒與感受，感受別人也有類似自己的焦慮、類似自己的低自尊，而不會感到羞恥或更為焦慮不安。在此同時，也讓團體成員發現到有更多解決問題的替代方案。分享也可以讓團體的行動慢慢降溫，使團體達到一個段落，結束團體的活動。

以上是社會劇最為普遍的實施步驟，但是在真正實施時，只分為三個階段並不容易學習，因此筆者根據多年的經驗，認為社會劇的運作包括以下幾個步驟：

1. 確定主題：團體帶領者引導團體成員對他們共同感興趣的議題做討論，最後確定探索的主題。
2. 說出自己的經驗：每一位團體成員根據主題，說出自己生命中經歷過的事件與經驗此事件的感知和感受。
3. 編劇本：融合每一位團體成員說出的生命經驗或生活經驗，共同創造編寫出劇本來。編劇本的時候要注意，劇本必須包括每個團體成員的經驗，同時在編寫劇本時，不需要像戲劇的劇本一樣，將所有的劇情、所說的話全部寫下來，而只要編寫故事大概的脈絡、有哪些角色，以及大概的說話內容即可。
4. 分配角色：根據所編的劇本，邀請團體所有的成員，選擇出每個人自己想擔任的角色。
5. 演出：演出時依據劇本與角色，將劇本中的情節演出來，至於臺詞，可依據故事的情節，即興創作或把在場中的感覺說出來並演出來，不用過於拘泥於臺詞。最重要的是，要演出那個角色與情境中會作出的行為、動作、姿勢、話語、情感和想法，同時在演出時，不需要顧慮自己演得好不好，且要邀請團體的每個成員進入所扮演角色的處境，深入地走入處境當中，去體會在處境中角色的感覺、感受、想法與情緒，以及在此處境當中身體的感受、內心的話語與行為，並將其表現出來。

6. 去角：去掉劇中的角色。每一位團體成員在舞臺上，向團體說：「我是○○，不是劇中○○的角色。」去角（derole）是讓團體成員去除掉在社會劇中所扮演的角色，如果某人扮演加害者角色，在演出之後未去角，很容易還停留在角色之中，甚至覺得自己怎麼會成為加害者，對自己產生憤怒的情緒。有去角的動作，演出者會感覺自己只是演劇中的角色，那並不是自己，那只是讓自己體驗在角色中的感受與感覺，讓自己更體會某種角色的處境與行為而已，不必為此角色感到噁心、罪惡或恐懼。
7. 分享：帶領者帶領團體每一個成員分享：自己為何選擇劇中的角色？這個劇中的角色與平常生活時自己所扮演的角色相同嗎？自己在這個角色內體會與感受到什麼？自己在角色中為什麼會說出事先沒有想到的話等。團體成員也可以看一下當演出完畢後，自己對此社會劇的議題有哪些新的看法、新的想法、新的行為，或是新的解決途徑。
8. 做劇：若團體成員在分享中觸發自己的生命議題時，帶領者可邀請他進行心理劇的療癒。

社會劇一般來說也是心理劇的暖身，可以單獨實施，實施的步驟只進行到第八步驟即可。在此要說明的是，社會劇不等於國內所謂的情景劇或校園劇。最大的差別是，社會劇的劇本是由團體成員共同編寫出來，劇本當中有每一個人生活的影子，在演出時是在演自己的生命故事，在這個過程當中，對自己的生命故事做情緒的宣洩與生命上的療癒。換言之，在社會劇演出當中，每個人都得到了主動的宣洩與被動的宣洩，這和一般的情景劇或校園劇在演出別人所編的劇本是很不相同的。

另一種社會劇的演出方式，是採用一種即興的方式演出。團體成員根據現在社會所發生的事情選出一項主題，然後由團體成員很自發地一個或一群人進入場中加入演出，一直演到某一個段落才停止。在演出中，團體成員運用自己當時的感覺自發地演出，沒有對錯、沒有演得好不好的問題，就只是演出。在演出時，團體成員可以拿團體中的各種道具，例如：布、出氣棒、椅子、桌子等，也可以用現場的道具簡單地化妝進場演出，完全以團體成員的自發為主，團體帶領者完全不干預。如果團體成員被場中人的演出觸發自己的想法和情緒，團體帶領者可以鼓勵他們在劇中演出他們被觸發的想法和情緒。當全部感覺都演出後，團體帶領者才帶全體成員一起分享自己當時在參與演出時的感受與感覺，甚至分享觸發了自己什麼？若有很深的觸發時，團體帶領者就可以進一步以心理劇方式進行療癒。

以發生地震的主題為例，可以先請團體中的一個成員演出地震時自己會做出什麼反應，例如：跑到場地中央大聲喊：「地震了！地震了！大家趕快起來！」其他成員也跑入場地中央喊：「老婆！地震了，快起來啊！」邊喊邊跑到孩子的房間抱著孩子離開房間。此時，又有成員大聲哭喊地說：「房子倒了，爸爸媽媽還在裡面！」……「媽媽妳在哪裡？」……「來不及帶東西了，趕快跑！」……「救命啊！」……「孩子你聽到我的聲音嗎？」……「救命啊！」……「老天爺保佑我的孩子！」……「救命啊！」……「我要進去救我的媽媽！」……「啊！整棟樓倒下來了，嗚……」……「救命啊！」……「救命啊！」……「快，那邊有人受傷！」……「醫生那邊還有人受傷！」……「救命啊！」……，讓團體成員自發演出地震時可能發生的各種情形與狀態。當然，有些成員也可以很自發地發出各種倒塌的聲響，或者用道具做出各種聲音出來。社會劇可以讓成員自己演到自然結束。若成員演到卡住時，團體成員可以催化，例如：救援士兵來了，請一些人進去演救援的士兵，或救援物資來了等。在演出停止之後，請團體成員停在最後一幕上，分享自己的感覺或在參與演出過程中的感覺。

這是社會劇一般進行的兩種方式，而第二種方式，團體帶領者一定要受過專業的訓練，而且要非常有經驗；因為第二種演出的方式，帶入更多心裡的感受，並觸動較多內心的情感與生命故事，要很專業、很細心地帶領與處理，必要時需要做團體的療癒。Tian Dayton 也曾對社會劇的演出分析出 14 個步驟，筆者就不加以臚列，但其中有一「停格」技巧（freeze the action），值得參考。停格技巧就是在演出的任何時段，團體帶領者可以隨時喊停，請演出者凍結（freeze）正在演出的動作，然後問團體中的觀眾是否有人與演出者有相同的感受或經驗，若有，就請他到舞臺上演出他的行為與所說的話語，這樣就可以增進團體的共鳴，同時也可擴展團體的視野（Dayton, 2005）。

二、社會劇的目的

Sternberg 與 Garcia（2000）認為，任何或所有的社會劇都有以下的目的：宣洩、洞察與角色訓練，筆者甚為認同。社會劇的過程可以作為集體情緒宣洩，同時洞察出自己沒有意識到的想法、認知與態度，同時在演出時，訓練自己沒有經驗過的角色，來面對生活或社會中的議題。筆者認為社會劇的目的除了宣洩、洞察與角色訓練外，還有如下的功能：

1. 讓人進入社會、關心社會、了解社會、改善社會，讓生活在社會中的人，對社會議題不是一種冷漠的態度，讓每個人負起社會的角色，做「上帝的協同創造者」，使社會朝向更和諧、更幸福的方向走。
2. 行動中感受自己與他人的處境、認知、行為與情緒。人們對於自己的處境往往只在視覺或意念當中理解，但在社會劇之中讓人行動起來時，就啟動了身體所有的感官，真切地體驗與感受，這樣可以對自己的處境與內在感受做深層面的接觸，遇見未知的自己，提高對自己更深刻的認識與感悟，以新的認知、行為與情緒來面對自己或社會的議題。
3. 角色交換：角色交換是讓人有機會易地而處，走入別人的處境、角色之中，促進對他人處境、認知、行為與情緒的理解。

4. 與人合作：人不能孤零零地活在社會中，必須與人合作，在社會劇當中學會與人合作，從中體會他人、認識自己，在合作中養成心理學家 Alfred Adler 所說的「社會興趣」，才能有更健康的人格與品行。
5. 普同感：在社會劇進行過程中，看到他人的處境與感受，同時也接觸自己的處境與感受，可以協助自己脫離自己是社會最獨特或異類的感受，也可以減緩自己的不安全感、焦慮與孤寂感。

第二節　夫妻關係的社會劇

夫妻關係深深地影響到夫妻彼此的幸福感，同時也深深地影響孩子的安全感及孩子未來的人際關係。

夫妻關係有各種各樣的形式，沒有所謂最完美的夫妻關係。在人世間的夫妻組合百萬樣，因著每個人的個性與對方的個性而有所不同，也因著彼此的環境、工作、經濟、社會地位，而產生各式各樣的組合。在各種組合當中，很難說明哪一種夫妻關係的組合是最好的，這完全是個人的認定以及彼此之間相互的認定。

因此，談到夫妻關係，最重要的是夫妻二人對彼此關係的認定才是最為關鍵。這樣的認定，需要彼此相互認識、溝通、協調，然後找到一種「動態的平衡」。注意！是一種動態的平衡，因為夫妻雙方隨著環境的改變、工作上的調整、孩子的成長狀態與學習狀態、知識方面的成長、自己的成長、對方的成長、彼此的身心健康狀態，都在變化當中。因此，夫妻雙方的關係，也必須要隨時的調整、改變與經營，找到彼此的平衡點。所以才叫做「動態的平衡」。

探討夫妻關係最重要的是要由兩夫妻一起來加以探討，而不是單獨一方的努力或配合而已。這是一件很不容易的事業與工程，是需要時間相互共同經營的事。因此，在夫妻關係當中，最重要的是彼此的溝通方式，或者是表達方法，能夠找到夫妻彼此之間的溝通方式，就能夠找到相互合作的契機點，來共同面對夫妻生活中的一切問題，例如：婚姻界線、親子教養問題、婆媳問題、性協調、婚外情等。

在夫妻關係的社會劇中，團體帶領者可以引領團體成員以社會劇的方式，展現出在社會中夫妻常見的溝通模式、相處模式，以及生活中遇到問題的處理模式。當然，在夫妻關係的社會劇中，也可以呈現家庭的角色分工、家庭的三角關係、家庭中的代罪羔羊、家庭位階、家庭的序位、母子共生、情感勒索、權利界線、酗酒、家庭暴力、婚外情、離婚方式等議題。

以夫妻溝通的社會劇為例，實施步驟如下：

1. 團體帶領者先將團體分組，一般以十個人為一組。
2. 請團體成員每一個人分享自己與先生或老婆溝通的方式，並且以一個實例跟小組成員分享。
3. 請團體成員根據所有團體成員分享的內容，共同討論、共同編出一個劇本，此劇本必須包含剛剛團體成員所說內容的一部分在裡面。
4. 根據劇本分配每一個人的角色，角色分配最好由團體成員自己選擇，每一個人都要分派到角色，根據劇情的需要，一個人可能同時分配到兩個以上的角色。
5. 演出。
6. 去角。
7. 分享演出的感受與在演出角色中的感受，並分享現實生活的角色與所選擇的角色是否相同？是否自己經常扮演這樣的角色？若扮演和平日完全相反的角色，自己體會到什麼等。

如果時間允許，或者在下次團體時間，團體帶領者可以帶領團體成員分享自己父母的溝通方式，並依照上述的方式，由每一個成員分享自己父母的溝通方式並舉一個例子，在分享之後，依照前面的方式編劇本、選角、演出、分享。分享之後，團體帶領者讓團體成員分享自己與配偶的溝通方式是承襲自爸爸或媽媽，是否代代相傳。這會使團體成員對自己的夫妻溝通模式有更清楚的覺察，並做適當的調整。若團體成員從自己的夫妻溝通模式中走不出來，團體帶領者就可以用心理劇進行療癒。

第三節　親子關係與親子教養的社會劇

親子關係是夫妻關係的延伸，會深深影響孩子人際關係的發展。依附理論指出，父母與孩子的關係深深地影響孩子與他人的信任感，形塑出安全型、疏離型或矛盾型的人際關係模式。如何用社會劇來營造良好的親子關係，以及如何用社會劇來探討孩子的教養是本節的重點。茲將親子關係與親子教養社會劇的作法說明如下。

一、親子關係

在親子關係議題上，可以探討的內容相當多，例如：家庭氛圍對孩子的影響、親子之間的互動模式或親子衝突等，都可以作為社會劇的探討主題。

首先，以家庭氛圍的社會劇為例，其具體作法如下：

1. 團體帶領者將團體成員分為幾個小組。
2. 每個小組創造出兩個家庭的形象：一個家庭溝通良好、彼此支持，另一個家庭則充滿了憤怒和恐懼。
3. 分配劇中的角色。
4. 演出。
5. 去角。
6. 分享團體成員在劇中的感受。
7. 探討什麼可以幫助孩子？什麼傷害了孩子？

這樣的探討對於團體成員了解家庭氛圍影響孩子成長有很大的幫助，在演出當中，能協助團體成員直接體悟出家庭氛圍對孩子的影響。在現今的社會當中，很多為人父母者常常忽略掉家庭氛圍的營造，深深地影響著孩子的成長，無意間也讓孩子的心靈受到創傷。家庭氛圍充分地反映出家庭中夫妻的權力是否平衡？夫妻是否能同心協力的合作？父母的位置是否在其位？家裡的權力失衡，傾向於一方時，對孩子的教養就容易產生困擾，如虎媽貓爸，孩子只怕媽媽造成母子愛的斷絕或母子關係的疏離，而虎爸貓媽也會造成孩子對父親的疏離或憎恨。父母怎樣與孩子設定好界線，愛才會在父母和孩子之間豐沛的流動，這就需要父母一起合作，用智慧來面對。

親子關係是父母與孩子的互動關係，此包含了父母方面與孩子方面以及父母子女三方面。親子關係良好，必須先要對孩子在不同成長階段的身心狀況有清楚了解，再者是父母本身，在孩子不同成長階段，對自我的身心狀況之了解，最後是父母在孩子不同成長階段的教養與陪伴的方式。

孩子在成長的過程當中，會隨著他們的成長而呈現出不同的生理與心理的狀況。孩子在社會化的過程裡，必須經過三個階段：依賴、獨立、互賴。人由於獨自生活能力的缺乏（如蜜蜂一生下來就能飛），必須依賴照顧者，而形塑出依賴的特質，這個依賴的特質，就形成其人格中與人的信賴關係與互動關係，讓他是否得到安全感或者被拋棄感？自己值得被疼愛或不值得被愛等自我價值的概念，在此過程中，孩子人格的成熟與照顧者的關係甚為密切。隨著孩子身體的成長而慢慢個體化，從身體的獨立慢慢需要學習心理的獨立，此時照顧者的角色要轉為陪伴者的角色，孩子才能從依賴中走向獨立；當孩子獨立後需要與人合作，因為獨立並非孤立，孩子在合作之中學習相互依賴、相互成長、相互支持，在依賴中有獨立，在獨立中有依賴，有愛人的能力，也有被愛的能力，此時照顧者就成為陪伴者或被照顧者。

在孩子經歷依賴、獨立與互賴的過程中，照顧者（一般為父母，特別是母親）的角色，也要隨著調整，從照顧者成為陪伴者，再成為被照顧者。很多父母在自己的角色需要轉型的時候轉不過來，常常使得孩子處在依賴的階段，或者在孩子需要照顧的階段，因工作或社會處境等因素而無法陪伴孩子，使孩子過於早熟，迫於提早獨立，沒有體會到依賴時的無憂，沒有得到適當的愛，將孤立當成獨立，無法與人相互依賴、相互信賴。當自己成為父母時，不允許孩子依賴，過早要求孩子獨立，讓孩子跳過被滋養、被照顧的依賴階段，剝奪孩子學習被照顧、被愛的機會，使其長大處在不懂得被愛，覺得被愛是一種恥辱，但內心又渴望被愛的情感矛盾之中。或者孩子在個體化階段、學習獨立階段時，照顧者還處於照顧者的角色而沒有轉為陪伴者的角色，一直背著孩子走，讓孩子過於依賴照顧者，剝奪孩子獨立的機會，失去孩子為自己負責任的機會，甚至以愛之名綁架孩子的成長。孩子雖已成家立業還背著孩子，不肯放下孩子，放下孩子自己就不安全，無法控制局面，而形成照顧者與被照顧者之間毒性的連結：孩子一方面想獨立，另一方面又被過度照顧，所以孩子就一直被「要獨立還是要被照顧」之糾結困擾著，致使孩子無法真正學會獨立。孩子成長在依賴、獨立、互賴三階段中，照顧者的角色拿捏與角色轉化甚為重要，是一種智慧與藝術，是需要學習與調整。當父母適當扮演照顧者、陪伴者、被照顧者的角色時，孩子也跟父母學習到如何愛人、如何陪伴人、如何被照顧的三種能力，在其未來與伴侶的相處以及日後身為父母時，都能恰如其分的扮演起應有的角色。天下沒有一套最好的親子教養之標準模式，需要因人、因事、因時代而制宜，需要夫妻雙方自我身心健康，在照顧孩子的過程之中也能自我覺察、自我成長，像一位藝術家一樣，隨著孩子的特質、特性，順性培之、陪之，在代代相傳之間不斷成長、更新。孩子成長了，自己也在孩子成長過程中修復了、成長了，父母在一代代中成長，孩子也在一代代中成長，而形成良性的循環。如此一來，教養的困境就不會代代相傳、苦苦相傳。

著名的親子教育心理學家 Alfred Adler 在其名著《自卑與超越》（*What Life Should Mean To You*）中，提供了很寶貴的臨床經驗，這些經驗提到父母之道以及孩子的特質和排行特質，很值得作為從事親子社會劇時的理論依據與參考，茲將其簡述如下（李青霞譯，2016）。

(一)父母之道

Adler 認為，夫妻要平權，同時也要重視身為父母的價值，特別是母親在父權社會下為母的職責，經常被貶抑又被過度的期待。Adler 也認為，儘管處在父權社會，為母者首先一定要認識到自己對社會的重要性：有好的母親才有好的社會，人類才不會走向自我滅絕。他認為母親是嬰孩第一個接觸到的人類，也是除了他自身外，最先使孩子感到興趣的人。母親是孩子通往世界的第一座橋樑，一個無法和母親發生聯繫的嬰孩，必定會走向滅亡之處。這種母嬰聯繫不但非常密切，而且影響深遠。

Adler 也感歎，在我們重男輕女的文化中，媽媽為母之道的價值常常被認為微不足道。他認為女性的地位必須受到重視，否則在男性占有較優越地位的社會中，女孩子自然而然會不喜歡她們未來的工作。當這樣的女子結婚後，在面臨即將擁有自己子女的時候，她們會以各式各樣的方式來表現她們的抗拒。她們不願意、也不準備養孩子，不期望孩子的到來，也不覺得生兒育女是件有趣的創造性活動。一旦孩子不小心出生之後，這個媽媽就會常常覺得自己的孩子是礙手礙腳之累贅，無法與孩子做親密的聯繫，而造成孩子心靈的創傷，也影響孩子日後無法與他人建立親密的連結關係。因此，Adler 強調，母親必須對自己的孩子感到興趣，並且與孩子做親密的聯繫，同時在孩子的成長過程當中，母親也要適時設法擴展孩子和別人的聯繫，並教導他和環境中的其他人平等合作。換言之，母親與孩子的連結不能過與不及，這樣才有助於孩子健康地成長。

Adler 認為，在家庭生活中，父親的地位和母親的地位同等重要。最初父親和孩子的關係比較不親密，影響也較晚才見到效果。Adler 認為，父親的任務必須證明他對自己的妻子、孩子以及對社會都是一個好的夥伴。父親要和母親一起合作工作，不能因為經濟或社會地位而貶低母親的地位，家庭和諧，孩子才能夠健康發展。

在孩子教養方面，Adler 認為母親不要把懲罰孩子的責任歸到父親頭上。一旦有這樣的作法，身為母親就會有「母親不能真正教養孩子」的信念出來，把自己當作弱者來看待。Adler 也告誡母親，不要告訴她的孩子「等你爸爸回來教訓你」諸如此類的話語，這樣的作為就等於暗示孩子「把父親當作最後的權威以及生活中掌有實權的人」，這些作法容易破壞父子之間的關係，讓孩子害怕父親，而不覺得他是可親的朋友。

這些父母之道的重點是，首先父母要肯定自己作為父母的價值與職責，角色無分貴賤，在《易經》中，乾卦開物成務、自強不息，品物流形；坤卦厚德載物、無成有終，品物咸亨。父母各有其功能、職責與定位，陰陽定位，則天地位焉、萬物育焉、教養成焉。若非此，孩子就可能成為 Adler 所說的，需要特別關照的三種小孩。

(二)三種小孩

Adler 提到：器官缺陷、被驕縱、被忽視此三類兒童需要特別的關注與引導，否則在人格成長上容易把自己孤立或被他人孤立，而不容易與他人合作。這三類孩子共同的特點是他們都很孤單，不能和別人交往，無視於合作的存在，他們對於能幫助自己和別人共同生活的事物經常全然不顧。這三類孩子的形成可能來自自身生理上的缺陷，或在成長過程中過於被寵愛或被忽視。

Adler 認為，器官缺陷的孩子可能是因為他們在嬰兒時期患病或先天因素，而導致身體器官缺陷（例如：小兒麻痺或腦性麻痺患者）。這類兒童的心理負擔很重，他們面對自己身體的支配與控制比一般孩子困難，經常要把全副的心力、精神用在身體上，因將生命的注意力放在身體上，無意間過度重視自己的感覺、感受，而忽略到他人，不知如何與他人合作。除非有人在其成長過程中加以適當的協助與引導，方能把他們的注意力從他們自身引導至別人身上。器官缺陷的兒童長大以後經常拿自己和周遭的人比較，而感到氣餒，甚至還會因為同伴的憐憫或逃避，而加深自卑感，因此喪失社會中扮演有用角色的希望，並認為自己被這個世界所侮辱。

驕縱寵壞的兒童，他們在被驕縱的過程中，不知不覺感受到他是世界的中心，父母、爺爺、奶奶圍著他轉，世界圍著他轉，天之驕子的取求全憑己意，要別人將自己的願望當成聖旨看待，別人不能滿足他時就肆意發怒、耍脾氣，讓他人順服。此結果，當他進入一個不是以他為中心的情境時，就會若有所失地覺得世界虧待了他。這樣的孩子一直被訓練為只取不予，從未學會用別的方式來應對問題，因其一直在別人服侍下，使得他喪失了獨立性，也不知道他能為自己做些什麼。在他面臨困難時，產生一種乞求別人的幫助之應對方式。他似乎以為：假如他能再度獲得突出的地位，假如他能強迫別人承認他是特殊人物，他的情況又能大有可為。Adler 認為，被寵壞的孩子長大之後，很可能成為我們社會中最危險的一群。他們會裝出「媚世」的樣貌，以博取擅權的機會。當他們不再看到他們所習慣的諂媚和順從時，即會覺得自己被出賣了，並對他人充滿敵意，施以報復。因為他們心中總是認為自己是最重要的人物，並且要奪取心中想要的每樣東西。

最後一種是被忽視的兒童。被忽視的兒童在成長中被忽視、不被看重，感受不到照顧與關愛，不知愛為何物，於是他們在面臨生活的問題時，總會高估問題的困難度，而低估自己應付問題的能力，同時不信任別人的幫助與善意。他們曾經因早年被冷漠對待，從此他們就誤以為社會永遠是冷漠的，而不信任自己也不信任別人。

(三)出生排序與性格

Adler 認為，孩子的出生序涉及到不同的生存處境，而產生特有的人格特質：

1. 長子：每一個長子都曾經有過一段資源獨享的時光，到家中第二個孩子出生時，他獨享資源就受到影響。長子通常都受到大量的關懷與寵愛，習慣成為家庭的中心，當別的孩子和他分享父母的關懷時，令他有一種被逐下王座的感覺。因此，在面對這樣的情境之下，長子經常會巧取豪奪父母的愛，一旦得不到就會變得脾氣暴躁、動作粗野、不服從。這樣的孩子長大之後，他的所有動作和表現，都會指向過去，也就是眾人注意中已消逝的那段時光，因而經常眷戀過去，對未來卻心存悲觀。長子也因此會比其他孩子更了解權力與權勢的重要，喜歡搬弄權勢，為了維護他的權利，經常過分誇張規則、界線和紀律的重要性。Adler 認為，長子的這些特殊問題，為人父母在次子出生之前，若能教他學會合作之道，就能夠化險為夷。
2. 次子：次子在童年期間，始終都有一個競爭者存在。他必須使出渾身解數，設法迎頭趕上，總是不甘屈居人後，努力奮鬥想要超越別人，因此他經常是成功的，而且往往比長子還有才能。Adler 認為，父母在對待孩子時，男孩子感受到平等、合作，家中沒有敵對的感覺，孩子就不會一直把他的精力用在競爭上。

3. 么子：么子一直是家裡的娃娃，也是家裡最受寵愛的孩子，因為他所受的刺激很多，有很多競爭的機會，常常有異乎尋常的發展方式。但是老么也經常被寵壞，失去了憑自己力量獲取成功的勇氣。
4. 獨生子：獨生子經常害怕自己有弟弟或妹妹，他要永遠作為眾人注意的焦點，與長子有相同的人格特質。

以上是 Adler 對親子教育臨床上的見解，這些見解可以提供在做社會劇時探索的議題。Adler 對孩子的觀察，最重要的是提出小孩深受成長環境的影響，父母或照顧者在面對孩子的教養時，需要適時協助與智慧教導，才能陪伴孩子健康的成長。

除此之外，筆者從實務經驗中發現，親子教養也要掌握教導時機，荀子在《勸學篇》中提到：「木直中繩，輮以為輪，其曲中規，雖有槁暴，不復挺者，輮使之然也」，這其中是在強調孩子習慣的養成，在此也對孩子習慣養成的重要性加以說明。

(四)習慣的養成

近代教育學家陶行知說：「兒童時期是人格和習慣養成的關鍵時期，要在生活實踐中培養。」陳鶴琴也說：「好習慣養得好，終生受益；壞習慣養成了，終生受其累。」可見習慣對人的重要性。習慣二字從字義上的解釋來看，《說文解字》：「習，數飛也。」鳥類頻頻拍動翅膀試飛，不斷鼓動自己的翅膀，培養飛翔的能力，以現在的話語就是在行動上反覆練習，積累解決問題的能力。慣，穿通、通達，例如：「貫穿」、「貫通」。慣，從心、從貫，反反覆覆在內心琢磨，形成一以貫之的觀念，在思維上深思熟慮，建構做人行事的觀點。習慣，就是不論形成行為能力（慣性作用）或是觀點見解（慣性思維），都是建構個體的生活底線（安全歸屬感界線），而經時間演變成行事標準，進而發展成是非觀、價值觀、生命觀、世界觀。

習慣需要有建構的過程，其建構的過程是知、情、意、行，也就是先有想法（知），然後形成態度（情），再由意志（意）支撐，最終成為行為（行），在行的過程累積成果而成為習慣，習慣慢慢成為性格，然後成為個性，最後決定自己的命運。一般而言，習慣的養成需要 21 天。習慣養成是一個外形內塑的過程，先透過外力引導，也就是環境教育，當個體的自我意識同一性完成後，即由自己的內力啟迪內心修為所至。人在出生到 15 歲時需透過外力教育，如家庭、學校，而在 16 到 30 歲時，則是透過內力學習。

透過外力教育的方式，例如：創造榜樣、典範、環境，身教尤其重於言傳，家規、門風、校規、校風之建立，重點在約束、規範與潛移默化。透過內力學習是了解自我、接納自我、改善自我、完善自我，尤其是修身、齊家、立業的目標管理。習慣的養成著重在關鍵期，因為適人、適時、適境的正向培養要比事後消除或糾正來得容易。

習慣的種類分好習慣、壞習慣，而好與壞之區分標準在於對己、對人、對萬物、對生命價值是同時有利而不偏頗的。專家指出，兒童時期必須養成的習慣如下：

1. 生活習慣：食、衣、住、行之生活起居，以及儀態、舉止等方面。
2. 健康習慣：清潔、衛生、運動、營養攝取等方面。
3. 安全習慣：生理、心理之自我保護意識及行為等方面。
4. 思維習慣：系統、多向度、邏輯、創意、正向、獨立思維等。
5. 學習習慣：學習的動機、態度、方法、能力、策略等。
6. 管理習慣：時間管理、金錢管理、人際交往、目標管理等。

每個人的生活發展、生命成長必須依靠培養好習慣來積累資源及能力，所以習慣之於人是一種經歷工具，也就是「工欲善其事，必先利其器」；人應該主導養成好習慣，而不應該被壞習慣役使。所以父母培育孩子的習慣必須在成長關鍵期，在生活實踐中，有決心、毅力的培養或糾正它，借助外力教育與內力學習雙管齊下，滴水穿石，方可有成。

以上是有關孩子教養方面的觀點，僅供參考及繼續深入探索。團體帶領者可以從上面的觀點，帶領團體成員探索有關親子教養的議題。但要注意的是，親子教養因人、因事、因地、因社會處境而制宜，很多父母會想透過社會劇找尋最佳的教養方式，但社會劇只提供探索與洞察新的方式與方法，往往會使參與的父母失望，但是以社會劇探索與演出親子教養的問題，能提供父母與孩子有機會用行動探索出身為父母與身為孩子的內心感受，也可以達到集體宣洩的目的。當人內心情緒有所宣洩時，心境也跟著清明，就能更有智慧來面對親子的議題。

親子議題社會劇的另一種實施方法如下：

1. 團體帶領者將團體分為兩組。
2. 兩組成員對立站在舞臺上。
3. 團體成員一邊全部扮演父母的角色，一邊全部扮演孩子的角色。
4. 請扮演父母的團體成員，以自發的方式行動出父母常說的言語、感覺、感受，另一邊則以孩子的感覺、感受加以回應甚至挑釁。
5. 請雙方自發，持續行動出生活中可能說出的話語與做出行為。
6. 待對話告一段落時，團體帶領者請雙方人員角色交換，更換彼此場地，本來扮演父母者全部扮演孩子，而原來扮演孩子者全部扮演父母。
7. 自發的行動、互動與對話。
8. 待對話告一段落時，團體帶領者請團體成員坐下，分享過程中的感受與實際生活中自己的角色。

二、親子衝突

親子衝突在現今的社會當中的發生比例愈來愈多，也成為社會與社區所關注的主題。這些衝突可能源自孩子的行為（例如：厭學、輟學、打架、網癮、吸毒等）、父母管教過嚴、隔代教養、單親家庭、繼親家庭等因素。

第四節　婆媳關係的社會劇

婆媳關係是人際關係中的特有產物，此中牽涉到婆婆、兒子、媳婦三者的關係，甚至牽連到公公以及女方父母，還有孩子的教養等問題。這裡面有權力的關係、愛的爭奪、人際相處等議題。權力的關係涉及到婆婆的地位、媳婦的地位、丈夫的地位以及孩子的教養權；愛的爭奪包含婆婆爭奪兒子的愛、婆婆爭奪孫子的愛、媳婦爭奪丈夫的愛、媳婦爭奪孩子的愛。人際相處則是來自不同社會階層、生活背景、生命經驗的人一起相處的議題，這其中還牽涉到愛的分享以及情感溝通的問題。

在中國的家庭關係裡，兒子是媽媽的產物，歸媽媽所有，即使結婚之後，兒子依舊是兒子，兒子的起居生活還是歸媽媽所管，要媽媽放棄管兒子的權利，或將權利交給他人，對媽媽而言是一種放棄教養責任，有失職責的行為。孩子的成家立業，對母親而言，是一種責任的了卻，同時也是一種生活失去重心、失落、失去自我價值、失去家中重要性、失去地位的一種象徵，且失去一種長期的控制權，是一種內心極複雜的失落與空虛。在空虛、失落後，就想繼續抓住，一旦兒子抓不到就抓孫子，來證明自己有用、有價值。俗語說：「媳婦熬成婆」，這裡面象徵著女人在家中的地位，往往是為他人而活，剛開始為先生而活，接著為孩子而活，一旦孩子長大成家立業之後，生活失去了重心，就繼續為孫子而活。女人一生奉獻，一生的重心、中心都為了別人，其精神偉大也在此。奉獻成為她生命的核心，一旦感覺到有人（媳婦）來爭奪她奉獻的位置，心中就會升起捍衛職權並與之對抗的心理狀態，這是身為婆婆的內心處境與感受。當然，若婆婆在執行其職責時，感覺到媳婦是來分擔她的職責的，就能合作愉快，甚至慢慢授權，進而將權力與職責交接給媳婦。但若交接權利之後，婆婆發現媳婦未能盡職，又想將照顧的職責收回，而再度引起權力的鬥爭。

妻子與先生戀愛、結婚，找到生命中的伴侶，內心當然希望得到先生的愛與照顧，希望從此兩人過著幸福快樂的日子。一旦發現在兩人世界之中，又多了個女人來干涉，而且權利比自己大時，自己在先生心中的地位、在家庭中的地位不穩時，心中的不安全感、不確定感油然而生。此時，先生若又想：「媽媽只有一個，妻子還能再娶。」就更加深妻子的不安全感。安全感與支配感是人賴以生存的保障，媳婦對丈夫爭奪不了，但連自己生的孩子之教養權也爭取不了時，就更容易失控，也就會展開婆媳之間的明爭暗鬥。

先生會認為，一方是生我、撫養我的媽媽，一方是自己所愛的人，如果媽媽和妻子能兩人合作、和睦相處，就感到被愛充滿，若兩人不能和睦相處，就會覺得沒愛了。愛護媽媽得罪媳婦，愛護媳婦得罪媽媽，兩邊周旋，兩邊不是人，心中知道成家立業的生活重心要放在新家庭上，但原生家庭又放不下，希望一方體會一方，希望雙方彼此理解、諒解，和睦相處，若想兩全又兩全不起來，就落入無奈、無助、無力的境地。

以上是由其處境來了解婆婆、媳婦與先生的心理現象。這些心理現象會延伸到表層日常的互動之中，例如：母親恐懼自己的位置被兒媳婦「奪去」，於是拼命想「奪回」應有的位置。其方法是：婆婆每晚都來敲兒子房門，叮嚀要蓋好被子，以免著涼；早上按時去兒子新房疊被、打掃清潔等，弄得媳婦快要瘋掉了；或者在兒子面前捕風捉影說媳婦的是非等。媳婦也抱怨婆婆的衛生習慣不好、菜煮得不好、洗碗不用洗碗精、進房間不敲門等。這些生活瑣碎的衝突，慢慢衍生到共同的心理現象是：婆婆嫌棄媳婦、媳婦嫌棄婆婆、媳婦嫌棄先生的無能、婆婆嫌棄兒子的無用，三者都被「嫌棄」，一旦被嫌棄就很生氣，生氣又不想當面衝突就憋氣，憋氣憋不了就離去，最後形成婆婆離家、妻子離家、老公不回家、孩子沒有家的場面。

面對這樣相互嫌棄、怨氣、憋氣、離去的場面，心理學家能做什麼？在認知上，大家都知道要相互理解、相互包容，彼此退一步，多為對方著想，多體會對方的難處，很多婆媳也如此做了，真的改善了彼此的關係。但是，有的婆媳關係還是改善不了，怎麼辦？此時就可以用社會劇來協助。在婆媳關係之中，因生活在一起，因權力、愛、社會階層、生活習慣不同而累積很多的「怨氣」，這些怨氣不消，很難化解彼此之間的衝突，而在社會劇中提供了宣洩怨氣的途徑。以下介紹社會劇如何實施於婆媳關係上的具體作法，其作法有二。

一、角色與處境的體會

角色與處境的體會是用社會劇的形式，體會婆婆、先生與媳婦的三種角色與處境，這其中可以用演出、角色交換與鏡觀的技巧來呈現。實施步驟如下：

1. 團體帶領者將團體成員中的婆婆、媳婦與先生分開，各自在一組。
2. 請各小組談論自己的處境，如婆婆組的成員談自己如何當婆婆，以及當婆婆的益處與苦處，媳婦組與先生組的成員也各自談談自己的處境與心情。
3. 分組討論完後，團體帶領者請婆婆組與媳婦組各站在團體的兩邊，先生組站在中間。
4. 請團體成員自發地說出在自己立場上想說的話，這些話可能在現實生活中說過，也可能想在現實生活中說但一直不敢說的話，特別是媳婦想對婆婆說或對先生說，或者是婆婆想對媳婦說或兒子說，或者兒子想對媽媽說或媳婦說的話。
5. 團體帶領者從中鼓勵團體成員說出心裡的話。
6. 當對話到某一段落後，媳婦組與婆婆組的角色交換，先生組不動，當角色交換後，婆婆組的成員以媳婦的角色說話，媳婦組的成員以婆婆的角色說話。
7. 對話後，媳婦組回到原來媳婦組的位置，兒子組與婆婆組的角色交換，角色交換後，開始對話。
8. 對話後，婆婆組回到婆婆組的位置，先生組與媳婦組的角色交換，角色交換後，開始對話。
9. 對話後，回到大團體，請團體成員從婆婆組、媳婦組與先生組中各挑三位代表站在舞臺中央，進行對話，其他成員在觀眾席上觀看。

10. 對話完後，回到大團體進行分享。

這樣的社會劇目的有三：一是讓婆婆、媳婦、先生有機會說出心裡的話，可以適當宣洩其情緒；二是透過角色交換，設身處地走入彼此心裡，理解三方的內心感受；三是透過鏡觀，讓團體成員從客觀的角度看見婆媳關係。

二、婆媳衝突事件的體會

婆媳衝突事件的社會劇，是讓團體成員有機會說出婆媳衝突的事件，以宣洩情緒，增加面對婆媳衝突處理的洞察力。實施步驟如下：

1. 將團體分組。
2. 每組成員說出婆媳衝突事件。
3. 團體成員將小組中說的婆媳問題，編成一個劇本。
4. 分配角色。
5. 每組輪流演出婆媳衝突的場面。
6. 分享。

這樣的社會劇可以透過演出宣洩情緒，同時也可以看到別組的演出，洞察出婆媳關係的多面性。

社會劇運用在婆媳關係上，不一定能徹底解決婆媳之間的衝突，但是透過演出的過程卻可以達到宣洩怨氣的目的，一旦怨氣有所宣洩，就能夠以更清明的智慧來面對婆媳問題。

第五節　班級社會劇與學校社會劇

班級與學校社會劇，分別是針對班級的共同問題或學校的共同問題，以社會劇的形式加以探索，讓學生關心、參與班級及學校所發生的問題，以此可以得到新的覺察或處理問題的新方式。以下分別將班級社會劇與學校社會劇的實施方式介紹如下。

一、班級社會劇

班級社會劇指的是在班級上，針對班上的共同問題加以探索。班級關係較為密切，因此在實施社會劇時要格外謹慎，否則容易形成班級對立或某些同學被孤立的現象。要提醒的是，班級社會劇所針對的是班級共同關心的議題，也就是與全班都有關係的議題，至於個人的問題，涉及到個人的隱私，要尊重個人的意願，還是採用個別諮商來解決較為妥當，否則容易形成批鬥大會，就失去社會劇的意義。

班級社會劇的帶領者一般為班級的班導師，這樣有助於班級的經營與管理。班級社會劇的實施方式，可由老師發一張紙給班上的每一位同學，請他們寫出班級的問題，老師再將同學的問題加以分類與整理；若涉及到個人隱私問題則與同學說明並加以刪除，然後將涉及到班級的共同問題寫在教室的黑板上，徵求同學的意見，選定探索的主題。

主題選定後，將班上同學分小組討論，討論時老師要引導小組中的每個人，針對探索的主題談論自己的想法與感受，或曾經在自己身上發生的事件或故事。待分享完後，請每一個小組根據小組的分享內容，編出劇本，然後分配劇本中的角色，每一組再輪流到講臺，或在教室挪出一個空間演出，演出時老師要提醒其他同學，在演出過程中要跟演出的人同在，不要在底下講話，同時也要告知同學，這不是比賽，而是促進對班上問題的了解與體會，不用為演戲而演戲，或怕自己演得不好被嘲笑。當每組演出後，老師帶領同學分享自己在角色中的感受，以及在演出或其他組演出時自己的發現與覺察。但是，老師要切記，不要在此時做「機會教育」，孩子自己的發現比老師的教導更有力量。

班級社會劇的內容可能涉及到班上同學吵架的事，老師可以邀請吵架的雙方說出吵架的原因和內在的情緒。在說的過程中，講到關鍵時，老師可以用停格的技術，例如：打架的一方說「他罵我不要臉」，此時老師可以問班上其他同學，曾經被罵過不要臉的人請舉手，並請舉手的同學站在剛剛說話的同學旁邊，請這些同學說出：「當別人罵你不要臉的時候，你會感覺到什麼？自己的情緒會怎樣？想要對方怎樣？」當一方講完後，老師可以問罵人的一方，為什麼要罵對方不要臉，罵人的一方回應說：「對方罵我是白癡、笨蛋。」此時，老師就可以問曾經被人罵過白癡、笨蛋的人舉手並請他們站在同學這邊，分享被罵白癡、笨蛋的感受與情緒反應。最後，老師還可以用角色交換的方式，讓雙方交換位置，去感受對方的感受。這樣的作法可以讓同學體會彼此的情緒與反應，在相互理解中化解彼此的衝突。

另一方面，班級社會劇也可以用來做為班上某一同學因生病或意外過世的悲傷輔導之用；但進行此悲傷輔導時，要由受過悲傷輔導訓練的學校輔導老師進行。輔導老師發給班上每一個同學一張圖畫紙及一張信紙，請同學把對生病或意外過世的同學之思念及想說的話都寫在信紙上，並在圖畫紙上畫出給該同學的禮物或祝福。當寫好及畫好之後，老師請每一個同學到該同學原來坐的位子上，將信唸出來或在心裡唸出來，並將所畫的圖畫放在桌子上，然後眼睛閉起來感受該同學的反應。在全班同學都做完之後，老師邀請同學分享此過程，若有同學的情緒很大時，老師及同學可給予擁抱或支持。這樣可以達到集體宣洩的目的，同時老師也可以發現班上同學中，有哪些人對同學的離去產生較重的心理創傷，可以進一步的追蹤與輔導。

對小學生實施班級社會劇的作法是：讓班級學生看影片，例如：《櫻桃小丸子》，看完後請同學選擇影片中想扮演的人物，將影片上的故事演出來。演完之後，老師引導小朋友分享，是什麼讓自己選擇小丸子或小玉或其他的角色，這角色與平日的自己相同嗎？在扮演的過程中，自己體會到了什麼？或有什麼發現？還有一種方式就是運用繪本，老師分享繪本內容後，請小朋友自發選擇繪本故事中的角色，在演出之後，帶領小朋友分享。這些作法可以擴展孩子的自發性與創造力，同時協助孩子了解日常生活中他人的想法與感受，增進其人際交往能力。

二、學校社會劇

學校社會劇可以在班級進行，也可以在學校的社團中進行，主要是針對在校園中常發生的問題加以探索與演出，例如：考試壓力的面對、戀愛的表白與分手、學校宿舍常見的問題、生涯規劃的選擇與困惑等議題。

學校社會劇與校園情景劇不同，校園情景劇基本是一種戲劇的表演，著重在演出，而學校社會劇的重點則是在演自己的故事，從演出中擴展自己的思路、宣洩情緒，以及對學校問題的參與。以學校宿舍為例，實施步驟如下：

1. 將團體分組。
2. 請團體成員分享自己在宿舍的經歷，以及自己最感到困惑或煩惱的事。
3. 將每個人的故事融合成一個劇本。
4. 選擇故事中的角色。
5. 演出故事。
6. 分享自己在角色中的感受與發現。

第7章

心理劇團體的導劇技術

本章介紹心理劇導劇時所用的導劇技術。心理劇主要是在修復人與人之間的關係，因此本章在介紹導劇技巧時將其分為四類：探問關係技巧、修復關係技巧、平和關係技巧與其他技巧，並在介紹技巧之前，先介紹心理劇的流程與基本要素。

第一節　心理劇的流程與基本要素

一、心理劇的界定

依照Moreno在《心理劇：第一卷》（*Psychodrama: First Volume*）一書所言，心理劇是今日人類遭受社會及心理不安時，兼具普遍性與實踐性最有希望與最能宣洩（catharsis）人類不安的法門（Moreno, 1969）。Moreno也對Psychodrama的「drama」加以說明：「drama」是譯自希臘文δραμα，意指行動（action）或完成某事（a thing done），因此心理劇可以界定為「透過戲劇手法來探索真理的科學」（the science which explores the "truth" by dramatic methods）（Moreno, 1969）。

上述的界定有點過於學術，不易讓人理解心理劇是什麼，因此筆者依據多年的實務經驗將心理劇說明如下：心理劇是奧地利精神科醫師 Moreno 所創的一種心理治療手法，其運用戲劇的手法重視人的內在生命事件，讓人看到自己的處境、困頓、束縛，進而重新經歷自己的生命、接觸自己的內在所思、所言、所行。而心理劇的過程是在協助個人開顯自己、讓自己內在心靈自由、解放對自己與他人的束縛，進而找回對自己的愛、對別人的愛，而逐漸地接納自己、整合自己，重新找回生命對人事物及環境的自發性，找到安身立命之所在，最後創造自我生命的價值。

二、心理劇的流程

進行心理劇的階段，依對象與目的不同可分為兩種：若施行對象為一般的成長團體，其階段可分為：暖身、做劇、分享三階段；若團體性質屬於訓練課程的導演班，團體或研究團體則於分享後再加上流程分析（或稱為審視）（如圖 7-1 所示）。茲將心理劇的進行階段分述如下。

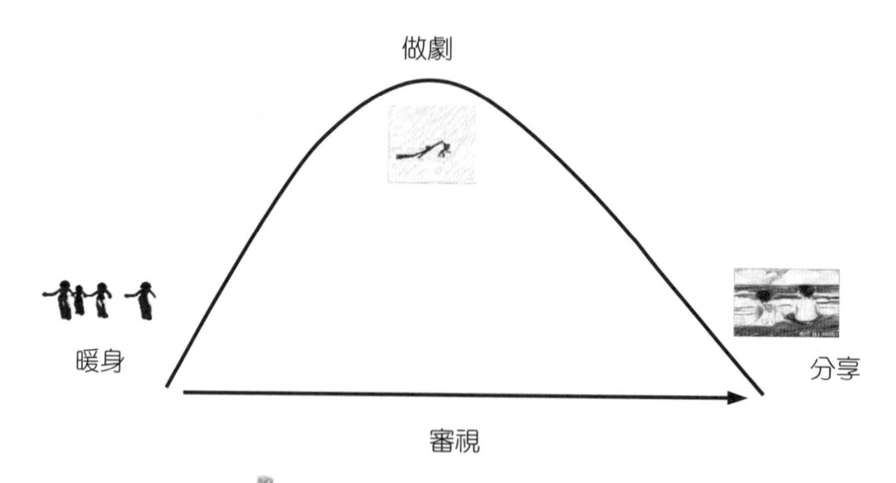

圖 7-1　心理劇的三個階段

(一)暖身

暖身是為了激發成員的自發與主角的自發過程，同時也是在打破團體成員之間的陌生感，為團體建立一個可以信任的網絡，並為主角做熱身，協助成員漸漸地將焦點集中在自己個人的內心世界。導演運用繪畫、音樂、冥想、肢體活動等方式帶領團體，為接下來的選角及做劇做準備。

暖身過程是心理劇最基本的過程之一，對導演而言，找到合適的方法使導演本身、整個團體及主角暖身是非常重要的。暖身活動是用來發展團體凝聚力的技巧，促使團體專注於自己的任務，或在團體中創造一個特別的氣氛、傾向或主體。個人可經由暖身活動進入一個心理或情感探索的氣氛。

另外，團體的暖身貫穿於整個心理劇。雖然心理劇可區分為暖身、做劇、分享，但除暖身活動外，做劇與分享也都是暖身，是在為下一個主角或下一個劇暖身，使團體一直走下去，而且暖身除了將團體成員暖入個人內心之外，也必須將團體成員從內心世界暖入團體中，讓團體成員接觸自己內心的感覺，同時也走入團體的感覺，讓團體投入「超越現實」，也讓團體走回現實世界。

(二)做劇

經過暖身選出主角後接下來就是做劇階段。做劇是心理劇主要的部分，在這個過程中，主角將探索其關心的事件，可以是具體事件、夢境、幻想或身體的感覺等。導演使用各種技巧，使主角借著肢體體驗或行動等表達方式具象地呈現出來，而產生新的體驗、領悟及轉化。

心理劇的做劇不需要劇本，而是將主角內心的事件，透過行動演出來，行動是做劇的要件，以打破主角慣性式地使用思考來關照或解決問題，讓主角重新進入事件發生時的場景，重新體會、重新領悟，以新的觀點和態度來對待舊的事物，從而走出困境。

(三)分享

分享是心理劇中將主角帶回團體、整合入團體的階段。此階段是讓團體成員分享在擔任主角中所經驗到的經驗與感受，同時也是讓主角休息、恢復、沉澱的階段。主角的做劇過程猶如在手術房中進行手術，分享階段就是主角進入恢復室的階段，因此導演會限制成員在分享時不分析主角的劇情、不提供建議給主角、不批評主角在劇中的作為與決定、不對主角提問問題，只能分享自己內心被主角的劇所觸動的經驗與感覺，或在擔任替身或輔角時的感覺、感受。分享可以使主角感覺到與團體其他成員有所連結，並得到支持的力量，導演也可藉此關懷有類似感受的成員進一步探索，成為下一齣劇的主角。

(四)流程分析或審視

心理劇的流程分析有助於了解主角在心理劇過程中所經歷的過程，主要是運用在訓練導演（團體帶領者）、督導或研究時。流程分析主要集中在分析導演導劇的流程及其使用的技巧，有助於導演在專業上、技術上的精進，其分析重點在導演而非主角。其中，可探討導演在劇中的思維與某一個景卡住的狀態，或使用其他技巧時有何不同的結果。

有一點須特別提醒與注意的是：在成長團體時嚴格禁止進行流程分析，特別是主角在場時。因為流程分析是在審視劇的流程，審視主角的「開刀過程」，主角若在場，等於是再一次將主角放在「手術臺」上供人討論與研究，對主角是會造成傷害的。再者，成長團體的成員是共同參與者，主角進行劇的過程，也是在進行自己內心的劇；換言之，主角在進行開刀，團體成員也在進行開刀，若在團體後進行流程分析亦會再度將「傷口」打開，對主角與團體成員均是不利的。因此，流程分析最好是在導演班或督導班進行較妥。

三、心理劇的組成要素

心理劇的展現方式是在團體中進行。在團體中，團體帶領者是導演，導演以各種暖身的方式，選出呈現自己內心生命事件的主角，在團體進行時，主角以心電感應（tele）的方式，在團體成員中選出一些人，來扮演其生命事件中的重要他人或景物的輔角，將呈現主角內心世界的空間當作舞臺，其他未被選入的成員在舞臺下成為與主角一起經驗生命故事的觀眾（陪伴者）。因此，心理劇的基本組成要素有（如圖 7-2 所示）：舞臺（the stage）、主角（the subject or patient or protagonist）、導演（the director）、輔角（the staff of therapeutic aides or auxiliary ego）、觀眾（陪伴者）（the audience）（Moreno, 1972）。茲將此五種基本組成要素說明如下。

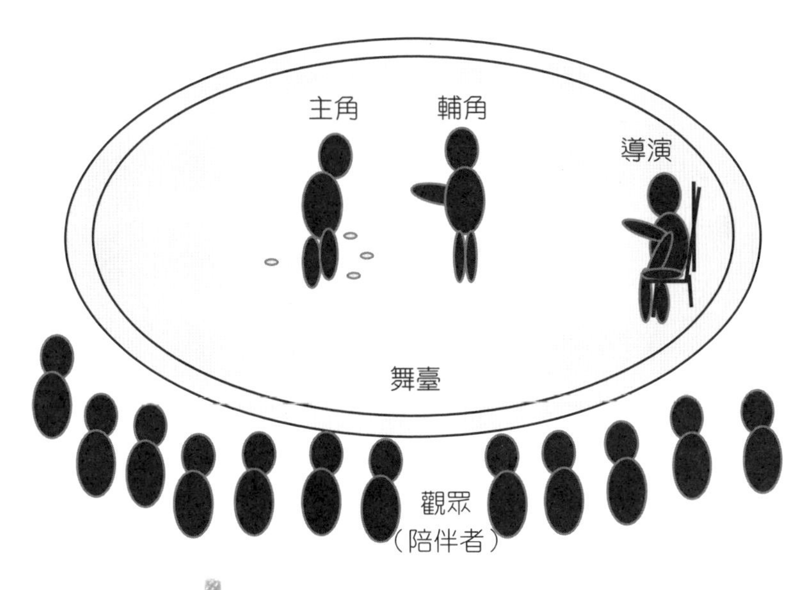

圖 7-2　心理劇的組成要素圖

(一)舞臺

Moreno 認為，如何在心理劇舞臺上將會心的人（the encounters）像生活中一樣如實的上演是一項最困難的任務。在早期（1908～1921），心理劇是在生活中展現，如在街上、在公園或是在家裡（Moreno & Moreno, 1969, p. 27）。舞臺是讓主角呈現其生活事件發生時的空間，是心理劇演出的所在地。Moreno 所設計的舞臺包括三層臺階，是一個圓形的區域，直徑約 4～5 公尺。當主角由一個臺階踏上上一層的臺階，會感覺到自己由外在世界一層層進入其內心世界。

在現實環境下，大部分心理劇都沒有像Moreno一樣的舞臺，大都以一個大的房間、團輔室、空的會議室或教室為舞臺。選擇舞臺最好避免過於空曠、狹窄或過於吵雜的環境，這樣才有利於心理劇的進行。

(二)主角

主角是心理劇中使用的術語，代表心理劇演出的主要人物。他（她）是劇中的主體，是在舞臺上呈現其內心事件的人，其呈現的事件可能是過去的生活事件、現在的生活事件或是未來的事，甚至是想像中的事。

(三)導演

在心理劇中，導演是受過訓練的人，來引導主角的演出。導演是主角的替身、是劇的協同製作人，同時也是生命陪伴者、治療者。導演以專業的技術催化主角與團體成員的自發性與創造性，一同看見主角的生命與轉化主角的情緒、認知及行為。導演是主角生命轉化的協同創造者，但非主要創造者，在心理劇進行中，需依主角之特性、特質、處境來「因勢利導」，是引導「主角」演化、轉化生命故事，而不是在導「導演」想導的劇。

(四)輔角

輔角是主角在其心理劇中扮演主角、扮演主角的重要他人或是扮演主角劇中的景物（如動物、花、草、樹木或其他大自然景物），甚至也可能是扮演主角的聲音、器官等的團體成員。在心理劇中扮演主角者一般不稱為輔角，另給一個名稱為替身（double）。輔角的功能有三：身為一個演員來雕塑出主角世界中所需要的角色（主角的延伸）、身為一個諮商師來引導主角（導演的延伸），以及身為一個特別的調查者（Moreno, 1946, p. 15）。輔角（auxiliary），在Moreno的著作中使用「auxiliary ego」，但近年來大部分人都用「auxiliary」一詞，也有人用「supporting player」或「trained auxiliaries」（Blatner, 2000, p. 4）。

(五)觀眾（陪伴者）

觀眾（陪伴者）是指那些在心理劇中不在舞臺上擔任主角、導演、輔角的其他團體成員。心理劇團體通常是一個六至二十人的團體，也有大至像 Moreno 舉行數百人的公開課（Blatner, 2000, p. 4）。觀眾是團體的見證人、輔角的來源或是上一個劇或下一個劇的主角，其責任就是與主角同在，與主角一起經歷主角與自己的生命故事。在中文的翻譯上，一般是直接從英文的 the audience 翻譯為「觀眾」，但翻譯為「觀眾」很容易讓人望文生義，認為就是在旁觀看的人，只是在「看戲」的人。因此，筆者一般都不使用觀眾一詞，而改為「陪伴者」，陪伴著主角、陪伴著自己、陪伴著其他團體成員的人。

第二節　探問關係的心理劇技巧

前面所述，心理劇是在修復人與人之間的關係，也就是Moreno所說的修復社會原子。而修復關係（包含自己對自己的關係以及自己與他人的關係）的主要目的，就是在協助自己對自己或他人能夠從「理解」到「諒解」到「化解」到「和解」。此療癒過程就是：「探問關係」到「修復關係」到「平和關係」三個過程（如圖 7-3 所示）。茲將此三個過程所用的心理劇技巧說明如下。

首先談探問關係的技巧。探問關係的技巧就是了解主角與他人的關係狀態，藉以明瞭主角的問題所在，其中最常用的技巧有角色交換技巧（role reversal technique）、設景技巧（setting technique）、距離化技巧（distance technique）。茲將其分述如下。

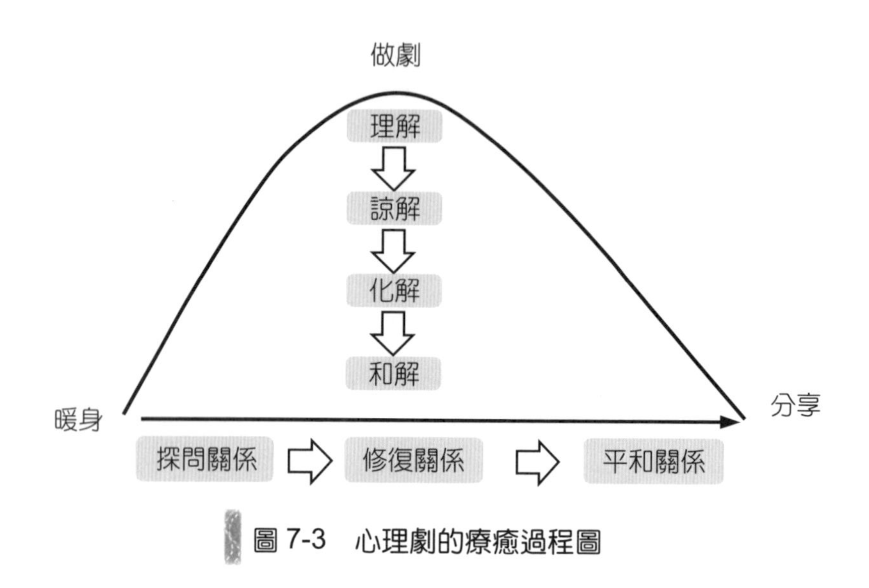

圖 7-3　心理劇的療癒過程圖

一、角色交換技巧

角色交換技巧是心理劇中最常用的一種方法，此技巧貫穿整個治療過程當中。在探問關係、修復關係與平和關係中都需要使用到角色交換技巧，因此 Moreno 將此技巧稱為「心理劇的引擎」。此技巧讓人進入他人的處境，進入他人的認知、情緒與行為，進而理解他人的處境、認知、情緒與行為（如圖 7-4 所示）。

其主要的作法是：藉由角色上的交換，讓案主可以易地而處地來了解生命故事中相對人內心世界的感覺、感受與想法。簡言之，就是在諮商互動過程中的角色與角色之間的轉換，例如：案主與其重要他人互動時，讓案主換成重要他人的角色，來聆聽剛剛自己和重要他人所說的話，並以重要他人的角色來回應剛剛自己所提的問題。或者是說，當案主與自己內在對話時，用自己的一個部分和另一個部分之角色交換，藉以讓自我在自我對話中更深入地了解內心的不同聲音。

以案主跟爸爸的對話為例。當案主向爸爸說：「爸爸，為什麼小時候你都常常打我，打得我皮開肉綻的，你可以告訴我嗎？到底為什麼？你到

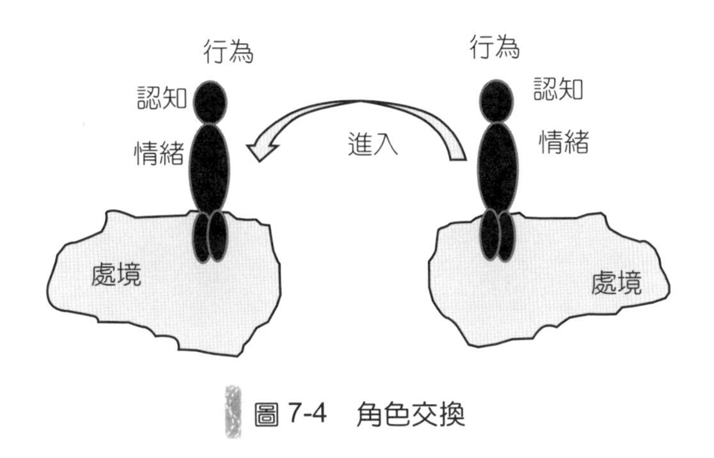

圖 7-4 角色交換

底是不是我爸爸？為什麼拿那麼粗的棍子來打我？你可以回答我嗎？」此時諮商師說：「角色交換。」讓案主坐在爸爸的位子上加以回應。這樣的作法就是角色交換，讓案主走入爸爸的處境，體會爸爸拿棍子打自己時的行為、認知與情緒。當然，導演將案主交換到爸爸的位子時，要先讓案主暖身進入爸爸的角色，其作法可以先跟案主說：「你現在是爸爸，你是做什麼工作的？」「在你心中，你的孩子是怎樣的孩子？」「我可以問你一個問題嗎？為什麼你要拿那麼粗的棍子打你的孩子？」一步步地問話，讓案主在回答之中走入爸爸的角色，走入爸爸的處境、認知、情緒與行為之中。

二、設景技巧

心理劇是一種行動的治療方式，而人的行動是在情境中產生出來的。情境是人的處境，人在處境當中就有處境的情境，因此「景」會讓人觸景生情，將生活中的事件浮現出來。心理劇的設景技巧，就是將人在生活中所處情境之「景」布置出來，而進行心理的療癒。換言之，設景就是在心理劇中把案主的處境設置出來。處境簡單來說就是所處的環境，設景讓案主的處境具體呈現在他的面前，進而邀請案主進入情境之中去感覺他的感覺和感受。而案主要去感覺他的感覺、感受，可以從他的感官開始。這些感官包括眼、耳、鼻、舌、身、意，亦即從主角的視覺、聽覺、嗅覺、味覺、觸覺及意象來設置案主的處境。

視覺是讓案主眼中所呈現的事物，具體擺設在案主的面前；聽覺是讓案主感受到他在處境中所聽到的聲音或言語；嗅覺是讓案主聞到他在處境當中所聞到的味道；味覺是讓案主嚐到在處境中的味道；觸覺是讓案主觸摸到他身體所接觸到的事物；意象是讓案主將他腦中所浮現出的事物具體地呈現出來。

例如：案主說他昨天跟媽媽吵架了，非常的難過、傷心。若案主很想根據此事件探索自己時，導演就可以跟案主說：「和媽媽在什麼地方吵架，把昨天吵架的場景設置出來。」導演可請案主用工具箱中的布或場地中央的椅子，將昨天與媽媽吵架的場景布置出來，然後請案主在團體中找一個人做他的媽媽，以及在團體中找一個人做案主的替身，將昨日與媽媽吵架的場景呈現出來。

導演可以先請主角拿一塊布放在角落當作門，然後請主角站在布的上面，再跟主角說：「你現在站在家裡的門口，從家裡的門口看進去，第一眼看到什麼？」主角可能說：「看到沙發。」導演就請主角拿椅子或布當作家裡的沙發，當主角將沙發放好後，導演問此沙發是幾人座，若主角回答是三人座，但卻只放了一張椅子，就可以請主角再加兩張，讓場景更接近實際情況。依此方式，導演邊請主角將家布置出來，也邊問主角，直到將與媽媽吵架的場景布置出來（如圖 7-5 所示）。在布置時，若有必要也可以從聽覺、嗅覺、觸覺等問主角，喚起主角的感官，幫助主角暖身進入情境之中。

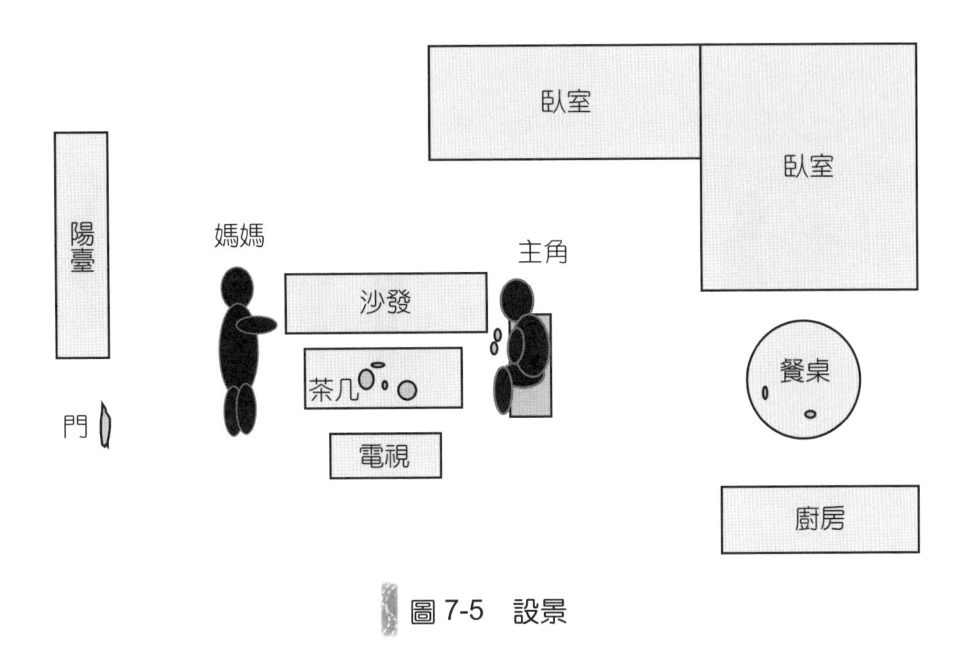

圖 7-5 設景

三、距離化技巧

人處在社會中，跟他人有遠、近、親、疏之別，空間的距離往往是心理的距離，因此在心理劇當中，諮商師就可以將案主與其重要他人的心理距離，具體展現在劇場中，讓案主感受到與重要他人心理的距離；同時，讓案主感知到他與重要他人的遠、近、親、疏關係。換言之，距離化是協助案主從行動上、視覺上、感受上覺察自己與重要他人在空間上及心理上的距離，並且從身體姿勢得知：案主與重要他人的關係——親近、疏離或衝突。

距離化技巧的具體使用方式是：邀請主角站在劇場中，然後請主角在團體裡將自己生命故事中的相關人物找出來，例如：找出團體中的人分別扮演主角的爸爸及媽媽、自己的替身（如圖 7-6 所示）。然後導演請主角的替身站在主角的位置上，讓主角先角色交換當媽媽。導演問：「你現在是媽媽，看一下站在那裡的是你的女兒（主角替身），你跟你女兒的距離

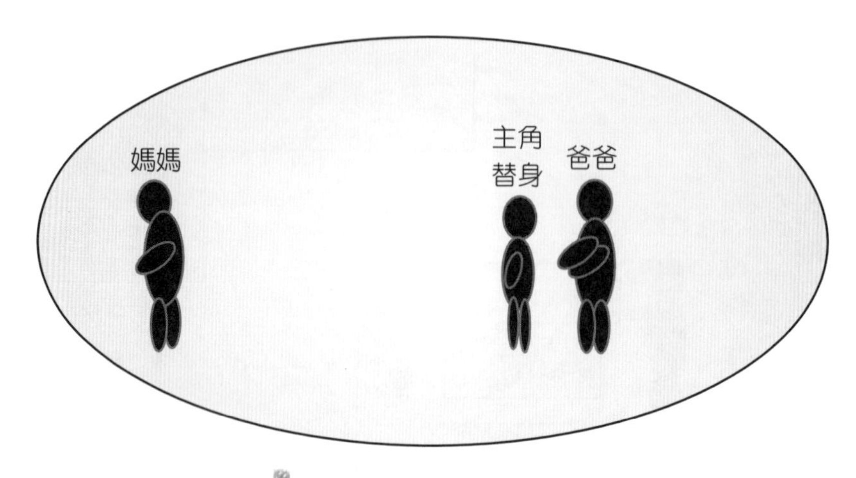

圖 7-6　距離化技巧

是怎樣的？」接下來，導演問：「你會站在什麼位置？」等主角站好位置之後，導演繼續問：「你會面對著你的孩子、側對著你的孩子，還是背對著你的孩子？」導演在問話的同時，若主角的回答是「面對著」，導演就引導主角面對著主角替身；若主角的回答是「側對著」，導演就引導主角側對著主角替身；若主角的回答是「背對著」，導演就引領主角背對著主角替身。

距離化的技巧是以身體的位置讓案主很具體的感受到他與重要他人的關係。在距離化當中，我們可以看到案主與他人距離遠時，就代表著案主與他人心理距離遠；當距離近時，就代表著他們之間心理較為靠近。這也是一種社會計量的方式。

當案主把位置擺好之後，導演就可以很具體的和主角探問他與重要他人的關係。此時導演常用的問話是：

「你喜歡這樣的距離嗎？」
「你喜歡這樣的關係嗎？」
「若不喜歡，你想怎樣？」

第三節　修復關係的心理劇技巧

心理劇的目的就是在修復關係，前一節可以用設景、距離化和角色交換的技巧，探問主角生命故事中的場景以及主角與相對人的距離、關係與相互的認知、行為和情緒。一旦了解相互的關係時，就可以一直用角色交換的技巧，讓主角不斷地與相對人交換位置，了解對方的處境，對彼此有更深入的理解，進而諒解，最後和解。但是，有時候光靠角色交換還是沒有辦法化解彼此關係時，就表示在主角與相對人之間可能看法不同，或是不夠了解對方的處境，或是對對方存有很大的情緒（如憤怒、仇恨、委屈、不平等），橫阻其中。此時，導演就可以用以下的技巧來修復彼此的關係，包括：鏡觀技巧（mirror technique）、獨白技巧（soliloquy technique）、轉背技巧（turn-your-back technique）、意象化技巧（image technique）、雕塑技巧（sculpture technique）、束繩技巧（rope binding technique）等，茲將其一一說明如下。

一、鏡觀技巧

鏡觀技巧是主角在做劇時，陷在一種膠著狀態時所使用的技巧。此技巧之目的是在協助主角能夠以第三者或更清明的自我來審視自己、觀照自己，藉以洞察出自己的困境，進而讓自己從膠著的狀態中走出來。在心理劇中，此技巧是讓主角走到劇場邊，邊觀看自己的替身與重要他人的互動，或者是讓主角在劇場邊，觀看劇場中的自己之內在的各種次人格之互動情形，或者是讓主角在劇場邊，觀看自己小時候的情景和現在情景的差異，亦或者讓主角在劇場邊，邊觀看原生家庭重要他人的行為與自己現在的行為相類似之狀態（如圖 7-7 所示）。

鏡觀技巧還有一個使用時機，就是當主角敘述自己被家暴或性侵害時，不能讓主角處在被害者位置，而要以受過訓練的替身代替他（她）在劇場中，讓主角以鏡觀的方式去改變以前不敢面對的事件，或以長大的自

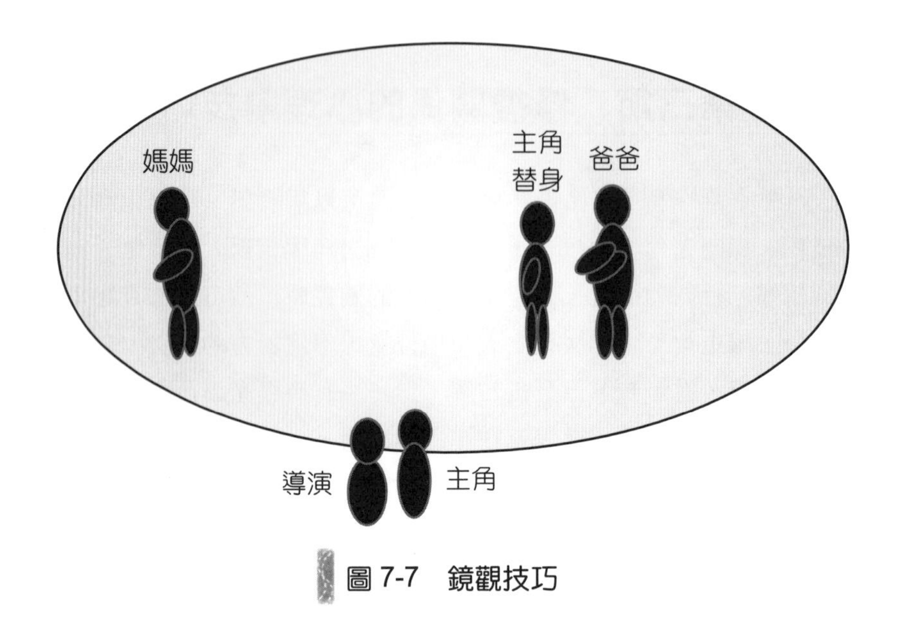

圖 7-7　鏡觀技巧

己、有力量的自己，走入劇場中，解救自己或改變自己。這樣的作法可以避免主角二度創傷。切記！在處理家暴或性侵害事件時，導演必須要受過專業訓練才能為之，不能輕易使用。

二、獨白技巧

當主角在劇中無語可說時，或是保持緘默過久時，導演就可以使用獨白技巧。其作法為：問主角：「你現在內心的獨白是什麼？」或者是問他：「你現在內心在想什麼？」藉以引導主角說出內心的感受以及不敢說出的話語（如圖 7-8 所示）。

劇中主角在對話中，若突然中止沉默不言，導演不可心急催促主角，這時主角可能陷於沉思，或者有難言之隱，導演一般會讓其沉默，細心陪伴與等待，讓主角想發言時再發言。若等待時間過久，就可以試著用溫柔的語調問主角：「你現在心裡的獨白是什麼？」此可以打破主角膠著的狀態。若用獨白技巧，主角仍不語時，可以問主角：「是不方便說嗎？」如

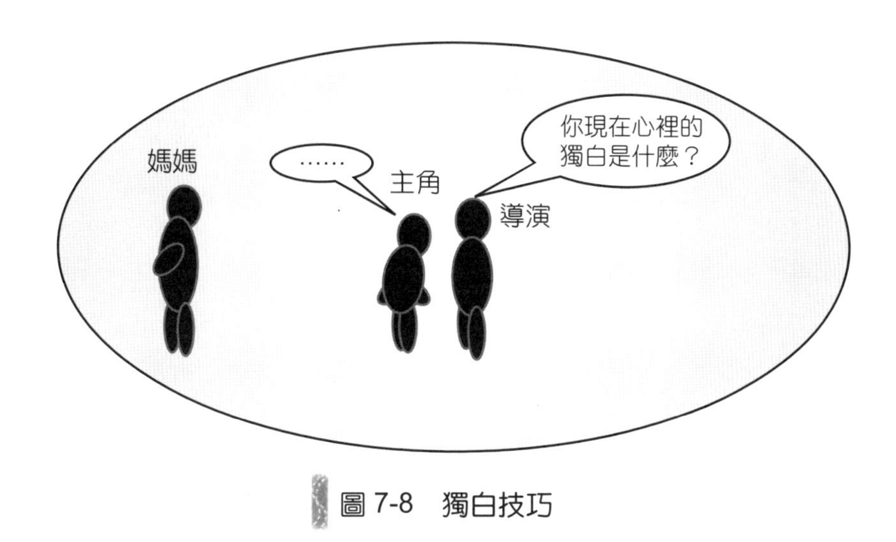

圖 7-8 獨白技巧

果主角用搖頭回應，導演就可以繼續問：「那是什麼？」這樣的問法有助於主角澄清自己內在的感覺或感受，讓對話繼續進行下去。

三、轉背技巧

轉背技巧是當主角在團體成員面前感覺到羞愧或困窘時，所使用的一種技巧。其作法為：主角轉過身來，背對團體，或者是讓所有團體成員背對主角，例如：當主角在敘說自己被性侵害時的情景，而感到羞愧或者怕人知道的時候，導演可以根據主角的狀態讓主角背對著團體說他的故事，或者讓團體成員背對著主角，讓主角可以在一個較為安全的環境下，說出其認為羞愧或感到沒面子的痛苦經驗。

導演可以說：「這是一件不容易的事，很難以啟齒，我們背對觀眾可以嗎？」當主角點頭背對觀眾後，導演可以問：「現在你可以講一下，那天發生了什麼？」（如圖 7-9 所示）。此時，導演不能強迫主角，只能邀請，要順從主角的準備度，否則容易造成對主角的傷害。

轉背技巧的另一種作法，是請團體成員全體轉過身不看主角，讓主角可以在較安全的氛圍下說出心中不易啟齒的事。而轉背技巧相對應的技巧，就是會心技巧，導演可請主角看一遍團體成員，有哪一個人在場讓他說這件事時會感到不安。此種作法是直接邀請主角面對自己的不安與投射。使用此方法的導演需要對團體動力非常純熟，才可以使用，這需要現場教導。為避免讀者誤用傷到主角及團體成員，在此不加以詳述。

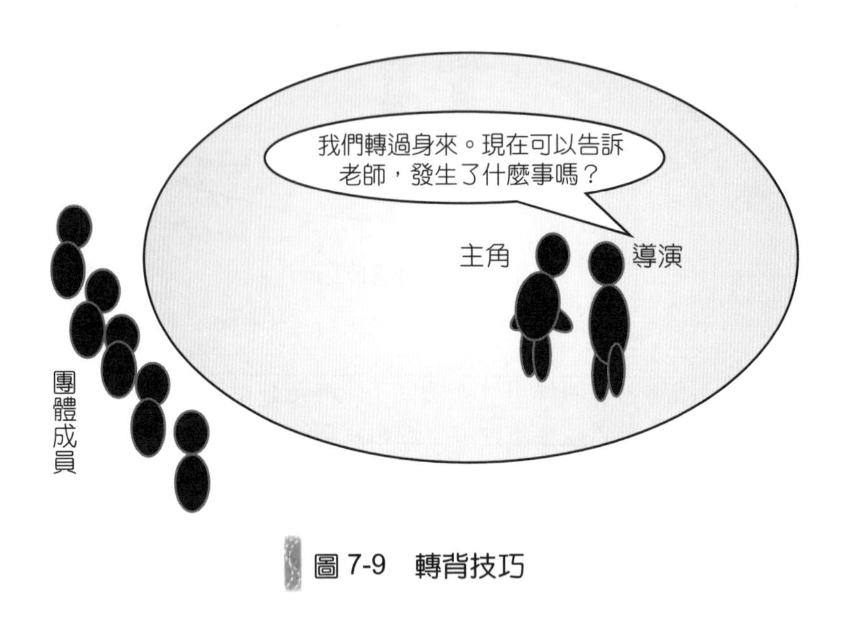

圖 7-9　轉背技巧

四、意象化技巧

意象化是當主角無法描述自己內心的感覺、感受時，導演就可以用意像化技巧來加以展現主角的內心世界，如導演問：

「你現在的感覺像什麼？」
「你現在的心情像什麼？」
「在你腦海裡面浮現的畫面是什麼？」
「若用一種動物或植物來代表你，你感覺自己像什麼？媽媽像什麼？」

換言之，就是透過問話讓主角的腦中產生意象，進而將所產生的意象具體展現在劇場中。意象化技巧可以協助主角，用直覺的方式進入自己的感覺與感受中，並從直覺中進入主角與相對人的關係中，如導演問：「若用一種動物或植物來代表你，你感覺自己像什麼？媽媽像什麼？」主角的回答是：「媽媽像一隻母老虎，我像一隻可憐巴巴的小狗。」（如圖 7-10 所示）。此時就可以很具體覺察出主角與媽媽的關係，導演就可以藉此意象，促進主角與媽媽的對話，例如：「小狗，你想對那隻老虎怎樣？」

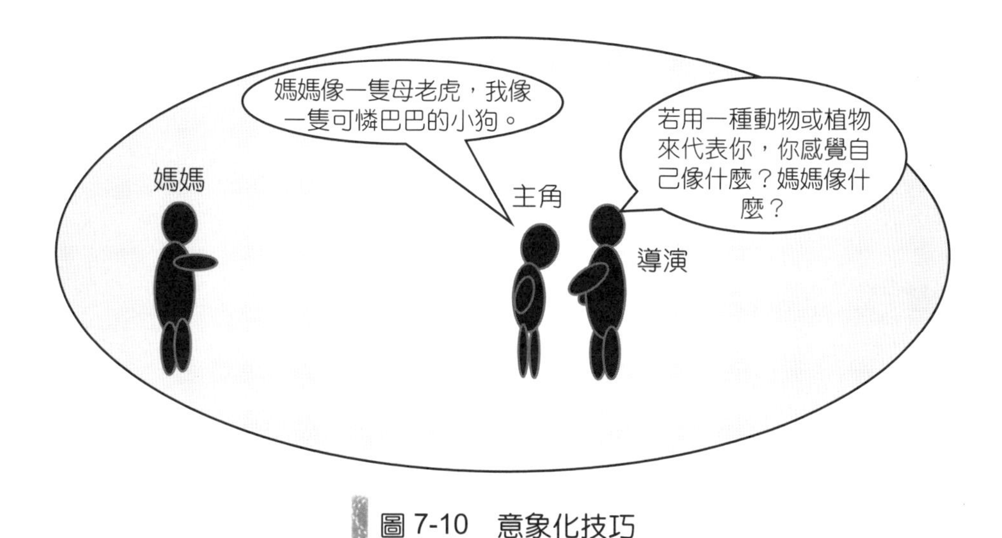

圖 7-10　意象化技巧

五、雕塑技巧

雕塑技巧是一種非口語的表達方式，有如雕塑家將人的肢體雕塑成某種特殊的姿態，以表示某種特殊的意義，例如：一個人左手插腰，右手平舉向正前方並伸出食指，雙腳張開，很快地這個人會被雕塑成「責備他人的姿態」。此外，也可利用空間距離的大小來表達人與人之間的距離，或是用高低狀態來表達人與人之間的尊卑，例如：在劇場中感受到老婆經常盛氣凌人，把老公壓得死死時，就可以用雕塑技巧充分展現夫妻的對待關係，有助於主角覺察自己的身心狀態。作法是：請老婆站在椅子上，用手指著老公跟老公說話（如圖 7-11 所示）。

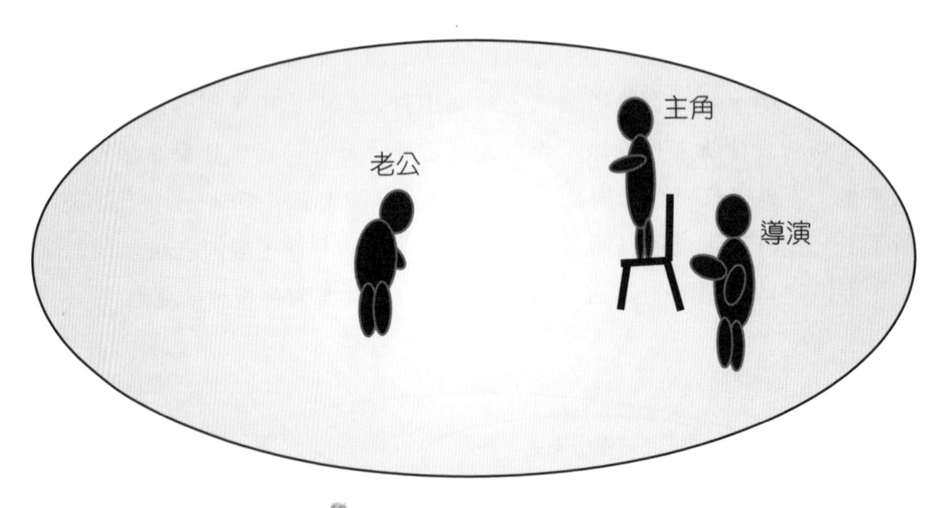

圖 7-11　雕塑技巧

六、束繩技巧

束繩技巧是一種身體的技巧，是藉用身體的束縛讓主角體會自己內心的感受。一般的作法是：用一條布綁住主角；或者用布蓋住主角；或者用一條布將主角與其重要他人綁在一起，讓主角感受到自己是被束縛的，或是被壓抑的，或是和重要他人之間的臍帶沒有割掉，例如：主角被媽媽情緒勒索時，主角在情緒上無法與媽媽分離，此時導演就拿一塊布將主角與媽媽綁在一起（如圖 7-12 所示），讓主角感受到主角與媽媽是相互綁在一起，相互牽動著，無法分離、無法分割；或者是當主角感受到自己被外在壓力壓得喘不過氣時，就可以拿一條黑布，讓主角躺在床上，請其他成員壓著黑布四周緊緊蓋住主角，讓主角透過身體的感受，深切感受到自己是受到壓抑的，藉以激發主角從壓抑中掙脫出來。當主角一旦掙脫出來時，不但象徵主角從壓抑中解脫，進而可達到身體能量釋放的效果。

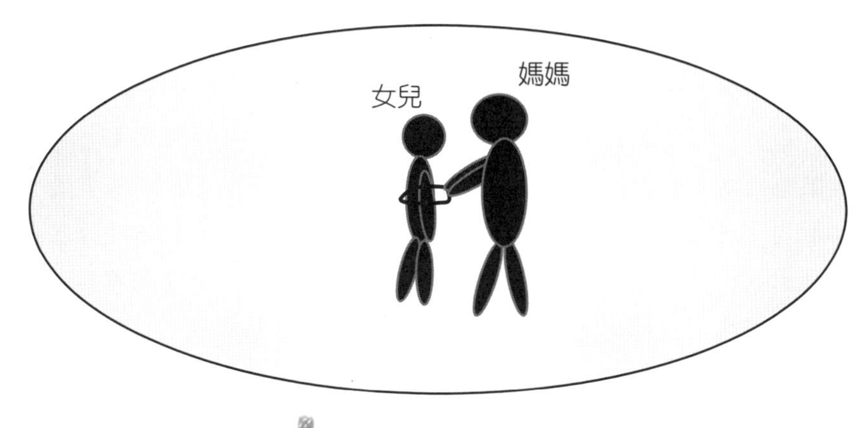

圖 7-12　束繩技巧

以上修復關係的技巧：鏡觀、獨白、轉背、意象化、雕塑、束繩等技巧，讓主角可以看見、感受到自己關係的狀態，這些技巧需要與角色交換技巧交叉混合運用，運用之妙，存乎一心，特別是角色交換，在不斷地對話與角色交換之中，讓主角感受到自己與感受到他人，以促進自己與他人關係的修復。

第四節　平和關係的心理劇技巧

從探問關係到修復關係，最後就是要平和關係，讓主角可以心平氣和地對待自己與對待他人。平和關係的心理劇技巧主要有三：情緒宣洩技巧（cartharsis technique）、多重替身技巧（mutiple double technique）與自我整合技巧，茲將其說明如下。

一、情緒宣洩技巧

宣洩（cartharsis）的原文本意是身體的淨化，在心理劇中是指情緒上的釋放，是經由情緒上的流動，洗淨自己生活中的憤怒、悲痛、哀傷的情緒。

從中醫的角度而言，宣洩是一種氣的引導，是將鬱積在五臟六腑有餘的氣導引出來，使其情緒達到平和之境。《黃帝內經・素問・陰陽應象大論篇》說：「人有五藏，化五氣，以生喜怒悲憂恐。故喜怒傷氣，寒暑傷形。暴怒傷陰，暴喜傷陽。厥氣上行，滿脈去形。喜怒不節，寒暑過度，生乃不固。」《黃帝內經・素問・宣明五氣篇》說：「精氣并於心則喜，并於肺則悲，并於肝則憂，并於脾則畏，并於腎則恐，是謂五并。」《黃帝內經・靈樞・百病始生篇》說：「察其所痛，以知其應，有餘不足，當補則補，當寫則寫，毋逆天時，是謂至治。」《黃帝內經・素問・至真要大論篇》說：「帝曰：善。平氣何如？岐伯曰：謹察陰陽所在而調之，以平為期，正者正治，反者反治。」這些都在說明人的情志：喜、怒、憂、悲、恐、驚，會影響到我們的身體，必須加以平和的應治，方能得到身心平衡的境界。

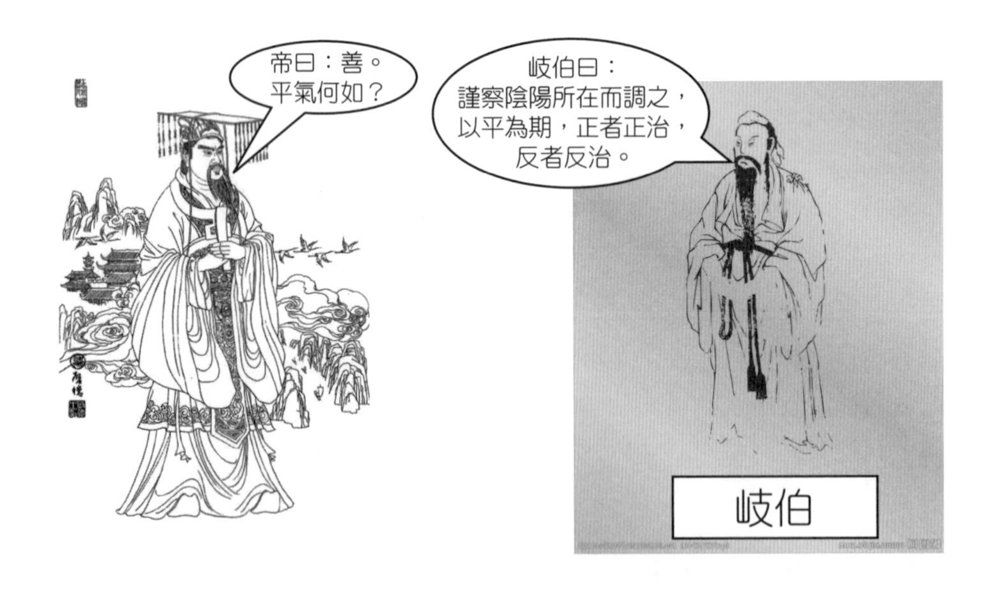

人與人之間的誤解與衝突若無法得到化解，往往是「情緒」梗在其中，因此在從事心理療癒時，必須懂得情緒宣洩技巧。而情緒宣洩牽涉到

人的「氣」，氣分為「有餘」與「不足」，有餘就是過盛、過實，不足就是不夠、過虛。人的氣過盛或過虛，就是常言的「氣盛」與「氣虛」。宣洩情緒就是將過盛的情緒加以宣洩，不足的氣加以補充。這就是中醫所說的：「實則泄之，虛則補之。」而氣之泄、補如何為之？心理劇的作法是：先「引氣」、「導氣」，再「調氣」，最後「補氣」。

引氣，就是引發案主憤怒之氣、悲痛之氣，是透過言語為之。在言語方面，諮商師用言語來引領案主心中的氣，用言語讓案主觸發之氣宣洩出來，例如：「是什麼讓你那麼生氣？」「你對他很氣，是不是？」

導氣，就是協助案主將內在的氣匯出來。諮商師協助案主導氣，主要的方式是引導案主以「身體動作」將內在的氣匯出來。其具體的作法是「撕報紙」（如圖 7-13 所示）。

調氣，就是調整案主的氣。待案主將氣宣洩的差不多時，諮商師可以問：「對他還有氣嗎？」若案主覺得還有氣，就繼續鼓勵案主將氣宣洩出來。若案主說：「沒了！」此時，諮商師就可以用「角色交換」的方式，讓案主站在剛剛案主生氣對象的位置上，來感受案主的氣。這時的角色交換就是讓案主易地而處，感受當自己那麼生氣而說出自己不敢說出的話或

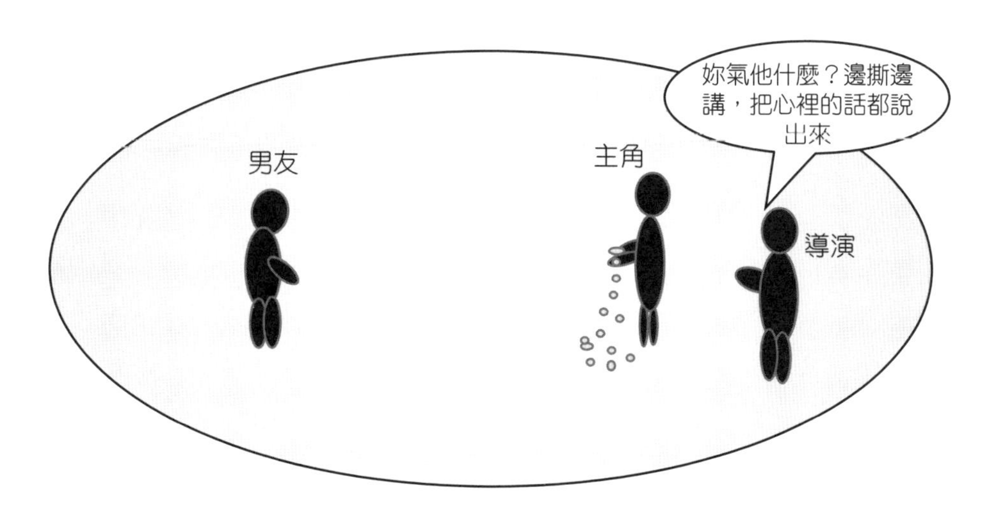

圖 7-13　宣洩情緒技巧：撕報紙

發出自己平日不敢發出的脾氣時，對方是如何的感受。讓案主在對角的位置上發洩情緒，說出心裡的話，就是在調節案主的氣，當氣漸漸消時就能更理解彼此的處境，當真正理解彼此的處境時，才能化解彼此的誤解，修復關係或創造彼此新的關係。

平氣，就是協助案主心平氣和。調氣最終的目的，就是讓案主能夠心平氣和地來看待自己的關係。

二、多重替身技巧

多重替身技巧是使用在會心的情境之下，或者是在探索主角內心深處的感覺、感受時所使用，例如：當一個主角與她媽媽情緒上產生衝突時，為讓主角了解自己與媽媽內心深處真正的感受，此時導演就可以用多重替身技巧來加以探討。其作法為：媽媽說一句話時，讓主角回應。當主角回應之後，讓主角在團體中找一個人來代表主角剛剛所說過的那一句話，接下來讓主角站在媽媽的位置上回應剛剛主角所說的話，當回應之後，讓主角從團體中選一個人來代表媽媽剛剛所說的那句話，接下來，讓主角回到自己的位置上，回應剛剛媽媽所回應的那句話，說出自己內在更深的感覺和感受，然後再從團體中選一個人，來代表自己回應的感受。接著，又讓主角回到媽媽的角色上回應剛剛主角所說的話，並從團體中再選出一個人，來代表這個回應。就是這樣交互的回應，並從團體中找出人來代表彼此回應的聲音（如圖7-14所示）。這一些主角內在回應的聲音，或者是媽媽回應的聲音，就是主角或者是媽媽的多重替身。此作法的目的是讓主角可以體會與感受自己沒有說過或是沒有覺察到的內在感受，或者讓主角體會出媽媽曾經說過或未曾說過，以及主角未體驗過的媽媽內心之感受。最後，導演會藉用鏡觀的技巧讓主角站在舞臺旁邊，觀看自己與媽媽內心深處的感覺與感受，讓主角能夠洞察自己與媽媽的互動關係。

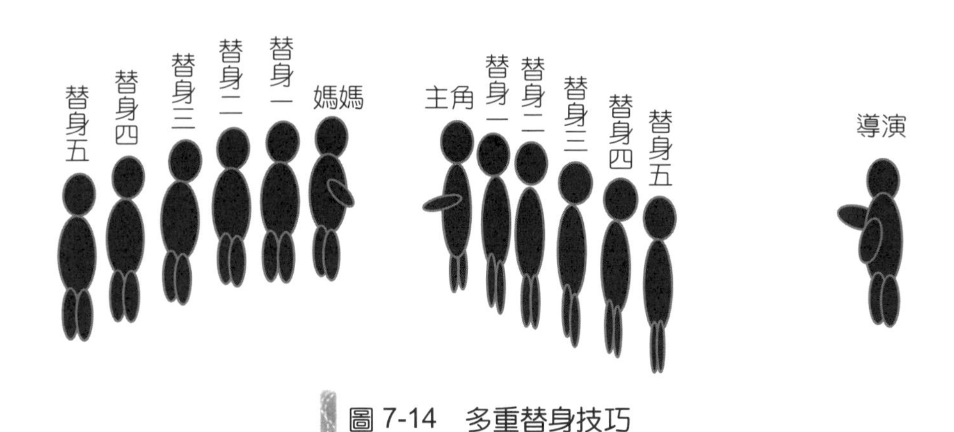

圖 7-14　多重替身技巧

三、自我整合技巧

自我整合是平和關係很重要的技巧，也就是用對話與角色交換的方式和自己對話，整合自己所思與所悟，整合自己在劇中新學習來的認知、行為和新的情緒表達方式。此技巧是導演讓主角與自己的替身對話，並引導將劇中所學習到的認知、行為與情緒表達或和他人人際的對待模式（如圖 7-15 所示），同時搭配角色交換，讓自己聽到自己所說的話，整合自己的內在，讓自己更清明，並鞏固新學習到的行為。

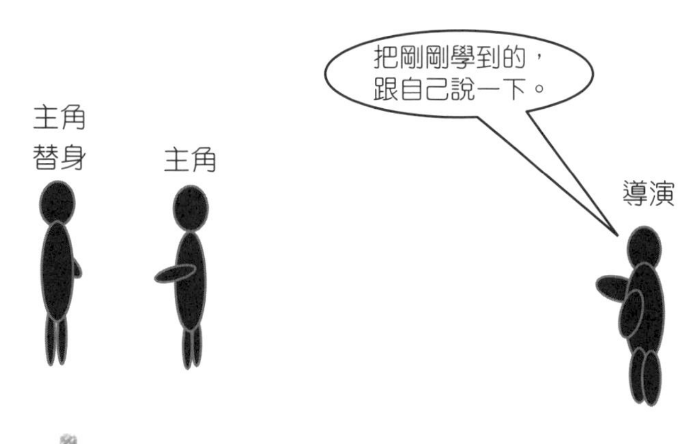

圖 7-15　自我整合技巧

以上是心理劇平和關係的常用技巧，這些技巧當然還需要與角色交換技巧靈活搭配，方能做到平和關係的地步。

第五節　心理劇的其他技巧

心理劇隨著實務的發展，運用技巧更為多元，除了上述介紹的技巧之外，較為常用有死亡景（death scence）與天堂景（heaven scence）、未來投射法（future projection technique）等技巧，茲將其介紹如下。

一、死亡景與天堂景

死亡景與天堂景最常被運用在悲傷輔導上，它是一種應用「超越現實」（superlus reality）的手法，讓主角將過世親人所處的環境展現出來。死亡景的作法是：導演詢問主角：「親人是如何過世？是生病呢？或者是發生意外而死亡？」同時也會問主角：「親人是在什麼地方過世的？」當詢問完畢之後，導演會請主角將剛剛所描述之親人死亡的場景布置出來，作為探索主角當時的反應與感受。而天堂景的作法是：導演請主角眼睛閉起來，問主角：「當媽媽過世之後，她可能會去哪裡？」如果主角說：「媽媽會去西方極樂世界。」導演就接著問：「她會和誰在一起？」主角可能會回答說：「她會和觀世音菩薩在一起。」導演再接著問：「你可以看得到媽媽在西方極樂世界的樣子嗎？她在西方極樂世界的環境是怎樣？跟哪些人在一起？」等的問題。當主角描述完之後，導演就會請主角將剛剛所描述的景象用布或者是用舞臺上的道具，將剛剛主角所描繪的極樂世界呈現出來，此即為天堂景。

二、未來投射法

當主角對於未來感到擔憂或過分美化時，導演可用未來投射法，引導主角想像未來幾年可能發生的情景，並將其擔憂的事、慾望、或是理想一一投射出來，以澄清主角的心靈感受，消除過多的擔憂及不切實際的幻想，並鼓勵主角勇往直前。此技巧最常用在主角職業生涯選擇時。

以上為心理劇導劇時常用的技巧，在運用時要隨著主角或案主的需要順勢而為、因勢利導，技巧上沒有先後次序之分，完全需要團體帶領者臨場的反應。因此，在從事心理劇前，團體帶領者必須熟悉各種技巧，並且明瞭各技巧的用法與時機，方能靈巧使用於治療實務之中。

第8章

心理劇案例一：憂鬱症治療

接下來八個章節所呈現的八個心理劇案例實錄，是筆者多年來在臺灣與中國大陸從事心理劇工作坊中，徵求主角與團體成員同意而寫成的。因此，要感謝案例中的所有主角與輔角，願意無私奉獻自己的生命故事，作為心理劇教學與心靈啟迪之用。在案例中，筆者以化名的方式呈現他們的故事，有關主角的真實身分、姓名、居住城市，以及可辨識身分的所有資訊或涉及到個人隱私的部分，都加以刪改，以避免造成主角及其相關人的傷害。這八個心理劇案例，分別呈現出日常生活中常見的狀況，例如：憂鬱症、目睹家庭暴力、親子關係、身體疾病、夢心理劇、依戀關係、夫妻衝突與老人喪偶的悲傷輔導。希望藉由這些案例，能讓讀者了解心理劇的導劇流程、導劇技巧，同時也讓讀者對於心理劇治療的理念以及各種生活現象有更深的理解與體悟。本章先談憂鬱症治療的心理劇案例。

第一節　劇情緣由

本案例主要是處理夫妻的溝通關係與先生的憂鬱症，為雙主角的劇。由於先生多年前因工作表現積極、卓越，有升遷機會，卻遭直屬長官蓄意刁難、阻攔，導致無法升遷，從此失落、消沉、放棄、躲避，最後憂鬱成疾。其妻見此，乃邀請先生一起參與心理劇工作坊。

第二節　劇情脈絡

本劇先從第一天下課後，夫妻一起去吃飯的事件談起。妻子很高興先生願意參加工作坊，而且從家鄉到北京來上課，晚上刻意帶先生去吃好吃的東西，不料飯後，卻因先生說不好吃而不悅；之後先生往捷運站走時，妻子覺得先生光自己走不等她而開始生悶氣。於是在第二天工作坊的分享時，妻子提及此事，導演就順此脈絡，展開夫妻溝通的心理劇，並對先生的憂鬱症加以療癒。

首先，導演讓妻子講事情的原委，然後詢問先生事情的經過，讓夫妻二人有對話的機會，從中了解夫妻互動的模式，並讓夫妻有機會覺察平日互動的模式。在此，導演讓妻子先宣洩委屈的情緒，並巧妙運用身體的工作技巧，讓先生主動安慰妻子、擁抱妻子。在心理療癒中常見夫妻爭執時，由於心理隔閡，身體也跟著隔閡，不讓對方靠近與碰觸。導演試著讓先生安慰與擁抱妻子，而妻子沒有拒絕，因此導演便順勢讓他們夫妻抱著說出自己的委屈與看法。身體靠近有助於心理距離的拉近，於是導演從中引導夫妻說出心中深層的感覺、感受。

接著，導演從夫妻的對話當中發現，在夫妻二人溝通時，先生往往以沉默應對，於是運用多重替身技巧，讓彼此說出話語中更深層次的感覺與感受；之後又用鏡觀技巧，讓夫妻雙方看到彼此的處境與內在未表達的心思，促使夫妻雙方有所洞察。然後，導演請夫妻雙方的替身，以動態身體雕塑技巧，模仿夫妻雙方互動的肢體動作，從中強化夫妻溝通的技巧。最後，導演順著妻子談及自從先生罹患憂鬱症之後，就開始消沉，在家也死氣沉沉，因此導演探詢先生憂鬱的原因，並加以處理。導演處理憂鬱症的手法是先讓先生講出憂鬱的原因，他說自己在憂鬱症之前像蜜蜂一樣辛勤工作，但遭受到長官的刁難打壓之後，就開始挫敗、消沉、低落、鬱鬱寡歡，自己好像被一片看不到的東西籠罩著一樣。於是，導演請先生躺在鋪好的墊子上，請其他團體成員用一塊大的黑布緊緊地蓋住先生，讓先生感受到自己被壓迫的處境，然後用話語激勵先生從被壓迫的處境中掙脫出來：先生在布裡面大聲吶喊，又用盡全力從被壓住的布中掙扎出來。

之後，導演讓先生躺在墊子上，用手半握拳敲打墊子、用腳蹬踏著墊子，發洩他長久以來憋在內心的氣。接著請先生趴著，導演一手按住先生的大椎穴，一手由下而上順著督脈推背，讓先生的氣宣洩出來。最後，讓先生躺在墊子上休息，休息一會之後，邀請妻子過來陪著先生，當先生看著妻子時嚎啕大哭，說出心中的委屈與難過。當先生的情緒較穩定時，請團體成員到墊子旁背靠著支持他，導演放安撫音樂，安撫與療癒全體成員。

安撫之後，導演讓先生與妻子對話，說出彼此需要相互支援的話語。之後，導演請先生在場地上走走，此時先生全身充滿能量昂首闊步地走著、跑著，導演再放汪峰的《怒放的生命》作為襯景音樂，讓先生更有能量地走，先生邊走著也自發地和團體成員握手，導演邀請夫妻一起走，走著走著夫妻擁抱在一起，導演改放輕慢的舞曲，兩夫妻就擁抱著跳舞。

最後，導演請先生與自己的替身說話，協助先生自我整合，也邀請妻子與自己的替身說話，協助妻子自我整合，結束此劇。

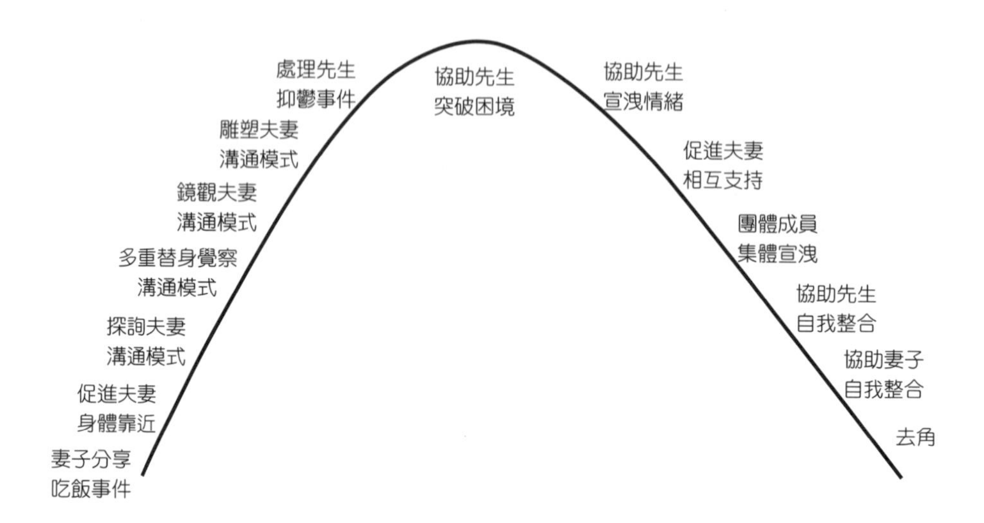

第三節　案例實錄

一、妻子分享昨晚的吃飯事件

導演：大家早，有誰想要分享的。（妻子舉手）

導演：好，分享一下。

老婆：昨天看這位大哥的劇，整個過程我們都在流眼淚，我正好面對著我老公，我看到他也在流眼淚，其實心裡挺高興的，因為他不是會流眼淚的人，我也很少見他流眼淚。

導演：跟他講（導演手指著先生），把「他」改成「你」，然後對著妳老公說。他在妳旁邊，妳想跟妳老公說什麼？

老婆：我其實有好多想說的，但不知道、不了解你，不知道你內心在想什麼，剛才他在那邊玩……。

導演：剛才你在那邊玩。

老婆：剛才你在那邊玩，我就偷偷地把他的那個……。

導演：偷偷地把你……把「他」改成「你」，他在妳旁邊。看著他，把「他」改成「你」，或者直接叫老公。

導演要妻子將「他」改成「你」，這部分很重要。在溝通時，用第二人稱與第三人稱的意義有所不同：第二人稱是直接面對對方，第三人稱就好像在對不在場的人講話。導演這樣做就是在促進夫妻直接面對面的對話與溝通。

老婆：我把你的筆記本拿出來看了一下，上面畫了一頭大豬，很寫實，因為在家裡你就是一頭豬，什麼也不管，然後我又看到後面你寫的那個心靈書寫，我眼淚「嘩」就下來了。

導演：妳看到什麼？老公在現場，現在跟老公分享，妳看到什麼？

老婆：我在我的心靈書寫那裡面寫的全是負面的、不好的，然後看到他在裡面寫的全是……。

導演：你在裡面寫的。

老婆：你在裡面寫的全是好的，希望你自己好起來，也希望你去孝順你爸爸媽媽。希望你能當個好爸爸，也希望我好好愛你。我其實以前就沒感覺到你愛我，我就感覺全是我一個人在付出（妻子邊掉淚邊哭泣地說）。我在上面寫的全是心裡的委屈，昨天晚上出去的時候，時間挺早的，我就帶他去我之前上課去過的地方吃東西，那裡的東西蠻好吃的，我去過，就想讓他去吃，因為我知道他喜歡吃辣的。

導演：我知道你喜歡吃辣的。老公，老師讓你做一件事，把你的椅子移到老婆的前面，坐在她的面前，讓老婆把話說完。

（老公將椅子移到妻子面前，抱一下妻子，然後坐下）

導演：看著老公說：「我昨天要帶你去我喜歡吃的地方」，是吧？

老婆：上次來和游老師學習的時候，我是和我同事一起來的。他們都是那種愛玩的人，就找好吃的地方，雖然我不愛吃辣的。我和他們去吃，我心想，下次來，和你一起來吃，你肯定會很高興的。因為你也沒什麼別的愛好，不愛玩、不愛穿，就愛吃點好吃的。我就想陪你來吃，所以昨天晚上你雖然有點不願意，但是你最後還是同意去了。然後排了兩個小時的隊，在「胡大大」裡面吃。我看你吃得津津有味，結果你出來以後說：「一點都不好吃，我都沒吃飽。」在那個地方排了那麼久才吃到，聽到你這麼說其實我心挺涼的，不管你說的是真的假的，你是不會說謊的人，你說了，我其實挺傷心的。

導演：所以我要跟你說什麼？

老婆：我就覺得你很自私。你全都吃了，我都不捨得吃，你還說不好吃。然後回去坐捷運時我就肚子不舒服，你就拉著我走得很快，我走不快，然後你就生氣了，一個人在前面走，我就一個人走長長的一段路，我很害怕，心想不知道該怎麼辦。你每次出來都是我帶著的，萬一你在前面找不到路該怎麼辦呢？

導演：所以我很擔心你，是吧！跟他講！

老婆：我還擔心你走丟了該怎麼辦，每次來這大都市都是我帶著你，其實你也陪伴著我，但突然就留我一個人了，我有點害怕。我雖然走得不快，但是我還是有點害怕。害怕你又在賭氣，平時在家裡，你就這樣對我，把我扔在那兒不管。走了一會兒，快到坐車的地方時，你突然出來了，在前面看著我，我覺得你心裡有時候偶爾也會關心一下我，我心裡暖暖的，這是我喜歡出門的原因。你出門的時候就蠻會照顧人，最起碼會帶著我，我現在就不想回家，真不想回家，一回去就進入那種沉悶的環境，回家一進門不是睡覺，就是拿著手機玩。

導演：所以我希望你怎樣？看著老公說，我希望你怎樣？

老婆：我希望，你能找對方法、你能好起來、你能行動起來。

導演：當我看到你在家裡什麼都不做，我當太太的會怎樣？

老婆：我很生氣，我覺得現在處於憂鬱狀態的是我，不是你。

導演：我看你生病，我也怎麼樣？

老婆：你生病，我比你還痛苦。

導演：怎麼痛苦？告訴老公，我怎麼痛苦？

老婆：我睡不著。

導演：還有呢？

老婆：心慌。

導演：還有呢？

老婆：我的身體也有好多毛病。

導演：什麼毛病？現在都告訴老公，妳身體有什麼毛病。

老婆：我乳腺痛得很厲害。

導演：還有呢？看著老公，把妳心裡的話，今天都跟老公說。

老婆：其實我在家裡就是這樣，都是自己忍著，沒在他面前表現出來，都是在他心情好的時候，說鼓勵他的話。

導演：其實我呢？其實我也怎樣？我是不是也和你一樣憂鬱了？

老婆：我覺得現在，我比他還憂鬱。（掉淚著說）

導演：還有呢？昨天你在前面走，我心裡怎麼樣？

老婆：我其實又害怕又擔心。其實在家裡不是這樣的，要不是出來的話，你生氣就生氣去吧，你走就走吧！

導演：所以我希望你做什麼？

老婆：我就希望你關心關心我。

導演：因為我怎樣？

老婆：我也需要被關心。（掉淚）

（老公主動抱著妻子）

二、促進夫妻身體接觸，拉近心理距離

導演：站起來一下，你們兩個都站起來一下。

導演：（對著先生說）做你想做的。

（老公站著抱著老婆）

導演：（對著妻子說）把本子放下來讓妳老公抱著妳。

（老婆把手上的筆記本放下）

導演：這是不是妳想要的？眼睛閉起來。

（導演示意其他學員關燈，燈光暗了下來）

導演：老公抱妳，妳都不會抱老公嗎？妳的手呢？

老婆：（將手環抱在先生背部）

導演：大老遠來這邊，很不容易，是吧！在老公懷裡。對，在一起，不需要說什麼，在一起就好了。

（音樂響起）

（5分鐘後）

導演：在老公懷裡怎樣？

老婆：很舒服、很踏實。

導演：很舒服、很踏實，想不想一直這樣？

老婆：想。

導演：老公把老婆抱緊一點，知道老婆的需要。抱到下午5點。（夫妻一笑）

導演：老公被老婆這樣抱著，感覺怎樣？

老公：蠻好的。

導演：多久沒這樣抱了？

老公：記不清楚了。

導演：記不清楚了，很久了，是吧！這是妳想要的。平常時夫妻相處話太多了，動作太少了。體會一下，讓老公抱抱妳，還願意讓老公抱抱嗎？

老婆：嗯！

三、促進夫妻談論初戀故事，找回相愛的感覺

導演：你們兩個回到初戀的時候，把初戀的感覺找回來，互相陪伴著、互相珍惜。結婚之後有太多太多的事情。回想一下你們初次見面的感

覺，回想一下你們在一起的快樂時光。老公心裡在想什麼，告訴老婆，告訴你的老婆，抱著她說。

老公：去年冬天，我無數次都想去自殺，我覺得自己非常痛苦。但我想到爸爸媽媽之後，才打消念頭了。

導演：怎麼痛苦？把你的痛苦告訴你的老婆。

導演：你說你想自殺，想到自己的爸爸媽媽之後，就沒有去自殺，把這樣的痛苦在今天都告訴老婆。把以前不敢說的，在今天都告訴老婆！

老公：我覺得活著沒有意義，還好有你在。

導演：有你在，我怎樣？

老公：你還會鼓勵我。

導演：是什麼讓你在憂鬱症的狀態之下，還願意來北京上游老師的課呢？告訴老婆。

老公：因為我希望自己能走出來。

導演：你昨天講到你女兒的時候，讓你感受到什麼？

老公：很心疼。

導演：把昨天寫給老婆的話，講給老婆聽，雖然老婆已經看過了。大聲一點。

老公：我愛妳。

導演：大聲一點。

老公：我愛妳！

導演：我昨天晚上之所以這樣，是因為怎樣？

老公：我是想急著回去休息，明天還要上課呢！

導演：所以我走在前面也回頭看看妳有沒有跟上來，是吧？

老公：對。

導演：還有呢？在車上是為什麼不跟老婆說話呢？

老公：我們在一起就好。

導演：喔，我們在一起就好，沒必要說太多的話，是吧！還有呢？但是如果要你講話，你會怎樣？

老公：我會說。

導演：所以當你需要的時候會怎樣？

老公：當需要的時候會說。

導演：老婆，當妳聽到老公這樣說，妳想跟老公說什麼？

老婆：我不想回家，在家裡連寶貝都看到爸爸不愛媽媽。

導演：喔，連寶貝都看到爸爸不愛媽媽，是吧！所以妳很擔心回家，是吧？

老婆：是。

導演：回到家的環境讓我怎樣？

老婆：讓我走不下去。

導演：讓我走不下去了，但是之前敢不敢跟老公說？

老婆：不敢說。

導演：老公，你可以感受到老婆說的話嗎？

老公：能。

導演：現在想跟老婆說什麼？

老公：應該是夫妻兩人共同去面對這個家。

導演：所以你在家的時候，覺得兩個人都可以自主，是吧！所以就沒有那麼管老婆，是不是？可是卻沒想到會怎樣？

老公：是。

導演：老婆聽到了嗎？妳相信他說的話嗎？

老婆：不相信。

導演：所以我不相信你說的，是吧！要怎麼樣妳才會相信，老公要怎麼做妳才會相信？

老婆：你頭都不抬，也不看我，你邊跟我說話，邊做自己的事情。

導演：嗯，所以我希望你多看我一些，是吧？

老婆：每天都是我看你，我關心你。我就是家裡最被忽略的那個人，有時候你會看女兒。

導演：你會看女兒，就是不會看我，是吧！當你沒看我的時候，讓我感受到什麼，跟老公說。

老婆：我都不想進這個家門。

導演：我都不想進這個家門，是吧！

老婆：我就是在盡一個責任和義務，才走回這個家。

導演：才走回這個家，是吧！老公聽到了嗎？她需要你的眼光，需要你的關心。之前知道嗎？不知道吧，現在知道了，回去之後要怎樣？

老公：關心。

導演：怎麼關心？老師問一下你們，你們談戀愛的時候是誰追誰啊？

當夫妻有所衝突時，治療師可以讓雙方談論初戀的故事，促使他們回想初戀的滋味，找回相愛的感覺。

老公：我追她。

導演：你追她啊，幾年前了？

老公：2009年的時候。

導演：幾月的時候？

老公：夏天。

導演：夏天啊，你們是怎麼認識的？

老公：透過別人介紹。

導演：透過別人介紹，第一次見面在什麼地方？

老公：在一個咖啡廳。

導演：哪邊的咖啡廳？

老公：我們老家那兒的。

導演：老家的一個咖啡廳。

老公：嗯！

導演：第一次見面是人家介紹。

老公：嗯！

導演：你那天穿什麼衣服？

老公：不記得了。

導演：不記得啊，那你老婆呢？你老婆穿什麼衣服？

老婆：格子連身裙。

導演：哎喲，老婆還記得啊，格子連身裙。那老公穿什麼衣服？

老婆：襯衫。

導演：那你記得第一次看到你老婆的感覺是怎麼樣？

老公：覺得特別像我表舅家的姐姐。

導演：表舅家的姐姐？什麼意思，我不懂？

老公：我表舅家有一個姐姐，長得特別像她。

導演：嗯，特別像她，特質是什麼？

老公：特別淳樸。

導演：特別淳樸，還有呢？

老公：就是特別親切。

導演：特別淳樸，特別親切，是吧！

老公：像家人一樣。

導演：像家人一樣是吧，所以第一次見面就感覺像家人一樣。

導演：（問妻子）老婆呢？當妳第一眼看到老公時的感覺怎樣？

老婆：挺老實的。

導演：挺老實的，還有呢？喜歡吧？

老婆：不喜歡。

導演：不喜歡啊，那什麼時候開始喜歡的？

老婆：他拉著我出去玩了一趟。

導演：嗯，妳覺得怎麼樣？

老婆：感覺他蠻會照顧人的。

導演：啊，所以妳欣賞老公會照顧人，因為妳是需要被照顧的，是吧？

老婆：嗯！

導演：老公你呢？什麼時候愛上老婆的？

老公：我覺得是慢慢相處以後，愈來愈覺得她好。

導演：所以是慢慢培養的，是吧？

老公：嗯！

導演：你們最快樂的時光是在什麼時候，記得嗎？

老公：最快樂的時光？在六年之前。

導演：嗯，六年之前，你們都怎麼樣？

老公：女兒沒出生前。

導演：剛開始覺得有女兒不大好，是吧？怎麼說呢？

老公：生下了女兒以後，家庭衝突特別多。

導演：哦，生下了女兒以後，家庭衝突特別多。

老公：有一段時間，特別頭痛。

導演：婆媳的問題？還是什麼問題？

老公：都有。

導演：都有，是吧！所以就感覺很痛苦，是吧？

老公：嗯！

導演：所以就開始有一些矛盾的現象，是吧？

老公：嗯！

導演：老婆呢？

老婆：他出門帶著我們，在家裡不睡的時候帶著我女兒玩。

導演：所以聽起來，其實妳很需要老公陪伴著妳，是吧！是不是？

老婆：嗯！

導演：老公聽到了嗎？現在你們抱在一起，感覺怎樣？

老公：覺得溫暖。

導演：喜歡吧！老婆呢？

老婆：我覺得我缺乏安全感。

導演：妳覺得缺乏安全感？

老婆：嗯！

導演：這以前有沒有跟老公說過？

老婆：沒有。

導演：老公，你現在知道了嗎？

老公：知道了。

四、促進夫妻以行動找回在一起的感覺

導演：老公，我要你帶著你的老婆走一走，在這個場地走一走。（導演遞衛生紙給先生）幫老婆擦眼淚，是你的事。我們都是隱形人，懂吧！帶著老婆走一走。有孩子之後就很少這樣散步散心，是吧！你們在一起走路都那麼僵硬嗎？把衛生紙丟掉，不要拿著。

（夫妻二人在場地中散步）

導演：老公你是一個很幽默風趣的人，是嗎？

老公：不是。

導演：那你是一個怎麼樣的人？

老公：我感覺我自己是一個很有個性的人、很內向的人。

導演：很內向的人，但是你的內心裡面呢？

老公：不大會表達。

導演：嗯，所以我需要妳怎樣？我不大會表達，對不對？我希望老婆妳怎樣？

老公：我希望妳能理解我。

導演：我希望妳把想說的話說出來，是吧？

老公：對。

導演：先在一起，再求方法。在一起就是最好的方法。

導演：再抱著老婆一下。一直陪著老婆走，讓老婆覺得有安全感。

導演：老婆現在的感覺呢？

老婆：希望這樣一直走下去。

導演：希望這樣一直走下去，是吧，告訴老公。再把自己的需要說出來，否則男人是全世界最笨的，懂吧！往往都不知道女人要什麼。妳希不希望和老公白頭偕老？

老婆：希望，但是就出來外面的時候蠻有力量的，回去後就會有一些情緒。

導演：就多出來，跟老公要求一下。

老婆：他不出來。

導演：妳沒要求怎麼知道，妳現在跟他說。妳看，當妳抬頭的時候，老公的頭也抬起來了，妳低頭的時候，老公頭也低了，你們這對夫妻很有默契，知道吧！要生病的時候一起生病，要振作的時候一起振作，妳有感覺到嗎？

老婆：我就感覺他一生病，我把力氣都用盡了，已經很累了，我把他拉起來，他自己就倒下去，他就告訴我，他起不來。

導演：妳再抬頭看一下老公，看到了嗎？看到了嗎？妳看，妳低頭他又跟著低頭了。再看一下。

老婆：你只是說，不去做，我每次都感覺你好……

導演：暫停一下。先問一下，老公，當你情緒低落的時候，我要怎麼幫你？

老婆：老公，當你情緒低落的時候，我要怎麼幫你？

老公：情緒低落的時候，我就想一直躺著。

導演：我要躺多久？當我心情低落的時候，我就躺在那裡，我要躺多久，讓老婆知道。否則老婆會以為你一直躺在那裡，你要躺多久，跟老婆說。

老公：我要躺就躺三個小時左右，我就自己能起來。如果在躺的時候，別人在那邊說東說西，我就會特別煩。

導演：所以當我需要的時候，我要躺三個小時，三個小時我就會起來，如果在躺的時候，別人在那邊說東說西，我就會特別煩。老婆妳可以接受嗎？還是躺太久了，你們商量一下，這事情要夫妻商量。看著老公，妳可以給他三個小時躺著嗎？

老婆：可以。

導演：真的嗎？會不會太長？

老婆：你不開心或者是不舒服的時候，肯定是有原因的，你跟我說一下，你不能不跟別人說。其實你一不開心，我就感覺天馬上就陰了，我就非常害怕、非常擔心。

五、使用多重替身，促進夫妻覺察彼此的處境

導演：是，所以聽到一個訊息了，對不對？什麼訊息呢？當我情緒低落的時候，我就要躺三個小時。

（導演請先生的替身上舞臺站在先生面前，再請先生替身重複先生所說的話）

老公替身：當我情緒低落的時候，我需要躺三個小時，三個小時以後，我就好了。

導演：（對妻子）當你情緒低落的時候，你都不講話，我就很擔心，是不是？找一個人做這個聲音。

老婆替身：當你情緒低落的時候，你都不講話，我就很擔心、很害怕。

導演：是不是這樣子，很害怕對不對？所以很擔心後面是什麼？再講一次。

老婆替身：當你情緒低落的時候，你都不講話，我就很擔心、很害怕。

導演：更深的聲音是什麼？

老婆：我就會害怕，你好不起來了。

導演：我就會害怕，你好不起來了，是吧！

老婆：所有的希望都破滅了，我也想到女兒。

導演：所有的希望都破滅了，我也想到女兒，是吧？

老婆：嗯！

導演：我就想到你好不起來了，我所有的希望都破滅了，我也想到了我們的女兒。找一個人做這個聲音。

（導演請團體中的另一個成員扮演妻子的這個聲音）

輔角扮演老婆第二個聲音：我就想到你好不起來了，我所有的希望都破滅了，我也想到了我們的女兒。

導演：（請妻子站在第二個聲音後面，繼續問妻子）更深的聲音是什麼？

老婆：要是沒有你，我就走不下去了。

導演：要是沒有你，我就走不下去了，是吧！找一個人做這個聲音。

（請團體中的另一個成員扮演妻子的這個聲音）

輔角扮演老婆第三個聲音：要是沒有你，我就走不下去了。

導演：更深的聲音是什麼？

老婆：我都已經沒有家了。

導演：我都已經沒有家了。

老婆：女兒就沒有家。

導演：喔，女兒就沒有家，會讓我怎樣？

老婆：我的心碎了。

導演：我的心碎了，是吧！找一個人做這個聲音。

（請團體中的另一個成員扮演妻子的這個聲音）

輔角扮演老婆第四個聲音：女兒就沒有家了，我的心也碎了。

導演：是吧！還有呢？更深的聲音是什麼？

老婆：我不想看到這一切。

導演：我不想看到這一切，我看到這一切讓我怎樣？

老婆：傷心欲絕了，這個家就這樣垮了。

導演：妳見到這一切傷心欲絕了，這個家也這樣垮了，是吧！找一個人做這個聲音。

（請團體中的另一個成員扮演妻子的這個聲音）

輔角扮演老婆第五個聲音：我不想看到這一切，我感到傷心欲絕，感到家就這樣垮了。

導演：其實我內心最渴望怎樣？

老婆：渴望你能夠好起來。

導演：如果這樣妳會怎樣？

老婆：如果這樣的話，女兒就有一個很好的明天，最起碼是健康的明天。而不是老在焦慮中，在漫漫等待中老去。

導演：找一個人做這個聲音。

（請團體中的另一個成員扮演妻子的這個聲音）

輔角扮演老婆第六個聲音：我渴望你能夠好起來，如果這樣的話，女兒會有一個健康的明天，而不是老在焦慮中，在漫漫等待中老去。

（導演走到先生那邊）

導演：（對先生）我讓你聽一下老婆心裡的話，懂嗎？說一下。（指著妻子的輔角）

輔角扮演老婆第二個聲音：我就想到你好不起來了，我所有的希望都破滅了，我也想到了我們的女兒。

導演：（對先生）當你聽到老婆這句話，你要回應什麼？

老公：我會好起來。

導演：我會好起來，因為什麼？

老公：因為有妳跟女兒。

導演：我會好起來，因為有妳跟女兒。找一個人做這個聲音。

（請團體中的另一個成員扮演先生的這個聲音）

輔角扮演老公第二個聲音：我會好起來，因為有妳和女兒。

導演：你們每個人記住自己的話，來，下一個。（指著妻子第三個聲音的輔角）

輔角扮演老婆第三個聲音：要是沒有你，我就走不下去了。

導演（對先生）：你想要回應老婆什麼？

老公：我會跟妳好好地一起活下去。

導演：我會跟妳好好地一起活下去。找一個人做這個聲音。

（請團體中的另一個成員扮演先生的這個聲音）

輔角扮演老公第三個聲音：我會跟妳好好地一起活下去。

導演：下一個聲音。

輔角扮演老婆第四個聲音：女兒就沒有家了，我的心也碎了。

老公：我不會丟下你們的。

導演：我不會丟下你們的，因為怎樣？

老公：因為我愛妳。

導演：找一個人做這個聲音。

（請團體中的另一個成員扮演先生的這個聲音）

輔角扮演老公第四個聲音：我不會丟下你們的，因為我愛妳。

導演：下一個聲音。

輔角扮演老婆第五個聲音：我不想看到這一切，我感到傷心欲絕，感到家就這樣垮了。

導演：再講一次。

輔角扮演老婆第五個聲音：我不想看到這一切，我感到傷心欲絕，感到家就這樣垮了。

老公：你放心，我一定會振作起來，不會讓這個家垮掉的。

導演：找一個人做這個聲音。

（請團體中的另一個成員扮演先生的這個聲音）

輔角扮演老公第五個聲音：你放心，我一定會振作起來，不會讓這個家垮掉的。

導演：下一個。如果你好起來。

輔角扮演老婆第六個聲音：我渴望你能夠好起來，如果這樣的話，女兒會有一個健康的明天，而不是老在焦慮中，在漫漫等待中老去。

導演：再講一次。

輔角扮演老婆第六個聲音：我渴望你能夠好起來，如果這樣的話，女兒會有一個健康的明天，而不是老在焦慮中，在漫漫等待中老去。

導演：（對先生）想回應你老婆什麼？

老公：我感覺我得了憂鬱症，雖然是我的性格缺陷，但是，我不得憂鬱症的話，也許某天真的會自殺。得了憂鬱症之後，可以從憂鬱中走出來，其實對我也許是　種歷練，以後我們就可以活得更好。

導演：找一個人做這個聲音。

（請團體中的另一個成員扮演先生的這個聲音）

輔角扮演老公第六個聲音：我感覺我得了憂鬱症，雖然是我的性格缺陷，但是，我不得憂鬱症的話，也許某天真的會自殺。得了憂鬱症之後，可以從憂鬱中走出來，其實對我也許是一種歷練，以後我們就可以活得更好。

（導演走向妻子）

導演：（問妻子）妳要回應老公什麼？

老婆：雖然剛開始我不能接受這個事實，為什麼是你得了憂鬱症，但是後

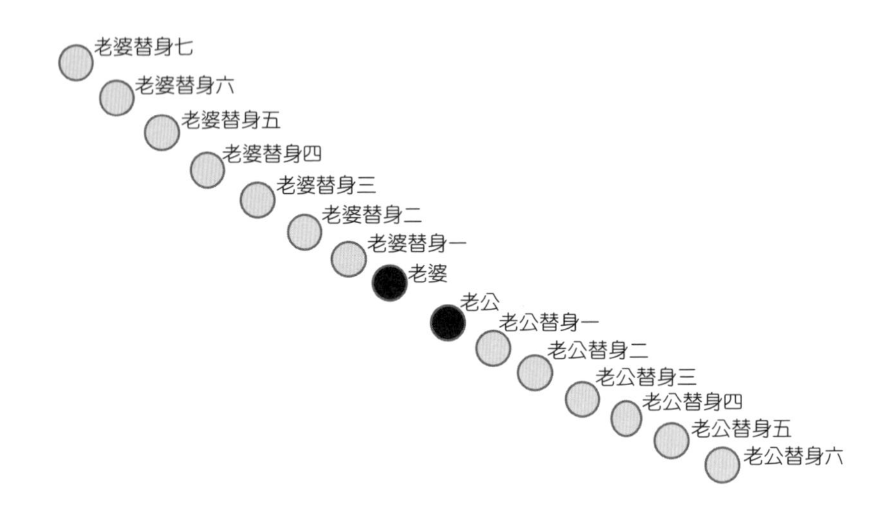

來我看書、學習，我認識這個東西，我想和你一起去面對，只要我們兩個攜起手來，沒有什麼過不去的困難。我想和你一起去面對，不是你一個人面對你的病。

導演：找一個人做這個聲音。

（請團體中的另一個成員扮演妻子的這個聲音）

輔角扮演老婆第七個聲音：我現在透過學習和看書，了解了憂鬱症，我要和你一起去面對，不是你自己去面對。

六、使用鏡觀技術，促進夫妻覺察彼此的處境

導演：很好，老婆出來，老公也過來。

（導演請夫妻到舞臺旁邊的椅子坐下，讓他們夫妻觀看與傾聽自己與對方剛剛內心深處的對話）

導演：我要你們兩個先走出自己的角色，懂嗎？你們現在好像是第三者，懂嗎？外人，懂嗎？了解嗎？來看看一對夫妻的對話，好不好？

導演：（面對場中的所有輔角）都注意，老公、老婆的聲音要照順序說出來，懂嗎？來。

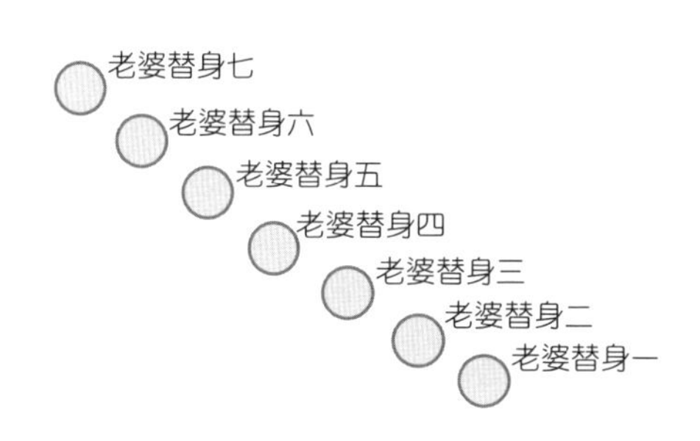

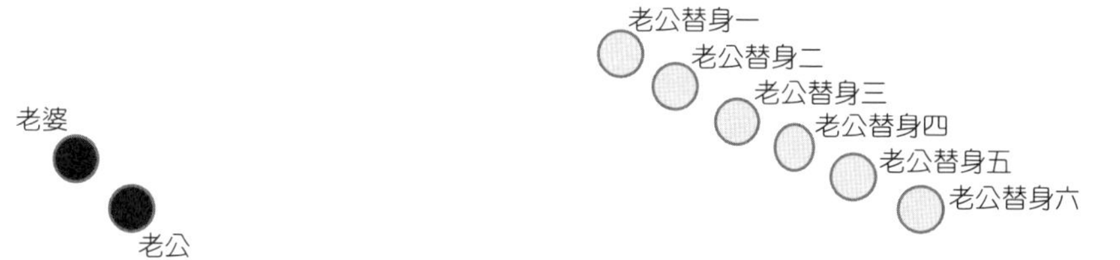

以下的男一，指的是輔角扮演老公第一個聲音；女一，指的是輔角扮演老婆第一個聲音。以此類推。

男一：當我情緒低落的時候，我需要躺三個小時，三個小時以後，我就好了。

女一：當你情緒低落的時候，你都不講話，我就很擔心、很害怕。

女二：我就想到你好不起來了，我所有的希望都破滅了，我也想到了我們的女兒。

男二：我會好起來，因為有妳和女兒。

女三：要是沒有你，我就走不下去了。

男三：我會跟妳好好地一起活下去。

女四：女兒就沒有家了，我的心也碎了。

男四：我不會丟下你們的，因為我愛妳。

女五：我不想看到這一切，我感到傷心欲絕，感到家就這樣垮了。

男五：你放心，我一定會振作起來，不會讓這個家垮掉的。

女六：我渴望你能夠好起來，如果這樣的話，女兒會有一個健康的明天，而不是老在焦慮中，在漫漫等待中老去。

男六：我感覺我得了憂鬱症，雖然是我的性格缺陷，但是，我不得憂鬱症的話，也許某天真的會自殺。得了憂鬱症之後，可以從憂鬱中走出來，其實對我也許是一種歷練，以後我們就可以活得更好。

女七：我現在透過學習和看書，了解了憂鬱症，我要和你一起去面對，不是你自己去面對。

導演：老公，你看到了什麼？這對夫妻怎樣？

老公：有太多的話……感覺距離有點遠。

導演：嗯，還有呢？這個女人怎麼了？

老公：好像也憂鬱了。

導演：這個女人也憂鬱了是吧！來看一下。（面對場上的輔角）男人不用回答，女人一句一句說，來。

女一：當你情緒低落的時候，你都不講話，我就很擔心、很害怕。

女二：我就想到你好不起來了，我所有的希望都破滅了，我也想到了我們的女兒。

女三：要是沒有你，我就走不下去了。

女四：女兒就沒有家了，我的心也碎了。

女五：我不想看到這一切，我感到傷心欲絕，感到家就這樣垮了。

女六：我渴望你能夠好起來，如果這樣的話，女兒會有一個健康的明天，而不是老在焦慮中，在漫漫等待中老去。

女七：我現在透過學習和看書，了解了憂鬱症，我要和你一起去面對，不是你自己去面對。

導演：（對先生）你看這個女人怎麼了？

老公：非常傷心。

導演：還有呢？再聽一次，張開你的耳朵仔細聽一次。從第一個。

女一：當你情緒低落的時候，你都不講話，我就很擔心、很害怕。

女二：我就想到你好不起來了，我所有的希望都破滅了，我也想到了我們的女兒。

女三：要是沒有你，我就走不下去了。

女四：女兒就沒有家了，我的心也碎了。

女五：我不想看到這一切，我感到傷心欲絕，感到家就這樣垮了。

女六：我渴望你能夠好起來，如果這樣的話，女兒會有一個健康的明天，而不是老在焦慮中，在漫漫等待中老去。

女七：我現在透過學習和看書，了解了憂鬱症，我要和你一起去面對，不是你自己去面對。

導演：你看到這個女人怎樣，剛才說她傷心、得憂鬱症，還有呢，怎樣？

老公：非常辛苦。

導演：還有呢？

老公：十分怕這個家沒了，希望把這個家撐起來。

導演：嗯，是啊，看到了嗎？聽聽這個男人的聲音，男方來。

男一：當我情緒低落的時候，我需要躺三個小時，三個小時以後，我就好了。

男二：我會好起來，因為有妳和女兒。

男三：我會跟妳好好地一起活下去。

男四：我不會丟下你們的，因為我愛妳。

男五：你放心，我一定會振作起來，不會讓這個家垮掉的。

男六：我感覺我得了憂鬱症，雖然是我的性格缺陷，但是，我不得憂鬱症的話，也許某天真的會自殺。得了憂鬱症之後，可以從憂鬱中走出來，其實對我也許是　種歷練，以後我們就可以活得更好。

導演：（對妻子）老婆，看到這個男人怎樣？

老婆：其實……。

導演：其實怎樣？

老婆：其實這些是他能做的。

導演：他能做的，是吧！還有呢？

老婆：我就覺得以前他的想法我不知道，就覺得他自暴自棄，現在我覺得我不了解他。

導演：所以聽到這個話，讓妳感覺到怎樣？再聽一次，來，從第一個。

男一：當我情緒低落的時候，我需要躺三個小時，三個小時以後，我就好了。

男二：我會好起來，因為有妳和女兒。

男三：我會跟妳好好地一起活下去。

男四：我不會丟下你們的，因為我愛妳。

男五：你放心，我一定會振作起來，不會讓這個家垮掉的。

男六：我感覺我得了憂鬱症，雖然是我的性格缺陷，但是，我不得憂鬱症的話，也許某天真的會自殺。得了憂鬱症之後，可以從憂鬱中走出來，其實對我也許是一種歷練，以後我們就可以活得更好。

導演：還看到了什麼，這個男人怎樣？

老婆：我看到了希望，我應該相信他。

導演：而且這個男人是怎樣的男人？

老婆：其實他心裡也有我。

導演：妳看到這個男人是什麼樣的男人？再聽一次，來。

男一：當我情緒低落的時候，我需要躺三個小時，三個小時以後，我就好了。

男二：我會好起來，因為有妳和女兒。

男三：我會跟妳好好地一起活下去。

男四：我不會丟下你們的，因為我愛妳。

男五：你放心，我一定會振作起來，不會讓這個家垮掉的。

男六：我感覺我得了憂鬱症，雖然是我的性格缺陷，但是，我不得憂鬱症的話，也許某天真的會自殺。得了憂鬱症之後，可以從憂鬱中走出來，其實對我也許是一種歷練，以後我們就可以活得更好。

導演：（對先生）這個男人是什麼樣的男人，老公你從外面來看的話，是什麼樣的男人？

老公：他愛他的妻子。

導演：愛他的妻子，是吧！還有呢？

老公：是一個還能做成事的人。

導演：那個女人呢？

老公：喜歡自己的丈夫，想讓自己的丈夫好起來。

導演：嗯，所以這對夫妻其實是怎樣了？

老公：彼此相互支援、相互關心。

導演：老婆呢？老婆聽一下這個女人的話，來。

女一：當你情緒低落的時候，你都不講話，我就很擔心、很害怕。

女二：我就想到你好不起來了，我所有的希望都破滅了，我也想到了我們的女兒。

女三：要是沒有你，我就走不下去了。

女四：女兒就沒有家了，我的心也碎了。

女五：我不想看到這一切，我感到傷心欲絕，感到家就這樣垮了。

女六：我渴望你能夠好起來，如果這樣的話，女兒會有一個健康的明天，而不是老在焦慮中，在漫漫等待中老去。

女七：我現在透過學習和看書，了解了憂鬱症，我要和你一起去面對，不是你自己去面對。

導演：老婆，妳看到這個女人怎樣，妳是當老師的，對不對，用一個老師的身分來看一下。

老婆：我看到她很辛苦。

導演：呀！

老婆：感覺她就是打不死的小強。

導演：是吧，是不是，所以呢？這對夫妻應該怎樣？

老婆：繼續相互支持走下去。

導演：老公，你覺得呢？

老公：繼續相互支持吧！

導演：所以有共識了，是吧！你看到老婆如何，你是如何，是不是雖然很難過，也憂鬱了，但是內心還是怎樣想？

老公：還想著為這個家努力。

導演：看到這個男人生病了，其實老婆內心也怎樣？

老婆：覺得她的內心也是強大的。

導演：是呀，你們兩個站起來，所以要怎樣？這對夫妻要怎樣才能夠走下去？其實兩個人的內心都是如何的呢？

（夫妻從座位上站起來）

老婆：覺得內心都有彼此，就是缺乏溝通，都不知道。（哭泣）

導演：所以兩個需不需要溝通？

老婆：需要。

（老公從旁邊桌上抽面紙，並將面紙對摺）

導演：是吧！妳現在看到老公在做什麼？老公告訴一下老婆，你現在在做什麼？

老公：我想摺面紙。

（老公擦妻子的眼淚）

導演：老公是不是平常時都用做的，都不說，是不是？看到老公是不是也是這樣的。所以老公也要說一些話懂吧，做的過程也要學會溝通。是不是？現在心裡在想什麼？

老婆：其實這個道理他也明白，就是不去做。

導演：所以其實在妳內心裡面不相信老公，是吧！是不是這樣子？跟老公講，讓你們學會溝通。

老婆：其實道理都明白，我還是不相信你。

（導演示意場上的所有替身退場）

導演：（拉著先生）過來一點，你們兩個過來一點。

（導演引導夫妻走到舞臺中央）

導演：很好，第一步了，是不是看到彼此是相愛的，是不是這樣子？就是缺乏溝通。第一步，當你不安全的時候，需要老公怎樣？

老婆：需要他的肩膀可以靠一靠。

導演：（對先生）當你聽到這句話，你可以做什麼？

老公：可以抱著她，讓她靠在我的肩膀上。

導演：不要用說的，現在做。

（夫妻擁抱）

導演：對，當老婆焦慮不相信你的時候，就去做這個動作，懂嗎？有時候用語言溝通，有時候要身體的溝通，了解嗎？清楚嗎？身體的溝通是最直接的，知道嗎？當老公這樣抱著妳，讓妳覺得怎樣？

老婆：心裡很踏實、很幸福。

導演：呀，再說一次讓老公聽。

老婆：我很怕以後沒有你，這樣抱著我感覺很踏實、很幸福。

導演：所以告訴自己，自己需要什麼？需要一個靠山是吧！我讓妳在團體裡面選一個人感覺像妳的。誰感覺像妳？

七、使用動態雕塑技術，促進夫妻互動

（妻子選出團體一女性成員做自己的替身，先生指向團體一男性成員做自己的替身）

導演：來，把名牌拿下來。好，你們兩個在旁邊，你在這邊，你在那邊。

導演：（拉著夫妻過來）你們過來一下，我讓你們看一下，回到上一處，回到這裡來，過來一下，來，站這裡。

（導演對兩個替身說臺詞）

導演：當老婆替身說出「當我害怕的時候，我需要有一個肩膀依靠」這句臺詞時，妳就靠著老公替身，懂吧！

老婆替身：當我害怕的時候，我需要有一個肩膀依靠。

導演：（對妻子）妳看到了什麼？

老婆：這個女人期待情感的態度。

導演：（對先生）你看到了什麼？

（老公小聲的說話）

導演：大聲一點，抬頭挺胸，當個靠山，站直，腳與肩同寬，感覺頭頂著天，腳踏著地，那個腳好像可以生根到地下去，感受一下，當個頂天立地的男人。是不是這樣感覺可以當個靠山？

老公：對。

導演：感覺一下，來，感覺那個頭好像往天上頂，腳往地上踩，這樣靠著老公替身看看。老公如果這樣做的時候，你會感覺更怎樣？你這樣抱著老婆的時候，感覺會怎樣？

老公：更溫暖、更真實。

導演：老婆呢？

老婆：感覺老公很有力量。

導演：看到了嗎？所以第一個，不是先說老公能不能做到，懂嗎？所以老婆第一個動作要做什麼？第一個動作要怎樣，替身請做給他們看。

導演：（對夫妻的替身說）你們重複一下。

老婆替身：當我感覺害怕的時候，我需要有一個肩膀依靠。（身體靠向老公替身）

導演：好，再重複。

老婆替身：當我感覺傷心的時候，我需要有一個肩膀依靠。（身體靠向老公替身）

導演：再重複。

老婆替身：當我感覺傷心的時候，我需要有一個肩膀依靠。（身體靠向老公替身）

導演：再重複。這個時候呢，對老公替身，腳與肩同寬，然後腳踏著地，頭頂著天，老婆替身像這個動作，做給他們看，來。

老婆替身：當我感覺傷心的時候，我需要有一個肩膀依靠。（身體靠向老公替身）

導演：（對先生、妻子）看到了嗎，這就是你們的鏡子。現在感覺怎樣？

老婆：我不要硬撐著，是可以依靠他的。

導演：呀，我不要硬撐著，是不是之前自己硬撐著？愈硬撐的時候是不是覺得自己愈委屈，愈委屈的時候就愈無力，是不是？愈無力的時候，讓自己怎樣？

老婆：愈失望。

導演：愈失望的時候讓自己更怎樣？

老婆：痛苦。

導演：愈痛苦讓自己更怎樣？

老婆：就想找個地方靠靠。

導演：所以呢，我教你的第一個動作要怎樣？當自己無力的時候、傷心的時候，可以怎樣，要跟老公說什麼？

老婆：我需要你。

導演：老公，如果老婆跟你這樣說，你會不會抱著老婆？

老公：會。

導演：（對妻子）來，過來一下。

（老婆離開先生的懷抱）

導演：（對妻子）說一下，我現在好難過、好悲傷、好痛苦，然後去找老公。

老婆：（走近先生並投入懷裡）我覺得從來沒有這麼累過，我想讓你給我一個堅韌的肩膀靠一靠，我相信你可以支撐我。

導演：老公，老師問你，當你老婆說願意相信你的時候，你感受到什麼？

老公：感受到責任。

導演：感受到責任，是吧，而且感受到自己怎樣？可以告訴一下老婆你昨天畫那一頭豬的意思是什麼？告訴她。

老公：昨天畫那頭豬……。

導演：大聲一點，像個男人，抬頭挺胸，來。

老公：我昨天畫那頭豬，雖然以前吃了睡、睡了吃，但是在社會上還是有他的價值的。

導演：是吧，所以我需要怎樣？

老公：我需要妳這樣努力，和我一起去面對。

導演：是不是，聽到了嗎？老婆妳昨天畫的是什麼圖？

老婆：我畫了大石頭。

導演：嗯，告訴一下老公，大石頭代表什麼意思？

老婆：心死了，很冰冷。

導演：還有呢？

老婆：我以前在這個家，我每走一步都很困難，我想給這個家裝一個陀螺，讓它轉起來。

導演：聽到了嗎？

老公：聽到了。

導演：你願意嗎？

老公：我一定會跟妳一起。

導演：所以你願意突破自己嗎？

老公：願意。

八、用行動，面對與突破憂鬱症

導演：告訴老師，是什麼讓你得了憂鬱症？發生了什麼事？

老公：因為……。

導演：大聲一點，讓老師聽得到。是什麼讓你得了憂鬱症，幾年前？

老公：因為是多方面的。

導演：嗯，最主要的呢？

老公：最主要的就是因為部門裡面有一個機會吧。公司公布了兩個職缺的名額，是中級主管的職缺，當時那個部門符合資格的只有我和另一個人。

導演：嗯！

老公：然後就是在申報的時候，我們那個主管寧可把那個名額空著扔掉也不給我，我就感覺我之前對部門的工作都是徒勞的，都是沒用的，人生就是假如在部門裡面，工作上沒有目標，感覺人生就是一片灰暗，什麼也沒有，就感覺自己是行屍走肉。

導演：嗯，在那之前，你感覺自己像什麼？是像頭豬嗎，還是像什麼？

老公：在那之前，我感覺不是像頭豬。

導演：像什麼？是不是很有幹勁的？

老公：對。

導演：怎麼樣的幹勁，做事情是不是很有幹勁，是吧？

老公：對。

導演：也希望被提拔，所以自己像什麼？

老公：應該是像一個勤勞的蜜蜂。

導演：嗯，是吧，所以從那時之後，讓你怎樣？任人宰割，是吧！

老公：是感覺社會太黑暗了。我也沒得罪那個主管，我在那之前也沒人說過壞話。說如果我人緣有問題，或者說跟部門主管不合也行，沒有不合，什麼也沒有。如果有兩個名額，我和別人競爭，我沒競爭上，我也不會這樣。

導演：嗯！

老公：但是他寧可把那個名額扔掉也不給我，我就感覺非常不舒服。

導演：這些話有跟你的主管說嗎？

老公：說了。

導演：那主管反應是什麼？

老公：你不適合。

導演：還有呢？

老公：沒了。

導演：就這樣？

老公：嗯！

導演：沒有跟他據理力爭嗎？

老公：我想他前提給我說了，我再據理力爭也爭不回來。他既然對我有成見，我力爭也是徒勞的，只會讓自己更沒自尊，我也沒有必要跟他繼續說了。

導演：所以呢，從此之後呢？

老公：從此之後，我就去了基層，感覺在部門裡邊，工作就是混日子，反正每個月工資給我發一發就行了。

導演：所以從此之後你就開始放棄了，是吧？

老公：對。

導演：當你愈放棄，讓自己愈怎樣？

老公：愈放棄，心裡愈不舒服。

導演：愈不舒服之後呢？

老公：每次看到那些社會不好的地方，就是陰暗的地方，我就會特別難受，特別不舒服。

導演：怎麼不舒服？

老公：就感覺這個社會為什麼要這樣，我為什麼要這麼痛苦地活著？

導演：所以感覺自己是什麼樣子的？被黑暗怎樣？

老公：籠罩了。

導演：籠罩了是吧！而且是不是就一蹶不振了？是吧！

老公：對。

導演：都被黑暗給籠罩了，是不是？

老公：對。

導演：從此就開始怎樣？

老公：就感覺自己沒有目標。

導演：嗯，是吧！

老公：就渾渾噩噩地這樣活著。

導演：你想這樣嗎？

老公：不想。

導演：你真的不想嗎？

老公：真的不想。

導演：你想從那個籠罩你的黑暗裡面走出來嗎？

老公：我想。

導演：確定嗎？

老公：確定。

導演：老婆退一下。（請妻子退出舞臺）

導演：你是不是從那個時候自己就被黑暗籠罩了，是吧？

老公：嗯！

（導演邊說邊從道具中取出一個床墊）

導演：鞋子脫掉。是不是整個人都軟趴趴，開始放棄了？

老公：嗯！

（導演將床墊鋪到地上，讓先生躺在床墊上）

導演：是不是就這樣癱著，整個人就這樣癱著了？

老公：對。

導演：來，所有人都過來。

（團體成員集體上場，用一塊布將先生的身體完全覆蓋。每個人都壓住布的一角）

導演：是不是就這個樣子了？加壓，愈緊愈好。

（團體成員照導演指示用力按住布）

導演：是不是這樣？

老公：是。

導演：被壓抑、被籠罩了，是不是？

老公：對。

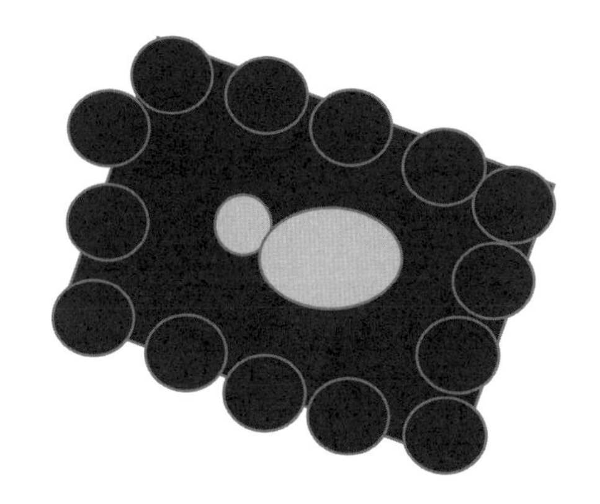

導演：只能自怨自艾，是不是？

老公：是。

導演：覺得這個社會不公平，是不是？

老公：是。

導演：我無力，我任人家宰割，像一頭豬一樣被宰割，是不是？

老公：對。

導演：我勤勞的蜜蜂變成什麼了？

老公：勤奮一生白費了。

導演：白費了，是吧！你甘心嗎？

老公：不甘心。

導演：你是要一輩子躺在那邊嗎？

老公：不想。

導演：你真的不想嗎？

老公：真的不想。

導演：你想為你老婆和你女兒打造一個幸福的家嗎？

老公：想。

導演：你甘心一輩子就這樣被打敗嗎？

老公：不甘心。

導演：想不想掙脫出來？

老公：想。

導演：用你所有的力量掙脫出來，讓你老婆看，用行動。

老公：啊～～。（開始用力掙脫）

導演：對，喊出來。

老公：啊～～。

導演：對，掙脫出來。

老公：啊～～。

導演：用行動，證明給你老婆看。

老公：啊～～。

導演：真的像男子漢一樣，不容易被打倒的。

老公：啊～～。

導演：對，很好，出來。

老公：啊～～。（邊喊邊用力掙脫）

導演：對，想辦法、用智慧。為了這個家，我不要再這樣一直躺下去，像一頭豬，是吧！

老公：啊～～。

導演：對，很好，用所有的力量。

老公：啊～～。

導演：對，出來，太好了。

（先生從眾人的壓力下掙脫出來）

導演：太好了，太好了。老婆，過來，看老公這樣，感覺怎樣？

（夫妻擁抱，先生放聲哭泣）

（安撫音樂響起）

導演：對，很好，在裡面憋得很苦，是吧！對，可以大聲放聲哭出來。

（老公大聲哭泣）

導演：對，很好，把心裡的難過表現出來。很好，走出來了。是不是內在有很多氣，是不是？老師讓你把氣放出來。

九、導演疏導先生內在鬱結之氣

（3分鐘後，導演讓先生重新躺在床墊上）

導演：腳這樣，這個手半握，往這邊敲，把所有的氣喊出來，然後手邊敲，對，就這樣像一個耍賴的孩子，把氣都出來，喊出來，對，大聲喊。

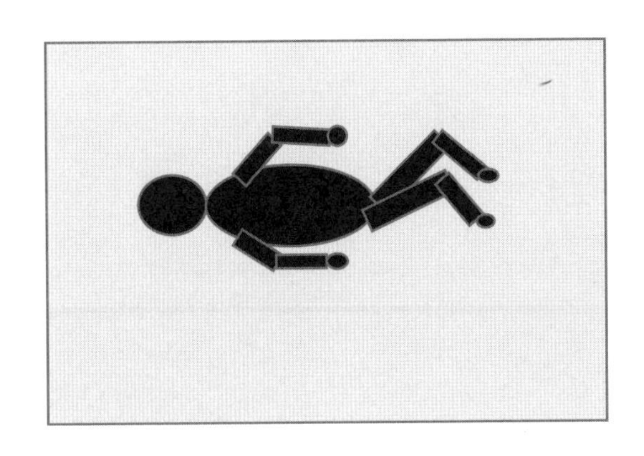

（先生邊敲床墊，邊放聲痛哭）

導演：對，腳這樣邊踩，把氣都發出來，把所有氣都發出來。把內在的悲哀都喊出來。

老公：嗚嗚～～。

導演：對，很好，被壓太久了。

老公：嗚嗚～～。

導演：對，其實很委屈的，繼續。

老公：嗚嗚～～。

導演：內心很苦，也不敢讓人知道你的苦，是不是。我要你轉過身來，趴著，老師讓你把氣都發出來。

（老公轉過身趴著）

（導演一手按著先生的大椎穴，一邊從先生的督脈由下而上推）

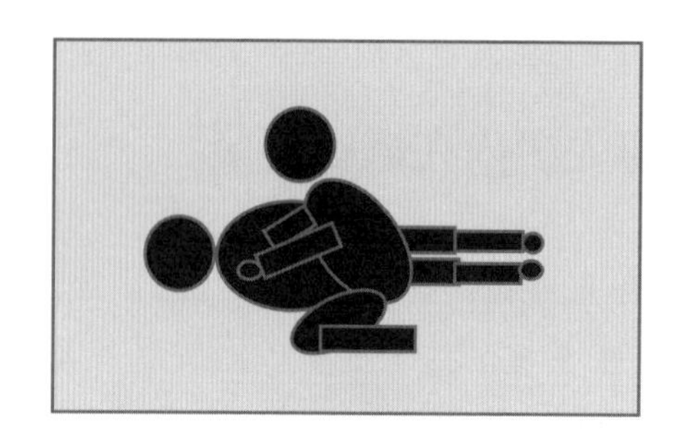

導演：跟老師一樣喊，啊～～。

老公：啊～～。

導演：你現在幾歲啊？

老公：30 多歲。

導演：老師現在 50 多歲，跟老師一樣拉長聲音，啊，把氣都發出來。

老公：啊～～。

導演：對，長一點。

老公：啊～～。

導演：對，拉長。

老公：啊～～。

導演：來，替身過來，趴著，大聲喊出來。

老公：啊～～。

（5 分鐘後，先生安靜下來）

導演：休息一下。

（音樂起）

導演：願意讓你的老婆來陪陪你嗎？

老公：願意。

（導演讓先生坐在床墊上，妻子過來，與先生面對面抱起來。團體成員過來支撐他們，倚著先生、妻子圍坐一圈）

導演：對，讓自己休息一下，靜下來一下。對，很好。對，兩個夫妻可以在一起，可以改變的。

（10分鐘以後）

導演：（對先生）現在感覺怎樣？

老公：休息好了。

（導演示意團體成員退下）

導演：想跟老婆說什麼？

老公：老婆……。

導演：大聲一點，把之前那種力道都表現出來。

老公：心裡面堵的那種感覺疏通了不少。

導演：呀，之前都很堵，是吧？

老公：對。

導演：起來走一走，讓老婆看一下。看你要給自己什麼樣重新的生命。

（老公戴上眼鏡，繞場走路）

導演：對，抬頭挺胸，多走幾趟。自己先走，很有精神的。

（《怒放的生命》音樂起）

導演：也可以快跑，像蜜蜂一樣。

老公：（繞場跑步）

導演：好，很穩地走。抬頭挺胸的、很有力量的、很有抱負的年輕人。當自己有力量才能帶著老婆。

（夫妻二人在場上走路）

導演：老婆在笑了，看到沒？

（老公和團體成員握手）

導演：很好，帶著老婆走一走，未來的路。

（換音樂）

導演：老公帶著老婆跳跳舞。

老婆：不會跳。

導演：亂跳。

（5分鐘後）

導演：老婆要和老公說什麼？

老婆：開心。

導演：開心什麼？

老婆：（對先生）看見你的力量，看見你未來的陽光。閉上眼睛的時候，就有幸福的感覺，我相信你。這一步走得很好，後來的每一步都要走得好好的。

老公：好的。

老婆：所以我現在就想笑。

導演：看到老婆這樣高興，你心裡感覺怎樣？

老公：我也很高興。

導演：再抱抱老婆。這是你們可以做到的，知道嗎？這是你們可以選擇的，知道嗎？只要你選擇了，就可以這樣去發展。老婆當妳看到妳老公從那麼多人當中掙脫出來，妳感覺到什麼？

老婆：感覺到力量和強大。

導演：老公，是什麼讓你那麼有力量，告訴老婆。

老公：是家庭，對妳和女兒的愛。

導演：嗯，是吧！

老公：讓我一定要掙脫出來，不能放棄。

導演：老婆聽到了嗎？

老婆：聽到了。

導演：現在兩個人感覺到怎樣？

老公：輕鬆，心情特別輕鬆。

導演：嗯！

老公：沒有以前那麼沉重了。

導演：太好了，是吧！人生可以做不同的選擇，是吧！

老公：感覺亮了不少。

導演：那當然，你做了新的選擇，你往亮的地方走，是吧？

老公：嗯！

導演：要繼續抱老婆抱到晚上嗎？

（夫妻笑）

十、自我對話與自我整合

導演：稍等一下，替身出來一下。

（替身上）

導演：（對先生）這就是你，懂吧，你要告訴自己，從今以後要怎樣？好好告訴自己。

老公：從今以後一定要非常努力。

導演：還有呢？

老公：讓我的家庭幸幸福福、快快樂樂的。

導演：要怎麼努力，具體一點，告訴自己。回到家之後呢？

老公：回到家之後不再是躺在那兒，頹廢的樣子，要振作起來。

導演：當我累的時候，我要怎樣？

老公：當我累的時候，我會跟妳一樣休息。讓妳知道，其實是我累了，不是我不理妳。

導演：這是要跟老婆說的話，是吧！所以當累的時候就要跟老婆說這些話，是不是？

老公：對。

導演：還想跟自己說什麼？

老公：這麼多年，妳辛苦了。

導演：那是跟老婆說的話，轉過去跟老婆說。你看你都離不開老婆，對不對。跟老婆好好說，來。

老公：這麼多年，妳辛苦了。

導演：當我累的時候⋯⋯。

老公：當我累的時候，我就跟妳一起度過。

導演：妳要跟老公說什麼？女人最重要的一項絕妙武器是什麼？

（妻子看著導演）

導演：你父母都沒教嗎？

（導演將妻子推入先生懷中）

導演：會不會，撒嬌不會啊？

（眾人笑）

（老公親著妻子的額頭）

導演：看老公都親妳了，有沒有？是吧，喜不喜歡老婆撒嬌？

（老公點頭）

導演：那老婆向你撒嬌，再撒嬌一次。

（夫妻擁抱）

導演：老婆主動抱你，向你撒嬌，你當男人會覺得怎樣？

老公：很有力量。

（夫妻繼續擁抱）

導演：我們都沒看到。是不是自己也覺得更有力量，是吧？

老公：對。

導演：感覺老婆相信我，是吧？

老公：對。

導演：老婆聽到了嗎？會做個女人了嗎？我常常講，中國的女人都比男人更男人。

（夫妻笑）

導演：知道嗎？女人是剛柔並濟的。該剛的時候剛，該柔的時候柔，男人也是一樣，知道嗎？所以再告訴自己。

老公：（拉著替身的手）加油。

導演：會不會再討厭自己了？

老公：不會了。

導演：會給自己怎樣？

老公：給自己打氣。

導演：呀，會不會擁抱自己。

（先生擁抱替身）

（導演示意妻子對自己的替身說話）

導演：告訴自己，從今以後要對自己怎樣？

老婆：該做的事情就要去做，不要當女漢子，搶他的事、搶他的責任。累了的時候要好好休息，要學會好好愛自己。

導演：如果這樣做的話，自己會怎樣？

老婆：如果這樣做的話，自己會很輕鬆，家庭的氛圍也會很輕鬆、更和諧。

導演：很好，角色交換。聽一下自己跟自己說的話。

老婆替身：該做的事情就要去做，不要當女漢子，搶他的事、搶他的責任。累了的時候要好好休息，要學會好好愛自己。如果這樣做的話，自己會很輕鬆，家庭的氛圍也會很輕鬆、更和諧。

導演：聽到了嗎？最後想對自己做什麼？

（妻子與自己的替身擁抱）

導演：最後想跟自己老公怎樣？

老婆：回去好好過下去，不硬撐著。

導演：老公在哪裡？最後想對老公說什麼？

老婆：好好走下去，要堅定，我相信你。

導演：是吧，現在兩個人感覺怎樣？

老公：舒服。

導演：呀，妳看著老公，老公也看著妳，是吧！高不高興老婆也這樣抬頭看你？

老公：高興。

導演：是吧，還要做什麼嗎？

老公：不要了。

導演：進行到這邊可以嗎？
（夫妻點頭）
（結束劇）
導演：好，去角。
（劇終）

第四節　技巧解析

在這對夫妻的療癒過程中，導演運用下列方法，調整夫妻的溝通與互動模式，同時治癒先生的憂鬱症。

一、對話具體化

劇一開始時，老婆在述說與先生吃飯的事，對先生有很多的抱怨，於是導演直接邀請先生在妻子面前，促進彼此對話。對話（dialogue），是在針對意見分岐的事情進行意見交流，一般夫妻對彼此有意見時，只是抱怨，單方向的抱怨，眼睛沒有互看著對方，或是另一方沉默低著頭，沒有對話，導致溝通不順暢。因此，導演讓先生坐在妻子面前，促進彼此可以具體的對話。

二、關懷身體化

夫妻之間，特別是華人夫妻，彼此關懷都放在心裡，頂多拿個衛生紙或倒杯水。夫妻之間肢體的交流、身體的互動甚為重要，特別是彼此在生活中有隔閡時，身體也隔閡著。因此在劇中，導演適時運用技巧，使夫妻相互擁抱，就是在促進夫妻彼此心靈的靠近。導演在治療實務中發現，「身體的靠近，可以促進心理的拉近」，特別是在夫妻治療與親子治療之中。因此，讓夫妻彼此在擁抱中相互安撫、相互關懷，真實感受到彼此的關懷與陪伴。

三、覺察具象化

覺察在治療中極為重要，當有覺察時，就在轉化與改變。在此夫妻治療過程中，導演運用多重替身，讓夫妻雙方很具體的覺察彼此之互動方式與表達方式，從中促進對自己與對方的了解。一般諮商洞察，都是指運用話語促使認知上有所覺察，但心理劇運用多重替身的方式，用行動、用感覺、用聽覺、用視覺，具體呈現在主角面前，使其覺察具體化，讓覺察更具體、更直接、更有效。

四、宣洩力量化

宣洩對壓抑情緒的人來說相當重要。當一個人的情緒長期壓抑時，會導致身心症狀，最常見的就是憂鬱症。本劇中的先生，就是在職場中受挫時壓抑自己的情緒，一直忍氣吞聲，將話語、情緒、不滿、不公正全部壓在自己內心，進而行為消極、悶悶不樂，最後消極過日。因此，適當宣洩自己的情緒甚為重要。但是，一般人對情緒了解不深，甚至害怕情緒，視情緒為毒蛇猛獸，一直在壓抑情緒，深怕情緒一出來自己就會失控，因此當有情緒出來時就壓抑，愈壓抑就愈不滿、愈生氣，最後爆發出來。我們說「生氣」，指的是遇到不順、不公、不義、委屈時，「生」出來的「氣」，當這些氣無適當管道宣洩時，就藏入我們的五臟六腑，導致胃痛、便秘、高血壓、肝火盛、心悸等現象，導致所謂的心身症等現象。壓抑不對，生氣也不對，那怎麼辦？唯一的方式就是適當的宣洩，將心中、身體中的氣，用一種「不傷害自己、不傷害別人」的方式疏導出來，例如：劇中的哭泣、傾訴，或者在墊子上手打腳踢或吶喊，都是一種「不傷害自己、不傷害別人」的方式。讓宣洩成為一種力量，而非傷害自己或傷害別人的方法。

第9章

心理劇案例二：目睹家庭暴力治療

第一節　劇情緣由

本劇主要是處理案主小時候經常目睹父母爭吵、打架，導致案主遇事膽怯、說話口吃，甚至經常胃痛、頭痛等症狀。家庭暴力對家中孩子往往產生既深且遠的影響，不是間接地學到暴力，就是因為暴力產生閃現的現象，而產生害怕、驚慌、恐懼、遇事退縮的人格與心態。家庭暴力主要有肢體暴力及言語暴力兩種，劇中的先生經常遭受到妻子的言語暴力，在忍耐不住的情況下，與妻子發生肢體衝突，這種言語暴力，不斷嗡嗡作響，經常會影響孩子對聲音的過度敏感或恐懼。劇中的主角就是在心理劇工作坊中看到前一場夫妻吵架的劇，先生不斷批評、指責太太的不是、不稱職，勾起內在的回憶，引發想吐的現象。導演藉此探索案主想吐卻吐不出來的感受，進而處理家暴對案主的影響，讓案主從家暴陰影中走出來。

第二節　劇情脈絡

此案例的主角在心理劇分享時，分享看到其他主角的劇而觸動到自己，聽到別人大聲講話，胃就開始翻騰、想吐，頭也開始疼痛。導演就直接從主角想吐的身體現象切入，讓主角把眼睛閉起來，用身體意象引導內心生命事件，讓主角感受想吐時，內心看到什麼？主角看到小時候父母在爭吵的畫面。導演順此探問主角目睹父母爭吵的情景與感受，請主角退到舞臺旁邊，以第三者的角度鏡觀兒時父母爭吵的畫面。接著，導演運用身體的力量帶動心理力量的方式，來面對目睹父母爭吵的恐懼，進入父母爭吵的場景，將父親拉開並擁抱父親。之後，導演引導面對媽媽的恐懼，以撕報紙的方式，將心中不敢跟媽媽說的話說出來，並與媽媽對話。當主角與媽媽對話後又進入害怕的情境，於是導演再度以行動的方式讓主角面對媽媽的嘮叨。當主角慢慢能與媽媽對話並說出心裡的話時，導演以角色交換的技巧，讓主角進入媽媽的處境與感受，體會媽媽的心境，修復與媽媽的關係。導演更進一步以角色訓練的方法，讓主角面對父母爭吵時如何適當的自處。當主角與媽媽和解時，導演讓主角與爸爸對話，修復父子關

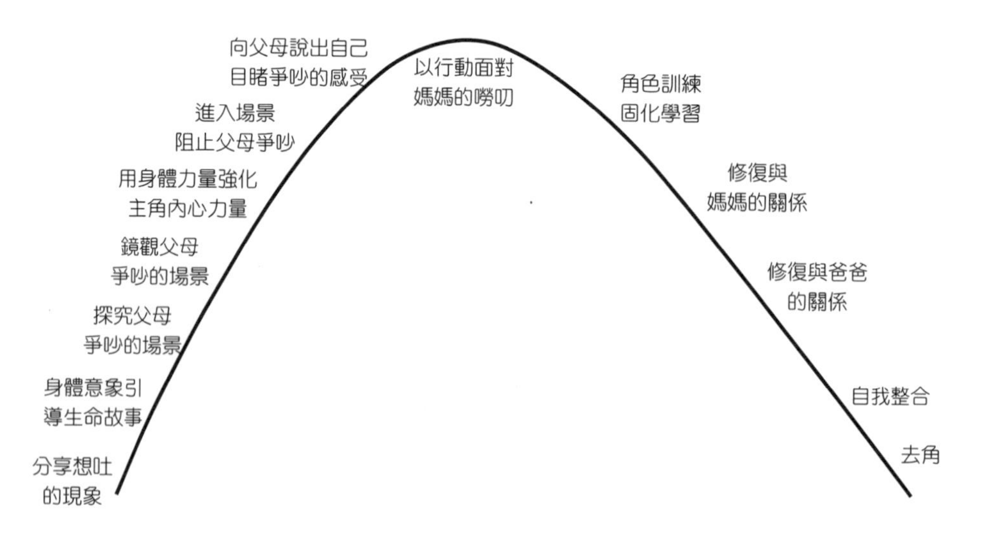

係。最後以自我整合技巧，提升與整合主角的內在力量。

第三節　案例實錄

導演：有沒有問題？

主角：昨天看完劇之後一直想吐。

導演：現在呢？

主角：稍微好一點，還是有想吐的感覺，看見食物就有想吐的感覺。

導演：昨天晚上都這樣？

主角：昨天晚飯都沒吃，只喝了點牛奶，然後就老想上廁所，去了又什麼都排不出來，然後感覺肚子底下是一股氣，上面是吃的東西。

一、用身體意象化引導內心生命事件

導演：眼睛閉起來，現在身體感覺怎樣？

主角：嗯……感覺好像有東西快要吐出來。

導演：有東西要吐出來，現在想吐嗎？

主角：想吐，吐不出來。

導演：這種感覺從什麼時候開始？看到了什麼？想到了什麼？

主角：就那個……有權的人、會說的人……。（主角用雙手抱著頭）

導演：你看到什麼畫面？你昨天說看到爸爸媽媽在吵架，是吧？

主角：對！（主角彎下腰抱著頭）

導演：幾歲的時候？現在你的腦子在告訴你什麼？你現在抱著頭，它在告訴你什麼？你聽到這個頭就痛是不是？

主角：對，滿腦子不知道是怎麼回事？

導演：你眼睛閉起來看到爸爸媽媽在吵架，是在什麼時候？

主角：很小的時候。

導演：差不多幾歲？

主角：6、7 歲吧！

導演：那時候家裡住在哪裡？

主角：住在……住在一個小山坡上。（主角說話口吃）

導演：一個小山坡上，然後呢？家裡是什麼狀況？

主角：家裡……。（主角說話口吃）

導演：家裡經濟情況好嗎？

主角：不好。

導演：怎麼不好？

主角：靠種地，爸爸上班勉強維生。

導演：家裡是在種地是吧，媽媽呢？

主角：媽媽就是在家裡幹農活。

導演：爸爸呢？就是去上班還有種地是嗎？

主角：上完班回來種地。

導演：上完班回來種地。他們都經常為了什麼而吵？

主角：聽不太清楚，反正就是吵。

導演：他們吵架的時候都怎麼吵？

主角：他們就是一直嘮叨嘮叨，然後有半小時內都一直嘮叨。

導演：一直嘮叨是吧！誰對誰嘮叨？

主角：媽媽對爸爸。

導演：嘮叨些什麼？

主角：說你這個不好啊，那個不好啊！

導演：你這不好那不好啊，還有呢？

主角：就嫌爸爸。

導演：嫌爸爸什麼不好？窮嗎？還是嫌爸爸什麼？

主角：各種都有。

導演：理由呢？

主角：嫌爸爸收入不高、嫌爸爸幹活少。

導演：嫌爸爸收入不高、嫌爸爸幹活少，還有呢？

主角：嫌爸爸性格不好。

導演：怎麼樣性格不好？

主角：不愛說話。

導演：不愛說話、性格不好，還有呢？

主角：……。（咳嗽）

導演：咳出來，她在講什麼？還說什麼？

主角：……。（咳嗽）

導演：對，咳出來，還說什麼不好？

主角：……。（咳嗽）

咳嗽，經常是一種心身反應，當人心中有話說不出時，常會以咳嗽來代替，因此導演引導主角咳出來，就是引導主角將內心不敢說的話說出來。

導演：當媽媽這樣講爸爸的時候，爸爸的反應是什麼？

主角：爸爸剛開始沒什麼回應。

導演：後來呢？

主角：後來如果媽媽講太過分的話，爸爸會跟媽媽打架。

導演：怎麼打？扭著打嗎？

主角：對，扭著打。

導演：爸爸會回應嗎？在打架的時候爸爸會說些什麼？

主角：爸爸會罵媽媽。

導演：罵媽媽什麼？

主角：說媽媽……。

導演：說媽媽怎麼不好？

主角：在家裡不做家事。

導演：在家裡不做家事，還有呢？

主角：不會教育孩子。

導演：不會教育孩子，還有呢？

主角：性格不好。

導演：怎樣性格不好？太嘮叨，是嗎？

主角：是。

導演：還有呢？

主角：不會做事。

導演：性格不好、不會做事，是嗎？還有呢？還說些什麼？那時候你在做什麼？他們吵架你在做什麼？

主角：我特別害怕。

導演：你躲在哪裡？

主角：我躲在門後面。

導演：家裡那時候還有誰？

主角：晚上有姐姐。

導演：白天呢？爸爸媽媽吵架在白天還是晚上？

主角：一般都是晚上。

導演：一般都是晚上，是吧！還有姐姐，姐姐在做什麼？

主角：姐姐抱著我在門後面。

導演：姐姐抱著我在門後面，是吧？

主角：對。

導演：那時候你大概7歲多，是吧？看一下團體，誰感覺像你爸爸？

主角：緩一緩。（吐）

導演：對，吐出來。

主角：……（吐）

導演：好，還想吐嗎？

主角：吐不出來了。

導演：好，誰像你爸爸？

（主角從團體中找出一個人扮演主角的爸爸）

導演：誰像你媽媽？

（主角從團體中找出一個人扮演主角的媽媽）

導演：誰像你的姐姐？

（主角從團體中找出一個人扮演主角的姐姐）

導演：誰像小時候的你？

（主角從團體中找出一個人扮演主角小時候的自己）

導演：找一個長大時候的你，現在的你。

主角：跟小時候的那個人一樣，同一個人扮演就可以。

主角選輔角一般是用心電感應（tele）來選，具有其象徵上的意義。主角選同一個人扮演長大後的自己與小時候的自己，往往是心智上或感受上還和小時候相同，此可以作為導演判斷主角狀態的參酌之用。

二、鏡觀父母爭吵

導演：好，現在你過來這邊。

（主角從舞臺走到舞臺邊）

導演：（坐在舞臺邊的椅子上，跟輔角講話）爸爸會打媽媽嗎？

主角：嗯！

導演：會甩耳光嗎？還是怎樣？會扭在一起嗎？

主角：不會打臉，偶爾打在胸上或背上。

導演：偶爾打在胸上或背上是吧！那媽媽呢？

主角：媽媽就罵。

導演：媽媽不會打，就罵是吧！兩個人會不會拉扯？

主角：會。

（導演走到舞臺跟輔角講話，指導扮演父母的輔角，如何將主角描述父母爭吵時候的話語與動作演出來，並請他們沉澱一下，將自己融入角色之中）

導演：那時候你站著還是坐著？

主角：站著。

（扮演主角小時候的輔角站著）

導演：沒那麼大對不對？在姐姐的後面是吧？

（扮演主角小時候的輔角蹲在姐姐的後面）

導演：眼睛閉起來。

在處理家庭暴力時，要注意的是要避免主角二度創傷。因此，不能將主角放在當時發生的場景之中，而要請他在舞臺外，並且由導演陪伴著。

扮演媽媽的輔角：回到家裡什麼事都不做，家裡的事都是我在做，你賺錢還賺這麼少，看人家是怎麼過的，誰家有我們家慘啊，跟你說話也不吭聲，也不說，賺得又少，什麼事都不做。

扮演爸爸的輔角：別說啦！

扮演媽媽的輔角：跟你說話你又不好好說，跟你說話你在耍什麼脾氣啊，脾氣一點兒都不好，回到家裡什麼都不做，什麼事都是我在做，賺得那麼少，你看我家的光景，人家誰家不比我們家好啊！

扮演爸爸的輔角：妳說什麼啊？妳把孩子帶成那樣，就會胡說八道。

扮演媽媽的輔角：什麼話都不能說，脾氣那麼不好，跟你說個話，你脾氣那麼不好，什麼都不能說。

扮演爸爸的輔角：妳幹什麼啦？妳什麼也都沒做。

（爸爸輔角伸手打媽媽輔角背部一下）

扮演媽媽的輔角：你幹嘛打我呀？你這樣也要打我啊！

扮演爸爸的輔角：妳不要說了，妳把孩子教育成這樣還說什麼說？

扮演媽媽的輔角：什麼都不做，脾氣又不好，賺得又少！

（爸爸輔角動手打媽媽輔角）

扮演媽媽的輔角：你幹嘛又打我啊，你賺得又少，什麼事都不做，你看你的脾氣啊！

扮演爸爸的輔角：妳幹什麼了啊妳？妳什麼也都沒做。把孩子教育成這樣，妳幹成什麼事了？

扮演媽媽的輔角：孩子是我一個人的嗎？不是你的？什麼也不做，回來什麼也不做。

扮演爸爸的輔角：妳說什麼說，妳什麼都不會做，就會嘮嘮叨叨，嘮嘮叨叨……。

（主角在場外抱著頭，身體縮著）

導演：（對著主角）你是不是很害怕？

（主角抱著頭、身體縮著，沒回應）

導演：你幾歲呢？

（主角抱著頭、身體縮著，沒回應）

導演：你現在幾歲呢？

（主角抱著頭、身體縮著，沒回應）

導演：還是6、7歲嗎？

（主角抱著頭、身體縮著，沒回應）

導演：小時候無能為力是不是？現在還是無能為力，還是很害怕是不是？

（主角點頭）

導演：老師可以幫你，可是你自己要先幫你自己，知道嗎？你要一直這樣嗎？

（主角搖頭）

導演：那站起來。

（主角站起來了，手抱著頭）

導演：（手指著場中吵架的父母）你想要保護誰？

主角：我不想要他們吵架。

導演：你不想要他們吵架，你現在幾歲了？

主角：34歲。

導演：是不是還一直害怕？對不對，對吧？是不是這樣？

（主角點頭）

導演：你要一直躲在這裡面是沒有辦法解決問題的，你想要這樣嗎？

（主角仍手抱著頭搖）

導演：34歲的自己和6、7歲的自己，有什麼不同？

（主角仍手抱著頭）

導演：你要這樣一直下去嗎？

（主角將手放下）

導演：來，手插腰。
導演：你是不是一直很害怕，是不是？
導演：你想不想改變，還是繼續做7歲的孩子就好了？
導演：一直做7歲的孩子就好了，好嗎？
導演：每次聽到這樣的聲音就一直害怕下去，想要這樣嗎？
主角：不要。
導演：不想要是不是？想不想改變？
（主角點頭）
導演：是不是一直很害怕，第一個要先去除自己的害怕，知道嗎？
（主角點頭）

人目睹或經驗巨大的恐懼時，常常會發生解離或退化。解離就是讓心神脫離現實生活的實體（reality），退化就是退回到小的時候。因此，導演問主角的年齡是在探問主角的狀態，主角還很清楚自己是34歲即是表示行為退化而已，只是因害怕行為退化而已，因此處遇的方式就直接讓主角慢慢地面對他的恐懼、害怕。倘若主角是處於解離狀態，則先要漸漸使主角的眼睛張開，問其姓名，慢慢讓其回到現實當中。因此，處理家暴或性侵害事件時，導演必須要經過專業訓練，不能輕易為之，否則會傷到主角，讓主角受到二度創傷。

三、以行動克服恐懼

導演：手插腰，抬起頭來，其他夥伴站起來，跟他一起做，老師說一、二、三的時候，雙腳跳起來，當腳著地時，嘴巴喊出：「哈，我不怕你！」
導演：請輔角先做一下。一、二、三……。
輔角：哈，我不怕你！
導演：聽到了嗎？先對自己做。

（導演請主角與自己的替身面對面）

導演：其他人陪你一起做，腳與肩同寬，氣從丹田出來。一、二、三……。

主角：哈，我不怕你。（聲音很小）

導演：大聲一點，氣出來，我不怕你。一、二、三……。

主角：哈，我不怕你。（聲音很小）

導演：一、二、三……。

主角：哈，我不怕你。（聲音很小）

導演：一、二、三……。

主角：哈，我不怕你。（聲音很小）

導演：一、二、三……。

主角：哈，我不怕你……。（聲音很小）

導演：聲音出來，更大聲一點，是34歲，不是7歲的自己，知道嗎？一、二、三……。

主角：哈，我不怕你。（聲音加大，身體也跳起來）

導演：很好，一、二、三……。

主角：哈，我不怕你。

導演：一、二、三……。

主角：哈，我不怕你。

導演：我要你看著那邊。（爸爸輔角、媽媽輔角）

（主角面朝著場中的父母）

導演：一、二、三……。

主角：哈，我不怕你。（眼睛不敢看著場中的父母）

導演：看著他們，一、二、三……。

主角：哈，我不怕你。

扮演媽媽的輔角：什麼話都不能說，脾氣那麼不好，跟你說個話，你脾氣那麼不好，什麼都不能說。

扮演爸爸的輔角：妳幹什麼啦？妳什麼也都沒做。

（爸爸輔角、媽媽輔角又大聲吵起來）

（主角又恐懼的抱頭彎腰）

導演：你想要這樣一直躲在恐懼裡面嗎？你想嗎？老師問你，你想不想改變？

主角：（又捂住耳朵）想。

導演：想，是用頭腦想的嗎？還是要做？

導演：做不到還是不想做？你是不是經常抱著頭這樣，把自己變成縮頭烏龜了，是不是？

主角：可是那是我爸爸、我媽媽。

導演：我知道，小時候是不是沒辦法？沒辦法把他們拉開對不對？是不是？

（主角捂住耳朵，點頭）

導演：現在幾歲了？你要這樣一直下去嗎？

（主角捂住耳朵，搖頭）

導演：你要這樣一直下去嗎？你要讓你的孩子看到爸爸是那麼沒有力量的嗎？

（主角捂住耳朵，搖頭）

導演：你要這樣嗎？老師問你，這是你的決定，你的生命你自己決定，懂嗎？

（主角捂住耳朵，點頭）

導演：你可以選擇逃避，也可以選擇面對，你要選擇什麼？

（場中父母繼續爭吵）

扮演媽媽的輔角：家裡面的事什麼也不管，孩子也不管……。

扮演爸爸的輔角：把孩子管好是妳的事……。

導演：你想嗎？你想改變嗎？

（主角放下捂住耳朵的手，點頭）

導演：真的嗎？抬頭挺胸，腳與肩同寬。

（引導主角對著爸爸、媽媽的輔角）

扮演媽媽的輔角：家裡面的事什麼也不管，錢又賺不回來……。

導演：一、二、三……。

主角：哈，我不怕你。

導演：其他人跟著他一起做，一、二、三……。

主角：哈，我不怕你。

導演：對，看著自己，眼睛睜開、抬頭挺胸，想像你現在是 30 幾歲的人，是不是要保護孩子，懂嗎？

導演：大聲一點，一、二、三……。

主角：哈，我不怕你。

導演：氣出來，一、二、三……。

主角：哈，我不怕你。

導演：（請主角面對舞臺）一、二、三……。

主角：哈，我不怕你。

導演：他們吵架你可以怎樣？

主角：你給我出來。

（主角衝到舞臺上，把在爭吵中的爸爸輔角從媽媽輔角那邊拉到舞臺的另一角，用力抱住爸爸輔角）

（導演跟著主角進入場中）

（主角抱住爸爸輔角）

導演：你們這樣吵讓我很怎樣？

主角：很害怕，我不要看你們吵架。

導演：不要怎樣？你們這樣吵讓我怎樣？

主角：恐懼。

導演：還有呢？把你的心裡話說出來，我是不是一直活在恐懼裡面？

扮演媽媽的輔角：你看孩子都比你強，你把孩子嚇成什麼樣子了？

主角：別說了，別說了……。（主角大聲的說）

導演：對。

主角：別說了，別說了……別說了……（主角大聲的說）……都是妳在說……別說了……（把爸爸輔角抱得更緊）……別說了。

扮演媽媽的輔角：你幹什麼啦？你什麼也都沒做……。

主角：別說了，別說了……別說了……。（抱著爸爸輔角）

導演：媽媽這時候要怎樣？媽媽是不是一直講一直吵，對不對？這時候要把媽媽怎樣？

（主角突然轉身從爸爸輔角這邊跑到媽媽輔角那邊，把媽媽輔角的嘴摀住）

（扮演媽媽的輔角被摀住嘴巴還一直罵）

（主角摀住媽媽輔角的嘴巴，將媽媽輔角帶離爸爸輔角更遠之處）

導演：（跟著主角到媽媽輔角那邊）還有呢？

導演：對，除了這樣還有呢？是不是媽媽也需要安慰？是吧？

（主角抱住媽媽輔角，媽媽輔角大哭）

（導演放音樂後回到主角旁邊）

（3 分鐘後）

導演：是不是手在抖，對不對？

導演：害怕爸爸媽媽是不是？你很害怕是不是？可以讓爸爸一起抱你嗎？可以嗎？

（主角點頭）

導演：爸爸過來。

（扮演輔角的爸爸走近主角，抱著主角）

（2 分鐘後）

導演：要告訴他們什麼，現在可以跟他們說。

主角：我一直都很害怕你們吵架。

導演：是不是一直都很害怕，對不對？跟他們講。

主角：我怕你們吵架。

導演：你從小害怕什麼？跟他們講。

主角：很害怕他們生氣。

導演：當時都不敢說，對不對？現在跟他們講，把心裡的話都說出來，氣他們、害怕他們，還有怎樣？

主角：（眼睛睜開）我感覺到……。

（導演請主角站在媽媽輔角面前）

四、用撕報紙引導主角說出心裡的話

導演：感覺到怎樣？把心裡的話都講出來。

主角：我害怕你們吵架。（低頭）

導演：那會讓我怎樣？

主角：我感覺你們吵得非常激烈，我感覺……我感覺……。

（導演拿報紙給主角，讓主角一邊撕報紙，一邊講）

導演：你是不是也很氣他們？是吧？

導演：那時候都不敢說是吧？我要你把氣的部分，邊說邊做出來。

主角：你們讓我很恐懼，因為我那時候很小，不知道對錯，也不知道是非，也害怕你們兩個打架，你們打架的時候，感覺如果一個人把另一個人打壞了怎麼辦？如果你們打得不管我們兩個，我們兩個怎麼辦？（邊撕報紙邊說）

導演：對，跟他們講！

導演：所以很害怕還是什麼？跟爸媽講。

主角：害怕你們打架。（邊撕報紙邊說）

導演：更擔心你們怎樣？

主角：更擔心你們兩個打完之後會不會不管我們兩個，你們只管打架，不管我跟姐姐的感受。（邊撕報紙邊說）

導演：我們都被拋棄了是吧？

主角：對！

導演：把心裡話都講出來，撕完的（報紙）丟在地上。

主角：小孩不應該看到那種場面的，很……感覺很暴力。

導演：對，把心裡面的話說出來，你們這樣讓我怎樣？

主角：感覺非常害怕。

導演：害怕之後怎麼樣？是不是都躲起來了？

主角：對，我跟姐姐就躲在門後面了，有時候姐姐會探出頭看看打完了沒有，我都縮在姐姐的懷裡。

導演：所以當我遇到害怕的時候，我都怎樣？

（主角沉默，手撕著報紙）

導演：我都養成什麼習慣？

（主角沉默，手撕著報紙）

導演：我是不是都縮起來了？

導演：現在還縮著嗎？

主角：看到家庭暴力的話會非常難受。（大力撕報紙）

導演：對，怎麼難受？都說出來。把內在那個壓下去的氣都放出來。

主角：對孩子的傷害非常的大。

導演：爸爸、媽媽可以這樣子嗎？

主角：不能。

導演：看著他們說。

（主角抬起頭來看著場中的輔角父母）

導演：大聲講，撕完丟在地上，看著他們說。

主角：你們不能這樣。

導演：特別是媽媽怎麼樣？

主角：媽媽妳說說可以，可是不要一說就兩、三個小時。

導演：妳這樣說會讓我們怎麼樣？

主角：誰都受不了，包括現在，妳一說就是兩、三個小時，咒罵也是兩、三個小時，誰能受得了，爸爸又不是什麼都不做，爸爸一直忍耐，他也有脾氣……。如果妳說得多一點，他就會爆發，如果妳少說一點，爸爸就不會那樣。（主角低著頭說）

導演：但是你卻怎樣？

（主角低頭撕著報紙）

導演：你看著媽媽跟媽媽講，讓他聽得到，你是不是這些話都不敢跟媽媽講，繼續跟媽媽講。

主角：（抬起頭）妳這些話講兩、三個小時，根本沒有人能受得了。

導演：還有，我跟姐姐從小就怎樣？

主角：（又低下頭）害怕媽媽。

導演：是不是也很害怕媽媽，跟媽媽講！

主角：我跟姐姐從小就害怕妳，因為我們如果做錯事情，妳就會罵兩、三個小時，我根本受不了，小時候只能躲著，現在如果妳一開口我就趕快跑。

導演：以前用躲的，現在用跑的，是吧？但是跑了之後心裡還是覺得怎麼樣？

主角：妳都不理解我們。

導演：對著媽媽講。

扮演媽媽的輔角：你怎麼那麼不了解我啊，我說你還不是為你好啊，你看不到我的委屈嗎？我說你還不是為你好啊！

導演：看著媽媽，跟媽媽講，大聲一點讓媽媽聽得到。

主角：我知道妳是為我好。

扮演媽媽的輔角：那你還不好好聽著，我還不是為你好啊！

（主角低著頭撕報紙）

導演：是不是媽媽一說，你頭就低下來了，是不是經常這樣子？你現在幾歲？還繼續這樣嗎？這樣對你有什麼好處？

主角：我爭辯不過我媽。（低著頭撕報紙）

導演：你不用跟她爭辯，但是可以看著她。媽媽輔角繼續。

（主角抬起頭看媽媽輔角）

扮演媽媽的輔角：我是為你好啊！我的委屈你知不知道呀！

導演：看著她。

扮演媽媽的輔角：我一說你就走，那我有話跟誰說呀！我說你還不是為你好呀！

（主角又低下頭）

導演：第一個先看著她，然後跟她說……。

（主角抬起頭看媽媽輔角）

扮演媽媽的輔角：我說你還不是為你好呀！

導演：是不是第一個要先面對？是吧？是不是？有沒有辦法先不要管，先看著媽媽。

扮演媽媽的輔角：我說你還不是為你好，我怎麼不去說別人，我還是為了你好啊，你怎麼就不理解我的委屈呀，我的委屈總得找個人說呀，我不找你說找誰說呀，找你爸說，你看你爸那是什麼樣子？一句話都不吭聲，跟他說了半天都沒有反應，不找你說找誰呀？

（媽媽輔角說話時，主角抬起頭看媽媽輔角，邊撕報紙）

導演：你今天有什麼話要對媽媽說？大聲跟她說。

主角：妳可以心平氣和跟我說。（邊撕報紙）

導演：現在是不是還害怕媽媽？是不是？

主角：嗯！

（再次用行動練習面對媽媽輔角）

導演：替身過來，替身站你旁邊，當你害怕的時候幫自己喊口令，手插腰，看著她，自己數。

主角：她是我媽媽，我不能對她怎樣。

（主角開始往後退）

身為一位治療師必須明白：學習一個新的行為，往往會反反覆覆的，特別是自己所恐懼或害怕的事，因為人習慣以自己覺得安全的模式或行為（如逃避），來面對舊有的情境。因此，治療師要有耐心陪伴案主，讓案主從練習中慢慢學習到新的行為與應對方式。

導演：對，她是你媽媽你不能對她怎樣，但是你需要害怕嗎？

主角：我怕傷害我媽媽。

導演：往前面一點，把氣先發出來。她是你媽媽，你不能傷害媽媽，知道吧，但是需要委屈自己嗎？

主角：是要到外面去？

導演：老師主要的意思不是要你去外面，去外面是不是逃避起來？最重要的是你的心是不是一直害怕？是吧？是不是？遇到什麼事就害怕了？是不是？

主角：遇到權威就會害怕。

導演：對，遇到以前是不是就會害怕了？

扮演媽媽的輔角：你這樣往後退我就更生氣，跟你爸一樣，他什麼都不吭聲，我跟你說你也都不理我，我看你這樣往後退我就更生氣，看了就生氣，跟你爸一樣什麼都不理，也什麼都不說。

導演：是不是？要繼續往後嗎？很好，危險時可以先躲避，但是躲避的時候不是一直逃避，懂嗎？躲避但不是逃避，懂嗎？

導演：躲避是要讓自己更有力量來面對問題，懂嗎？並不是逃避，你懂老師的意思嗎？看著自己，跟自己哈。

（主角面對主角替身）

導演：把氣發出來，躲避是讓你學習更大的勇氣來面對，知道嗎？以退為進，懂嗎？

導演：一、二、三，哈，看著自己。

（主角面對替身，做跳起來、著地後喊哈的動作）

導演：一、二、三，哈，嘴巴張開。

（主角面對替身，做跳起來、著地後喊哈的動作）

導演：一、二、三，哈。

（主角面對替身，做跳起來、著地後喊哈的動作）

導演：你（主角替身）喊口令。

主角替身：一、二、三，哈，我不怕你……。

主角：我不怕你……。

導演：換你（主角）喊口令。

主角：一、二、三，哈，我不怕你……。

主角替身：哈，我不怕你……。

主角：一、二、三，哈，我不怕你……。

導演：不怕媽媽並不是等於不尊重媽媽，你懂嗎？

（主角點頭）

導演：繼續。

主角：一、二、三，哈，我不怕你……。

主角替身：哈，我不怕你……。

導演：面對媽媽喊口令。

（主角轉過身面對媽媽輔角）

主角：一、二、三，哈，我不怕妳……。

（主角重複做此動作多次）

導演：做到心裡完全不怕，才停止，繼續。

主角：一、二、三，哈，我不怕妳……。

（主角重複做此動作多次）

主角：好。

導演：跟媽媽說。

主角：（走向媽媽輔角，插著腰跟媽媽輔角說話）媽媽，妳不應該嘮叨那麼長的時間。

導演：嗯！很好。

主角：妳把話說清楚就行了，妳如果說得時間太長了誰都會反感。

導演：嗯！很好。

導演：我希望妳怎樣？

主角：我希望以後如果妳想跟爸爸吵架的時候，妳把話說清楚就行了，妳說得時間太長了，他……妳如果說得時間太長了，他就……他就會動手打妳了。

導演：當爸爸動手打妳的時候，我會怎樣？

主角：我會格外難受、格外恐懼。

導演：所以……。

主角：所以我不希望那樣，妳以後把該說的事情說清楚就行了。

導演：當感到害怕的時候再退回去。

（主角往後退）

導演：當感覺到害怕的時候，再退回去強化一下，跟自己喊口令。

（主角退到原來的地方）

主角：一、二、三，哈。

（主角重複做此動作四次）

主角：好了。

（主角走向媽媽輔角，到媽媽輔角面前時，吐了一口長氣，筆直地面對媽媽輔角）

導演：好，再繼續去說。

主角：我其實是很愛妳的，真的很愛妳，就因為妳經常嘮叨，經常罵兩、三個小時，所以我也不敢靠近妳，因為如果靠近妳，我做錯了什麼事情，妳就會嘮叨我，我會受不了，我就會非常恐懼、非常害怕。

導演：還有呢？

主角：（沉默片刻後說）我知道要妳改掉這個嘮叨的毛病很不容易，但是我希望妳能慢慢慢慢改掉。

導演：這些話有沒有跟媽媽說過？

主角：我平時就會跟媽媽說「妳少說兩句、妳少說兩句」。

導演：對，在這個當下把它說清楚，因為當妳這樣嘮叨會怎樣，跟她說清楚，很好。

主角：妳這樣長時間的嘮叨，真的會受不了。

導演：而且不害怕地跟媽媽講，現在還害怕嗎？

主角：比較不害怕了。

（主角輕甩一下手，用雙手梳理一下頭髮，筆直地看著媽媽輔角）

導演：還想跟媽媽說什麼？很好，看著媽媽。

主角：其實爸爸也很愛妳的，他上班那麼忙回來還要務農，妳想想他走……走幾十公里，上班都要走幾十公里回來，然後晚上他還要務農，到天黑之後才能回來，天還沒亮就出門去了，星期六、星期日他也沒有休息時間，每天都在工作，他不是不為了這個家，他為了這個家也很辛苦。

導演：很好，把小時候不敢跟媽媽說的話今天都跟媽媽講，繼續，你是一個聰慧的孩子對不對，其實都看在心裡對不對，只是都不敢講是吧？很好，還看到什麼跟媽媽講。

主角：妳也非常辛苦，我在家的時候妳一天都不閒著，你們兩個，我知道你們兩個都非常辛苦，但是不能因為看到自己辛苦而看不到對方的辛苦就埋怨對方，爸爸都從來……每次吵架的時候都是妳……開始嘮叨，開始就罵爸爸，說爸爸不好，爸爸從來沒有一次主動跟妳吵架。

導演：很好，你角色交換到媽媽。媽媽，妳來聽一下妳的孩子很多話都不敢跟妳講，現在要跟妳講。

五、角色交換進入媽媽處境

當主角突破他的害怕，將心裡的話講出之後，導演進一步就運用角色交換的技巧，讓主角進入媽媽的角色，感受媽媽的處境與感受。

扮演主角長大後的輔角：其實，嗯……其實我很愛妳，但是妳經常一罵起來就是兩、三個小時，誰都受不了。我是一個孩子，看到你們吵架我就很害怕，孩子不應該看到這些，我很害怕就躲起來，跟姐姐躲在門後面不知道該怎麼辦，這樣一吵起來就是很長的時間，誰都受不了，爸爸他也受不了，你一直這樣說，爸爸一直忍耐之後就爆發了，妳要是少說一點，爸爸就不會爆發，爸爸爆發的時候我就特別害怕，特別特別害怕，怕他做出什麼事情，然後我又不知道要怎麼辦，所以我就很害怕。爸爸他其實很辛苦都是為了這個家，他每天要走幾十公里去上班，那麼晚回家還要務農，他也很辛苦，他也都是為了這個家。妳也很辛苦，妳在家裡一天到晚都不得閒，但是妳不能因為自己的辛苦就看不到別人的辛苦

導演：媽媽，這些話妳孩子跟妳說過嗎？妳現在聽了心裡感受到什麼？他那麼小就那麼害怕，而且抱著妳的時候手都在發抖，妳感受到什麼，媽媽？

扮演媽媽的主角：以前沒說，現在說了。

導演：妳看到孩子這麼害怕的時候，妳會怎樣？會不會去照顧他？

扮演媽媽的主角：會。

導演：妳會怎麼照顧他？

（主角去抱主角替身）

導演：所以媽媽妳也不想讓孩子辛苦是吧？只是妳不知道這樣讓孩子那麼害怕是吧？是不是？

（放音樂）

導演：妳把孩子嚇成這樣，妳想跟孩子說什麼？

扮演媽媽的主角：對不起。

導演：對不起什麼？

扮演媽媽的主角：媽媽不應該這樣。

導演：媽媽不應該怎麼樣？

扮演媽媽的主角：不應該把孩子嚇成這樣。

導演：但是妳是故意的嗎？

扮演媽媽的主角：不是故意的。

導演：媽媽，是什麼讓妳一直嘮叨，跟妳孩子講。妳是不是有氣沒地方發？

扮演媽媽的主角：我不知道該怎麼辦。

導演：妳不知道該怎麼辦，所以才一直跟妳的孩子嘮叨一直講，是吧！這樣講對妳有什麼好處，媽媽？

扮演媽媽的主角：沒有好處。

導演：因為妳不懂得其他的發洩方式，是吧？

扮演媽媽的主角：對。

導演：但是如果妳知道這樣會傷到他跟他的姐姐，妳會怎樣？

扮演媽媽的主角：我不會這樣做，會替他們想。

導演：很好，妳現在要跟孩子說什麼？

扮演媽媽的主角：我就不會還像以前那樣，會替你想。

導演：其實我內心對你是怎樣？

扮演媽媽的主角：非常愛你。

導演：非常愛你，是吧！我也希望你怎樣？

扮演媽媽的主角：面對。

導演：我會希望你那麼害怕嗎？什麼都是用逃避的或用逃開的方式嗎？妳希望孩子怎樣？

扮演媽媽的主角：不希望你那麼害怕，希望你勇敢面對。

導演：那他今天這樣面對妳，妳高不高興？

扮演媽媽的主角：高興。

導演：高興什麼？跟妳的孩子講。

扮演媽媽的主角：孩子長大了。

導演：孩子長大了，是吧！妳想告訴妳的孩子什麼？

扮演媽媽的主角：在我心裡你是很優秀的。

導演：在我心裡你是怎樣的……？

扮演媽媽的主角：很優秀的。

導演：是吧！角色交換，做回你自己。聽媽媽跟你說的話。

當主角突破他的害怕，將心裡的話講出之後，導演進一步就運用角色交換的技巧，讓主角進入媽媽的角色，感受媽媽的處境與感受。

扮演媽媽的輔角：以前你沒跟我說過這些事，要是我知道你現在這麼害怕，我肯定會好好安慰你的，我跟你爸爸吵架的時候聲音大，有時候吵得時間長，因為我自己心裡頭悶，我也沒有別的發洩方式，我沒有注意到會嚇到你和姐姐，我要是注意到的話我可能會控制好我自己，我肯定不會讓你們這麼害怕，對不起，我以後要儘量控制自己，其實我是非常愛你，特別愛你，非常希望你健康快樂，你健康快樂的話我才會開心，今天看著你跟我說這些話，我心裡是很高興的，我真的很感慨。

導演：姐姐那時候是不是也很害怕？可以讓姐姐跟你一起抱著媽媽嗎？

主角：可以。

（扮演姐姐的輔角走過來抱著媽媽輔角）

導演：很好。

導演：可以讓爸爸一起進來抱嗎？要讓爸爸一起進來抱嗎？

主角：可以。

扮演媽媽的輔角：希望你們能開心快樂地長大，今天看著你跟我說這些話，我心裡很高興。

（家人一起擁抱）

（5分鐘後）

導演：感覺怎麼樣？想跟媽媽說什麼？現在頭呢？

主角：頭不痛了。

導演：想跟媽媽說什麼？還怕媽媽嗎？

主角：（搖頭）不會。

導演：還有話要跟媽媽說嗎？

主角：媽，我愛妳。

導演：嗯，很好。角色交換。

扮演主角長大後的輔角：媽媽，我愛妳。

導演：聽到孩子這樣跟你說，妳感受到什麼？媽媽，妳的孩子有沒有這樣跟妳說過？

扮演媽媽的主角：特別高興。

導演：他有沒有這樣跟妳說過？

扮演媽媽的主角：沒有。

導演：嗯，今天聽到了是吧？再重複一次。

扮演主角長大後的輔角：媽媽，我愛妳。

導演：當妳聽到後，妳想怎樣？

扮演媽媽的主角：想哭。

導演：要不要抱抱孩子？

（主角擁抱主角替身）

導演：媽媽，其實妳也需要愛對不對？

扮演媽媽的主角：對。

導演：妳也需要愛對不對？妳也需要孩子的愛對不對？只是那個年代的人

都不敢說，也不知道要說，是吧？當妳聽到這些話，想跟孩子說什麼？

扮演媽媽的主角：我其實也不喜歡這樣嘮叨，只是有時候我會控制不住……。

導演：所以我希望你怎樣幫忙我？

扮演媽媽的主角：有時候我希望你可以制止我。

導演：怎麼樣制止媽媽妳比較能夠接受？

扮演媽媽的主角：你用說的制止，以前你制止過只是沒用。

導演：如果孩子抱著妳呢？妳會怎樣？像這樣抱著妳，妳的脾氣會怎樣？

扮演媽媽的主角：小一點。

導演：是不是比較能控制了？是吧？

扮演媽媽的主角：也許。

導演：因為妳害怕，是吧？

扮演媽媽的主角：對。

導演：這樣被抱著的時候妳會怎樣？

扮演媽媽的主角：很舒服。

導演：很舒服，是吧？也許孩子是不是可以用這樣的方式？孩子跟妳老公是不是都不太會說話？當妳嘮叨的時候是不是感覺自己沒有被愛？都不被理解，是吧？當孩子說我愛妳的時候妳感受一下。妳感受到什麼？

扮演媽媽的主角：特別高興。

導演：嗯，嘮叨就會怎樣？

扮演媽媽的主角：就會停止。

導演：是吧，所以妳可以試著這樣做嗎？

扮演媽媽的主角：嗯！

導演：角色交換。

導演讓主角體會媽媽立場上的處境，知道媽媽的需要以及用什麼方式可以協助媽媽停止嘮叨。

扮演媽媽的輔角：當我聽到你說你愛我的時候我會想哭，然後特別特別的高興，我發起脾氣來的時候就會控制不住自己，以前你也勸過我，也說過我，可是我還是控制不住自己，以後我發脾氣的時候，你要是抱我一下，我可能脾氣就會好一點。

導演：聽到了嗎？

主角：聽到了。

導演：真的聽到了？

主角：聽到了。

導演：會做嗎？

主角：會。

導演：退到這邊來（舞臺旁邊鏡觀），媽媽跟爸爸嘮叨，深呼吸一下。

六、角色訓練

導演用角色訓練方式，讓主角在劇場中練習學習到的新行為。

扮演媽媽的輔角：你回到家什麼都不做，也什麼都不說，家裡的事都是我一個人做，都是我一個人做，什麼都不跟我說，想跟你說兩句話你看你那樣。

導演：這個時候你該怎樣？

主角：（走到舞臺抱住媽媽）媽媽妳不要生氣，有什麼話說清楚就行了，妳一直嘮叨對方也會受不了的。

導演：這樣你也怎樣？

主角：不害怕了。

導演：媽媽也靜下來，你也怎樣？

主角：我也不害怕。

導演：對，知道了嗎？

主角：我比較平靜。

導演：多做幾次，懂嗎？

導演：看著媽媽，還想跟媽媽說什麼？現在看到媽媽會不會害怕？

主角：不會。

導演：再近一點看。所以當媽媽嘮叨的時候就可以怎樣？

主角：就去抱抱她。

導演：嗯，是吧！現在覺得自己整個人怎樣？會害怕嗎？

主角：不會害怕。

導演：看著爸爸，想跟爸爸說什麼？

當主角與媽媽的議題處理完之後，導演繼續處理主角與爸爸的關係。

七、修復與爸爸的關係

主角：爸爸，媽媽嘮叨的時候……。

導演：大聲一點。

主角：媽媽嘮叨的時候，再怎麼嘮叨，你也不應該打她，你打她的時候我特別害怕，你也可以跟她吵，你也可以稍微離開緩一緩情緒。

導演：現在害不害怕爸爸？

主角：不會。

導演：想跟爸爸怎樣？

（主角抱住爸爸輔角）

導演：想跟爸爸在一起，是吧？

主角：嗯！

導演：爸爸也很不容易，你都知道，是吧？

主角：對。

導演：跟爸爸在一起，你都一直看著爸爸，是吧？

（主角在笑）

導演：嘴角在笑，對吧？

（音樂：《動力火車》，爸爸的曲子）

（3分鐘後）

導演：期不期待這樣全家人在一起？

主角：期待。

導演：媽媽，還有姐姐，都過來，抱在一起。

（媽媽輔角、姐姐輔角也參與抱在一起）

（改放平靜的音樂）

導演：對，全家可以在一起，不感到害怕，平安地在一起。

導演：現在怎樣？高不高興？

主角：高興。

導演：你也一起抱著他們，全家都可以在一起，是吧？媽媽呢？是吧？現在整個人感覺怎樣？

主角：好多了。

導演：還想吐嗎？

主角：不想吐了，呵呵。

導演：很好，其他人全部退，謝謝你們。自己出來一下，跟自己說說話。

八、自我整合

（扮演主角長大後的輔角走到舞臺）

主角：（對著替身）謝謝。

導演：謝謝自己什麼？想跟自己說什麼？看著自己一下，看到現在長大的自己，想讓自己怎樣？

主角：高興。

導演：想跟自己怎樣？會疼自己嗎？

主角：心裡很愛自己。

導演：心裡有多愛？告訴老師一下，現在腦海在想什麼？

主角：我知道你很努力，想要維持整個大家庭的幸福快樂，但是有時候……有的時候適得其反，有的時候會因為個人問題而讓整個家族非常緊張。

導演：所以？

主角：所以你要努力讓自己過得更好。

導演：讓自己過得更好的時候，整個大家族會怎樣？

主角：整個大家族就會過得更好。

導演：所以從今以後自己要怎樣？告訴自己。

主角：自己要好好生活。

導演：怎麼生活？

主角：快快樂樂地生活。

導演：對，那自己的恐懼怎樣了？

主角：自己的恐懼就自動就沒有了。

導演：是啊，還想告訴自己什麼？自己是一個很深思熟慮的人，對吧？告訴一下自己。

主角：告訴自己，呵呵。你沒有想像中那麼不好，我知道自己就是有時候會非常想追求完美，做不到的時候自己就會非常的焦慮。

導演：所以那要怎樣？

主角：所以要克服追求完美。

導演：嗯，可以追求完美，但是不要過度追求完美，是吧？用自己的話跟自己講。

主角：我希望每個人都有每個人對自己的期望，不要鑽牛角尖，太鑽牛角尖就會心情不好，你的家人可能就會更不好。

導演：很好，角色交換，聽一下自己說的話，替身上來大聲一點，聽一下自己說的話。

導演讓主角自己聽自己所說的話，協助主角聽到自己轉化後的話語，提升與整合自我。

扮演主角長大後的輔角：我知道你是很努力想做事情，可是為大家做得很辛苦，但是有時候適得其反，反而因為個人問題讓所有的人都很擔心，所以從今往後你要自己過得好，先把自己過好，快快樂樂地生活，這樣整個家族才會變好。還有我知道你有時候會過分地追求完美，做不到的時候就愛鑽牛角尖，所以可以追求完美但不要過分，每個人都有美好的願望，但是你有的時候過於執著，這個願望過於追求完美就會讓你的家人擔心。

導演：聽到了嗎？想回應自己什麼？

主角：我會慢慢改變自己那些固有的、不好的行為。

導演：角色交換。

扮演主角長大後的輔角：我會慢慢改變自己這些固有的、不好的行為。

導演：高不高興自己這樣說？

主角：高興。

導演：還有呢？對於爸爸媽媽的爭吵和嘮叨要怎樣？告訴一下自己。

主角：對爸爸媽媽的爭吵不要害怕，要制止他們。

導演：用什麼方法？

主角：真誠地擁抱，然後事後再告訴他們這樣不好。

導演：是吧，角色交換。

扮演主角長大後的輔角：爸爸媽媽爭吵的時候不要害怕，要制止他們，要用真誠的擁抱，事後再告訴他們這樣不好。

導演：自己說的對不對？

（主角點頭）

導演：最後想跟自己怎樣？

主角：擁抱。

導演：看看自己是不是長大、長高了？

主角：是啊！

導演：高不高興？

主角：高興。

導演：害不害怕？

主角：不害怕。

導演：對，所以當你自己遇到害怕的時候要怎樣？

主角：自己給自己支持。

導演：對，而且你現在身邊有誰呀？

主角：老婆。

導演：沒錯，是吧！所以要跟老婆說什麼？

主角：溝通。

導演：還有呢？

主角：我自己會先面對問題、發生的事。

導演：是吧！現在整個人感覺怎麼樣？

主角：好多了。

導演：身體呢？

主角：有點餓。

導演：有點餓，太好了，先做到這邊可以嗎？

主角：好的。

導演：好，去角。

（劇終）

第四節　技巧解析

本劇主要使用的技巧有：身體意象化、身體力量帶動心理力量、對話與角色交換以及角色訓練，茲將其解析如下。

一、身體意象化

身體意象化就是將身體的感受用意象呈現出來的技術，藉以喚起身體的回憶與心理的記憶。人的感受與心理的感受並存，身心是合一的。在日常生活處境之中，當人們遭遇到生命事件時，身體感官記憶與心理事件並存，相互連結，久而久之，心理事件隨時間流逝淡忘，但是身體感官記憶猶存。因此，在日後生活當中，若遇到相同的處境或類似處境時，感官記憶會先被喚醒，逐漸的心理事件也跟著若隱若現地浮現出來。在本劇當中，主角目睹他人吵架的事件，感官記憶先被喚醒，覺得有東西想吐出來，卻吐不出來，於是導演運用身體意象化的方式，讓主角的眼睛閉起來，感受身體的感覺，並從感受中感覺身體的意象及畫面，於是主角看到小時候父母爭吵的畫面。小時候看到父母爭吵時，只能看不能說，把內心很多事情都往肚子裡吞，吞了很不舒服，於是有想吐的感覺，因而在日後看到類似爭吵事件就不舒服，有想吐出來的感覺，於是身體一直想吐，導演便順此切入主角的生命故事之中，協助主角轉化行為。當主角敢於面對過去媽媽的嘮叨，且敢用新的方式和媽媽接觸（例如：擁抱）與對話，宣洩自己內心的情緒時，主角想吐的現象就消失了。

二、身體力量帶動心理力量

如前所述，身心是合一的，心理的感受往往帶動身體的感受，心理上的恐懼會帶動身體的動作：雙手抱住頭或身體發抖。如劇中主角看到父母爭吵時，雙手抱頭，或初次擁抱媽媽時，身體在發抖，被導演觀察到了，於是用反向的動作來協助主角。所謂反向的動作指的是：心裡害怕帶動身體畏縮或抖動，是心理帶動身體，在治療時則用相反的方向：由身體的力量帶動心理的力量。在劇中主角看到父母爭吵，雙手抱頭時，導演請主角雙腳與肩同寬，身體站直，跳起來之後，嘴巴大聲喊「哈」，當主角反覆做此動作時，身體的力量逐漸增強，心理的力量同時也跟著起來，膽量也跟著增大，龔鉥博士把這種方法稱作「壯膽功」，其原理就是用身體帶動心理的力量。從中醫來說，人恐懼時傷腎（恐傷腎），腎屬水，水生木，木在五臟為肝，在六腑為膽，恐懼傷腎，帶動膽小，母弱子弱（水生木，水少木弱，腎虛膽小）。因此在克服恐懼時，要反過來使用，讓子強護母，可以運用壯膽功，膽大起來，就不害怕恐懼，身體強壯起來，心就不害怕恐懼，意思就是用身體的力量帶動心理的力量。在劇中，當主角害怕媽媽，眼睛不敢看媽媽時，導演就引導主角的眼睛先看著媽媽，道理亦然。

三、對話與角色交換

對話，在人與人之間甚為重要，它是促進人際交流的必要條件。所謂對話在前一節講過，就是對意見分歧的交換意見。劇中主角見父母爭吵，小時候只有看，長大之後也沒有好好與父母對話，造成彼此心理的隔閡。在劇中，導演引導主角與父母對話，將心中的話跟父母講，並運用角色交換的方式，讓主角站在父母的處境與感受來回應主角心中所說的話，促進彼此心靈有交流的機會，對生命事件產生互為主體性（intersubjectivity）的交流，去除心理的隔閡，在相互理解中，化解心中的不解之結，進而和解。劇中的對話與角色交換，就是促進主角與父母從理解中化解，再從化解中達到和解的方法。

四、角色訓練

角色訓練（role training）在心理劇治療當中甚為重要。人在社會處境中角色取得（role-taking）進而角色扮演（role-playing）。劇中主角在家暴家庭中學得沉默的角色，進而扮演沉默的角色。此沉默角色在小時候媽媽嘮叨時，沒有直接反抗，可以避免被打或被揍，但也促成主角遇事退縮的心態。在劇中，導演引導主角與父母對話，或進入場中拉開爸爸，隔開繼續與媽媽的爭吵，都是對主角面對舊的情境，以一種新的行為反應之訓練，讓主角的自發性開展出來，以創造性的行為面對舊有的處境，換言之，讓主角目睹父母爭吵時，不再以小時候的沉默角色面對，而是以一種積極平和的角色來面對父母的爭吵。在劇中，導演順著主角新行為的發展，在新角色養成過程中當主角又退回原來角色時，導演讓主角再一次練習新的角色，使新的角色行為更為穩固，這是身為導演必須有的耐心與修為，不能因主角新行為退回舊行為，就對主角失望或生氣。要知道行為是反覆練習才能成就的，對主角新行為、新角色的養成也需如此對待。

第10章

心理劇案例三：親子關係治療

第一節　劇情緣由

這是一齣親子衝突的心理劇，主要是在處理母女之間的衝突。女兒因父母離異，從小就跟著阿公（爺爺）阿嬤（奶奶）生活。因早年沒有父母的保護受人欺侮，在國中時開始不上學、鬧事，藉以壯大自己聲勢。媽媽因自己帶著妹妹在外地工作，只能週日回家探望女兒，但受婆婆阻擾，經常與婆婆爭吵，讓女兒對媽媽產生反感。女兒到高一時，因婆婆家管不住，所以回到媽媽身邊，但因媽媽的管教方式及媽媽男友的原因，母女經常衝突，因此前來求助，希望能療癒母女關係。

第二節　劇情脈絡

本劇長達三個小時之久，主要是在處理母女因溝通問題而引發的衝突。問題由表層到深層，由外在而內在，由誤解到理解到化解最後和解，由怒轉歡，由怨轉愛，層層進入。

導劇從媽媽講述求助原因開始，並藉著女兒探問家庭狀況與母女關係，從中發現母女在管教上的衝突，直接切入母女最近的衝突事件，進行心理劇療癒。

導演用多重替身技巧，具體呈現母女對話的內容，並以鏡觀的方式，讓母女看出她們平日溝通的模式，並從中讓雙方感受彼此的處境，進而對彼此的衝突找到平和的應對方式。但在探索的過程中，發現母女衝突很大的關鍵點在媽媽的男友身上，因媽媽交到一位犯過罪的流氓男友，該男友又經常在她們家裡，讓女兒非常反感與厭惡，因此必須要協助母女共同面對此議題。在面對的過程中又發現，媽媽的男友不但沒有界線，而且經常以自殺或傷害他人的方式來糾纏媽媽，媽媽囿於害怕與不捨無法離開此男友。因此，導演以束縛技巧，讓媽媽體察自己的處境，並以鏡觀的方法讓媽媽看到自己心理的需要與矛盾，進而下定決心將此男人推出自己的心門。之後，本以為母女一起合作將男友推出心門後，就能彼此接近，但發現隔在母女之間的，除了媽媽的男友外，還有女兒對媽媽的憤怒與怨氣。因此，導演協助女兒宣洩對媽媽的怒氣，並協助女兒說出內心的感受與委屈，再從中探索到，媽媽在女兒小的時候為何不自己照顧女兒的處境與原

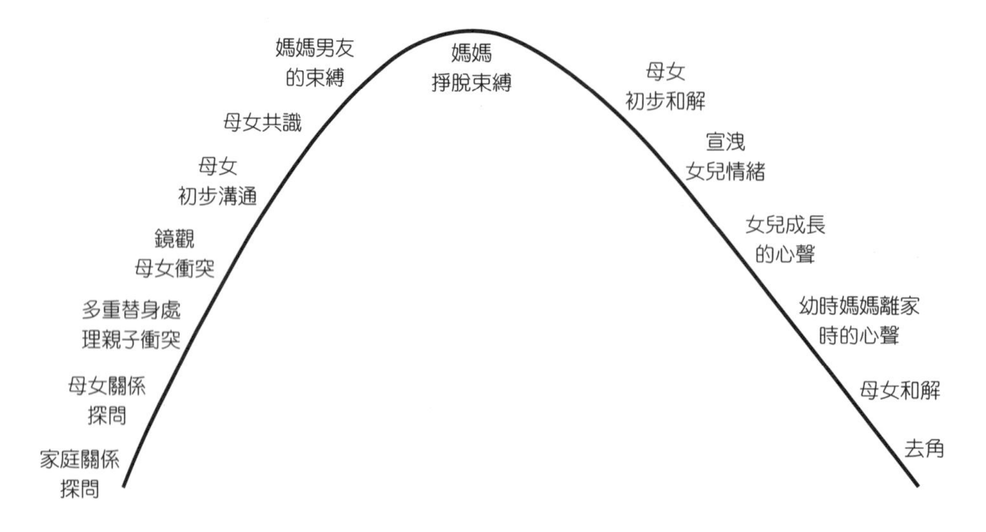

因。在母女相互理解彼此處境後，協助母女相互和解。最後，藉女兒的戒指，重新連結母女關係。

第三節　案例實錄

一、家庭關係狀態探問

導演：媽媽，妳今天想來處理什麼？

媽媽：女兒從小不在我身邊。我跟她爸爸分居很久後離婚，我覺得小孩子是我的全部，但是因她爸爸的原因，小孩子都陪在阿公阿嬤身邊，不能把她帶出來。我覺得對小孩有虧欠。今年，她讀高職了，她跟阿公阿嬤有點衝突，所以阿公才讓她出來外面，讓她跟著我，這樣子！

導演：（問女兒）我先釐清一下，妳從小沒跟媽媽住在一起嗎？

女兒：沒有。

導演：那跟阿公阿嬤？

女兒：嗯！

導演：有跟爸媽？

女兒：沒有。

導演：所以爸爸也沒有跟妳在一起？

女兒：沒有。

導演：所以聽起來，妳是阿公阿嬤養大的？

女兒：對。

導演：那媽媽平時會來看妳嗎？

女兒：不會，因為阿嬤也不會讓她來看我。

導演：阿嬤禁止媽媽來看嗎？阿嬤和媽媽的關係怎麼樣，妳幫助老師了解，不用在意媽媽。

從事親子關係療癒，很重要的是取得雙方權力的平衡，要讓親子雙方都能適當地表達。一般孩子處在弱勢的一方，因此導演說「妳幫助老師了解，不用在意媽媽」的目的：一是與孩子取得聯繫；二是讓親子之間能夠平等的對話。

女兒：不好。

導演：怎麼個不好，妳跟老師講。

女兒：互看不順眼。

導演：阿嬤看媽媽不順眼？

女兒：對啊！

導演：然後，媽媽看阿嬤？

女兒：也不順眼。

導演：也不順眼？那她們會吵架嗎？

女兒：不知道耶！

導演：妳有沒有看過。

女兒：嗯！

導演：那當妳看到的時候，妳感覺到什麼？

女兒：怪怪的。

導演：會不會覺得很麻煩。

女兒：很麻煩啊！

導演：啊！妳又夾在中間，是不是？所以妳怎麼辦？老師比較關心的是這個！

女兒：不要理她啊！

導演：吵的時候，妳都在做什麼？

女兒：在旁邊看啊！

導演：妳為什麼在旁邊看，怎麼不走遠呢！？

女兒：在旁邊，跟妹妹一起啊！

導演：跟妹妹一起看？妳還有一個妹妹？妹妹也是媽媽生的嗎？

女兒：對啊！

導演：所以妹妹也都跟妳住在一起！

女兒：對啊！

導演：妹妹差你幾歲？

女兒：4到5歲。

導演：4到5歲？那她也會一起看？

女兒：因為我們也沒事可做啊！

導演：妳們很無奈是不是？兩個大人在吵，妳們也不能做什麼，對嗎？

女兒：就阿嬤罵媽媽，媽媽就回嘴！

導演：阿嬤都罵媽媽什麼？

女兒：說！妳再來這裡做什麼？（臺語）以後都不要來！

導演：媽媽呢？

女兒：媽媽就說我來看孩子而已，又沒來幹什麼！

導演：爸爸呢？

女兒：爸爸不在啊！

導演：爸爸都不在，爸爸都不會同時在妳面前出現？

女兒：很少。

導演：很少喔！

女兒：對。

二、探問母女關係

導演：我們不要理她！（拉女兒離媽媽稍遠）媽媽都不跟妳生活的時候，妳的感覺怎樣？

女兒：沒感覺啊！

導演：沒感覺喔！

女兒：小時候，我5歲的時候，他們都不在了！

導演：5歲的時候就不在了？所以妹妹出生的時候就在阿嬤這邊了？

女兒：對啊！

導演：所以生完妹妹，爸媽就分居了？

女兒：嗯！

導演：然後各過各的？

女兒：對！

導演：那 4、5 歲妳就跟著阿嬤。妳愛阿嬤嗎？

女兒：還好！會經常跟她吵架！

導演：啊！阿公呢？

女兒：很愛他啊！

導演：很愛阿公喔！阿公疼妳，把妳當心肝寶貝嗎？

（女兒點頭）

導演：妳為什麼常跟阿嬤吵架？

女兒：會叛逆。

導演：叛逆喔！妳 5 歲就叛逆喔！

女兒：不是啦！國中以後。

導演：妳是怎麼叛逆啊？

女兒：就不乖啊！交到壞朋友。

導演：什麼叫不乖？

女兒：就是常常出去玩，要不就是上課不乖。我是會去上課，但在上課時會不乖，或是穿著打扮，阿嬤不喜歡。

導演：啊！妳覺得妳乖不乖？

女兒：我覺得我很乖啊！

導演：是啊！那是大人的看法，他們都不了解妳是不是？

女兒：嗯！

導演：妳會不會愛惜妳自己？妳會不會保護自己？

女兒：會啊！

導演：那太好了！那不是不乖啊，那是發展自己的特色、特質啊！都是為了這些事和阿嬤吵架，是不是？

女兒：對呀！

導演：那阿公呢？

女兒：不會啊！很少有爭執。

導演：會跟阿公聊天嗎？

女兒：會啊！

導演：太好了，妳有感覺阿公疼妳是不是？那還好有阿公！

女兒：是啊！

導演：會不會覺得女人很麻煩？這個女人呢？（指媽媽）

女兒：很奇怪。

導演：怎麼奇怪？想靠近她嗎？

女兒：怪怪的感覺。

導演：怎麼個怪法？

女兒：不知道。

導演：妳會想靠近媽媽嗎？

女兒：有時會，有時不會！

導演：這個女人是妳的誰？

女兒：媽媽啊！

導演：真的？妳怎麼那麼確定？

女兒：爸爸說的啊！

導演：妳喜歡有這個媽媽嗎？

女兒：喜歡啊！

導演：還好！喜歡她什麼？她有哪三個優點？來告訴老師一下。

探問關係很好的方式，就是請案主具體舉出對方三個優點或缺點，從中了解案主對對方的見解與看法。

女兒：會煮東西、會陪我聊天、會做家事。

導演：會陪妳聊什麼天？

女兒：聊學校的事。

導演：不喜歡她什麼？告訴老師三個。

女兒：不讓我出去玩。我要跳舞，今天本來不想來，但她說，如果我不來就打電話給老師說不讓我跳舞。

導演：威脅妳啊！

女兒：對！

導演：妳被威脅的感覺怎樣？

女兒：很不爽。

導演：妳被威脅後很不爽，還有呢？

女兒：很不開心啊！

導演：妳有沒有跟她講過？

女兒：有啊！但她就說我一定要來，其實今天練舞之後很熱，不舒服！

導演：所以被強迫感覺很不好，那妳有這個媽媽讓妳感覺到怎樣？

女兒：有時候好，有時候不好。

導演：怎麼辦？還有第三個不好，是什麼？

女兒：常常和她意見不合？

導演：都為些什麼事意見不合？

女兒：就有時我想做的事情，跟她想法不一樣。

導演：妳有什麼事會跟媽媽衝突嗎？

女兒：就是我們學校要練舞，媽媽就希望我在家把卷頭髮練好，但是我認為檢定還沒到，可以先跳舞，以後再練卷頭髮，可是媽媽就是不答應，不准我去練。

導演：聽起來好像有點委屈對不對？有點想哭對不對，是什麼讓妳想哭？

女兒：不能練舞。

導演：練舞是妳最喜歡的？

女兒：還蠻喜歡的。

導演：妳喜歡它什麼？

女兒：就是喜歡啊！

導演：妳將來有沒有想做什麼？

女兒：可以在自己做造型之後再表演。

導演：所以妳現在的樣子，是妳自己做的造型嗎？

女兒：對。

導演：但是媽媽卻不讓妳去跳舞？妳想跟媽媽講什麼？

女兒：我去練跳舞，不讓我去，我會很不開心。

導演：妳看團體裡面那一個長得像比較懂妳的人？

（女兒尋找替身）

女兒：我想去跳舞，媽媽限制我。

導演：妳感覺到怎麼樣？

女兒：我很難過。

導演：難過之外，更深的聲音是什麼？

女兒：我覺得很悲傷。

導演：悲傷更深的聲音是什麼？

女兒：我覺得委屈。

導演：還有什麼聲音？

女兒：沒有了。

導演：妳聽一下妳內在的聲音好嗎？來！

女兒：我想去跳舞，媽媽不讓我去，我覺得很難過，我覺得很悲傷，我覺得很委屈。

導演：是不是這個聲音，還有沒有？

女兒：是。

導演：媽媽，妳覺得妳和女兒的距離近或遠？

媽媽：有時候近，有時很遠。

導演：現在呢？如果女兒在那邊，妳跟她的距離怎樣？

（媽媽走近女兒）

導演：這樣嗎？

媽媽：對。

三、多重替身協助母女會心

導演：媽媽，妳聽一下妳女兒的聲音好不好？

媽媽：（點頭）好。

女兒：我想去跳舞，但是妳不讓我去。

導演：在團體中選一個人扮演妳這個聲音。

（女兒在團體中找一個人扮演這個聲音）

女兒替身：（走到舞臺，站在女兒的後面）我想去跳舞，但是妳不讓我去。

導演：（走到媽媽附近，問媽媽）是什麼讓妳不讓女兒去跳舞？

媽媽：因為妳先前沒有告訴我，事後才告訴我，讓我很生氣！

導演：去選一個人來替你說這句話。

（媽媽從團體中找一位成員，作為媽媽說這句話的聲音替身）

媽媽替身：（走到舞臺，站在媽媽的後面）因為妳先前沒有告訴我，事後才告訴我，讓我很生氣！

導演：（走到女兒那邊，問女兒）聽到媽媽這樣說，妳想回應媽媽什麼？

女兒：我很難過。

導演：在團體中選一個人扮演妳這個聲音。

聲音替身，在心理劇中，團體成員除了可以扮演場中主角的重要他人，也可以扮演主角內在的聲音，使主角的聲音具體化、視覺化，有助於被看見、被聽見與理解。聲音替身的作法是，在雙方對話過程中，每當一方講出內心的話語後，導演就請說話者從團體成員中選一個人當他說這句話的聲音。之後，導演再讓主角站在這個聲音替身後面，先請聲音替身把主角剛剛說的話說出來，讓主角感覺剛剛說過這句話，從中感受剛剛說出這句話更深一層的感受，並將此感受說出來。當此感受說出之後，導演再請主角從團體中找出一個人站在上一個扮演聲音替身的後面，來扮演主角剛剛說出那句話的替身。這樣一句一句的說，一個一個輔角扮演主角的聲音，照順序排出來，就可以具體呈現主角的話語與主角內在深層的聲音。這些聲音可能是主角內心更深的感受、觀點、期待或渴望，也可能是主角想說但不敢說，或者是主角未曾覺察出的感受、觀點、期待或渴望。在日常生活中的對話，當話一講完，話語聲音就消失在空氣之中，但在心理劇的多重替身技巧中，可讓這些話語具體化而且展現在自己與對方面前，就可以讓自己或對方「看到」或聽到自己或對方的話，以便於對自己或自己對對方內在的覺察。

（女兒在團體中找一個人扮演這個聲音）

女兒替身：（走到舞臺，站在女兒的後面）我很難過。

（以下都以此方式進行，為便於讀者閱讀，只將母女對話的內容列在下面，並摘要於圖）

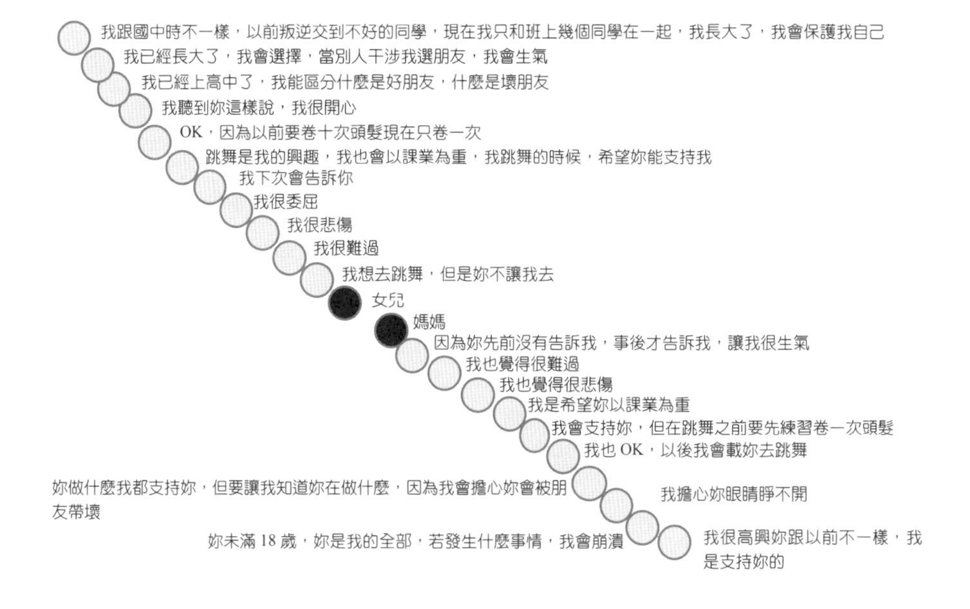

女兒：我想去跳舞，但是妳不讓我去。

媽媽：因為妳先前沒有告訴我，事後才告訴我，讓我很生氣！

女兒：我很難過。

媽媽：我也覺得很難過。

女兒：我很悲傷。

媽媽：我也覺得很悲傷。

女兒：我很委屈。

媽媽：我是希望妳以課業為重。

女兒：我下次會告訴妳。

女兒：跳舞是我的興趣，我也會以課業為重，我跳舞的時候，希望妳能支持我。

媽媽：我會支持你，但在跳舞之前要先練習卷一次頭髮。

女兒：OK！

導演：真的嗎？

女兒：因為她以前會叫我卷十次，現在只叫我卷一次。

媽媽：好啊！每天卷一次啊！妳要去跳舞，我就帶妳去。

導演：現在聽到媽媽這樣說，妳感覺怎樣？

女兒：還蠻開心的。

導演：開心什麼？跟媽媽講。

女兒：因為我以後也可以去跳舞，也可以不必卷十次頭髮。

導演：媽媽妳要回應女兒什麼？

媽媽：妳做什麼我都支持妳，但是希望妳都可以告訴我，不要讓我擔心。

導演：所以妳是在擔心什麼？

媽媽：我擔心她會被朋友帶壞。

導演：妳聽到了嗎？

女兒：我聽到了，我現在已經上高中了，我能區分什麼是好朋友，什麼是壞朋友。

導演：媽媽聽到了嗎？妳要回應她什麼？

媽媽：那妳覺得好朋友的定義在哪裡？其實我是不大相信妳，我感覺妳的眼睛是睜不開的！

導演：當媽媽說這句話時，妳感覺到什麼？

女兒：我長大了，我自己會選朋友，我不希望別人干涉我交朋友。

導演：當別人干涉妳交朋友時，會讓妳覺得怎樣？

女兒：很生氣。

導演：生氣什麼？

女兒：為什麼要干涉我交朋友的權利，然後覺得莫名其妙。

導演：媽媽聽到了嗎？

媽媽：我知道她會生氣啊！但是我還是要看一下她交的是什麼樣的朋友。她比較喜歡跟那些非行少年在一起，妳未滿 18 歲，妳跟妹妹都是我的全部，如果發生什麼事，我會崩潰。

導演：聽到了嗎？妳要回應媽媽什麼？

女兒：我現在已經上高中了，我不像以前那麼叛逆了，我只和班上幾個女同學在一起，我一定會保護自己的。

導演：媽媽聽到了嗎？

媽媽：我知道妳會保護自己，但是以前我就講過，我不想這麼早當阿嬤！

導演：聽到媽媽這麼講，妳想到什麼？

女兒：我又沒讓妳當阿嬤？

導演：媽媽妳要回應什麼？

媽媽：其實我內心是支持她的。

導演：真的嗎？妳看，妳女兒跟國中時有什麼不一樣？

媽媽：我覺得讓她來嘉義念書是對的，尤其有一個好的老師很重要。我很高興妳現在和以前不一樣了，現在也比較會保護自己了。

導演：妳聽到媽媽的話，妳想回應媽媽什麼？

女兒：我也很高興可以擺脫國中那個老師。

導演：媽媽妳要回應女兒什麼？

媽媽：我很喜歡妳搬來跟我住，很喜歡跟妳在一起的日子。

導演：媽媽曾經跟妳說過這些話嗎？

女兒：我也很高興。

導演：媽媽聽到了嗎？妳想告訴女兒什麼？

媽媽：我想擁抱妳！

女兒：這就……免了！

導演：真的哦！媽媽試著走過來看看！
女兒：不要（掙脫）我不喜歡給人家抱！
導演：當妳靠近我的時候，我會覺得怎樣？
女兒：不喜歡給人家碰，感覺怪怪的！
導演：媽媽聽到了嗎？可以接受女兒怪怪的感覺嗎？
媽媽：可以啊！以後也不要給男朋友碰！
女兒：好啊！
導演：真的嗎！（指著女兒）妳眼睛閉起來一下，感受一下媽媽，當媽媽在這裡，妳感受到媽媽什麼？
女兒：很開心啊！開心可以跟她講這些。

經過對話後，母女更理解對方，媽媽想靠近女兒、想抱女兒，但是女兒不習慣。此時，導演不能強迫女兒讓媽媽抱，要尊重女兒的意願，特別是跟年輕人工作一定要給予尊重，尊重是諮商師的基本修養，尊重可以讓青少年願意信任諮商師，也給青少年作為行為的示範。

四、鏡觀母女關係

（導演邀請母女在自己的位子上，聽一下對方的話）
導演：很好！我們再重頭聽一下媽媽說的話好嗎？
女兒：嗯！
導演：聽聽媽媽內心的話，在這個社會上要聽到媽媽內心的話是很難的，聽聽好嗎？
導演：媽媽聲音的替身，一個接一個的說。
媽媽替身：因為妳先前沒有告訴我，事後才告訴我，讓我很生氣！
媽媽替身：我也覺得很難過，我也覺得很悲傷，我是希望妳以課業為重。
媽媽替身：我會支持妳，但在跳舞之前要先練習卷一次頭髮。
媽媽替身：我也 OK，以後我會載妳去跳舞。

媽媽替身：妳做什麼我都支持妳，但要讓我知道妳在做什麼，因為我會擔心妳會被朋友帶壞。

媽媽替身：妳未滿18歲，妳是我的全部，若發生什麼事情，我會崩潰。

媽媽替身：我知道妳會保護自己，但我不希望這麼早當阿嬤！

媽媽替身：我覺得妳搬來嘉義是對的，尤其有一個好的老師很重要。

媽媽替身：我很高興妳跟以前不一樣，我是支持妳的，我很喜歡妳搬來跟我住，很喜歡和妳在一起的日子。

導演：聽到了嗎？當媽媽說這些話的時候，妳心裡在想什麼？

女兒：很開心啊！開心可以告訴她我想什麼，也會聽到她想什麼。

> 聽到對方的話，在溝通上很重要。一般溝通用言語一講就化為空氣，消失無蹤。心理劇的多重替身，讓話語保留可以重複聽，讓話語具體化可以重複看，此妙用可以提升彼此溝通，聽到對方，也可以聽到自己說的話，增進對對方話語的理解，同時也更清楚自己內心想表達的意思。

導演：以前可以這樣嗎？

女兒：以前就吵架而已。

導演：媽媽我想妳也聽一下女兒內在的聲音，好嗎？

導演：女兒聲音的替身，一個接一個的說。

女兒替身：我想去跳舞，但是妳不讓我去。

女兒替身：我很難過。

女兒替身：我很悲傷。

女兒替身：我很委屈。

女兒替身：我下次會告訴妳，跳舞是我的興趣，我也會以課業為重，我跳舞的時候，希望妳能支持我。

女兒替身：OK，因為以前要卷十次頭髮現在只卷一次。

女兒替身：我已經上高中了，我能區分什麼是好朋友，什麼是壞朋友。

女兒替身：我已經長大了，我會選擇，當別人干涉我選朋友，我會生氣。

女兒替身：我跟國中時不一樣，以前叛逆交到不好的同學，現在我只和班上幾個同學在一起，我長大了，我會保護我自己！

女兒替身：我很高興我離開那個學校，我也高興和妳住在一起。

導演：媽媽妳聽到女兒說心裡話，妳的感覺如何？

媽媽：我開心妳長大了。

導演：來！你們兩個都過來一下。

（導演邀請母女到舞臺旁邊鏡觀）

導演：來，現在我們來看一下，這裡有一對母女，她們平時都不溝通，我們現在來看看這對母女是發生了什麼事？

（導演請舞臺上扮演母女聲音的替身，以對話交流的方式，輪流說出各自代表母女的聲音）

女兒替身：我想去跳舞，但是妳不讓我去。

媽媽替身：因為妳先前沒有告訴我，事後才告訴我，讓我很生氣。

我跟國中時不一樣，以前叛逆交到不好的同學，現在我只和班上幾個同學在一起，我長大了我會保護我自己
我已經長大了，我會選擇，當別人干涉我選朋友，我會生氣
我已經上高中了，我能區分什麼是好朋友，什麼是壞朋友
我聽到妳這樣說，我很開心
OK，因為以前要卷十次頭髮現在只卷一次
跳舞是我的興趣，我也會以課業為重，我跳舞的時候，希望妳能支持我
我下次會告訴妳
我很委屈
我很悲傷
我很難過
我想去跳舞，但是妳不讓我去

因為妳先前沒有告訴我，事後才告訴我，讓我很生氣
我也覺得很難過
我也覺得很悲傷
我是希望妳以課業為重
我會支持妳，但在跳舞之前要先練習卷一次頭髮
我也 OK，以後我會載妳去跳舞
妳做什麼我都支持妳，但要讓我知道妳在做什麼，因為我會擔心妳會被朋友帶壞
我擔心妳眼睛睜不開
妳未滿 18 歲，妳是我的全部，若發生什麼事情，我會崩潰
我很高興妳跟以前不一樣，我是支持妳的

女兒
媽媽

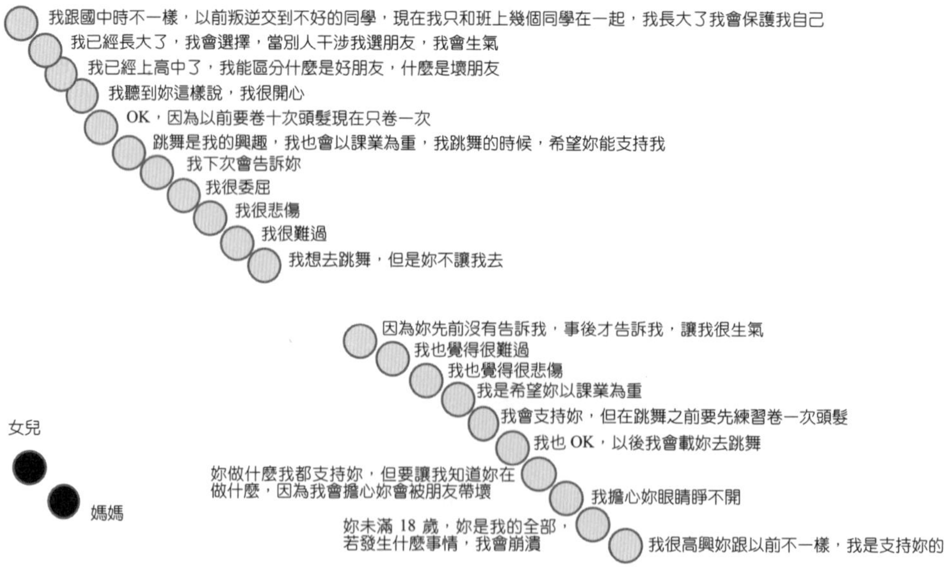

女兒替身：我很難過。

媽媽替身：我也覺得很難過。

女兒替身：我很悲傷。

媽媽替身：我也覺得很悲傷。

女兒替身：我很委屈。

媽媽替身：我是希望妳以課業為重。

女兒替身：我下次會告訴妳。

女兒替身：跳舞是我的興趣，我也會以課業為重，我跳舞的時候，希望妳能支持我。

媽媽替身：我會支持妳，但在跳舞之前要先練習卷一次頭髮。

女兒替身：OK，因為以前要券十次頭髮現在只卷一次。

媽媽替身：我也OK，以後我會載妳去跳舞。

女兒替身：我聽到妳這樣說，我很開心。

媽媽替身：妳做什麼我都支持妳，但要讓我知道妳在做什麼，因為我會擔心妳會被朋友帶壞。

女兒替身：我已經上高中了，我能區分什麼是好朋友，什麼是壞朋友。

媽媽替身：我擔心妳眼睛睜不開。

女兒替身：我已經長大了，我會選擇，當別人干涉我選朋友，我會生氣。

媽媽替身：妳未滿18歲，妳是我的全部，若發生什麼事情，我會崩潰！

女兒替身：我跟國中時不一樣，以前叛逆交到不好的同學，現在我只和班上幾個同學在一起，我長大了我會保護我自己。

媽媽替身：我知道妳會保護自己，但我不想那麼早當阿嬤？

女兒替身：我又沒有要讓妳當阿嬤？

媽媽替身：我覺得妳搬來嘉義是對的，尤其有一個好的老師很重要，我很高興妳跟以前不一樣，我是支持妳的。

女兒替身：我很高興我離開那個學校。

媽媽替身：我很喜歡妳搬來和我住，很喜歡和妳在一起的日子。

女兒替身：我也很高興和妳住在一起！

媽媽替身：我想擁抱妳。

女兒替身：不要來抱我，我會覺得怪怪的！

導演：媽媽的部分，再全部講一次。

媽媽替身：因為妳先前沒有告訴我，事後才告訴我，讓我很生氣！

媽媽替身：我也覺得很難過，我也覺得很悲傷，我是希望妳以課業為重。

媽媽替身：我會支持妳，但在跳舞之前要先練習卷一次頭髮。

媽媽替身：我也OK，以後我會載妳去跳舞。

媽媽替身：妳做什麼我都支持妳，但要讓我知道妳在做什麼，因為我會擔心妳會被朋友帶壞。

媽媽替身：妳未滿18歲，妳是我的全部，若發生什麼事情，我會崩潰。

媽媽替身：我知道妳會保護自己，但我不希望這麼早當阿嬤！

媽媽替身：我覺得妳搬來嘉義是對的，尤其有一個好的老師很重要。

媽媽替身：我很高興妳跟以前不一樣，我是支持妳的，我很喜歡妳搬來跟我住，很喜歡和妳在一起的日子。

導演：（問女兒）如果妳從第三者來看，這個媽媽是個什麼樣的媽媽？

女兒：很憂鬱，很關心她女兒，很會亂想，有點噁心。

> 鏡觀協助雙方看出對方的處境與狀態，以及協助自己說出自己的觀點，以便於進一步協助雙方找出問題的癥結所在。

導演：為什麼噁心？

女兒：想要抱我。

導演：媽媽，妳從第三者來看這個女兒，妳覺得怎樣？

媽媽：長大了，比較會想，比較不會讓人家擔心，是個害羞的女兒，事情都沒講出來，跟媽媽容易產生誤會。

導演：妳看一下這個女兒怎麼了？

媽媽：有自己的想法。

導演：來看一下這個媽媽怎麼了？

媽媽：這個媽媽有點焦慮。

導演：妳（指女兒）剛剛說這個媽媽怎麼了？憂鬱，會亂想，很關心這個女兒。妳要跟這個媽媽說什麼？有較清楚看到對方嗎？

女兒：希望以後我們講話能是和氣的！

導演：妳現在會面對媽媽，用什麼距離和她講話？

女兒：會啊！

導演：現在呢？現在想跟媽媽怎麼講話？怎樣的位置？媽媽妳呢？妳要怎麼跟女兒講話？

導演：（問女兒）媽媽坐這麼近可以嗎？會不會有點噁心？

女兒：還好！

導演：媽媽再坐近一點，看女兒會不會覺得噁心？

導演：可以嗎？

女兒：還好！

導演：告訴媽媽，妳需要的是什麼？

女兒：要支持我，等我講完話，要發脾氣再發！

導演：媽媽要回應女兒什麼？

媽媽：好！我會先忍一忍。

導演：妳還需要什麼？

五、協助母女找到平和的溝通方式

當雙方漸漸相互了解與理解之後，導演進一步探索雙方在日常生活中真正的衝突點。這是一點一滴的過程，此過程導演事先並不知道母女雙方的衝突點所在，所以導演必須順著主角走，先引後導。引出問題，然後導入問題衝突所在，進而化解衝突。這也是導演所需訓練的專業工夫，有耐心，不先入為主，能隨順主角，進而協助主角。

女兒：不要直接開我房間的門。

導演：媽媽，妳要怎麼回應她？

媽媽：我敲門了，妳都沒回應，所以我就直接開妳的門。

導演：女兒，妳會回應媽媽什麼？

女兒：我有在裡面喊，可是妳沒聽到，我需要一點空間。

導演：女兒說要一點空間，妳覺得呢？

媽媽：我希望妳會主動出來幫忙家裡的事，我會覺得妳更長大成熟。

女兒：我會幫忙妳，但是妳不要隨便開我的門，打擾我的隱私。

導演：媽媽，妳聽到了嗎？

媽媽：我會尊重妳的隱私！

導演：妳會嗎？

媽媽：我會啊！

導演：媽媽直接說「妳」、「妳」、「妳」！女兒妳覺得呢？

溝通時最好的稱謂是第二人稱，特別是在對話時。在劇中，母親不自覺地將對女兒的對話轉成為對治療師的對話，因此治療師要母親將「她」字改為「妳」，讓母女直接對話。

女兒：好像在講別人一樣！

導演：媽媽來看著女兒講話，其實妳想怎樣？

媽媽：我想關心妳。

導演：關心她什麼？

媽媽：關心妳的所有啊！快樂、痛苦啊！

導演：所以，其實妳叫女兒做家事，也是關心女兒。

媽媽：我想關心妳，跟妳有互動。

導演：媽媽以前有沒有說過這個，妳現在聽到了，妳想跟媽媽說什麼？

女兒：因為外面有妳的男朋友，所以我不想出去。

導演：媽媽聽到了嗎？妳會回應女兒什麼？

媽媽：我是希望妳也可以跟我的朋友相處融洽。

導演：但是女兒的感覺是什麼？直接跟媽媽講！

女兒：我不喜歡那個男生的態度，不喜歡不熟的男人在家裡。

導演：妳害怕什麼，跟媽媽講。

女兒：我跟他又不是很熟，就會罵我，我不喜歡他的態度。

導演：媽媽要回應女兒什麼？

媽媽：我也知道啊！

導演：女兒聽到了嗎？

女兒：我就是不喜歡他在家裡走來走去，會讓我很不自在。

導演：怎麼不自在？

女兒：家裡都是女生就很自在，但有一個不熟的男人，就很不自在。

導演：媽媽知道了嗎？以前知道嗎？妳喜不喜歡那個男人？

媽媽：應該說喜歡，老了以後有個伴啊！

導演：（問媽媽）妳喜歡那男生什麼？可以說嗎？

女兒：（插嘴進來）想法很偏激的人。

導演：哈哈！媽媽覺得怎樣？

媽媽：可能太愛我吧！

女兒：每次吵架就說要走，結果又打電話來，媽媽又接，而且又經常打電話叫我幫他開門，我都不接他電話，因為他每次和媽媽吵架時就會講得很難聽。

導演：妳最討厭他說什麼？

女兒：就說媽媽很現實什麼的？

導演：所以妳不喜歡他罵妳媽媽，對不對！

女兒：他有時候也會唸我，我就不太喜歡。

導演：他會唸妳什麼？

女兒：唸我一些私人的事。

導演：所以，他除了唸妳之外，有時會把媽媽唸得很難聽！

女兒：然後，每次說要走，又回來，最不想看到他了。這個男人很白目。

導演：還有呢？

女兒：很反感，然後每次媽媽說不接他電話了，每次打來媽媽又接，就問他，你打電話來幹什麼？我每次就跟媽媽說不要接他電話了。媽媽就說，他就會來找我。就是一直要過去貼人家，人家要走，還過去，不知道在幹嗎？

導演：所以妳勸媽媽都不聽，妳當女兒的會怎樣？

女兒：我就說啊！我就打電話給警察，有男人私闖民宅。

導演：妳這樣做的目的是什麼？

女兒：我不想讓那個男人來傷害到我們家的人！

導演：是不是，媽媽聽到了嗎？妳聽到了，現在在想什麼？

媽媽：很無奈啊！

導演：妳無奈什麼？把妳的無奈告訴女兒。

媽媽：他就是不走啊！趕也趕不走啊！除非我們搬家啊！

女兒：我叫你換鎖，妳又不要！

媽媽：換鎖他也會來我們家門口啊！他就知道住那裡啊！

女兒：那打電話給警察。

導演：女兒這個建議怎麼樣？

媽媽：不錯啊，等他下一次來再跟他講。

導演：真的嗎？你真的捨得離開這個男人嗎？

媽媽：捨得啊！

導演：你們認識多久？

媽媽：快十一個月吧！

導演：妳喜歡這個男人嗎？

媽媽：喜歡啊！但不喜歡他的焦慮。

導演：妳喜歡那個男人什麼？他的陪伴？

媽媽：他很疼我。

導演：他怎麼疼你？他會為妳做些什麼？

媽媽：他會到我們家煮飯、洗衣服、拖地！會帶我們出去玩。

導演：所以讓妳感受到什麼？

媽媽：他會比以前孩子的爸爸對我更好。

導演：妳心裡渴望什麼？

媽媽：我渴望有個完整的家庭，也希望有一個男人在經濟上給我幫助，前提是要喜歡我的女兒，我跟他講過啊！如果跟我女兒處不來，我寧可選擇我的女兒。

導演：這樣聽起來，好像是女兒的問題？是不是？

女兒：上次那個男的，吵架的時候就跟媽媽說不要什麼事都拖著我，上次媽媽和男的出去玩，也是媽媽拖著我去，不是我要去的。

導演：所以呢？妳感覺到怎樣？

女兒：很莫名其妙！

媽媽：其實我們兩個都不是很喜歡那個男的，他很焦慮。

導演：怎麼辦？妳們兩個商量一下怎麼對付那個男的？

媽媽：有一天，如果我們獨立了？

導演：怎麼獨立了，妳跟女兒講，妳的經濟上有沒有靠那個男生？

媽媽：沒有！他也沒拿什麼錢給我！

導演：那妳所謂的獨立是什麼？告訴女兒。

媽媽：就是有一天我們再買一間屬於我們的房子！

導演：現在這房子是誰的？

媽媽：是我弟弟名下的。

導演：不是那個男的？

媽媽：不是。

導演：媽媽我問妳，其實妳內心最渴望有人對妳怎樣？

媽媽：有人對我好啊！也對我女兒好啊！

導演：不管女兒渴望對妳怎樣？

媽媽：還是得對我女兒好。

導演：都是為女兒活！妳內心壓力會不會很沉重？其實妳內心裡自己最想要的是什麼？

女兒：（插嘴）money，錢。

導演：妳覺得呢？妳覺得那個男生對妳好？對不對，妳感受到什麼？

媽媽：就是溫暖啊！

導演：所以妳內心渴望一份溫暖？

媽媽：我內心渴望一份溫暖！

導演：那溫暖會帶給妳什麼？就是一個家的感覺。

導演：對了！就是給妳一個溫暖的家的感覺，也能夠愛屋及烏去愛妳的女兒，這些話有沒有對女兒說過？

媽媽：我需要有一個溫暖的家、一個愛我也愛我女兒的男人。

導演：女兒有沒有聽到媽媽的心聲？媽媽以前有沒有說過她需要一個溫暖

的家？

女兒：有，但是我在家看到那個男人在客廳，我只好在房間玩手機，然後看到那男人在煮飯，我也不知道該怎麼辦？想去洗澡，看到那男人在房間，我也不敢去，想去上廁所，也不敢去，只好在房間等到媽媽回來。

導演：媽媽聽到了嗎？

女兒：因為在半夜11點看到那男人在客廳看電視，感覺怪怪的。

導演：所以，你回到家，那個家對妳來說像什麼？

女兒：不像一個家。

導演：那像什麼？

女兒：就像租的房子，不像一個家。

導演：所以，妳的內心渴望有一個家、一個自在的生活。

女兒：嗯，現在處處都被管著、被盯著的感覺。

導演：媽媽聽到了嗎？所以是什麼意思？

媽媽：就是以前我們都講過，那個男人就是不走啊！

導演：妳們倆好好商量一下。

女兒：就像早上我要上廁所，去敲媽媽房門，媽媽在睡覺，一直敲，媽媽會不高興，但我房間沒廁所，一開門又看到那個男的在裡面，我真不知道該怎麼辦！

導演：是不是像剛剛一樣，媽媽要抱妳，妳會覺得噁心？

女兒：是很噁心。

導演：媽媽該怎麼辦？

媽媽：不知道啊！很無奈啊！

女兒：上次就告訴妳不要和他和好，我要打電話給警察，妳就不聽。

導演：所以，怎麼辦？

女兒：就是那男的要睡覺就自己回他家睡，如果要見面就在外頭見面。

導演：媽媽！女兒提出這個要求，妳覺得呢？

媽媽：我很無奈啊！

導演：妳的無奈在哪裡，告訴女兒。

媽媽：就是經過一段時間相處，感覺這男人也不是很好的伴侶，但他就像蒼蠅一樣，黏著啊，他就是不走啊！

導演：媽媽、女兒，在團體裡面哪一個像那個男的？

女兒：那個綠色衣服的有點像！

媽媽：那個紅衣服的。

導演：兩個替身過來。

（替身向前）

導演：妳們看，妳母女兩人眼中的男人是不一樣的！（全場大笑）

導演：（問女兒）這個男人長得怎樣？

女兒：長得像那個男的，有點怪怪的。

導演：什麼地方怪？

女兒：忽然覺得他的動作都很像。

導演：什麼動作讓妳感覺很怪？

女兒：就坐在那邊啊！感覺很像。

導演：妳感覺這個男人是什麼樣的男人？（指綠衣服替身）

女兒：可能會罵女朋友，可能很小氣、脾氣很差。

導演：那這個呢？（指紅衣服替身）

女兒：這個看起來就沒有女朋友。（全場大笑）

導演：那看起來是什麼樣的人？

女兒：會讀書，有獨立人格的樣子。

導演：所以，妳是要媽媽選這種有獨立人格的人？（指紅衣服替身）

女兒：對。

導演：而不是這種（指綠衣服替身），會罵人又小氣的人是不是？

（女兒點頭）

導演：媽媽妳看一下，妳選的這個人怎樣？（指紅衣服替身）

媽媽：很好啊！有獨立人格啊！

女兒：幹嘛學我呢？

導演：看看！來！看看女兒選的這個男人！

媽媽：很小氣的男人，我也不喜歡啊！

導演：所以看起來，你們母女選的都很像啊！來，男人講一下。

紅衣服替身：我有獨立人格，有自己的想法。

綠衣服替身：我很小氣，我脾氣不好，我會罵女朋友。

導演：所以媽媽，妳喜歡哪一種男人？

（媽媽指紅衣服替身）

（女兒指紅衣服替身）

導演：是啊！所以妳們是一致的啊！對不對？

女兒：可是那個男的就不是那樣！

導演：是啊！所以妳心中希望媽媽找的男人就像那一個？

紅衣服替身：我有獨立人格，有自己的想法。

導演：是吧！媽媽，妳選的男人是不是要這樣，還是要像這個？（指綠衣服替身）

綠衣服替身：我很小氣，我脾氣不好，我會罵女朋友。

導演：是不是期待媽媽能選這樣的男人（指紅衣服替身），能保護媽媽，而不是像（指綠衣服替身）這樣的。是吧！這樣的人會對媽媽怎樣？

女兒：吹了算了吧！（指綠衣服替身）

導演：為什麼要吹了！是不是那男的好像不是真的疼媽媽，是不是？

女兒：而且那個男的，好像也會打我的樣子！

導演：感覺好像會打妳，只是現在還不敢打，是嗎？那妳希望媽媽不要找一個可能會打她，也會打妳的人，是不是？

女兒：嗯！

導演：那你希望媽媽找的是像（指紅衣服替身）這種的是嗎？

紅衣服替身：我有獨立人格，有自己的想法。

導演：而不希望選一個像（指著綠衣服替身）這種的是嗎？

綠衣服替身：我很小氣，我脾氣不好，我會罵女朋友。

六、母女學習共識與合作

導演：媽媽看到了什麼？

媽媽：我也不喜歡那種不喜歡我們，也可能打我們的男友。

導演：所以妳看到女兒在想什麼了嗎？

媽媽：她對媽媽也是很關心的！

導演：妳想跟女兒說什麼？

媽媽：就等那個男人離開我們啊！趕也趕不走啊！

導演：女兒，我問妳，妳認為那個男人可不可能自己離開？

女兒：不可能啊！

綠衣服替身：我很小氣，我脾氣不好，我會罵女朋友，而且妳不幫我開門時，我會叫妳女兒幫我開門。

導演：媽媽心裡在想什麼？妳看清楚，妳現在選的男人到底是像他（指紅衣服替身）或像他（指綠衣服替身）？

導演：妳舉例給女兒看！

紅衣服替身：我有獨立人格，有自己的想法。

媽媽：就是我就再找一個脾氣好的，會關心我家人的。

導演：他呢？（指綠衣服替身）脾氣好不好？

媽媽：還算好啦！

女兒：（插嘴）可是有時候會罵人。

導演：還有呢？他會煮飯給妳們吃，也會拖地是吧！但是這些事可以找一個會做的人做啊！來（指紅衣服替身）講一下。

紅衣服替身：我有獨立人格，有自己的想法。

導演：這種妳會不會贊成？

女兒：會啊！

導演：是什麼讓妳會？

女兒：就至少會養媽媽！

導演：妳以後希不希望找這樣的男人？

女兒：我要自己賺錢，我跟男人自己付自己的，我不喜歡別人幫我付錢！
導演：男生幫我付錢會覺得怎樣？
女兒：覺得自己很丟臉。
導演：所以妳自己要獨立，是吧？妳會不會覺得媽媽丟臉？
女兒：我覺得媽媽很奇怪，那男的沒有獨立人格，沒有自己的想法，她就是一直跟那個男人在一起。
導演：所以妳氣媽媽，對不對？
女兒：（點頭）而且那個男的也很小氣啊！媽媽每次要買什麼，那男的就說妳又要買喔！然後就叫媽媽自己付錢，那男的真的很小氣。
導演：所以有自己的事業是什麼意思？
女兒：就是有穩定的工作。
導演：那個男生沒有穩定工作，是嗎？
女兒：嗯！
導演：那個男的現在在做什麼？
女兒：不知道，好像都沒在工作的樣子。
導演：媽媽，那個男生現在在做什麼？可以說一下嗎？因為這是個人很隱私的事，可以講嗎？但是這是女兒很深、很真實的感受，妳願意說一下嗎？
媽媽：我也不知道他在做什麼，就是靠嘴巴做仲介，可能在賣樹啊！或是當種樹的工人啊！
導演：他到底做什麼，妳也不知道？妳有沒有到他工作的地方去看過？
媽媽：我有去查證過，以前他都說他有一個茶園、樹園，結果我去看過，那個也不是他的，反正，我就想說我沒有要跟他在一起，我就沒有拆穿他。
導演：他到底現在在做什麼，妳知道嗎？
媽媽：不知道！（笑）
導演：所以呢？
媽媽：因為我現在也沒靠他吃飯啊！所以也無所謂！
導演：那你們以後會不會結婚？

媽媽：不會啊！

導演：不會喔！

媽媽：我想離開他，但是他就是踢不走。（笑）

導演：妳真的想離開他嗎？

媽媽：對啊！我覺得我想找更好的男人。

女兒：妳每次都這樣講，但過沒兩天就跟他和好。好不容易清靜兩天沒看到他，可以清靜一點，結果過沒兩天，又在家裡看到他。

導演：所以媽媽怎麼辦？

導演：但是妳們看一下，妳們兩個的共同點都喜歡什麼樣的男人？

（導演示意穿紅色衣服及綠色衣服的替身講話）

綠衣服替身：我很小氣，我脾氣不好，我會罵女朋友，而且妳不幫我開門時，我會叫妳女兒幫我開門。

紅衣服替身：我有穩定的工作，我有獨立人格，有自己的想法。

導演：所以妳們共通的是什麼？

媽媽：就是希望他有穩定的工作，脾氣好，不會打我們，對我們大方一點。

導演：女兒呢？妳希望媽媽找到一個好的男人是什麼樣的男人？

女兒：就是有穩定的工作，然後脾氣好的。

導演：是吧！所以妳們兩個選的人不同，但要的特質都一樣，所以妳們母女都很好啊！眼光都相似啊！是不是？

媽媽：（點頭）嗯！

女兒：可是我喜歡的，她都不喜歡啊！

導演：你有介紹過男朋友給媽媽嗎？

女兒：不是，是我男朋友，我介紹給她，她每次看起來就是這個也不好，那個也不好！

媽媽：我都跟女兒說，她的眼光很不好，我們選的都不一樣。

導演：妳們兩個都要列出清單好嗎？但是媽媽現在最重要的問題是，妳們母女共同卡到的問題都在哪裡？妳們兩個相不相愛啊？

導演：來，妳們坐近一點讓我看一下，妳們母女相不相愛啊！

（母親坐近，女兒卻往外移）

導演：（指著場中媽媽的男友以及媽媽的替身問女兒）她是不是那個男人？她是不是妳媽媽？

女兒：可是她和他很好啊！

導演：所以呢？

女兒：她有時候都挺那個男人。

導演：那個男生（指綠衣服替身）來站在媽媽旁邊。

（導演讓綠衣服替身站在媽媽的旁邊）

（綠衣服替身站在媽媽旁邊）

（女兒與媽媽之間的距離拉大）

導演：所以妳就會怎樣？

女兒：不想靠近她。

（女兒離媽媽更遠，走到接近教室門口附近）

導演：這樣而已嗎？（指距離）

女兒：要打通牆壁。（移到門邊）

> 導演用距離化技巧，讓母女很清楚看到彼此的隔閡是在於媽媽的男朋友。距離化很具體地展現出人與人之間的距離，同時也協助人清楚看出彼此隔閡的事物。

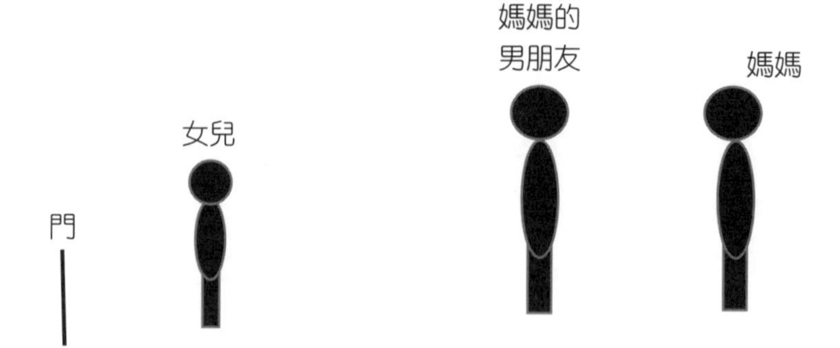

導演：媽媽看到了嗎？所以女兒是不是在逃避妳？

媽媽：不是，是在逃避那個男人。

導演：如果這個男人不小心失蹤二天，女兒妳的心情會怎樣？

女兒：（大聲）特別好。

導演：跟媽媽講。

女兒：沒看到他，就會特別開心。

導演：怎麼開心？跟媽媽講。

女兒：我可以很自在的在家裡，可以走去妳房間，要去哪裡都可以。

導演：如果媽媽哪天找一個……。（指紅衣服替身）

紅衣服替身：我有穩定的工作，我有獨立人格，有自己的想法。

導演：如果媽媽以後找到這樣的男人，妳會怎樣？妳會不會逃避？

女兒：不會啊！

導演：我要妳們角色交換，來！女兒坐在媽媽的位子，現在妳是媽媽！媽媽妳是女兒！來！女兒講一下，妳當媽媽喔！但是女兒不喜歡這個男人，妳要怎麼辦？

（導演請媽媽扮演女兒剛剛的動作，當男人在媽媽的身旁時，就離開媽媽走到門邊）

導演：（問扮演媽媽的女兒）這個男人是妳喜歡的，而妳女兒也是妳喜歡的，但妳選擇這個男人，女兒就離開走到門邊去，妳感受到什麼？

（女兒在思考）

（導演讓扮演女兒的媽媽重複二次前面的動作，媽媽的男人出現後女兒就離開媽媽）

導演：（問扮演媽媽的女兒）妳處在這個角色，妳怎麼辦？

> **導演用角色交換與行動方式的技巧，讓女兒體會媽媽的處境，也讓媽媽體會女兒的處境，讓他們易地而處感受彼此的處境。**

扮演媽媽的女兒：很為難吧！

導演：怎麼為難呢？

扮演媽媽的女兒：跟男朋友好，女兒就不好，跟女兒好，男朋友就不好，很為難。

導演：很為難是什麼意思？

扮演媽媽的女兒：就卡在中間

導演：卡在中間的為難又是什麼？妳心裡感受到什麼？

導演：（示意媽媽）再來一次。

（媽媽重複剛剛的動作）

導演：感受到什麼？

扮演媽媽的女兒：我還是覺得那個男人不要好了！

導演：妳會選擇女兒，是嗎？

扮演媽媽的女兒：是，就是要斷，就一次斷掉，不要一直好了又不好，一直重複。

導演：媽媽真的是這樣嗎？妳寧可要女兒，也不要這個男人？

扮演媽媽的女兒：男人再重找就好了，女兒又不能重新生。

導演：真的喔！所以媽媽妳好明理喔！

扮演媽媽的女兒：否則，我覺得很奇怪。

導演：妳有沒有被拉扯的感覺？

扮演媽媽的女兒：有啊！可是這男人就不好啊！

導演：可是妳現在是扮演媽媽。

扮演媽媽的女兒：我就覺得這個男人不好啊！

導演：（示意助理）拿兩塊布過來！

> 導演意識到用角色交換還不足讓女兒感受到媽媽的處境，於是進一步要用束繩技巧，讓女兒從身體的感受進入心裡的感受。

七、用束繩技巧演示媽媽的處境

（導演用兩塊布束在女兒的身上，一端由媽媽拉著，另一端由綠衣服替身

拉著）

導演：媽媽！妳被男人和女兒兩邊拉扯的感覺怎樣？

扮演媽媽的女兒：被拉。

導演：被拉的感覺怎樣？

扮演媽媽的女兒：很不舒服。

導演：還有呢？

扮演媽媽的女兒：很為難。

導演：還有呢？

扮演媽媽的女兒：不知道該怎麼辦！

導演：所以妳會感到迷惘，是不是？

（導演再重複一下剛剛拉扯的動作）

導演：妳很為難是不是？

扮演媽媽的女兒：（點頭）嗯！

導演：是不是這個樣子？

扮演媽媽的女兒：（點頭）嗯！

導演：是不是左右為難？

扮演媽媽的女兒：（點頭）嗯！

導演：妳會不會想兩全其美，是不是？

扮演媽媽的女兒：可是媽媽自己說，她不想跟那個男生在一起，可是又不肯放手。

導演：好，角色交換回來。媽媽請過來。

（導演將兩塊布束在媽媽身上，一端由女兒拉著，另一端由綠衣服替身拉著）

導演：這個男人感覺不是拉著妳，感覺像在綁著妳，是不是？

媽媽：（點頭）是！

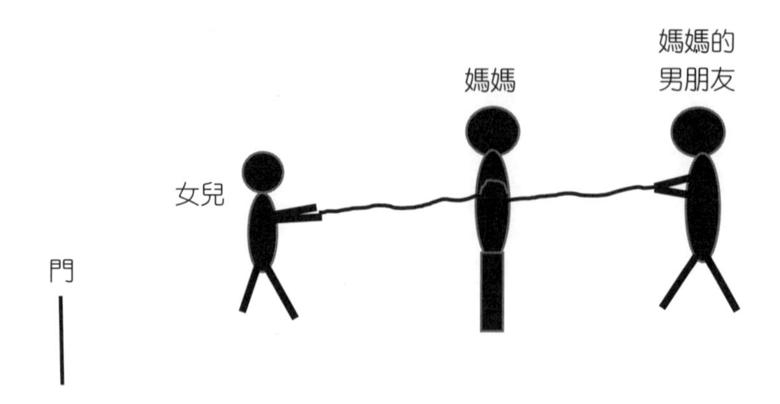

導演：媽媽妳現在是不是拉著這個男人？而且這個男人很麻煩，也綁著妳，是不是？

（媽媽點頭）

導演：他好像不放妳走，對嗎？好不容易找到的女人，是吧？

（綠衣服替身拉得很用力）

導演：媽媽妳是不是這樣？這樣感覺怎樣？如果要選擇，妳會怎樣？

媽媽：選擇女兒。

導演：真的嗎？來，靠近女兒。（媽媽靠近女兒，女兒卻退開）

女兒：可是每一次都是妳說不要，後來又是妳自己跑去找人家的啊！

導演：那個男人過來。（指綠衣服替身）

導演：（示意綠衣服替身）我需要妳，我不能沒有妳。

綠衣服替身：我需要妳，我不能沒有妳。

（媽媽被男人很輕易地拉過去）

導演：（對女兒）妳看看媽媽都很聽話，男人拉她過去她就過去。

女兒：媽媽每次都說要離開他，結果卻又每次去找他。說不接他的電話，後來又接他的電話。

導演：來，男人套住她。

（綠衣服替身用布條將媽媽套得更緊）

導演：男人幫她煮飯、幫她拖地，去套牢她，偶爾不太吝嗇，對她好一點！

綠衣服替身：我會幫妳煮飯、幫妳拖地，我不會再吝嗇，會對妳好一點！

導演：媽媽是不是這樣？

（綠衣服替身再用另一條布條纏繞媽媽）

導演：被套牢的感覺怎樣？

媽媽：很累啊！

導演：真的嗎？

（導演請媽媽的替身站在媽媽後面說出媽媽心裡的話）

媽媽替身：我需要溫暖，我需要一個家。

（綠衣服替身繼續以布條纏繞，拉著媽媽）

導演：男人經常以這樣的方式把媽媽給套牢。

導演：媽媽是不是很高興被套牢？有沒有發現？

女兒：他們就是這樣，前兩天吵架，過兩天又和好了，手牽手。

導演：所以媽媽也不理妳了，是吧？

導演：被套牢在那邊，所以沒有時間管妳，對不對？

女兒：那男人說需要媽媽。

女兒：她好像也很喜歡那個男人。

導演：媽媽也是樂在其中，是不是？

（媽媽笑）

導演：妳看媽媽在笑，好喜歡，是嗎？

媽媽：苦中作樂。

導演：苦中作樂喔！

媽媽：我是想離開他。

導演：是不是經常這樣上演？

女兒：哪有？媽媽如果想離開他，怎會跟他手牽手走路？

導演用結構式家族治療的手法，故意跟女兒對話，用女兒的話語來詢問媽媽，這樣比直接逼問媽媽來得好，可以減少媽媽的防衛，說出自己心裡的感受。

媽媽：我是怕他傷害妳。

女兒：才怪！

導演：妳怕他怎麼傷害女兒？

媽媽：他會用暴力。

導演：他曾經有這樣的企圖嗎？

媽媽：有，好幾次吵架他用威脅的啊！他說他得不到的他就要毀滅。

導演：他想毀滅誰？

媽媽：他說他會毀滅喜歡我的男人，否則得不到我，他就會自殺。

導演：喔！

導演：（對著綠衣服替身）妳躺在那邊，（請綠衣服替身說）我得不到妳，我就自殺，不然就毀滅喜歡妳的男人。

綠衣服替身：（躺在舞臺）我得不到妳，我就自殺，不然就毀滅喜歡妳的男人。

媽媽：妳去死啊！

綠衣服替身：我要自殺了！我要自殺了！

女兒：他說要自殺，媽媽就會去叫他不要自殺，然後又開始跟他聊天。

綠衣服替身：我要自殺了！我要毀掉所有喜歡妳的男人。（重複幾次）

導演：（指著紅衣服替身）這個好的男人退下，媽媽現在還沒有遇到這樣好的男人。

（紅衣服替身退出舞臺）

綠衣服替身：我要自殺了！我要毀掉所有喜歡妳的男人。（重複幾次）

導演：每次那個男人這樣說，妳會感受到什麼？

（媽媽低頭）

導演：妳是不是同情他？

媽媽：不是同情，我是怕他傷害我的家人。

導演：妳最怕他傷害誰？

媽媽：傷害我的女兒。

導演：所以說，妳要怎樣才能真正保護妳女兒？

媽媽：想辦法讓這個男人離開我們的家。

導演：他如果不離開妳，妳可以怎麼樣？

媽媽：不能怎麼樣，我對他愈差，他就愈會傷害我們！

導演：（指著綠衣服替身）繼續！

綠衣服替身：我要自殺了！我要毀掉所有喜歡妳的男人。

媽媽：不知道，只要他不傷害我的家人就好。

導演：那個男人（綠衣服替身）再去糾纏你。

媽媽：我也只好假裝讓他纏住。

導演：所以你是假裝囉！那這樣有什麼好處？

媽媽：他就不會焦慮。

導演：是不是！那他也可能不會傷害妳的女兒是不是？

媽媽：是啊！至少現在維持安全。

女兒：（插嘴）才怪，每次都是這樣講，每次都是如此，吵了又好，告訴我說他們要分手，但又是手牽手的和好。我早就告訴媽媽，但是媽媽就不聽。

八、用鏡觀技巧讓媽媽看到自己的需要與矛盾

（導演請媽媽替身出來）

（媽媽替身走入媽媽的位置）

（導演請媽媽坐在舞臺旁邊鏡觀）

（導演指示綠衣服替身用布纏繞媽媽替身並拉扯，呈現媽媽所述情境：媽媽想離開男友，但男友就以自殺或毀滅他人來威脅媽媽，媽媽就假裝被男人套牢，但又想靠近女兒；當靠近女兒時，男友又故技重施，說「我要自殺」或「我要毀滅其他的人」，媽媽被威脅之後，又假裝被男人套牢，過不久，又想離開男友，男友又故技重施）

媽媽替身：我不能離開這個男人，否則他會傷害我的家人，我要假裝被套牢。

綠衣服替身：我要自殺，我要毀了所有愛妳的男人。（用布套牢媽媽替身）

（媽媽替身離開綠衣服替身，靠近女兒）

綠衣服替身：我要自殺，我要毀了所有愛妳的男人。（用布套牢媽媽替身）

媽媽替身：我不能離開這個男人，否則他會傷害我的家人，我要假裝被套牢。

（媽媽替身離開綠衣服替身，靠近女兒）

綠衣服替身：我要自殺，我要毀了所有愛妳的男人。（用布套牢媽媽替身）

媽媽替身：我要假裝被套牢，妳就不會傷害我的家人。

導演：聽到了嗎？看到了嗎？

媽媽：看到女人的無奈啊！

導演：所以呢？這個女人長久下去，會怎麼樣？

媽媽：會瘋了。

導演：那該怎麼辦？

導演：（提示媽媽替身說）我很無奈，妳都纏著我，妳又知道我家住在哪裡。

媽媽替身：我很無奈，妳都纏著我，妳又知道我家住在哪裡。

女兒：（插嘴）妳如果真的想離開那個男人，那為什麼他約妳出去，妳就出去。

媽媽替身：我也擔心他會傷害我，所以我要假裝被他套牢。

女兒：可是你每次都是第一個關心他的人，每次吵架都是妳先跟他和好。

導演：（問媽媽）妳看到了什麼？妳以一個局外人的角度來看的話，這個媽媽怎麼了？看到了什麼？

媽媽：矛盾。

導演：但是，妳看到的這個女人需要的其實是什麼？

媽媽：需要的是愛。

導演：對！但是又不想失去女兒，是吧？

媽媽：是。

導演：（提示媽媽替身說出媽媽之前說過的話）但是當我需要愛的時候，即使這個男人不太好，我也不想跟他結婚，即使我也不知道他在做什麼，我還甚至去調查，但是我不想拆穿他的謊言，因為我也不需要靠他。其實這個男人也不錯，對我很好，會煮飯、會幫我拖地、會幫我做家事，對我很好。

媽媽替身：但是當我需要愛的時候，即使這個男人不太好，我也不想跟他結婚，即使我也不知道他在做什麼，我還甚至去調查，但是我不想拆穿他的謊言，因為我也不需要靠他。其實這個男人也不錯，對我很好，會煮飯、會幫我拖地、會幫我做家事，對我很好。

導演：（問媽媽）你看到了什麼？

（媽媽的臉露愁困）

導演：這個女人想尋找一份愛，但是這個男人也不是她真正需要的男人，就勉勉強強的在一起，是嗎？

媽媽：我不是勉勉強強在一起，是想離開又離不開。

導演很有耐心跟著主角一步一步陪著主角往她的內心看。這樣亦步亦趨的方式，是身為一位導演所需要具備的耐心與工夫。

導演：那是真的想離開？看看那個女人，你看到那個男人套住她的時候，她也願意被套住。

（導演指示媽媽替身與綠衣服替身做反覆拉扯及套牢動作）

（媽媽替身與綠衣服替身做反覆拉扯及套牢動作）

導演：妳看看那個女的，有沒有反抗的動作。

媽媽：沒辦法反抗。

導演：沒辦法反抗！是什麼東西讓她沒辦法反抗？

媽媽：因為他都知道我的行蹤，也知道我家住哪裡。

導演：他知道那女人的行蹤，她好像逃不了是不是？那個女的真的想逃嗎？

媽媽：真的想逃！

導演：去教教她怎麼逃！當局者迷，妳在外面教教她，妳要告訴自己什麼？

（媽媽上前想要將綠衣服替身纏繞在媽媽替身身體上的布拿掉）

（綠衣服替身緊拉著布，不讓媽媽拿掉）

（媽媽與綠衣服替身拉扯著）

導演：拿掉這些布條有什麼好處？

媽媽：可以找到更好的男人，可以保護自己的家人。

（媽媽奮力要拿掉捆綁媽媽替身的布，但都拿不掉）

導演：所以這個媽媽需要女兒什麼？告訴女兒！

媽媽：幫她一起逃走！

女兒：我幫妳很多次了啊！（協助媽媽將布拿掉）

（媽媽用力脫離綠衣服替身的束縛）

導演：現在掙脫出來了，感覺怎麼樣？

媽媽：輕鬆！

（導演指示綠衣服替身躺在地上）

導演：妳看那個男人躺在那邊，又裝死！

綠衣服替身：（躺在地上）妳不要走，我要自殺了！我要毀掉其他男人！

媽媽：我們就在這邊看他怎麼死？（笑）

綠衣服替身：（躺在地上）妳不要走，我要自殺了！我要毀掉其他男人！

女兒：妳每次都是這樣講啊！

導演：所以妳要告訴媽媽什麼？

女兒：我覺得就是把鎖換了，然後他要是再來，我就要報警了。

導演：媽媽，我問妳，妳想不想改變？

媽媽：想啊！但是他還是想盡辦法要來。

導演：想！但是妳有沒有做？女兒剛剛給妳建議，妳願意試看看嗎？換鎖，這難不難？

媽媽：不難啊！

導演：但是，妳想試嗎？

媽媽：想試，他還是會站在門口啊！

導演：但是，妳想試嗎？

媽媽：我覺得沒有用！

導演：妳有沒有試過？

媽媽：沒有啊！

導演：妳想試看看嗎？

媽媽：因為他把鑰匙還給我了，後來又來了，又偷了一把就走了。

導演：所以呢？換鎖之後要怎麼樣？女兒告訴媽媽？

女兒：就不再讓他進來了，然後他如果再進來，我就報警。

導演：報警有什麼好處？

女兒：可以讓這個男人不要再過來。

導演：有家暴的社工嗎？

（觀眾中有人舉手）

導演：家暴防治中心告訴她可以怎樣？《家庭暴力防治法》中規定什麼？有同居關係可以怎樣？

社工觀眾：可以申請保護令，報警時派出所會做報案處理。

媽媽：就是報過警了，他也不怕。

導演：他不怕怎麼辦？你們這些專家有什麼建議？

社工觀眾：他不怕是妳想的還是怎樣？

媽媽：沒有真正報過警，他曾經是流氓，也被關過。他怎麼會怕，他不怕警察的啦！

社工觀眾：不怕可以請社工幫忙妳，跟妳一起面對。

導演借助團體觀眾，協助主角有關在法令上的知識，導演清楚這些知識，但是由司其職的社工來說效果更大。導演需要學會運用團體中的團體成員之專業知識。

導演：所以媽媽妳也擔心，是嗎？

媽媽：是。

導演：他曾經是流氓。

媽媽：對啊！

導演：所以跟這樣一個曾經被關過的人，又是個流氓，又會用自殺威脅的男人在一起會怎樣？

（媽媽笑）

導演：女兒妳知道嗎？

女兒：我知道啊！所以我叫媽媽不要跟他在一起。

導演：妳會不會害怕這樣的男人？

女兒：會啊！所以我也不要見到他，我才會把自己關在房間不和他見面。

導演：所以，妳也害怕受到傷害，對不對？

女兒：我有跟媽媽說過，如果我把那男的趕走，我很怕他跑到家裡面殺我之類的。

導演：是不是？

媽媽：有，我們有討論過啊！

導演：所以，妳是不是真的想離開這個男人，這才是關鍵！

媽媽：真的想離開。

導演：是真的嗎？

媽媽：真的啊！

導演：妳下定決心！在場是社工的舉手！（十數位舉手）

導演：家暴中心的舉手！（二位舉手）

導演：看到了嗎？

導演：法官的舉手！（一位舉手）

導演：懂法律的舉手！（一位舉手）

導演：看一下，這是真的法官喔！當了十幾年的法官。法官講一下。

法官：犯過罪的人，沒有一個不怕警察的，沒有一個人不怕關，我做過很深的研究，包括死刑犯、要被槍決的人，我都訪問過、研究過，每一個人都軟腳被拖著走。當過流氓看到警察還是會怕。

導演：這裡我還有一個學生當刑警，今天沒來。

導演：妳想嗎？想脫離嗎？跟這樣男人久了會怎樣？

媽媽：會瘋了啊！

導演：真的嗎？

媽媽：真的啊！

導演：媽媽進去一下。

導演：（指示綠衣服替身）用力把媽媽綁住，綁緊一點！

（綠衣服替身綁住媽媽）

導演再具體化，讓媽媽感受被男友的束縛。

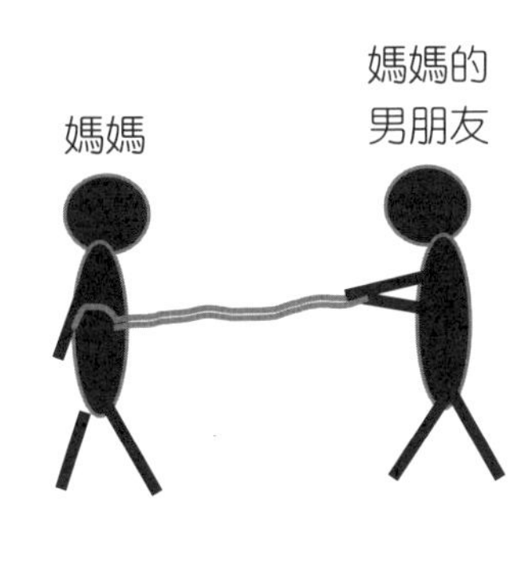

綠衣服替身：妳不跟我在一起，我會死！

媽媽：妳去死沒關係啊！

綠衣服替身：我會跟妳同歸於盡，我會殺了所有喜歡妳的男人。

媽媽：妳殺了我，妳不要殺其他人啊！我死了沒關係。

導演：妳死了，妳女兒怎麼辦？

媽媽：我有留遺產給她！

導演：女兒，妳希望媽媽死嗎？

女兒：不希望！我不希望媽媽妳死！（含淚）

九、媽媽掙脫男友束縛

導演：媽媽，妳是不是對這個男人束手無策？

媽媽：對！

導演：妳是不是完全被他控制了，遇到一個以前犯過罪的。

媽媽：對！

導演：妳不小心遇到的，是不是？

媽媽：對！

（綠衣服替身更緊地束縛著媽媽）

導演：但是就是趕不走，是嗎？

媽媽：對啊！

綠衣服替身：妳不跟我，我就去死。（拖著綁住的媽媽走）

（媽媽與綠衣服替身糾纏著）

導演：媽媽，妳是要跟著男人，還是要跟女兒？

導演：是不是就是這樣折磨？想離開又離不了，是不是？

媽媽：是啊！

導演：妳真的想離開嗎？

媽媽：真的啊！

導演：那就掙脫給我看，從妳的行動證明妳是真的要離開。

（媽媽試著掙脫綠衣服替身的糾纏）

導演：（用激將法）還是算了！反正找不到對妳好的男人，妳看他又會煮飯啊、會拖地啦！然後，我擔心他會死啊！

（綠衣服替身拖著媽媽走，嘴巴還邊說：「妳不要走，否則我會去死，我們同歸於盡。」）

（媽媽試圖想掙脫，兩人在舞臺上拉扯）

導演：女兒，妳看到媽媽這樣，妳會怎樣？妳會跟媽媽怎樣？

女兒：（含淚的說）把那男的弄走。

導演：真的嗎？

女兒：好幾次想把那個男的弄走。

導演：來！幫媽媽一下，這個門（指著教室的門）是妳們倆的心門，把這個男人拖出那個心裡的門，拖出妳們的心裡，去幫媽媽一把。

導演：妳想不想幫媽媽？

（女兒點頭）

導演：媽媽，妳要不要把這個男人留在心裡面？

媽媽：當然不要。

導演：真的嗎！

媽媽：真的！

導演：好！女兒來，媽媽想掙脫了，妳去幫媽媽，同心協心把這個男人拖出去丟掉。

導演：（問媽媽）妳真的要嗎？

媽媽：真的。

導演：是不是妳打開心裡的門，他才進來的？

媽媽：沒有啊！我是關著的啊！

導演：妳是關著，但是他跑進來，妳怎麼辦？

媽媽：所以我都一直躲。

導演：他不會主動離開妳的，是不是？

媽媽：是。

導演：妳要不要真的把他丟到門之外呢？

（媽媽與女兒合力拉著綠衣服替身往門邊走，綠衣服替身奮力抵抗，並說：「我不要離開，我要纏著妳。」）

導演：對，需要母女兩人同心協力把他丟出門外。

（導演請團體成員協助，在旁邊保護著，避免他們在拉扯中跌倒或受傷）

導演在導劇時，要注意成員的安全，有防護措施，避免成員受傷。

導演：對！要下定決心才有辦法！

（女兒和媽媽一起很費力的拉綠衣服替身往門那邊移動）

女兒：我害怕妳會被傷害。

媽媽：我不要妳傷害我的家人。

（女兒和媽媽一起更用力的拉綠衣服替身往門那邊移動，在數分鐘後，母女終於將他推出門外）

導演：很好，把他推出妳們心裡的門，門關起來，不再讓他進來。

媽媽：把門關起來。

Moreno 認為，心理劇場像媽媽的子宮一樣，是讓人重生的地方，是讓生命、生活重生的地方。心理劇場的門，代表主角們心裡的門，將生命中傷害過自己的人趕出門去，在心理意義上就是將他推出自己的心門一樣，不再干擾自己的生活。這是一種象徵意義，也是一種做出決心的行動表現。讓媽媽將流氓男友趕出心門，意味著決心不再受男友的糾纏。導演讓女兒幫助媽媽，一則也代表女兒要將此男人逐出自己的心門，同時也讓母女有共同合作的機會，修復彼此之間的隔閡。

（母女重新接觸）

導演：（問女兒）妳們兩個會不會互相安慰，媽媽是不是很缺乏愛？妳願意給媽媽愛嗎？

（女兒遲疑）

導演：想不想？想不想？

（女兒點頭）

（導演拉著女兒靠近媽媽，站在媽媽面前）

導演：他不是那個男人，沒那麼噁心！

導演：試看看，試著給媽媽愛，媽媽需要愛。

導演：就是沒有人給她，才會有人跑進來。

導演：去幫助一下媽媽，要不要？

（女兒點頭）

導演：（問媽媽）你想不想女兒安慰妳？

媽媽：當然想！

導演：試看看。（導演試圖讓女兒接受媽媽的擁抱）

（女兒裹足不前，沒有讓媽媽抱）

導演：（問女兒）媽媽是不是經常孤孤單單一個人，是吧！媽媽？

媽媽：（眼含著淚）點頭。

導演：妳願意幫幫媽媽嗎？

（女兒依舊裹足不前，低著頭）

導演：還是讓媽媽再去找那個她不愛，但又離不開的男人？

導演：這是妳的選擇知道嗎？

導演：妳希望媽媽過著什麼樣的生活？

女兒：希望她平安！（掉淚）

導演：但媽媽是不是很缺乏？妳願意給媽媽愛嗎？這很不容易！

導演：妳想嗎？試看看？

（女兒沉默，低頭）

導演用溫和邀請的語氣，邀請女兒與媽媽接近，邀請但不強迫，這很重要，我們不能強迫一個人去愛另一個人，但能邀請。人有邀請的權利，別人也有拒絕的權利，每個人接受愛的方式、接受愛的速度都不同，不能強迫別人接受愛的速度與方式一定要跟我們一樣，特別是面對青少年更是如此。

導演：（問媽媽）媽媽是不是經常孤孤單單一個人！

媽媽：是！（點頭）

（女兒也點頭）

導演：（問媽媽）在生命裡頭也很少有人可以安慰妳，是吧？

媽媽：是。

導演：是不是都孤孤單單的一個人？是吧？

媽媽：嗯！

導演：這種心情是不是很少跟女兒講？

（媽媽點頭）

導演：其實妳心裡面感受到的是什麼？

（媽媽低頭，無語）

導演：媽媽，其實妳心裡頭感受到什麼？

（導演放電影《畫皮》的主題音樂）

（片刻後）

媽媽：（流淚地說）我在尋找一個自己想要的家庭。

媽媽：（流淚地說）我在尋找一個愛我的人。

媽媽：（流淚地說）我在尋找一個可以愛我女兒的人。

導演：媽媽把妳的心情告訴女兒。

媽媽：媽媽不太會講話，不能和妳做有效的溝通。

媽媽：因為我也是很內向的人，也不知道怎麼跟妳表達！

導演：妳們兩人是不是都是很孤寂的人？是嗎？

（女兒和媽媽都點頭）

導演：難過的時候都是自己一個人，是不是？

導演：（問女兒）女兒妳難過時，不想讓媽媽知道？

（女兒點頭）

導演：媽媽，妳難過時都不會想讓女兒知道？

媽媽：對啊！

導演：妳們兩個是不是都很像，但都背對背的，是吧？

導演：又很想支持對方，又不想轉過身來，是吧！

導演：是不是都是這種心情，其實自己內心是怎麼樣？

導演：但是兩個又想要依靠是吧！是不是？

導演：媽媽做妳想做的。

（媽媽試圖再靠近女兒、抱女兒）

（女兒退一小步）

導演：但女兒又很怕媽媽，是吧！

導演：怕媽媽什麼？跟媽媽講。

導演：媽媽不可以抱妳，但妳可以牽著媽媽的手嗎？妳願意嗎？

（女兒主動牽著媽媽的手）

導演：（看到女兒主動牽媽媽的手）很好。

導演：牽著媽媽的手走可以嗎？

（媽媽點頭）

導演：牽著女兒的手，走一走，走一圈看看！

（母女牽手在舞臺走）

導演：先從牽手開始，不一定要擁抱！

（母女走了片刻）

十、宣洩女兒的情緒與心聲

導演：現在心裡在想什麼？

導演：（問女兒）從小媽媽都不在家裡，對嗎？

導演：（問女兒）從小都跟阿嬤在一起，氣媽媽拋棄妳，是嗎？但是這種話都不敢講，對吧？

女兒：（點頭）嗯！

導演：那麼小，別人都有爸爸媽媽，我卻要阿公阿嬤養，是不是？

女兒：（點頭）是！

導演：現在我長大了，妳才要回來，讓我覺得怎樣？

女兒：憤怒。

導演：心裡覺得怎樣？

女兒：就是覺得有點不諒解。

導演：不諒解什麼？跟媽媽講！

女兒：就是為什麼，我那麼小，就把我和妹妹留在阿公阿嬤家，然後又跟爸爸吵架又離婚。

導演：其實內心渴望什麼？

女兒：大家都住在一起。

導演：渴望有個家，是吧？

女兒：（點頭）嗯！

導演：我4、5歲的時候就把我留在阿公阿嬤家，像個沒爹沒娘的孩子，是不是這樣的心情？

女兒：嗯！

導演：所以對媽媽不諒解是吧？還氣媽媽什麼？

女兒：就是……就是……每次回來帶我出去玩，都是拿爸爸的錢。

導演：讓妳覺得什麼？

女兒：好像把錢花在女兒身上很丟臉。

導演：嗯！好像把錢花在女兒身上很丟臉，是吧？

女兒：嗯！

導演：所以妳氣媽媽，所以有時候想靠近，又不想靠近，因為心中總有些氣。

導演：還氣媽媽什麼？

導演：今天把氣說出來，不要氣憋那麼久。

導演發現女兒不願意和媽媽靠近，是因為女兒對媽媽心中有氣，阻隔了母女的親近，於是用之前女兒說過的話來引導其說出心中的事，協助女兒宣洩心中對媽媽的氣。在中醫上，木克土，肝屬木，在情志上為怒氣，土在情志上為思，怒氣過多抑制到思維（木克土），因此要女兒可以平心靜氣與媽媽真正和解，首先要協助女兒宣洩心中的氣，方能讓女兒心平氣和的與媽媽和解。

女兒：很多事跟她講，她都不會聽，也不聽人家解釋。

導演：嗯！

女兒：有時候很不講道理。

導演：嗯！

女兒：跟她講什麼事，就聽一聽，也不會真的去做。

導演：（請助理）拿報紙給老師一下。

導演發覺女兒對媽媽心中有氣，所以請助理拿報紙，想讓女兒一邊撕報紙、一邊講心裡的話，有助於將心中對媽媽的氣宣洩出來。撕報紙，是一種很好協助宣洩情緒的方法，是一種由外而內，宣洩情緒的方式，報紙具有阻抗性，撕報紙帶動氣的流動，由身體帶動心理來宣洩心中的情緒。

女兒：就像剛剛那男生一樣，很久之前就跟她講，叫她不要跟他在一起，然後她就是不聽！

導演：所以，其實對媽媽有些氣，是吧？

（女兒點頭）

導演：老師教你一個方法，一邊撕報紙、一邊講，幫助妳把心裡的話講出來。妳還氣媽媽什麼？

女兒：（一邊撕報紙）以前我國中的時候，我發生過很多事情。

導演：嗯！

女兒：她都一直罵我（邊撕報紙），然後也不會想聽我講。

導演：所以都一直罵我不聽我講，是吧？

女兒：就在很多人面前講我，讓我很丟臉。

導演：還有呢？

女兒：不想她把我家裡的很多私事跟別人說，而且還把我以前的事到處講。我現在已經改了，可是她還是到處跟人家講，就會讓別人認為我很不好，讓我很丟臉。

導演：所以，我不希望媽媽把我以前的事跟人家說，我現在跟以前不一樣了，對不對？

女兒：對啊！（撕！再撕）

導演：還氣媽媽什麼，把它說出來，不要憋在心裡面！

女兒：我現在沒工作，錢都是爸爸給，爸爸也不是很有錢，有時候會請媽媽拿一點零用錢給我，媽媽就說不要，或是說以後要還她錢，我是會還她錢，但是她這樣講，我就會很難過啊！（撕報紙）

導演：難過什麼，把它說出來！

女兒：我是妳的女兒，小時候啊！妳都沒養我，現在跟妳要個 100 塊都很難，而且 100 塊要撐一個禮拜，當然就覺得很難過！因為我覺得小時候花最多錢在我身上的就是阿公，我在國小、國中時，所有的花費都是阿公付的，媽媽沒有給我任何一筆錢，出去玩也都是爸爸付的，我也知道媽媽沒有很多錢，但是不喜歡媽媽說出去玩要自己帶錢，我知道她賺錢辛苦，但聽到這句話，我就覺得說好像我不是她女兒，是個外人（撕報紙）。然後，不喜歡她跟那個男生在一起，

都忽略我，又因為我們家裡很多計畫，都是因為那個男生而改變。（撕報紙）

導演：所以妳又氣什麼？

女兒：我不喜歡他打擾我們的生活。每次她的男友要走，媽媽又一直去挽回他！

導演：所以，讓我更氣是不是？

女兒：對！（撕）

導演：還氣什麼？說出來！把撕完的心理垃圾丟地上！

女兒：很多時候我覺得我已經長大了，我自己的私事、我交朋友的事她管太嚴！我知道什麼是對我好的，什麼是對我不好的！（手繼續撕報紙）

導演：因為我現在已經怎麼樣？

女兒：我已經長大了，我不喜歡她去查我的通聯紀錄。

導演：嗯！

女兒：然後，打電話給我那些通聯紀錄上的朋友，她這樣害我失去很多朋友，那時候很多人很討厭我！

導演：嗯！

女兒：每次我跟朋友出去，她就會打電話給老師，老師就會去罵我同學，我就覺得很丟臉！害我沒有朋友，同學就會開始討厭我！我很不喜歡她這樣！

導演：是啊！好像媽媽也讓妳沒有朋友，是吧！

女兒：她就在我的朋友面前講很多我的過去。

導演：所以在朋友面前講妳的過去，讓妳怎樣？

女兒：很氣啊，她都跟別人說我在家裡怎樣。

導演：人都是有些過去的，但是人都會成長，是不是？

女兒：（撕報紙！又哭泣）因為我在學校的時候，擔任很多股長很忙，而且最近又有全運會，我又是小隊長，很忙，要練舞。我知道上次出來練舞，忘了告訴媽媽，那時候我在上課沒有打電話給她，她就在朋友面前罵我說，妳以後不要出來練舞，否則我就打電話給妳的老師，她每次都用這招威脅我！這樣會害我沒有朋友！每次跟她講，她又覺得這個沒什麼！跟很多人講我的事情。我不喜歡她這樣。還有，就是她也不尊重我的隱私。

導演：怎麼不尊重妳的隱私？今天都說出來！

女兒：我有很多事會跟她講，也有很多事不想跟她講，她就是看到黑影就開槍，因為我以前做過很多不好的事，所以我想出去玩，她就會以為我又去鬼混什麼的，她就會以為我又要去跟壞朋友唱歌、鬧事之類的，就會懷疑我。每次只要出去玩，一群人裡面只要有男生，她就會講一些強姦之類不好的字眼，她就會威脅我，就會要打電話給對方家長，又說要打電話給老師，才會吵架！又限制我不能去飲料店打工，我找到一家飲料店假日打工的，媽媽說如果我去飲料店打工一定會變壞什麼的，我就把工作辭了。因為我想要賺錢啊！我不想都花爸爸的錢啊！我想要生活費自己賺！媽媽說我會變壞，我就把工作辭了！我覺得她都沒在聽我講話！

導演：所以，還氣媽媽什麼？她都沒有在聽妳講話，是吧！還氣她什麼？

女兒：就是有時候我在房間，她叫我去做事的時候，我都會說好，但因為那時候在忙，我說等一下，她就會在外面喊，喊得很大聲，我不喜歡這樣。我事情一忙完我就會去做，我在做第一件事情的時候，她又叫我做第二件事情，第一件事情我還沒做完，她就會罵我，我就跟她說我先把第一件事情做完，她就在罵，說我很懶惰什麼的！我跟她說我先忙完第一件事情，再去做第二件事情，但是媽媽就一直提我以前怎樣，所以不討人喜歡！

導演：所以，每當媽媽跟妳提以前，妳就覺得很怎樣？

女兒：就很難過！

導演：所以，妳希望媽媽怎樣？

女兒：不要因為一些小事，就一再提起以前很多我不願再去提的事。因為我會搬來現在的縣市，也是因為我不願再過以前那種日子（哭泣），要離開那環境。

導演：所以，妳想要改變，是吧！

女兒：所以才會搬來嘉義。（哭泣）

導演：妳也是下了很大決心，要離開以前的朋友是吧！

女兒：對啊！因為我到這個縣市也沒半個認識的人，我也不認得這縣市的路，我只知道怎麼去學校。

導演：所以我下很大決心了，妳都沒看到，所以我氣這一部分，是不是？

（女兒含淚點頭）

導演：還有呢？是不是小時候沒有照顧妳，是吧？

女兒：剛開始會這樣想，後來長大了也覺得沒有差啊！有阿公阿嬤和妹妹陪我，我覺得沒有差啊！

導演：什麼沒有差啊？

女兒：就是沒有爸爸媽媽照顧也沒關係了！

導演：真的嗎？妳渴不渴望那時候爸爸媽媽可以照顧妳？

女兒：那時候他們都很偏激啊！因為我國中的時候就開始變壞，他們就會查我通聯紀錄。

導演：老師問妳，妳國中時候為什麼會變壞？

女兒：因為別人都說我很沒有家教！

導演：嗯！所以讓妳覺得怎樣？

女兒：因為這樣，所以我就想把自己的勢力變得更大，不想被別人欺負。

導演：妳也要保護自己？是吧！

女兒：因為別人都說我沒有爸爸媽媽，所以我很沒有家教。

導演：哦！所以妳才需要把自己的勢力變大？

女兒：阿嬤很傳統，所以我就常常和阿嬤起爭執，阿嬤就會告訴我，妳就是沒有爸媽啊！怎樣、怎樣的。（哭泣）

導演：當阿嬤跟妳講這句話，妳感覺怎樣？

女兒：（流淚說）就覺得他們幹什麼要離婚？為什麼要生下我？

導演：所以妳自己也覺得很委屈，國中時，是妳自己故意讓自己變成這樣子？

女兒：我不是故意的啊！

導演：不是故意的，因為沒有爸爸媽媽保護，對不對？

導演：把心裡的話說出來，讓媽媽真的能夠理解！

導演：所以，妳現在高中了，懂得保護自己了，不需要再壯大勢力了，可以用不同的方式，所以才跟班上幾個同學在一起。是什麼讓妳決心改變自己？

女兒：就是不想跟以前一樣，鬧事、朋友出去玩、叛逆吧！我覺得這樣的日子很沒有意義啊！

導演：那種日子會讓妳怎樣？

女兒：就愈來愈沉淪，就會愈變愈壞。

導演：所以，其實妳也不想讓自己沉淪，對吧？

女兒：對！所以，我就告訴媽媽，我要搬來現在的縣市讀書。

導演：那很好，是不是！而且妳有一個很好的阿公。

女兒：可是，剛搬來的時候，媽媽都說妳想來這裡，是因為這裡有什麼勢力，我就跟她說，我沒有。但是她就是不相信，她就說這邊有朋友照顧，我就跟她說，若是要朋友照顧，我在原來的地方就 OK 了啊！我何必到這裡來。

導演：所以，妳希望媽媽理解你什麼？

女兒：理解我有所改變，可是她都把我想的跟以前一樣。

導演：所以其實妳跟以前不一樣！妳是一個有想法的人，是吧？不想讓自己沉淪下去。

女兒：嗯！

導演：而且一直沉淪下去對自己不好，是不是？

女兒：是！

導演：其實妳也很懂事？

女兒：是！

導演：妳也知道阿公很愛你，也不想讓他失望，是吧？

女兒：嗯！

導演：這個是不是很不容易啊！妳有那麼大改變，妳希望得到媽媽的什麼？

女兒：肯定和支持而已！

導演：但是，媽媽又沒有肯定、又沒有支持，我是個高中生，好不容易從一個縣市到另一個縣市，人生地不熟的，只知道從家裡到學校的路。其實是下了很大決心，很多人是做不到的，是吧！我想過不同的日子，選擇新的人生，是不是？

（女兒點頭，擦眼淚）

導演：還有什麼委屈都說出來，還有什麼想抱怨的？

女兒：就是媽媽說我的事情。還有媽媽之前都很挺那個男人，就跟我吵架。我放假時想跟媽媽出去玩，那男人就跟媽媽說我每次都是要跟著，我覺得很不公平，為什麼我跟媽媽出去玩，要像拖油瓶一樣跟著。還有，我不想跟媽媽出去玩，媽媽都逼著我去，否則就威脅我一些事情。我就跟他們去，出去也沒幹嘛，就是去山上而已，連假時，因為之前做啦啦隊小隊長練舞，很累想在家裡休息，媽媽就跟我吵架說我為什麼不跟她出去，後來我去了，那個男人又說為什麼我跟著去。

導演：妳覺得很冤枉，是不是？

女兒：那個男的就把所有事情怪在我身上，就跟媽媽吵架。

導演：其實我也不想當拖油瓶，是不是？

女兒：我也不想跟他們出去玩。

導演：我也不想成為他們的累贅，是不是？

女兒：是！

導演：所以妳就覺得怎樣？

女兒：很不開心啊！

女兒：就很不開心啊！

導演：那還氣媽媽什麼？

女兒：我最討厭她什麼都跟老師講，喜歡用威脅的方法限制我！

導演讓女兒講出心中的事，讓女兒有所宣洩。導演在陪伴的過程中，所說的與所問的，都是想讓媽媽更為理解女兒心中的所思與所想，促進彼此更深層次的了解，有這樣的了解方能促成彼此的諒解。接下來導演開始一步步化解母女的衝突。

十一、相互給予重新開始的機會

導演：那媽媽要做什麼，妳才會原諒媽媽？跟媽媽說！

（女兒含淚低頭）

導演：妳是不是對媽媽有很多的不諒解，妳願意給媽媽機會嗎？

（女兒含淚低頭）

導演：就像妳給自己機會，從一個縣市到另一個縣市。

導演：媽媽也是人，是吧？

女兒：是啊！

導演：也會犯錯，也會有一些沒有注意到，是吧？

（女兒含淚低頭）

導演：告訴媽媽做什麼，妳才可以跟她更親近？例如：妳跟媽媽說要去跳舞，媽媽說妳練習卷一個頭髮就可以出去，妳就說 OK，這樣的溝通方式就很好。媽媽她也需要改變，是吧！

女兒：就是說，我在學校只認識舞團那些朋友，還有班上的幾個人，媽媽她都把那些人想得很壞！

導演：所以我希望媽媽怎樣？

女兒：希望她先了解我，先認識那些是好還是壞，再決定我可不可以交。

導演：妳可不可以帶這些朋友讓媽媽認識，讓媽媽安心？

女兒：她都有見過那些朋友，但她都認為那些人不顧課業一直跳舞，一定都不是好小孩。

導演：那妳會不會顧課業？

女兒：我會啊！

導演：那很好！

女兒：我來新的學校學造型，不是為了國、英、數，而是要學美容、美髮。她就說如果我沒有考到前三名，就要把我調回原來的學校。可是，我來念高職就是要學一個技術，我想要工作！

導演：OK，那很好，有了工作可以讓妳怎樣？

女兒：我有了工作，可以養自己，不必靠別人，我想要考上證照。

導演：所以妳希望媽媽怎樣？

女兒：我希望媽媽可以諒解，我覺得讀書是我自己在讀，我有自己的想法，當我想做什麼時，就不會放棄，就像我學跳舞一樣，但是媽媽她就是一直反對，所以我才反抗。還有，有時候我一句話還沒有講完，她就不聽，就是一直唸、一直唸。

導演：所以，愈這樣，讓妳離媽媽愈遠，是吧？

女兒：還有，就是每天和那個男人膩在一起，我就會覺得愈討厭。

導演：所以妳就會覺得噁心，是吧！所以很靠近媽媽，就好像接近那個男人，所以不想太靠近媽媽，是吧？

女兒：嗯！（手裡拿著擦鼻涕的衛生紙）

導演：（遞衛生紙給女兒）把擦過鼻涕的衛生紙丟掉，把過去的悲傷丟掉。

導演：很好，把心裡的話都說出來。

導演：怎樣才可以原諒媽媽，妳們才可以從頭開始？

女兒：我覺得那個男的要離開，那男的如果不在家裡……。

導演：如果媽媽做這件事情妳會怎樣？

女兒：我覺得我跟媽媽的感情會比較好。

導演：妳剛剛看到媽媽把男人趕走，妳心裡感覺怎樣？

女兒：希望她真的可以下定決心。

導演：妳剛看到媽媽跟妳合作的時候，讓妳感受到什麼？

女兒：我是真的希望看到，可是她好幾次都是這樣重複。

導演：但剛剛媽媽是不是真的用力了。

女兒：但是，她每次都是這樣講，她回去之後，不知道會不會……。

導演：媽媽這次是用行動了，所以妳希望媽媽怎樣？

女兒：我希望她回去之後，她真的會行動，之前跟她講過上百次……。

導演：所以妳希望媽媽……。

女兒：其實有一個男人更適合她，但是她卻選擇剛剛那個，我不希望她對這個男人好，又對那個男人好。

導演：所以妳不願意看到媽媽受傷害。

女兒：她不是受傷害而是自己不選擇。

有時孩子比父母看得更清楚，所以在諮商時要讓孩子有機會說出他們的看法。

導演：妳希望她有選擇的，對吧？

女兒：對！因為我已經跟她講過很多次了，另外一個男的比較好，她就說好好好，但是過沒幾天那個男的又來找他，她又跟他好，她就是不放棄。

導演：所以妳心裡有很多擔心，對吧？

女兒：對呀！其實我也擔心外公外婆，媽媽不在家，那個人會到家裡來搗亂而傷到外公外婆。我房間有冷氣，夏天他們會跑到我房間睡，我的東西會被移動，三人睡在一起，晚上我起床，看到那男人在媽媽身上，很噁心，而且是不認識的男人跟我們睡，媽媽又覺得這個沒什麼？

導演：但是，妳覺得有什麼，對吧？

女兒：對！因為我是高中生，又不是小學生。

導演：所以媽媽要做什麼，妳才會原諒她？轉過身去看媽媽？

女兒：我覺得跟那個男人的事情結束就好。

導演：還有呢？

女兒：還有，就是不要我還沒有講完話，就隨便罵我。

導演：嗯！

女兒：還有，就是不喜歡她在朋友面前講我，讓我丟臉。

導演：嗯！

導演：如果媽媽能夠做到這些，第一讓那男生離開，第二可以聽我講完話，第三不讓我在朋友面前丟臉。如果可以做到這三點的時候，就願意轉過身？

女兒：我可能會跟她親近一點？

導演：（轉向媽媽）媽媽聽到了嗎？

媽媽：聽到了。

導演：聽到了什麼嗎？

媽媽：離開那個不好的男人。

導演：妳願意嗎？

媽媽：我願意啊！

導演：真的嗎？

媽媽：真的啊！我都去幫那男人找房子了！從3月到現在。

導演：妳需要去替他找房子嗎？妳需要幫他做這些事嗎？

媽媽：已經做了。

導演：OK，所以妳有沒有想要下定決心？

媽媽：有下定決心。

導演：如果那個男人再來找妳，妳會怎麼樣？

媽媽：我不理他，他就更激烈啊！

導演：所以，他更激烈，妳可以怎麼樣？

媽媽：就報警處理啊！

導演：真的嗎？

媽媽：真的。

導演：妳願意嗎？

媽媽：願意啊！

導演：現場這邊有很多社工，當地的社工，妳知道嗎？

媽媽：知道。

導演：還有家暴中心，老師還有刑警的學生，妳知道嗎？

媽媽：知道。

導演：妳真的想脫離的話大家可以想方法幫妳，最重要是妳願不願意幫妳自己，妳會不會覺得那男的有點可怕，可是他心地還不錯？

媽媽：他心地還不錯，但他並不是我人生的好伴侶，但是他就是不走啊！

導演：所以，妳就讓他賴著妳就好了？

媽媽：沒有啊！

導演：妳真的想離開嗎？

媽媽：真的想離開啊！

導演：確定妳可以給女兒一個保證嗎？妳想不想女兒轉過身來？

媽媽：想啊！

導演：真的嗎？我知道這對妳來說很為難。老師以前在監獄工作過，知道很多犯罪的人也不都是壞人，他們也有好的一面，但是有些危險性。

媽媽：嗯！

導演：但是像他這樣死纏爛打，想以傷害自己的行為來威脅別人，有點像邊緣性人格的人。這種人找到了、抓到了一個認為自己喜歡的人，就很不容易讓他放掉。

媽媽：嗯！

導演：除非妳要下定決心，劃清界線，他是一個沒有界線的人，他會去妳女兒房間睡，會移動她的東西，這都是一個沒有界線的表現，懂吧！我知道，妳也很想幫助他，是吧？

媽媽：對啊！

導演：他常常用傷害來威脅妳，是吧？

媽媽：是啊！我曾經帶他去看過心理醫師。

導演：這種人不容易放掉妳，纏上妳時，就不容易放棄，懂嗎？除非妳要下定決心，這叫做劃清界線。他是一個沒有界線的人，他會去妳女兒房間睡，會移動她的東西，這都是一個沒有界線的表現，懂吧！他可能自己知道，也可能自己不了解，跟這種人在一起的時候很苦，我知道妳想幫他，對不對？

媽媽：對啊！

導演：但是泥菩薩過江，會怎樣？

媽媽：自身難保！

導演：妳也知道哦！而且愈幫他，時間久了，他愈怎樣？

媽媽：他愈離不開我，更不會放過我。

導演：是啊！甚至他更不會放過你的家。

媽媽：下次吵架的時候，就報警啊！

導演：而且女兒建議先換鎖，妳可以第一步先做嗎？至少把他拒於門外！

媽媽：可以。

導演：老師一般不會給個案建議的，但是妳們可能會面臨危險，老師有義務告訴你。老師見過太多這樣的個案，而且只要妳不接電話，他可以1分鐘連續打60幾通電話！對嗎？

媽媽：對啊！

導演：甚至妳去什麼地方他都會去堵妳，對嗎？

媽媽：對啊！

導演：了解了嗎？恐怖不恐怖？

媽媽：當然恐怖啊！

導演：妳剛剛把他拖離妳的空間，覺得怎樣？

媽媽：覺得很舒服啊！

導演：這種人愈慢脫離愈怎樣？

媽媽：愈糾纏。

導演：這種人要愈快脫離愈好，但是要有安全措施，懂嗎？

媽媽：對啊！

導演：所以，妳可以做什麼安全措施？對他有一絲絲的悲憫，會怎樣？

媽媽：會給他更多希望和機會。

導演：所以女兒的這一個建議，妳願意去做嗎？

媽媽：可以。

導演：女兒的第二點是說她想告訴妳事情時，要好好聽她說，妳願意嗎？就像今天這樣，把內心的想法都說出來。女兒，妳覺得怎樣？

女兒：很好！

導演：媽媽聽到了嗎？我想我們都要學習，沒有人生下來就會當爸爸媽媽的，知道嗎？女兒往往教我們很多。另外，第三點，妳女兒期待妳不要在別人面前提她過去的事！妳願意嗎？

媽媽：我會學習啦！

導演：我要妳們母女面對面講，女兒可以轉過身來跟媽媽講話嗎？

（女兒轉過身來，面對著媽媽）

導演：女兒，妳願意給媽媽一個機會嗎？雖然媽媽有時候會出爾反爾，答應了又沒做，令妳很挫敗，是吧！媽媽，我問妳，女兒在國中時，去交那些朋友，妳會不會感到很挫敗？

媽媽：會啊！

導演：會不會很難過？

媽媽：會啊！

導演：但是妳還是希望給女兒機會。

導演：（向女兒說）女兒，知道了嗎？所以，妳同樣的給媽媽機會，可以嗎？

此母女對彼此都期待過，也失望過，所以導演引導彼此給彼此機會，相互對話，以促進和解。

女兒：我不知道！

導演：妳不知道，但可以先聽媽媽說說看，好嗎？

（女兒點頭）

媽媽：我會用安全的方法，慢慢離開那個男人。

導演：第一步怎麼做？

媽媽：把門鎖換了。

導演：什麼時候換？

媽媽：星期五就換家裡的鎖。

導演：嗯，很好，第二個呢？

媽媽：我會好好的聽妳講話，不會先一直說，這個不好，那個不好。

導演：嗯，很好，第三個呢？

媽媽：我會試著不在妳朋友面前提妳以前的事，我相信妳會變好。

導演：真的嗎？妳相信女兒會改變嗎？

媽媽：是啊！

導演：妳高不高興女兒從之前的縣市到現在的縣市來，想改變一個環境？

媽媽：高興啊！

導演：所以要看到她做到的部分，了不了解？

媽媽：知道！

導演：女兒聽到了嗎？妳希不希望媽媽肯定妳？

（女兒猶豫）

導演：如果媽媽願意這樣做，妳會不會給媽媽加油，跟媽媽握個手？

導演：（小聲跟女兒說）媽媽也是人，也需要鼓勵的，知道嗎？其實妳一直在默默幫媽媽的，剛剛媽媽推那個男人出去的時候，妳還幫媽媽用腳踹他出去，對不對？

（女兒笑）

導演：她現在最親的人是誰？

女兒：我跟妹妹啊！

導演：對呀！那妳願意幫助媽媽嗎？

導演：媽媽，妳需不需要女兒幫忙？

媽媽：需要！

導演：很正式的跟女兒講。

媽媽：（對女兒）我真的需要妳的幫忙！

導演：因為……。

媽媽：因為我也需要妳。

女兒：有點噁心啦！太肉麻了。

導演：肉麻？當然肉麻了，因為媽媽從來沒有這樣講過，對吧！讓妳感覺怎樣？

女兒：怪怪的。

導演：但是她這樣講，妳高不高興？

女兒：還好！

導演：但是不是很討厭的噁心，是不是？

導演：媽媽可以接受女兒這樣的噁心嗎？

媽媽：可以啊！

導演：愛要等待，也要堅持！懂嗎？

媽媽：知道。

導演：（對女兒）老師這句話，也要跟妳講，懂嗎？

導演：妳知道那是什麼意思？

導演：媽媽的愛是不是要等待？妳對媽媽的關心是不是也要堅持！

導演：帶著媽媽走一下！

女兒：嗯！（伸手去牽媽媽的手）

（女兒拉著媽媽的手，走了舞臺一圈）

導演：妳要等待女兒，懂嗎？很好！繼續拉著她走。

導演：（問女兒）當媽媽拉著妳走，妳會感覺怎樣？

女兒：我也不知道回去後媽媽會怎樣？

導演：所以不相信媽媽，媽媽好像在學校犯錯被記三次大過，留校察看。要看媽媽的表現，是不是？

（女兒嘴角一笑）

導演：哦！媽媽，妳知道妳現在被記過了，留校察看了，妳願意改過嗎？

媽媽：願意啊！

導演：妳願意給媽媽機會嗎？訓導主任？

女兒：（笑）願意。

導演：給媽媽機會，也是給自己機會。

導演：其實妳們兩個是重新認識，女兒和媽媽重新認識沒多久，媽媽妳在女兒高中時才回來，妳們現在才是剛交往時期，還不到戀愛期，所以，女兒不讓妳抱是正常的，懂嗎？妳們要重新認識，媽媽妳願意嗎？

媽媽：願意！

十二、讓女兒了解當初媽媽離家的處境

導演：媽媽可以說一下嗎？是什麼讓妳女兒去阿公阿嬤家住？

媽媽：她爸爸是獨子，當初是他爸爸在外面有女人，外遇啦！當初結婚的

時候，我就跟她爸爸說，如果有一天你外面有女人，我一定跟你離婚，我在生她妹妹的時候，他就外遇了。後來，我就帶著她妹妹離開家，因為女兒從小就給阿公照顧，阿公不讓她走！我就把她留在阿公家裡，帶小的離開！

導演：當妳離開，讓大女兒在阿公家，妳的心裡是什麼感覺？

媽媽：我心裡很捨不得啊！但是她阿公不讓我帶走！

導演：妳很為難？妳希望能照顧大女兒嗎？

媽媽：當然啊！當時我在外地工作，每到六、日我就跑回來，想看女兒！

導演：當妳每次回來看大女兒時，心裡在想什麼？

媽媽：我很安慰啊！是我活下去的力量。

導演：妳曾經想怎樣？

媽媽：我曾經想自殺（淚流滿面），但是我想說我還有兩個小孩！

導演：所以？

媽媽：所以我沒死，撐到今天。

導演：妳撐到今天，是不是也很不容易？

媽媽：對啊！小孩子很不諒解我為什麼每個月跟她爸爸拿錢，我每個月跟她爸爸拿幾千塊，都是花在妹妹身上啊！沒有一毛錢花在自己身上。

導演：當女兒向妳要100塊的時候，妳為什麼不給她？

媽媽：她國中的時候，有一次我看到她傳紙條給同學，說「我要去玩，我要去把媽媽的錢花光光」，那時候我看到那紙條，我真的很失望！所以跟她說，要花錢就花自已的零用錢，而不是把媽媽的錢全部花光。

導演：所以，妳不給她錢，最主要的原因是這個？

媽媽：對啊！

導演：其實妳女兒真的需要，妳會不會給？

媽媽：會啊！

導演：以前不給我是因為以前有「我要去把錢花光光」那句話，是吧？

媽媽：對啊！

導演：才有現在的作法，現在呢？女兒跟妳說這些，妳會怎樣？

媽媽：她很早就說過了啊！但是我覺得她要學會理財！

導演：但是女兒想打工，自力更生，妳覺得怎樣？

媽媽：我同意啊！但是妳未滿16歲，騎機車出去……。

導演：所以，妳是擔心女兒的安全？

媽媽：是。

導演：那如果她在一個安全的環境打工，妳會同意嗎？

媽媽：贊成啊！

導演：（問女兒）聽到了嗎？

女兒：媽媽說我到飲料店打工會變壞！

媽媽：未滿16歲在飲料店打工要騎機車的啊！

導演：我們先回到她小時候的事，女兒妳現在可以理解媽媽嗎？會不會覺得媽媽遺棄你？

女兒：我是覺得沒差了！

導演：媽媽，如果妳是女兒，願意這樣牽著女兒，還是想綁著女兒？

（導演讓母女走在一起）

導演：這樣感覺怎樣？

女兒：比較好。

導演：妳想女兒會獨立嗎？

媽媽：我相信她會慢慢獨立。

導演：來，女兒跟媽媽站在一起，比看誰高？

女兒：我比較高。

導演：女兒長大了，高不高興？

媽媽：高興啊！

這是家族治療常用的技巧，用孩子的身高讓父母看到孩子的成長。

導演：但是女兒還在高一，還是需要媽媽，所以妳們以後可以好好商量嗎？

女兒：我都會找她商量啊！

導演：太好了！媽媽妳高不高興？

媽媽：高興！

導演：但是不能提往事喔！

導演：女兒，老師問你，如果以後媽媽不小心提到往事，妳要怎樣提醒媽媽？

（女兒吐舌頭）

導演：看到沒？看到吐舌頭，媽媽就該停止了。人在一起，就是要互相提醒，現在看女兒感覺怎樣？

媽媽：很不錯，長大了！講了很多內心的話。

導演：今天聽媽媽講了很多內心的話，妳感覺怎樣？

女兒：還好！

導演：媽媽呢？

媽媽：心情比較好一點了！

導演：媽媽說心情比較好，妳就看媽媽，妳是一個很貼心的女兒，妳是不是隨時都在注意媽媽？

女兒：嗯！

十三、母女重新連結

導演：妳們現在剛剛開始重新交往，要給彼此提醒。

導演：妳願意當她的媽媽嗎？

媽媽：願意。

導演：妳願意當她的女兒嗎？

導演：把妳手上的戒指送給媽媽，好嗎？

（女兒把手上的戒指給媽媽）

導演：我今天好像在當牧師證婚。

（母女笑）

導演：手牽起來一下，有時候女兒不喜歡，媽媽要主動，懂嗎？

媽媽：懂！（牽起女兒的手）

（女兒主動用手和媽媽打勾勾）

導演：哦！還要和媽媽打勾勾哦！比老師想的還周到，媽媽妳知道女兒的意思？

媽媽：三件事情要說到做到。

導演：媽媽很聰明，幫媽媽按個讚！現在心情怎麼樣？媽媽？

媽媽：輕鬆多了！

導演：願意支持她們的人，來搭她們的肩膀一下。

（團體成員搭著母女的肩）

導演：媽媽，妳知道嗎，妳並不孤單的，而且這裡有很多人都可以互相幫忙的，知道嗎？

媽媽：嗯！（點頭）

（女兒笑）

導演：現在感覺怎樣？現在看到女兒笑了，高不高興？

媽媽：當然高興！

導演：我們做到這邊，好嗎？

媽媽：謝謝老師。

女兒：謝謝老師。

導演：去角。

（劇終）

第四節　技巧解析

親子衝突的處理模式一般是由「理解」到「諒解」到「化解」到「和解」的四個過程。本劇針對母女衝突的部分，用多重替身讓母女雙方理解彼此溝通的方式；用鏡觀提升彼此的覺察能力，對彼此行為能夠諒解；以情緒宣洩與言說（discourse）化解彼此的誤會；以會心達到彼此和解。這中間的技巧就是多重替身技巧、鏡觀技巧、束縛技巧、宣洩技巧與會心技巧。除此之外，還運用家族治療理念從事母女的療癒工作，茲將技巧解析如下。

一、家族治療的概念

此齣心理劇是將家族治療與心理劇結合的治療方式，其中運用家族治療的一些重要概念，包括：將問題轉向關係、正常化、權力平衡。

1. 將問題轉向關係：家族治療很重要的觀念就是把個案的問題轉為關係的問題。個案的問題是由關係產生出來的，因此在療癒的過程中，重點不是個案的行為或問題，而是個案與重要關係人的關係。療癒的過程是聚焦在關係上，在本劇中是針對母女的關係做療癒，探問母女關係、修復母女關係及平和母女關係，而不是將治療重心放在女兒不讀書、跳舞、鬧事等行為問題上。很微妙的是，當母女關係修復後，經過追蹤，女兒就更積極在自己的課業上，媽媽也開始過平順的生活。
2. 正常化：正常化指的是將行為正常化。正常化是與處境（situation）概念結合在一起。人的行為深受處境的影響，在處境中形成人的認知、行為與情緒。如劇中女兒從小沒人保護、深受欺凌，當然會想擴大自己的勢力來保護自己，於是結交朋友鬧事，讓人不敢再欺負自己。媽媽也一樣，缺乏愛，想要一份愛，但愛的對象不對時，仍然不放棄。諮商師有正常化的概念，在面對個案時，才不會先入為主的將個案「標籤」，影響治療的方向；懂得正常化，諮商師就能心平氣和、有耐心的陪伴個案，隨順地進入他們的處境，讓個案了解自己與他人的處境，從中轉化自己的認知、行為與情緒。
3. 權力平衡：家族治療中權力影響甚大，權力失衡，一方會壓制另一方，導致溝通無法進行。因此，諮商師進入（join）家庭時，一定要知道自己進入家庭會導致家庭權力的傾斜，諮商師需善用權力，賦權（empowerment）給權力弱的一方，讓雙方可以進行溝通與協商。如在劇中，導演問媽媽來的目的之後，直接與女兒連結，將權力放在女兒身上，讓女兒可以講媽媽與阿公阿嬤的關係，談論她與媽媽的衝突。再者，導演在做多重替身時，雙方對話時，對話的語句與替身人數是均等的，表示諮商師是平等對待雙方。另外，當女兒宣洩情緒與表達心聲後，也要處理媽媽的心聲。權力的平衡可以促進療癒的進行。

二、多重替身技巧

本劇使用多重替身技巧，將母女所說的話具體呈現出來。人一般在溝通時，所說過的話馬上消失在空氣中，本劇導演善用心思，將母女所說的每一句話都「凍結」在空間上，讓母女各自表述後，可以聽到自己所說過的話與對方所說過的話，而且還可以反覆地聽，或者是只聽單方的話。如在劇中的多重替身呈現後，導演讓媽媽聽女兒內在的聲音，了解女兒的想法，或讓媽媽自己聽自己的聲音，覺察自己的感受。另外，也讓女兒聽自己的聲音及聽媽媽的聲音，讓她更體會媽媽，也更清楚自己的狀態。

三、束縛技巧

束縛技巧是用布將主角的身體綁起來，讓主角從身體的感受體會自己處境之方式。在劇中，媽媽夾在男友與女兒之間，導演用兩條布一端由男友拉著，一端由女兒拉著，當女兒與男友同時拉時，讓媽媽感受到自己心裡的拉扯，進而促進媽媽改變現狀的意願。另一個，是綠衣服替身（男友）一直糾纏著媽媽，導演請扮演男友的輔角用布纏繞著媽媽，讓媽媽具體體會男友的糾纏，感受自己內心的無奈與折磨，進而下定決心離開男友。

四、鏡觀技巧

鏡觀是讓主角走到舞臺旁邊，讓自己用清明的自己，觀察自己在劇中的行為，促進自己用較清明的方式，來面對自己的問題或看出自己的處境與他人的處境。在劇中，當母女完成多重替身之後，導演邀請母女到舞臺邊覺察自己與對方的行為。另外，導演請媽媽到舞臺旁邊，看自己夾在女兒與男友之間，以及觀看自己替身被男友糾纏的畫面，讓媽媽對自己的處境與行為模式有更清楚的洞察，進而引發媽媽想改變的行動。

五、宣洩技巧

宣洩指的是將心中的氣宣洩出來、將心中的話語表達出來的方式。在劇中，導演看到女兒不想與媽媽靠近，覺察出是因為女兒對媽媽心中有氣，於是拿報紙給女兒，邊撕報紙邊說出自己對媽媽的怒氣與委屈。同時，導演也以言說的方式，讓母女在安全的氛圍下可以說出內心深處的話語。言說，對人來說很重要，在現實生活中，我們常常有話無處說，或者是有話不能說，將自己憋得喘不過氣來。在心理劇中，導演可營造出安全的對話方式，一步步引導個案說出內心深處的話，協助個案宣洩其情緒，進而清明其思維。如在劇中，導演引導女兒說出媽媽對她的誤解、對她的威脅，以及經常在同學面前說她不好等，還說出媽媽小時候沒有照顧她的感受；導演也引導媽媽說出自己離婚後想照顧女兒卻無法照顧的無奈、說出被男友糾纏的無奈，以及說出對女兒的虧欠。這些言說都促進母女情緒的宣洩，也促進母女對雙方更深的了解與理解，進而促成彼此的和解。

六、會心技巧

會心是指，讓彼此進入彼此的處境與彼此的認知、行為及情緒之中。Moreno對會心的定義是：「就在你靠近我的剎那，我將穿戴上你的眼睛，就如同你穿戴上我的眼睛一樣。那麼，我將能用你的目光來認識你，如同，你亦用我的目光看著我。」親子衝突最重要的就是要讓雙方能夠會心，用對方的角度與思維去體會對方、了解對方。在劇中，導演請女兒角色交換，進入媽媽束繩時的角色，讓她體會媽媽夾在女兒與男友之間的無奈，進而協助媽媽將男友趕出心中。另外，女兒曾經叛逆，媽媽跟男友模式一直重複，導演要雙方給彼此機會學習與調整，看到對方已經改變的地方，而不是眼睛盯著對方未做到的地方，例如：導演讓媽媽看到女兒進入高中之後，開始為自己的人生著想，學造型設計、有選擇性的交朋友，媽媽也想離開男友，讓雙方看到彼此努力的部分，進而相互提醒、相互成長。在劇後，媽媽與男友分開，在社工的協助下，生活沒有受到威脅，母女重新平靜的成長與生活。這些都是會心讓彼此相互理解、相互支持，增加了彼此力量的泉源。

以上是本劇技巧的分析。親子衝突的心理劇，要很有耐心一步一步跟著劇情的發展，隨機應變，要能兼顧雙方的感受，敏感體察雙方的處境，讓對方在行動上體驗到與領悟到，並用行動加以調整與改變彼此的溝通模式。

第11章

心理劇案例四：身體疾病治療

第一節　劇情緣由

案主參與心理劇團體，在觀看他人上演生命事件時，身體開始出現反應，有胸悶、嘔吐現象。在團體成員分享時，主角再度出現胸悶現象，並表達出自己經常有胸悶、嘔吐等身體症狀，甚至胃痛、便秘等現象。平日遭受別人不公平對待時，也不敢據理力爭，不敢與別人爭吵，即使別人有錯，也退縮忍氣吞聲，常常怪罪自己，才導致別人如此對待，自己一直陷在受害者的角色之中。受害久了，一旦看到別人處在類似自己的角色時，就會想要去幫忙，擔任起拯救者角色；一旦對方積弱不振，就很氣憤，強加自己很多的觀念及想法在被拯救者的身上，自己無意之間又扮演起加害者的角色。主角希望能為自己找到原因，因此參與心理劇療癒工作坊，進行療癒。

第二節　劇情脈絡

本劇主角一上臺就呈現胸悶、心堵的現象。首先，導演請主角在團體成員中找出兩位成員擔任主角的胸悶及心堵的角色，將胸悶及心堵的壓力壓在主角胸悶及心堵的部位，讓主角先感受到身體的訊息，然後讓主角帶著這種感覺在舞臺上逆時鐘走（時光倒流），去覺察這種身體反應從何時開始？以及看到什麼畫面？主角走一走之後突然放聲大哭，因為看到自己3 歲時，父母被拘禁在一個房間被欺負、被毒打、跪在碎玻璃地上的畫面。於是，導演開始處理主角此重大的生命事件。導演先請主角將所見到的景象用道具布置出來，並邀請團體成員分別擔任主角的爸爸、媽媽、姐姐，以及加害父母的人。在導演的指導下，將主角所見到的畫面具體呈現在主角面前，讓主角以長大後的自己來面對。剛開始，主角腳軟身體無力地坐在地上，導演教主角用壯膽功，先喚起身體的力量，由身體的力量帶動心理的力量來面對舊有的生命處境。在導演的支持、鼓勵、激勵、反激下，主角逐漸鼓起勇氣，面對自己的無力、退縮與自責，站起來將欺負父母的四個人，一一地逐出劇場，逐出自己的心門。後來，讓主角將父母救出，帶到一個安全的地方相互支持與撫慰，進而讓主角與小時候的自己對話，讓自己知道自己已經長大，不再是一個受驚、害怕、遇事退縮的人，之後與自己對話與整合。最後，導演讓主角再度覺察自己的身體，主角感覺到胸悶及心堵的症狀已消退，特別的輕鬆，露出燦爛的微笑。

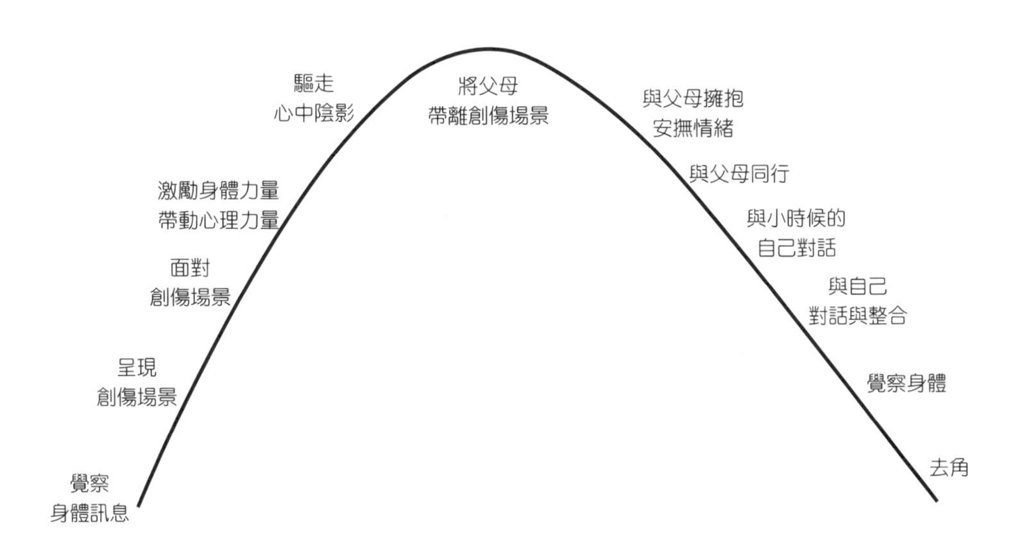

第三節 案例實錄

一、覺察身體訊息

（主角低頭，雙手按著自己的胸口，很痛苦地站在舞臺上）

導演：站在這邊感覺到什麼？

主角：胸口很堵、很悶。

導演：讓你想到什麼？

（主角繼續低頭，雙手更緊地按著自己的胸口）

導演：是什麼讓你一直按著胸口？

主角：不知道，就是很悶、很堵。

導演：經常會這樣嗎？

主角：嗯！

導演：還有呢？

主角：想吐吐不出來。

導演：在團體中，找兩個人分別扮演你胸口的堵和悶。

（主角從團體成員找出兩個人出來，分別扮演主角胸口的悶與堵）

導演：讓兩個成員站在主角後面，從後方雙手交叉壓在主角胸口上。

從事身體工作要注意性別，若主角為女性，選的輔角要為女性，主角為男性，輔角要選擇男性。因為治療工作，是要協助主角感受到身體所承受的壓力，需要輔角將手放在主角的胸部、胃部或其他不舒服的位置，身體會靠得很近，因此絕對不能選異性擔任輔角。

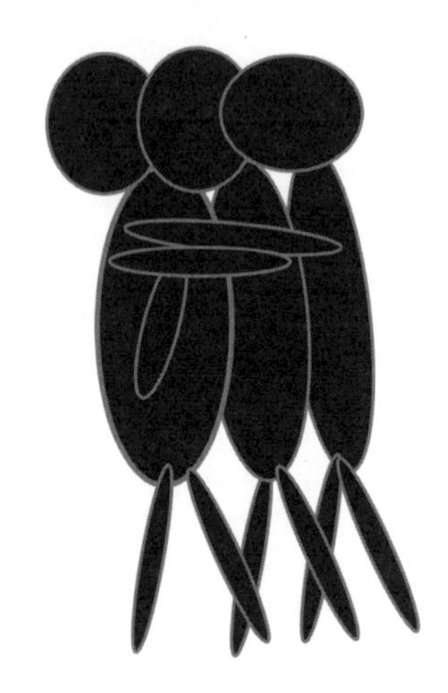

導演：（對主角）是這樣嗎？

主角：（哭泣）是！

導演：帶著這種感覺逆時鐘走，感覺一下，這樣堵、悶的感覺是從什麼時候開始的，慢慢走，一邊走，一邊感覺，想到什麼就告訴老師。

（主角帶著胸口的堵和悶，逆時鐘在舞臺中間慢慢走）

導演：是從什麼時候開始的？是大學、還是中學、還是小學、還是更早的時候，看到什麼就告訴老師。

（主角走著走著突然停下來大哭）

導演：看到了什麼？告訴老師。

主角：（哭著說）我看到爸爸、媽媽在一個房間裡，跪在地上，地上都是碎玻璃，好像剛剛被人打過，頭被打流血，衣服被扯爛，手腳都被打瘀青。

導演：那時候你幾歲？

主角：我3歲，姐姐背著我。（掩面哭泣）

導演：事後怎樣？

主角：爸爸都忍著，告訴我們不要告訴別人，我們打不過人家，一定要忍著，這樣才不會再被欺負。

二、處理生命事件

導演：我們來看一下，好嗎？

主角：（點頭）嗯！

導演：先把當時那個場景布置出來。

（主角用不同顏色的布圍成一個房間，撕碎的報紙扔在地上，當做地上的碎玻璃）

導演：看看團體裡哪個人可以扮演你的爸爸、媽媽、姐姐，把他們分別找出來。

（主角從團體找出爸爸、媽媽、姐姐）

導演：看看團體中哪個像現在的你，把他找出來，再把小時候的自己也找出來。

（主角從團體成員中找出現在的自己和小時候的自己）

導演：（指著場景）當時媽媽、爸爸、你和姐姐分別在哪裡？

主角：（指著布景出來的房間）爸爸跪在右邊，媽媽跪在左邊，姐姐背著我站在門口。

（導演指示被選出來的輔角各自在自己的位置上）

導演：旁邊還有哪些人？

主角：有四個人。

導演：那些人在做什麼？

主角：他們手上拿著棍子，站在那裡嘲笑爸媽。

導演：把那些人都選出來！

（主角從團體中找出四個人）

（導演用出氣棒代替棍子，請四個輔角拿在手裡）

（導演指示場中的輔角，各別進入自己的角色，把當時的場景呈現在舞臺上）

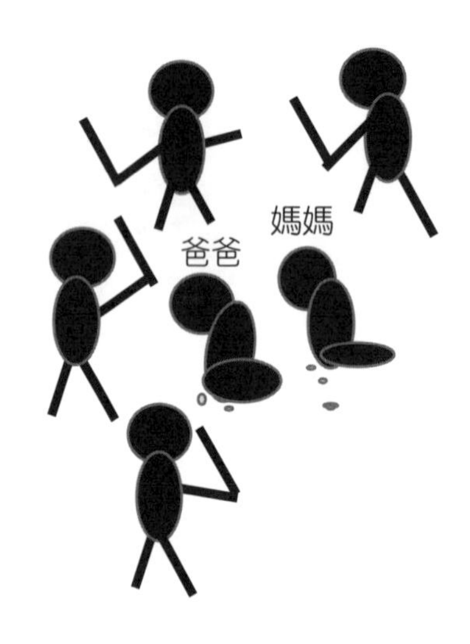

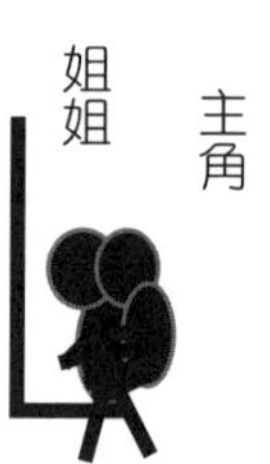

導演：（問主角）是不是這樣？

主角：（趴在扮演姐姐的輔角背後）是！

導演：你那時候只有3歲，是不是？

主角：是！（哭泣）

導演：你是不是無能為力？還被姐姐背著。

主角：是！（哭泣）

導演：你心裡最想怎樣？

主角：我心裡最想把爸媽解救出來？

導演：但是太小無能為力，是不是？

主角：我覺得爸爸、媽媽像在地獄裡一樣，我沒辦法救，很痛！（更大聲哭泣）

導演：你那時候只有3歲，沒辦法，你現在幾歲？

主角：（哭泣）我現在50多歲。（主角趴在扮演姐姐的輔角背後）

導演：50幾歲還要姐姐背嗎？

主角：不要！

導演：不要了，你可以怎樣？

主角：我可以把爸媽解救出來，把壞人打跑。

導演：你可以站著嗎？現在50幾歲了，要姐姐背著還是站著？

（主角還趴在扮演姐姐的輔角背後）

主角：我現在沒有力氣，感覺很脆弱，腿軟。

導演：那就繼續脆弱，好嗎？

主角：（哭泣）不好！

導演：你想救你的爸媽，把這些壞人趕走嗎？

主角：想！想把那些人推走，帶著爸媽回家。

導演：真的嗎？

主角：想救，可是我害怕！

導演：要這樣一直怕下去嗎？

主角：不要！

三、身體力量帶動心理力量

導演：不要，好，跟著老師做。雙手叉腰，老師說「一、二、三」，你就說「哈，我不怕」，讓自己膽子出來！

主角：好！

主角受到驚嚇，心生恐懼，身體也跟著軟弱無力，這是一種身心狀態，心裡害怕，身體就跟著脆弱，身體疾病跟著出來。導演反其道而行，先強化主角身體的力量，來帶動心理的力量，於是引導主角雙手叉腰，腳與肩同寬，雙腳跳起來，當腳著地後，嘴裡大聲喊「哈」的動作。

導演：一、二、三。

（主角哭泣，喊不出來）

導演：你想救爸媽嗎？還是就讓爸媽跪在那裡被欺負就好了，你沒辦法救？

主角：（哭泣）不行，我要救！

導演：真的嗎？看著老師，站直。

主角：我站不直，腿軟。

導演：你的腳是可以站直的，腳可以和地連接起來。

主角：我站不直。（蹲下去，蹲在地上哭）

導演：所以就一直這樣，忍氣吞聲是吧！

主角：是！

導演：這樣一輩子，好嗎？

導演：（示意替身）替身去捂住他的胸口，是不是這樣胸口又堵了、悶了。

主角：是！

導演：加壓，舒服嗎？

主角：不舒服！

導演：你的身體在告訴你什麼？繼續忍下去會讓自己怎樣？

主角：我現在就經常會傷自己！

導演：是啊！

主角：我忍得經常身體不舒服。

導演：老師問你，是爸媽的錯，還是這些人的錯？

主角：是他們的錯。

（主角用力掙脫掉捂著胸口的替身）

導演：但是，爸爸是不是也把錯放在自己身上？

主角：是！

導演：你是不是也學到爸爸這樣？所以一輩子就怎樣了？

主角：不管是誰的錯，都不敢說，只能自己忍。

導演：你3歲的時候無能為力，只能忍，現在你50幾歲了，還要像3歲時一樣嗎？要和爸爸一樣忍一輩子嗎？

主角：不要！

導演：不要，那要怎樣？要這樣一直蹲下去嗎？剛剛是不是已經掙脫胸口的壓力了。

主角：是。（慢慢站起來）

導演：老師喊「一、二、三」，你就說「哈，我不怕你！」

主角：好！

導演：雙手叉腰，一、二、三⋯⋯。

主角：哈，我不怕你！（聲音微弱）

導演：其他人和主角一起，讓大家一起給你壯膽。

（團體成員都站起來，雙手叉腰）

導演：一、二、三⋯⋯。

所有人：哈，我不怕你！

導演：繼續，一、二、三⋯⋯。

所有人：哈，我不怕你⋯⋯。

導演：其他人，謝謝你們。（示意其他人坐下）

導演：（對主角）自己給自己喊口令，繼續做！

主角：一、二、三，哈，我不怕你！

導演：繼續，到完全不怕再停止。

主角：一、二、三，哈，我不怕你⋯⋯。

（幾分鐘後）

導演：看著那些欺負爸媽的人，還怕他們嗎？

主角：不怕了！

導演：呀！不怕了，可以怎樣了？

主角：把那些人趕走，解救爸媽。

導演：對，去把那些人趕走，去救爸媽。

（主角站起來，衝過去，一邊哭，一邊走向那些人）

導演：先把他們手裡的棍子搶過來，再趕他們出去。

（主角去搶其中一個扮演壞人的輔角手裡的棍子）

主角：我要打死你們，不讓你們欺負我爸媽。

導演：對，把棍子搶過來，把壞人趕出去，你不能這樣欺負爸媽。

（主角和扮演壞人的輔角用力爭奪棍子）

主角：我要把你趕出去，不能再欺負我爸媽了！

導演：對，繼續，把他們一個一個趕出去！

（幾分鐘後，主角搶下第一個扮演壞人的輔角手裡的棍子）

導演：對，把他趕出去，心理劇的門就是你心裡的門，把他趕出你心裡。

（主角用力拉住扮演壞人的輔角往門外拖，2 分鐘後，扮演壞人的輔角被主角推出門外）

導演：對，把他推出去，把門關起來。

（主角用力關上門）

導演：很好，第一個趕出去了，還有三個，把他們都趕出去。

（主角去搶第二個扮演壞人的輔角手裡的棍子，爭搶幾分鐘後，棍子搶下來，把第二個扮演壞人的輔角也推出門外，接下來第三個、第四個扮演壞人的輔角都被主角推出門外）

四、安撫情緒

導演：太好了，壞人都趕走了，快去救爸媽，想跟爸媽怎樣？

主角：（拉著姐姐輔角哭著跑向爸媽輔角）爸媽我來了，我來救你們了。

（主角和姐姐、爸媽輔角抱在一起大哭）

主角：（哭著說）之前眼睜睜看著壞人欺負你們，我沒辦法救，實在太痛苦了！

導演：跟爸媽講，我長大了，我來救你們了，你們不會再被欺負了。

主角：以後不會再被欺負了，我已經強大起來了。

導演：嗯，我已經強大了，是吧！

主角：我已經強大了。

導演：爸媽還被困在那間被打的房間嗎？把他們救出來，救到安全的地方。

（導演示意團體成員在舞臺中間放一個床墊）

（主角把爸媽輔角從地上扶起來，拉他們走出被打的房間）

人受創傷時，腦海會儲存創傷的影像，事後經常出現閃現現象，創傷的影像就會經常出現在腦海中干擾日常的生活。導演要主角將欺負他爸媽的四人趕出心理劇場，就是要主角將他們趕出自己的心裡。另外，要主角救爸媽離開被打的房間帶到一個安全的地方，一來完成主角的未竟事（unfinished business），同時也是在協助主角轉化影像，改變創傷的影像。

主角：爸爸、媽媽我們回家。

導演：對，和姐姐一起，帶爸爸、媽媽回家，去到那邊（指床墊）團聚。

（主角和姐姐輔角帶爸媽輔角坐到床墊上）

主角：我們強大起來了，以後誰都不敢欺負我們了。

導演：好，跟爸媽在一起，在這個安全的地方，全家人在一起。

（主角全家人坐在墊子上，抱在一起）

主角：（哭泣）爸媽我現在長大了，終於可以保護你們了。

導演：很好，好好和爸媽在一起。

主角：爸爸、媽媽我一直恨自己，不能保護你們。

導演：但是，你今天怎樣了？今天是不是不一樣了？

主角：是，今天我開始變強大了，可以解救你們了。

導演：嗯，我採取行動了是吧！我在調整改變了是吧？

主角：我不用躲著了，不用忍著了，可以面對了。

導演：嗯，很好，這句話很重要，再重複一次。

主角：我以後再也不用躲著了，不用忍著了，我可以直接面對了，不用委曲求全。

導演：對，該面對就面對，該躲避就躲避，再也不用委曲求全了，是吧？

主角：是！

導演：我不會矯枉過正是吧？危險的時候該躲避還是要躲避一下，但是該出面的時候就一定要出面，是不是？

主角：是，該進則進，該退則退。

導演：呀！現在學到該進則進，該退則退了是吧？以前都用躲避、忍氣吞聲的，是不是？

主角：是！

導演：好，好好跟爸媽在一起。

（放音樂）

（主角全家抱在一起）

（5分鐘後）

導演：現在感覺怎樣？

主角：很平靜。

導演：胸口呢？

主角：好多了。

導演：好，站起來，帶著家人走一走。

（換音樂）

（主角全家手拉著手在舞臺上走）

（幾分鐘後）

導演：主角現在感覺怎樣？

主角：感覺特別好，我可以抬頭走路了。

導演：胸口呢？

主角：胸口不堵、也不悶了，呼吸順暢了。

導演：和爸媽想說什麼或做什麼嗎？

主角：沒有，這樣就挺好的。

導演：好，爸媽退，看著小時候的自己，對小時候的自己做什麼。

（主角擁抱扮演小時候自己的替身）

五、自我整合

導演：有什麼話要對小時候的自己說，抱著小時候的自己跟自己說。

主角：我現在長大了，變得有力量了，以後再也不用忍氣吞聲了，我會保護你的，什麼都不用怕了。

導演：角色交換，做小時候的自己，聽聽自己的話。

主角小時候替身：我現在長大了，變得有力量了，以後再也不用忍氣吞聲了，我會保護你的，什麼都不用怕了。

導演：聽到了嗎？

主角扮演小時候的自己：聽到了。

導演：有什麼要回應自己的？

主角扮演小時候的自己：（笑）謝謝你一直陪伴我。

導演：還有嗎？

主角扮演小時候的自己：就這樣，沒有了。

導演：角色交換，做自己。聽聽小時候自己的話。

主角小時候替身：謝謝你一直陪伴我。

導演：聽到了嗎？

主角：聽到了。

導演：還要和小時候的自己說什麼嗎？

主角：沒有了。

導演：小時候的自己退，看著現在的自己，和自己說說話。

主角：（笑著拉主角長大替身的手）你挺棒的。

導演：怎麼棒，告訴自己。

主角：學會了面對問題，進退有度，不再委曲求全，真的很棒。

導演：角色交換，聽聽自己的話。

主角長大替身：你真的很棒，學會了面對問題，進退有度，不再委曲求全。

導演：聽到了嗎？

主角：聽到了。

導演：告訴自己，胸口的悶和堵是要告訴自己什麼？

主角：胸口的悶和堵是告訴自己，不要再忍氣吞聲了，有什麼問題就直接面對，沒什麼大不了的。

導演：繼續忍下去會怎樣？

主角：會讓自己愈來愈無力，會生病。

導演：很好，告訴自己。

主角：不要再忍氣吞聲了，有什麼問題就直接面對，沒什麼大不了的。再忍下去只會愈來愈無力，還會生病。

導演：角色交換，聽聽自己的話。

主角長大替身：不要再忍氣吞聲了，有什麼問題就直接面對，沒什麼大不了的。再忍下去只會愈來愈無力，還會生病。

導演：想回應自己什麼？

主角：我知道了，我要好好愛自己。

導演：怎樣好好愛自己？

主角：回去先請自己好好吃一頓大餐。（笑）

導演：現在整個人感覺怎樣？

主角：很開心，感覺生活充滿了希望。

導演：呀！很好，還想和自己說什麼或做什麼嗎？

主角：抱抱自己。

（主角擁抱替身）

（放音樂）

（幾分鐘後）

導演：現在呢，還想做什麼嗎？

主角：（開懷的笑）不用做什麼了！

導演：做到這邊可以嗎？

主角：可以，謝謝老師。

導演：好，去角。

（劇終）

第四節　技巧解析

身體疾病心理劇的工作重點，是在處理因心理事件所引起的身體疾病症狀，這些身體症狀最常見的是：噁心、嘔吐、胸悶、心堵，甚至便秘、頻尿等。噁心、嘔吐、胸悶經常是忍氣吞聲、想說不敢說而導致，在中醫上，人過度憂愁或忍氣吞聲將氣鬱積在肺，就容易引起胸悶等現象；嘔吐，但想吐吐不出來，往往是有心事想說但不能說、不敢說所引起的身體反應現象。一般初期都是乾咳，咳代表著想發聲，但卻發不了聲。發不了聲之後，接下來引發胸悶、心堵，此時常常感覺到胸口、心口有東西堵著，但不知道是什麼東西堵著。久而久之，就會覺得噁心、想吐，但是又吐不出來，吐不出來之後，就開始胃痛、便秘。便秘是氣停滯在大腸，肺與大腸相表裡，肺與大腸在五行屬金，氣出不去傷肺、胸悶，氣下不去堵在大腸，引起腸燥便秘，形成上出不去、下出不了的現象。所以當人有心事想說不能說，或者不敢說，或者不想說時，身體就會出現咳、悶、堵、惡、吐、痛等一系列的症狀。另一種現象就是過度害怕、驚恐，常會引發頻尿或尿失禁等現象，中醫恐傷腎就是這個道理。人的身心是一體的，身體不舒服時心裡就跟著煩躁，同樣心裡不舒服，身體就出現各種反應，一般我們將前者稱為身心症，後者稱為心身症。身體心理劇就是在處理心身症所引發的身體症狀。

在本劇中所用的技巧包括：與身體症狀共在技巧、覺察身體訊息技巧、身體力量帶動心理力量技巧，茲將其說明如下。

一、與身體症狀共在技巧

一般人有身體症狀時，首先就是想甩掉，甩不掉就逃避或隱忍下來。想甩掉是因為身體很不舒服，於是去看醫生，醫生從生理層面檢查，往往又查不出真正原因，只能將其歸類為焦慮，於是請案主看心理醫生，一般案主又不敢看心理醫生，一旦看心理醫生就好像承認自己心理有病，誤認心理有病就是神經病、心理不正常，最後都隱忍下來不去看心理醫生。隱忍之後，身心俱疲，最後忍到受不了時，才找心理醫生，但一般心理醫生不清楚身體的狀況，只能從心理層面分析，身體症狀只被分析、歸類、貼上標籤，沒有被療癒。因此，從事身體工作必須從身體開始，而與身體症狀共在便是身體療癒的第一步。與身體症狀共在，就是邀請主角面對自己身體所發出的訊息，面對身體發出訊息之前先要感受身體所承受的負荷。於是在本劇，導演請二位團體成員分別扮演主角的胸悶與心堵之症狀，並將此兩種負荷放在主角的胸口與心口，讓主角直接體驗胸悶與心堵的症狀，讓他與身體症狀同在，感受身體的負荷，才能下定決心從心裡拿掉此負荷。

二、覺察身體訊息技巧

身體是人最好的朋友，它具體地反映出我們內心的感受。傾聽身體帶來的訊息甚為重要，其方法很多，包括：與身體對話、用行動覺察身體訊息等。本劇所用的是其中的一種方法，就是用行動來覺察身體訊息。導演讓主角帶著身體所承受的負荷，讓主角回溯過往探詢胸悶與心堵的症狀從什麼時候開始，幫助主角覺察什麼樣的生命事件帶給其身體上的反應，從中處理主角的生命事件。當生命事件處理後，主角的身體反應就跟著消失，改變了自己的認知、行為與情緒，身體也跟著改變，身體症狀也跟著消失。

三、身體力量帶動心理力量技巧

主角目睹父母被欺凌的畫面，造成主角心裡的創傷，當主角重新目睹時，身體也配合主角心裡害怕的症狀，開始腳軟站不起來。這是一種身心狀態，心裡害怕，身體就跟著脆弱，身體疾病跟著出來。導演反其道而行，先強化主角身體的力量，來帶動心理的力量，於是引導主角雙手叉腰，腳與肩同寬，雙腳跳起來，當腳著地後，嘴裡大聲喊「哈」的動作。

做這些動作的目的就是讓主角先從身體健康起來，當身體健康起來，心理也會跟著健康起來，心理的力量就更為強大，心理力量更為強大時，身體的力量也更大，形成一種正向的循環。導演將主角的負向循環轉為正向循環，讓他正視自己心裡遇事的反應，改變對舊情境無力、無奈的反應，以一種新的方式來面對舊的情境，這也就是心理劇中所說的「自發性」。導演引導主角從身體力量的改變開始，進而導引出心理的力量，當心理力量起來之後，身體的疾病就跟著消失與痊癒。

第 12 章

心理劇案例五：夢心理劇治療

第一節　劇情緣由

本劇是一齣夢的心理劇，係從主角的夢切入，療癒主角現實上的議題。夢與人相伴，讓人好奇、驚恐，穿越時空，超越現實，似虛還真，似真又如幻，扣人心扉，揪人心思，要信又不信，不信又想信。如何解夢，成為人的一種懸念。心理劇解夢，有別於一般的精神分析，它是從行動中讓主角進入夢裡，給予勇氣，重新做他的夢。

本劇主角因為在夢中夢見自己帶一個小女孩在一條路上走時，發現路邊有個人，然後有一輛車過來把那個人輾過去，直接輾成碎渣渣。之後再往前走，路邊又有一個陌生人，又有一輛車過來，把他也撞到溝裡去。接著再往前走，看到一對情侶在走著，然後又來了一輛卡車，直接把那個男的輾過去，就只剩下頭了。這個男的正好和主角對了一下眼，眉頭皺了一下。主角很害怕，嚇得趕緊跑。做了這個夢之後，主角心生恐懼，於是來心理劇場，處理他的夢。

第二節　劇情脈絡

導演首先探問主角夢的內容，然後請主角用劇場中的布設景，讓夢中的景象呈現出來，接下來讓主角走入夢境中，用「語句完成式」造句，將在夢裡不同情節中的感覺、感受說出來。之後，請主角替身進入夢境，用鏡觀技巧讓主角在舞臺旁邊鏡觀自己的夢與所說的話，覺察出夢境所指涉的生活事件。導演又帶主角進入夢中，主角覺察出：第一次車禍代表因爸爸外遇，媽媽受傷；第二次車禍代表父母離婚，自己受傷；第三次車禍代表爸爸和其他女人在一起，腿又受傷。主角因父親對婚姻的背叛覺得對媽媽不公平，因此導演讓主角與父母的愛重新連結，用愛來修復、安撫受傷的自己，進而與媽媽對話，接著與爸爸對話，最後與自我對話及自我整合。

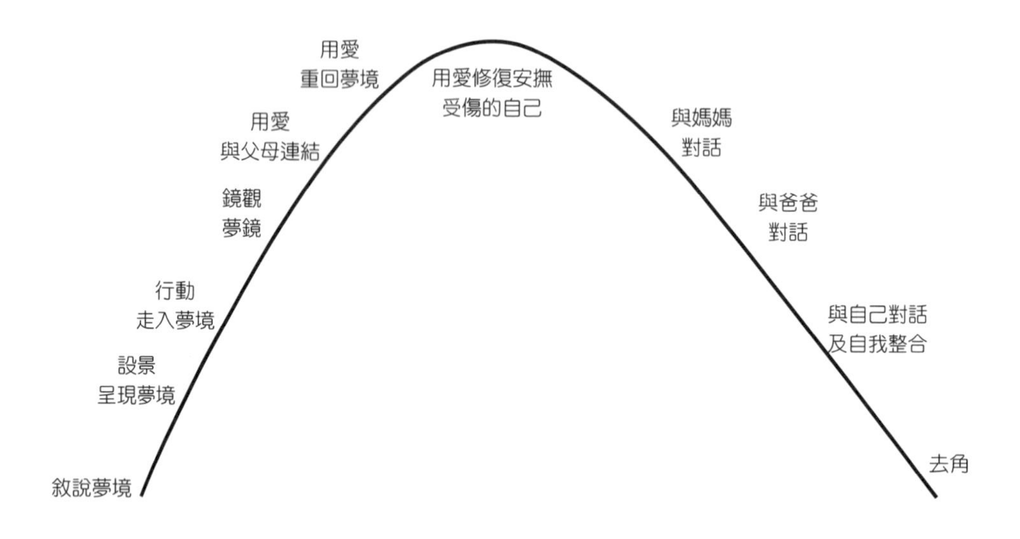

第三節　案例實錄

一、敘說夢境

（主角站在舞臺上）

導演：站在這邊在想什麼？想處理什麼？

主角：想處理前幾天做的一個夢。

導演：嗯！

主角：站在這突然想到最近的夢。

導演：夢到什麼？

（主角低頭，沉默）

導演：夢到什麼？跟老師說可以說嗎？

主角：夢到有一條路，我帶著一個小女孩在路上走時，發現路邊有個人，然後有一輛車過來把那個人輾過去，直接輾成碎渣渣。之後再往前走，路邊又有一個陌生人，又有一輛車過來，把他也推到溝裡去。接著再往前走，看到一對情侶在走著，然後又來了一輛卡車，直接把那個男的輾過去，就只剩下頭了。這個男的正好和我對了一下眼，感覺他眉頭皺了一下。我很害怕，嚇得趕緊跑。

導演：看看團體成員中誰可以扮演妳，找一個人扮演妳。

（主角從團體成員中找出一個人扮演自己）

導演：找一個人扮演那個小女生。

（主角從團體成員中找出一個人扮演小女生）

二、設景呈現夢境

導演：先把那個場景布置出來。

（主角選白色的布做路，鋪了三條很長的路，分別用三個紙箱做車）

導演：這是什麼？

主角：這是路。

導演：這是什麼？

主角：這是一輛車。

導演：拿那個紙箱當作車。

（主角拿三個紙箱後，分別放在白布的上面）

設景就是讓主角將自己所說的夢，用布及劇場中的物品給呈現出來。設景也是暖身的技巧，讓主角在呈現夢中的景象時，喚醒主角的記憶與情緒，因此設景時要讓主角自己來做，除非是很重的物品，需他人協助主角，否則一切由主角來做。在心理劇中常用布來代表各種物品或景物，因此當主角在設景時，導演會問：「這是什麼？」一來可以知道主角所呈現的布代表什麼之外，也讓場中的團體成員明白，這也是對場中團體成員的暖身，也讓團體成員能夠進入主角的故事之中。再者，若感覺主角所呈現的景過小時，可以請主角將景呈現大一點，讓場景更為逼真，有利於主角的投入。

導演：妳在哪裡？

主角：在路邊走，走到這邊的時候，有一輛車過來把那個人撞了（主角用手指著右側說），然後走到這邊（指前面）的時候又有一輛車把這邊的人撞了，接著走到那邊，卡車過來把那邊的人撞了（指左側）。

導演：第一輛車撞的那個人，是男的還是女的？

主角：男的。

導演：第二輛車呢？

主角：也是男的。

導演：最後男的和女的走在一起，男的被第三輛車撞了，是吧？

主角：是。

導演：然後被輾到只剩下頭，是吧？

主角：是。

導演：那妳走在哪裡？妳怎麼走？

（主角走過去示範）

導演：妳把那個距離拉長，馬路距離更長一點，把第一輛車和第二輛車的距離再拉長。這邊還有布。

（主角把舞臺場景拉長）

導演讓場景更逼真。

導演：妳把眼睛閉起來一下，從哪邊走過去？

主角：這邊。（用手指著路邊的方向）

導演：好，先站在這邊，眼睛閉起來看一下，第一個地點是在什麼地方，晚上還是白天？馬路旁邊有些什麼？

主角：白天，馬路旁邊有麥田。

導演：拿個東西做麥田。

（主角拿綠色的布鋪在路邊做麥田）

主角：再拐彎這邊有個房子。

導演：拿個東西代表房子。

（主角拿紙箱放在路邊做房子）

導演：先在這邊看，是不是這個場景？

主角：嗯！

導演：剛進入夢境的時候，還沒有發生車禍的時候，帶著小女孩感覺怎樣？

導演：那個小女孩出來一下。

（扮演小女孩的輔角走上舞臺）

導演：手牽手嗎？

主角：這樣牽著。

（主角帶著小女孩在路邊走）

導演：還沒有發生車禍的時候，站在這

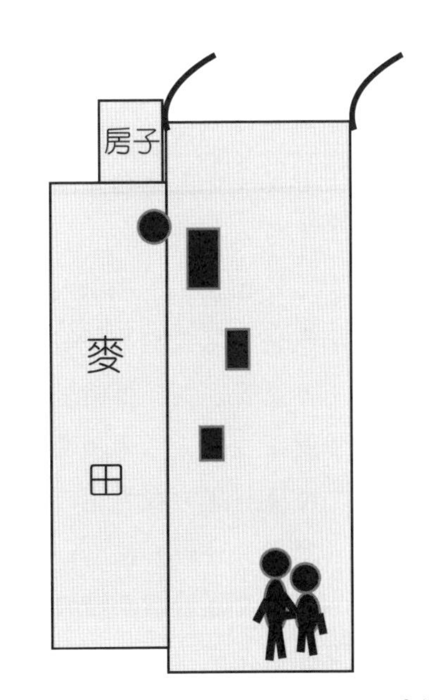

邊，感受那個時候的心情，跟老師造句：「我覺得……」。

主角：我覺得很自在。

導演：我需要……。

主角：我需要玩。

導演：我怕……。

主角：我怕她會走丟了。

導演：不要以為我……。

主角：不要以為我很堅強。

導演：我悄悄地渴望著……。

主角：我悄悄地渴望著能夠有人陪。

導演：往前走，看到第一個車禍後，有人被輾了。

（主角往前走）

導演：看到了嗎？

主角：看到了。

導演：我覺得……。

主角：（哭著說）我覺得很害怕。

導演：我需要……。

主角：（哭著說）我需要跑。

導演：我怕……。

主角：（哭著說）我怕車輾了她。

導演：不要以為我……。

主角：（哭著說）不要以為我不怕死。

導演：我悄悄地渴望著……。

主角：（哭著說）我悄悄地渴望著我不在這裡。

導演：繼續往前走，看到第二個車禍，繼續造句：「我覺得……」。

主角：（哭著說）我覺得這裡好恐怖。

導演：我需要……。

主角：我需要趕緊離開這裡。

導演：往前走。

（主角往前走）

導演：我怕……。

主角：（哭著說）我怕車把我們兩個人都輾碎了。

導演：不要以為我……。

主角：（哭著說）不要以為我能抵抗住那些車。

導演：我悄悄地渴望著……。

主角：（哭著說）我悄悄地渴望著能夠有個人來保護我們。

導演：繼續前往第三個車禍現場。

導演：往前走。

（主角往前走）

（又發生車禍，一個男人和一個女人，那個男的只剩下頭）

導演：往前走，人被撞了，只剩下頭，他看了妳一眼，讓妳覺得怎樣？

主角：（哭著說）我覺得好恐怖。

導演：我需要……。

主角：（哭著說）我需要跑。

導演：我需要跑，去跑，要跑去哪裡？

主角：（哭著說）我不知道能跑去哪裡。

導演：我怕……。

主角：（哭著說）我怕下一個就是我。

導演：不要以為我……。

主角：（哭著說）不要以為我有那麼堅強。

導演：我悄悄地渴望著……。

主角：（哭著說）我悄悄地渴望著我能夠徹底離開這裡。

導演：後來夢怎麼結束？妳去哪裡了？

導演：後來經過了三個現場，妳跑去哪裡了？

主角：後來就跑到了一片草原上。

導演：把那個草原布置出來，那個小女孩有跟著嗎？

主角：有。

導演：好，那個小女孩跟著，到那邊把草原布置出來。

（主角用布在舞臺另外一邊把草原布置出來）

導演：草原上有些什麼東西都布置出來。

主角：用一塊布放在旁邊。

導演：這是什麼？

主角：這是門。

導演：妳和小女孩從這個門走進去，是不是？

主角：是。

導演：好，妳和小女孩從門走到裡邊去。

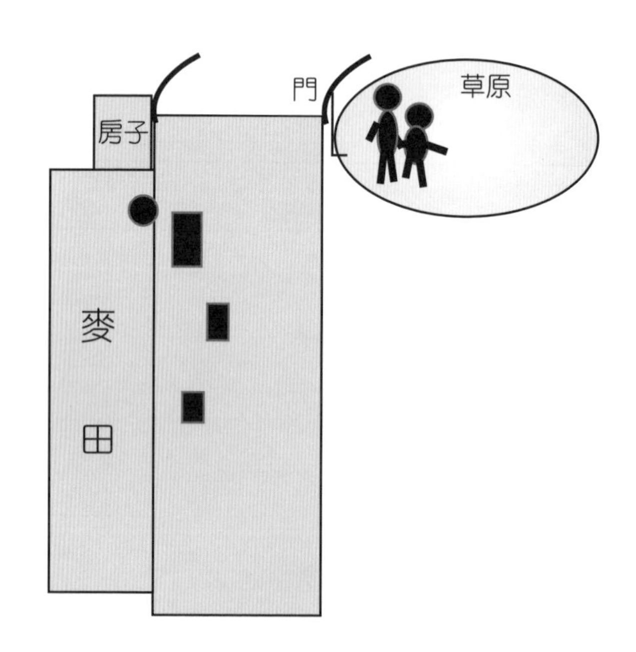

導演：跟著老師造句：「我覺得……」。

主角：我覺得這裡挺舒服的。

導演：我需要……。

主角：我需要能夠長大。

導演：我怕……。

主角：我怕會永遠待在這裡。

導演：不要以為我……。

主角：不要以為我想長久待在這裡。

導演：我悄悄地渴望著……。

主角：我悄悄地渴望著能夠再回去。

導演：回去哪裡？

主角：回去那裡。（用手指著草原對面的遠方，一開始站的地方）

導演：那個地方原來有什麼？眼睛閉起來看一下，那個夢原初的地方有什麼？

主角：有家。

導演：家裡面有些什麼人？

主角：爸爸、媽媽。

導演：找一個人扮演爸爸，找一個人扮演媽媽。

（主角從團體中選出爸爸、媽媽）

導演：媽媽在哪裡？

主角：（手指第二個車禍現場）媽媽在那邊。

導演：媽媽在那邊，爸爸呢？爸爸在哪裡？

主角：爸爸在那邊（手指第二個車禍現場的另外一邊），蹲在那裡。

導演用「語句完成式」與行動，協助主角將在夢境中的內在感受表達出來。

三、鏡觀夢境

（讓媽媽輔角在這邊，爸爸輔角蹲在那邊）

導演：（對主角）老師讓妳出來一下。

（導演和主角在舞臺旁邊鏡觀）

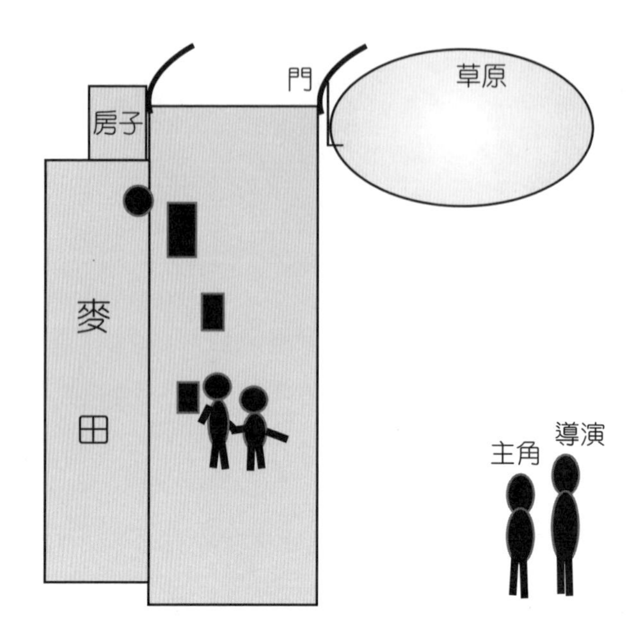

導演：替身進去到第一幕第一個場景，車禍發生前，替身在裡面慢慢走，重複剛剛主角的動作和話語。

主角替身：（一邊慢慢往前走，一邊說）我覺得很自在，我需要玩，我怕她會走丟了，不要以為我很堅強，我悄悄地渴望著能夠有人陪。

導演：到第一個車禍現場，看到一輛車把一個人輾碎了。

主角替身：我覺得很害怕，我需要跑，我怕車輾了她，不要以為我不怕死，我悄悄地渴望著我不在這裡。

導演：繼續往前走，又看到一輛車把一個人撞到溝裡了。

主角替身：（往前走）我覺得這裡好恐怖，我需要趕緊離開這裡，我怕車把我們兩個人都輾碎了，不要以為我能抵抗住那些車，我悄悄地渴望著能夠有個人來保護我們。

導演：繼續往前走，有一對情侶走在那裡，男的被撞了，只剩下頭。

主角替身：（往前走）我覺得好恐怖，我需要跑，我不知道能跑去哪裡，我怕下一個就是我，不要以為我有那麼堅強，我悄悄地渴望著我能夠徹底離開這裡。

導演：從一個門鑽入這片草原

主角替身：（走入草原）我覺得這裡挺舒服的，我需要能夠長大，我怕會永遠待在這裡，不要以為我想長久待在這裡，我悄悄地渴望著能夠再回去，回到從前那裡，那裡有個家。

導演：（問主角）妳看到了什麼？

主角：（哭著說）我覺得我不需要回去。

導演：第一個車禍現場和妳成長的經歷有什麼關係？

主角：家沒了，一切都碎了。

導演：這裡發生了什麼事？

主角：爸媽走了。

導演：爸媽都走了是什麼意思？是離婚嗎？

主角：是，爸爸、媽媽離婚了。

導演：第二個呢？一個男的被撞到溝裡去了。

主角：是我自己發生了車禍。

導演：自己發生車禍把自己怎樣了？

主角：有記憶但是忘記了。

導演：第三個呢？車禍把男人撞得只剩頭，想到什麼事？

（主角沉默）

導演：現在把眼睛閉起來，看著那個男人像生活中的誰？看著那個男人的眼睛，那個男的是誰？

（主角沉默）

導演：那個男的本來跟那個女的好好走在一起，後來被撞了，看看那個男的是誰？

（主角開始哭）

導演：看到了誰？可以告訴老師嗎？

主角：（哭著說）是我爸爸。

導演：是妳爸爸？

導演：爸爸怎麼了？

（主角繼續哭）

導演：爸爸怎麼了？

（主角哭）

導演：爸爸現在和另外一個女人在一起，是吧？爸爸怎麼了？

主角：爸爸最近腿出了問題，肌肉都萎縮，走路都不大方便了。

導演：喔，爸爸腿出了問題，肌肉都萎縮，走路都不大方便了，是不是很擔心爸爸？

主角：是。

導演：然後自己跑到這裡面了（指草原），在這裡面把自己怎樣了？這裡面還有一個門，是不是？

主角：（哭泣）是。

導演：自己把自己怎麼了？

主角：自己把自己隔絕起來了。

導演：喔，自己把自己隔絕起來了是吧？感覺到自己很舒服，是不是？

主角：是，但是又沒有人愛的感覺。

導演：但是又沒有人愛的感覺是吧？因為以前的家不見了是吧？都碎了是吧？

主角：是。

導演：爸爸又最近腳受傷了，肌肉都萎縮了，是不是？

主角：嗯！

導演：所以看到了什麼？這個夢在告訴自己什麼？

主角：要回去陪陪爸爸。

導演：去告訴自己。（指主角替身）

主角：（對主角替身）最近要回去陪陪爸爸，（哭泣）可是我又不願意回去。

導演：是什麼讓你不願意回去陪爸爸？

主角：我覺得還有我媽呢，我要陪媽媽過年。

導演：我要陪媽媽過年，不要陪爸爸是吧？因為怎樣？

主角：因為去年在爸爸那，今年就得去媽媽那，不然我媽媽誰陪啊！

導演：（對著輔角）爸爸去那邊，媽媽在這邊。

導演：爸媽分居兩地，是吧？

主角：是。

導演：去年過年陪爸爸，今年過年就要陪媽媽是吧，否則媽媽一個人怎麼過年是吧？

主角：嗯！

導演：這是妳最近的困擾是吧？

主角：是。

導演：爸媽分開了，家都碎了，爸爸最近又受傷了，這樣苦不苦？告訴老師。

主角：（一直在哭）苦。

導演：爸爸生病了，想去陪爸爸，又擔心媽媽一個人不知道怎麼過是吧？妳的夢告訴妳這些，是不是？

主角：嗯！

導演：去跟自己（指主角替身）商量一下，該怎麼辦？

（主角走近主角替身，看著主角替身哭泣）

導演：先跟自己在一起，想跟自己怎樣？

（主角抱著主角替身）

導演：告訴自己，自己過得怎樣？

主角：（抱著主角替身）我活得好累。

導演：活得好累是吧？自己一個人躲在草原裡面是吧？

主角：嗯！

（放音樂）

導演：很累是因為少了什麼？

主角：沒有愛，在這裡好孤獨。

導演：這裡沒有愛，好孤獨是吧？

導演：家不見了，家不像以前的家，自己好孤獨。

主角：（哭著）嗯！

導演：以前可以跟家人一起玩，但是一連串的事又讓自己恐懼、好害怕，是吧？

主角：（哭著）嗯！

導演：所以自己只能躲到這裡來了，是吧？

主角：嗯！

導演：其實內心最渴望，最渴望什麼？

主角：渴望有個家。

導演：還有呢？

主角：爸媽在我身邊。

導演：內心是不是一直很渴望爸媽像以前一樣抱著你，是不是？

主角：（哭泣）是！

四、安撫情緒

導演：在現實生活中不能，但在心理劇中可以，是不是很渴望？

主角：嗯！

導演：（指爸媽輔角）爸爸、媽媽過來，來讓爸爸抱著妳，媽媽也抱著妳。

（主角在爸媽輔角懷裡）

導演：自從爸媽離婚之後，就孤孤單單一個人，是吧？

（主角點頭）

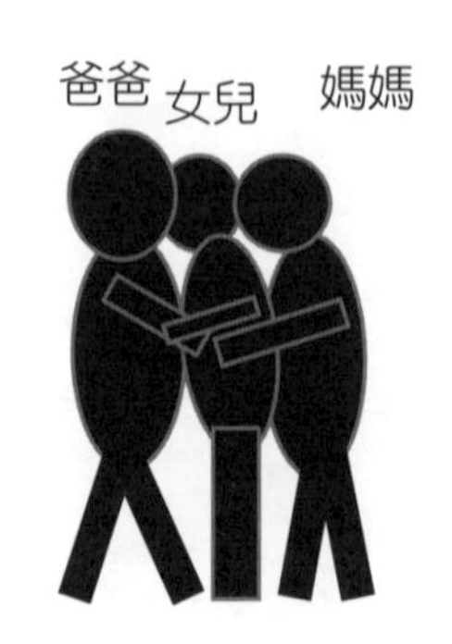

（2分鐘後）

導演：也讓媽媽抱一抱，爸爸在旁邊陪著。

導演：回到小時候一樣。

（換音樂，改換中國大陸兒歌《悠悠扎》）

（3分鐘後）

導演：感受一下小時候跟爸媽在一起的感覺，帶著媽媽去那邊。（指著馬路起點的地方）

（主角帶著爸媽到馬路起點的地方）

導演：爸媽以前在那邊有個家，爸媽抱著妳，回到小時候，坐在爸媽懷裡，好好做個孩子。

（助理拿出一個床墊，爸媽輔角坐在床墊上，抱著主角）

導演：自己完全當個小嬰孩，躺在爸媽懷裡，爸媽支持著妳。

（主角躺在爸媽輔角的懷裡）

導演：讓爸媽一起照顧妳，回到剛出生的時候。

（放音樂：《睡吧睡吧我親愛的寶貝》）

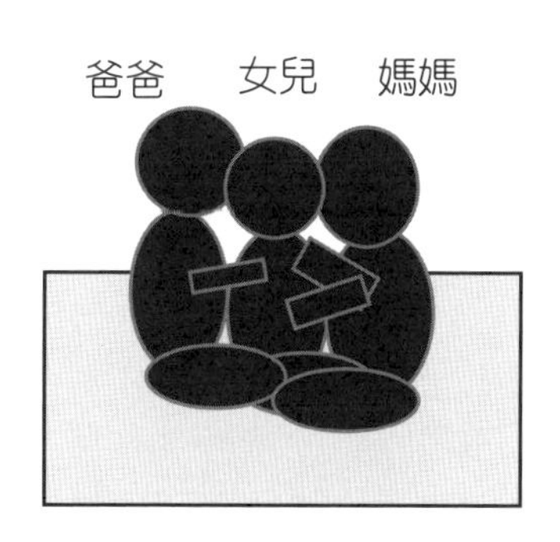

（3分鐘後）

導演：在爸媽懷裡感受到什麼？

主角：安全、溫暖。

導演：還有呢？有感受到爸爸的愛嗎？

主角：有。

導演：有感受到媽媽的愛嗎？

主角：有。

五、用愛重回夢境

導演：老師要妳慢慢站起來，拿兩條布過來，一條代表爸爸的愛，一條代表媽媽的愛。

（主角選了一條紅色的布和一條藍色的布）

導演：哪條代表爸爸的愛？哪條代表媽媽的愛？

主角：紅色是媽媽的愛，藍色是爸爸的愛。

導演：（指爸媽輔角）爸媽過來，媽媽先把這條紅色的布放在女兒身上（像哈達一樣），爸爸也把藍色的布放在女兒身上。

（爸爸輔角把藍色的布放在主角脖子）

（媽媽輔角把紅色的布放在主角脖子）

導演：是不是小時候擁有爸媽的愛？

主角：是。

導演：除了擁有爸媽的愛，還有什麼？

（主角在放布的箱子裡找到一條粉紅色的布）

導演：這條布代表什麼？

主角：媽媽的善良。

導演：（示意媽媽輔角）媽媽，把妳的善良放在女兒身上。

（媽媽輔角將粉紅色的布放在主角身上）

導演：還有呢？還有爸爸的什麼？

（主角在放布的箱子裡找到一條深藍色的布）

導演：這條布代表什麼？

主角：爸爸的堅強。

導演：（示意爸爸輔角）爸爸，把你的堅強放在女兒身上。

（爸爸輔角將深藍色的布放在主角身上）

導演：是不是這樣？這些東西伴著你成長，是不是？

主角：是！

導演：但是爸媽的婚姻出現一些狀況，是不是？

主角：嗯！

導演：這個家都碎了，爸爸去那個地方。

（爸爸輔角走到被第三輛車撞傷的位置）

導演：後來自己也受傷了，是吧？

主角：嗯！

導演：現在爸爸也受傷了，對不對？

導演：媽媽也在這邊受傷了。（被第一輛車撞的位置）

（媽媽輔角走到被第一輛車撞的位置）

導演：（帶著主角走到草原的位置）然後想把自己躲到這邊來，是吧？

主角：嗯！

導演：扮演小女生的輔角出來一下。

（扮演小女生的輔角走到主角旁邊）

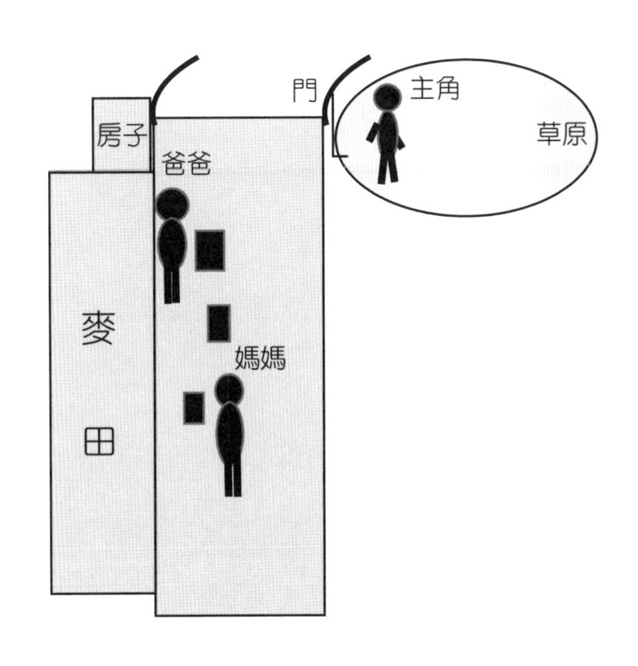

導演：看一下，小女孩是不是小時候的自己？

主角：是。

導演：現在看一看，和小時候的自己有什麼不一樣？

主角：更堅強了。

導演：呀！更堅強了是吧，還有呢？

主角：長大了。

導演：長大了是吧？所以想和小時候的自己怎樣？

主角：擁抱小時候的自己。

（主角擁抱扮演小女孩的輔角）

導演：但是身上爸爸的愛、媽媽的愛怎樣？有沒有因為爸媽離婚，身上的愛就不見了？

主角：不會。

導演：是吧，所以要告訴小時候的自己什麼？

主角：我覺得自己挺棒的。

導演：怎麼棒？告訴自己！

主角：我們一直也沒有放棄。

導演：呀！我們一直也沒有放棄，沒放棄什麼？

主角：我們一直沒放棄自己。

導演：還沒放棄什麼？

主角：也沒有放棄爸爸、媽媽。

導演：也沒有放棄爸爸、媽媽是吧？所以想給自己怎樣？

（主角再度擁抱扮演小女孩的輔角）

導演：給自己鼓勵、給自己擁抱，是吧？自己也長大了，可以給自己一些力量，是不是？

主角：是！

（放音樂，主角與扮演小女孩的輔角擁抱著）

導演：告訴自己，雖然爸媽離婚了，自己身上還留著什麼？

主角：還留著爸爸的愛和堅強，媽媽的愛和善良。

導演：爸爸的愛和堅強、媽媽的愛和善良還留在妳身上是吧，一直都在是吧？

主角：是。

導演：雖然他們離婚了，但是他們還活在人世間，是吧？

主角：是。

導演：雖然爸媽相隔兩地，但是可以怎樣，可以給媽媽什麼？

主角：可以給媽媽打電話。

導演：呀！可以給媽媽打電話，是吧，可以給爸爸怎樣？

主角：也可以給爸爸打電話。

導演：呀！是吧，也可以給爸爸打電話，雖然和爸爸在一起的那個女人我不喜歡，是吧？

主角：嗯！

導演：再看一看，他們留在妳身上的除了愛還有什麼？

主角：（看自己身上的布）還有支持。

導演：他們會因為離婚就不愛妳了嗎？

主角：不會！

導演：告訴長大的自己。

主角：（笑）她知道了，爸爸不會因為這樣就不愛自己的。

導演：而且看自己，是不是一直帶著小時候的自己到現在，雖然經歷了第一次車禍把家輾碎了，爸媽離婚了，媽媽受傷了，又經歷了第二次車禍，自己受傷了，又經歷第三次車禍，爸爸受傷了，自己也從這個過程中受傷了，有沒有？

主角：是。

導演：看看自己，第一次受傷的過程帶給自己什麼力量？

主角：堅強。

導演：去找一塊布過來，把那個堅強找出來。

（主角從裝布的箱子中，拿出來一條綠色的布）

導演：突然家裡發生變故了，但是讓自己擁有堅強，是不是？把這個堅強放到自己身上。

（主角把綠色的布掛在脖子上）

導演：媽媽受傷了，看到自己身上有什麼力量？

主角：愛。

（主角又去拿了一條更大的紅色的布掛在自己脖子上）

導演：愛，反而讓愛更濃了，而且更大了，是不是？

主角：是。

導演：爸爸受傷了，發現自己身上更有什麼？

主角：原來是擔心他。

導演：原來是擔心他的，擔心的背後是什麼？

主角：愛。

導演：呀！是愛爸爸的是吧？

主角：是。

導演：所以，告訴自己，雖然家裡發生這些變故，但是自己身上怎樣？

主角：讓自己變得更堅強了，身上有爸爸的愛、媽媽的愛。

導演：呀！雖然家裡發生變故了，自己更堅強了是吧，身上還有爸媽的愛。

主角：身上有更多的愛了。

導演：呀！身上有更多的愛了，是吧！還要告訴小時候的自己什麼？自己還是一個沒有愛的小孩嗎？

主角：不是了！

導演：還需要一直躲在裡面嗎？

主角：不需要了！

導演：但是偶爾躲在這裡一下是不是也是好的，是不是？

主角：偶爾可以躲一下。

導演：偶爾可以躲一下，可以舒服一下，是吧？

主角：嗯！

導演：但是現在爸爸受傷了，過年的時候要怎麼辦？和自己商量一下。

六、用愛修復受傷的自己

（主角面對長大的自己替身）

導演：小時候的自己要怎樣，還要和小時候的自己說什麼嗎？

主角：謝謝妳，謝謝妳一直陪著我。

（主角擁抱扮演小女孩的輔角）

導演：很好，和小時候的自己在一起，還想說什麼？

主角：謝謝妳一直都沒有放棄我。

導演：一直都沒有放棄我，讓我可以怎樣？

主角：讓我可以活下去。

導演：需要害怕死嗎？

主角：不需要。

導演：因為我身上有什麼，所以不害怕死？

主角：身上有愛。

導演：呀！因為身上有愛，所以不怕死是吧？對自己的感情呢，要怕嗎？

主角：不用怕。

導演：需要因為爸媽的婚姻，就讓自己害怕感情嗎？告訴自己。

主角：不要害怕。

導演：每個人的婚姻是不是都不一樣？雖然有挫折，但是不是都不一樣？

主角：我會很幸福的。

導演：妳會很幸福的，很好！

主角：我們倆會很幸福的。

導演：妳們倆會很幸福的，很好！

主角：我男朋友對我很好。

導演：妳男朋友像爸爸嗎？

主角：他就是他，他不是爸爸。

導演：啊！他就是他，他不是爸爸，是吧，所以需要擔心嗎？

主角：不要！

導演：不要，這是不是也要和長大的自己說。

主角：嗯，該結婚的時候就結婚吧！

導演：呀！該結婚的時候就結婚吧，是吧？自己可不可以擁有幸福？

主角：當然可以擁有幸福。

導演：自己值不值得被祝福？

主角：值得。

導演：看看自己身上都有什麼，告訴自己，看看自己。

主角：我現在已經長大了，我身上有這麼多的愛，有爸媽的愛、自己的堅強、爸媽身上的堅強和善良，還有這些事件發生後，我身上有更多的愛，我是值得被愛的，而且有愛我的男人，和爸爸不一樣的男人。

導演：角色交換，聽一下自己說的很有智慧的話。

主角替身：我現在已經長大了，我身上有這麼多的愛，有爸媽的愛、自己的堅強、爸媽身上的堅強和善良，還有這些事件發生後，我身上有更多的愛，我是值得被愛的，而且有愛我的男人，和爸爸不一樣的男人。

導演：聽到了嗎？

主角：聽到了！

導演：現在感到怎樣。

主角：（笑）感覺有點熱。

七、與媽媽對話

導演：有點熱是不是，好好跟自己商量一下，去年陪爸爸過年，今年要陪媽媽過年，是不是？但是現在爸爸受傷了，其實心裡很想去陪爸爸，是不是？

主角：嗯！

導演：跟自己商量可以怎麼做、可以兩全其美，可不可以和媽媽商量？

主角：媽媽肯定同意。

導演：嗯，所以問問自己。

主角：但是，自己不同意。

導演：告訴一下自己，是什麼讓自己不同意？

主角：覺得這樣不公平，應該公平對待。

導演：呀！要公平是吧？但是公平就那麼沒彈性嗎？去問問媽媽。（指著媽媽輔角）

主角：不問我也知道結果。

導演：去問媽媽，帶著自己身上的能量去見媽媽，眼睛閉起來一下。

主角：（眼睛閉起來，感受身上各種顏色的能量後說）感覺比較有能量！

導演：好，帶著這些能量去見媽媽。

（主角笑著走到媽媽輔角面前）

導演：問媽媽，跟媽媽商量一下，說爸爸今年受傷了，過年要怎樣？看著媽媽問。

主角：爸爸受傷了，過年我不知道怎麼辦？

導演：角色交換做媽媽。

（主角換到媽媽位置）

導演：妳是媽媽，媽媽妳最近過的好嗎？

扮演媽媽的主角：挺好的。

導演：挺好的，妳知道妳前夫受傷了嗎？

扮演媽媽的主角：不知道。

導演：不知道啊，那今年是不是輪到妳女兒來陪你過年。

扮演媽媽的主角：嗯！

導演：妳女兒有些事要跟妳商量，妳願意聽嗎？

扮演媽媽的主角：好。

導演當主角以角色交換到媽媽時，先問扮演媽媽角色的主角，主要的用意是讓主角暖身進入媽媽的角色，協助主角進入媽媽的感受和思維，然後再讓主角對話。這一動作很重要，否則主角很容易還在自己的角色裡來回答自己的提問。

主角替身：我爸受傷了，我和妳商量商量，今年過年先去陪爸爸，再回來陪妳過年可以嗎？
導演：媽媽當女兒這樣跟妳說，妳要回答什麼？
扮演媽媽的主角：他怎麼傷的？
主角替身：好像是腿不好，萎縮。
導演：妳聽到妳前夫受傷，妳心裡怎麼樣？
扮演媽媽的主角：也挺不舒服的。
導演：也挺不舒服的，會不會說「活該」，會這樣嗎？
扮演媽媽的主角：（笑）不會。
導演：不會啊，我就知道，妳女兒說過年的時候先去陪爸爸，再回來陪妳，可以嗎？
扮演媽媽的主角：我本來就想讓女兒去那邊。
導演：喔，你本來就想讓女兒去那邊，是什麼讓妳想讓女兒去那邊，告訴妳女兒。
扮演媽媽的主角：我也不知道，今年心裡就想著讓她去那邊。
導演：妳有這個女兒讓妳感覺到怎樣？
扮演媽媽的主角：很驕傲。
導演：很驕傲，驕傲什麼？
扮演媽媽的主角：女兒很堅強。
導演：女兒很堅強是吧，雖然家裡發生了一些變故，她還很堅強是吧，而且常常打電話給妳是吧？
扮演媽媽的主角：嗯！
導演：所以想和女兒說什麼？

扮演媽媽的主角：過年就剩我自己了。

導演：過年就剩妳自己了，可以讓女兒多打電話給妳嗎？

扮演媽媽的主角：可以。

導演：妳會這樣就不愛妳女兒嗎？

扮演媽媽的主角：不會，想去就去吧！

導演：妳會怎麼過年？

扮演媽媽的主角：該怎麼過就怎麼過。

導演：呀！該怎麼過就怎麼過，妳會怎麼過？

扮演媽媽的主角：殺隻雞。（笑）

導演：妳會不會用高科技的東西，類似和女兒視訊通話啊，什麼的？

扮演媽媽的主角：我不會，弄不了。

導演：那妳女兒打電話給妳，妳會接嗎？

扮演媽媽的主角：我經常給她打電話。

導演：啊！那就好，太好了，所以想告訴女兒什麼？

扮演媽媽的主角：想去就去吧，也沒什麼，我知道妳的心和我在一起。

導演：啊！我知道妳的心和我在一起，是吧！很好！還有什麼話要和女兒說嗎？

（扮演媽媽的主角笑）

導演：媽媽妳在笑什麼？

扮演媽媽的主角：我覺得她爸爸有點活該。

導演：有點活該，是吧，是有點活該，怎麼可以拋棄妳是吧，但是妳心裡還怎樣？

扮演媽媽的主角：還有點掛念，有點擔心吧！

導演：還是有點掛念是吧，雖然分開，但不一定就要恨，媽媽妳很明理，是吧？畢竟是女兒的爸爸，是吧？

扮演媽媽的主角：是！

導演：所以還想和妳女兒說什麼？

扮演媽媽的主角：妳想去哪就去哪吧！

導演：妳會不會給女兒祝福？

扮演媽媽的主角：會！

導演：祝福妳女兒什麼，和女兒說。

扮演媽媽的主角：放寬心。

導演：妳知道妳女兒有男朋友了嗎？

扮演媽媽的主角：知道。

導演：妳會祝福他們嗎？

扮演媽媽的主角：會啊，我也見到了。

導演：妳也見了是吧，高不高興有這個女婿？

扮演媽媽的主角：高興，很開心。

導演：妳放不放心？

扮演媽媽的主角：放心，他對我女兒很好，人也挺踏實的。

導演：還有什麼話要跟妳女兒說？

扮演媽媽的主角：沒什麼了，該幹嘛就幹嘛吧，我挺好的，妳要放心。

導演：因為妳怎麼樣？

扮演媽媽的主角：我挺好的，我對女兒挺放心的。

導演：角色交換做自己，聽聽媽媽的話。

（主角換回自己的位置）

媽媽輔角：寶貝，放寬心，想去哪就去哪，我覺得妳爸爸有點活該，但是心裡還是會掛念、擔心他，畢竟他是妳爸爸，妳想去就去吧，剩我一個人過年，我該怎麼過就怎麼過，可以殺隻雞，還可以給妳打電話。媽媽祝福妳，妳找的男朋友對妳也挺好的，媽媽現在很放心，妳該幹嘛就幹嘛去吧，我挺好的，妳要放心。

導演：聽到了嗎？

主角：聽到了。

導演：最後想跟媽媽怎樣？

主角：媽媽我愛妳。（擁抱媽媽輔角）

（擁抱媽媽輔角片刻）

導演：還想和媽媽做什麼嗎？

主角：沒了！

八、與爸爸對話

導演：再看看妳那個老爸，帶著自己去。（指主角替身）

（主角拉著主角替身走到輔角爸爸面前）

導演：看到爸爸第一句話跟老爸說什麼？

（主角笑）

導演：說什麼？活該啊（笑），還是什麼？

（主角笑）

導演：爸爸站起來。

主角：坐著吧！

導演：讓爸爸坐著啊，很貼心耶！很好，想跟爸爸說什麼？

主角：腿好點了嗎？

導演：角色交換當爸爸。

（主角換到爸爸位置）

主角替身：爸爸，腿好一點了嗎？

導演：爸爸，妳女兒回來了，妳女兒今年本來要陪她媽媽過年的，但是知道妳受傷了，就回來陪妳了，妳高不高興？

扮演爸爸的主角：高興。

導演：高興什麼，告訴妳女兒。

扮演爸爸的主角：她給我打電話說她今年要去陪媽媽，我也知道今年該去陪媽媽。

導演：但是卻回來陪我是吧！

扮演爸爸的主角：嗯！

導演：她上次回來有抱你，你有抱她嗎？

扮演爸爸的主角：沒有。

導演：這次她回來你想不想抱她，渴不渴望？

扮演爸爸的主角：渴望。

導演：做看看。

（扮演爸爸的主角擁抱主角替身）

導演：跟女兒在一起。

（放音樂：動力火車《搖籃曲》：親愛的寶貝快快要入睡，我是你最溫暖的安慰……）

導演：和女兒在一起，眼睛閉起來，有時候大人的婚姻我們不能怎麼樣，是吧！但是不會因為他們離婚不在一起了，他們對我們的愛就不見了，爸爸的堅強、爸爸的愛還在妳身上，是吧，女兒現在也長大了，交了男朋友，你女兒交了男朋友有帶來見你了嗎？

扮演爸爸的主角：沒有。

導演：如果你女兒帶著男朋友來看你，你高不高興？

扮演爸爸的主角：高興。

導演：你會不會祝福他們。

扮演爸爸的主角：會，但是我不同意。

導演：不同意什麼？

（扮演爸爸的主角沉默）

導演：你見都沒見過，你就不同意喔！

扮演爸爸的主角：我女兒有告訴過我他家裡的情況。

導演：他家裡的情況怎樣？

扮演爸爸的主角：他父母種地。

導演：種地的，所以你擔心你女兒什麼？

導演：要去種地嗎？還是擔心你女兒過得不好？

扮演爸爸的主角：我怕她會過得不好。

導演：所以你還沒有完全接納，是擔心你女兒，是吧？

扮演爸爸的主角：嗯！

導演：因為你對你女兒是充滿著什麼？

扮演爸爸的主角：愛。

導演：如果說，他對你女兒很好，自己也很有前途，你會不會祝福你的女兒？

扮演爸爸的主角：會。

導演：很好，站起來抱抱女兒，雖然腳受傷還是可以站起來抱女兒的，跟女兒在一起。

（扮演爸爸的主角站起來抱著主角替身）

導演：其實你也很想抱抱你女兒，是吧？

扮演爸爸的主角：嗯！

導演：你女兒鼓起勇氣抱你，讓你感覺到什麼，這個爸爸當起來怎樣？

扮演爸爸的主角：挺值得的。

導演：呀！挺值得的，是吧，上次還不敢來抱你是吧？

扮演爸爸的主角：是。

導演：這個女兒可以鼓起勇氣來抱你了，你這個女兒懂不懂事啊？

扮演爸爸的主角：懂事。

導演：還有什麼要告訴女兒嗎？

扮演爸爸的主角：不要太懂事了，有不舒服的時候要跟我說。

導演：啊！有什麼不舒服要跟我說，如果你跟我說，我這個當爸爸的會感覺怎樣？

扮演爸爸的主角：我會覺得跟我女兒更親近了。

導演：啊！我會跟我女兒更親近了，是吧！很好，角色交換做自己。

（主角換回到自己的位置）

導演：讓爸爸抱抱妳。

（爸爸輔角擁抱主角）

爸爸輔角：爸爸是愛妳的，我知道妳男朋友是種地的，有點擔心，但是爸爸是愛妳的，如果妳真正愛他，爸爸也是會祝福妳的。如果妳能夠這樣抱抱我，我會覺得這個老爸當得挺值得的，妳太懂事了，以後心裡有什麼不舒服的就告訴我，我會覺得跟妳更親近了。

導演：聽到了嗎，聽到爸爸內心最深最深的渴望了嗎？

主角：聽到了。

導演：其實爸爸什麼都看得很清楚，是吧？

主角：嗯！

導演：現在和爸爸在一起感覺怎樣？

主角：挺好的。

導演：很好，給自己時間慢慢練習，現在感覺怎樣？

主角：挺好的。

九、與自己對話及自我整合

導演：告訴自己一下，自己可以怎麼做？看看自己身上，愛都滿出來了是不是？（主角身上的布多到要滑落了）

主角：嗯！

導演：看看自己，雖然經歷了第一次創傷、第二次創傷，但是自己更怎樣了？告訴自己！

主角：更有力。

主角：（對著主角的替身）其實那條路也沒那麼恐怖。

導演：帶著自己去走一走。

（主角帶著主角替身重新走到夢中的車禍現場）

導演：現在好像新娘子了，後面跟著花童拖著禮服，對不對！（主角替身在後面拖著主角身上快滑落下來的布）

（主角大笑）

導演：看看這條路旁邊有什麼？

主角：有希望，而且有麥田，還能給我提供食物。

導演：是，看到了嗎？

主角：嗯！

導演：再走一走，再看看，自己也可以找到什麼？

主角：我自己的草原、我的後花園。（笑）

導演：啊！現在整個人感覺怎樣？

主角：挺好的！

導演：還想做什麼嗎？

主角：不用了。

導演：去角！

（劇終）

第四節　技巧解析

夢的心理劇作法之依據是來自1912年Moreno遇到Freud時所說的：「你分析病人的夢境，我努力嘗試的是給他們再做夢的勇氣」（You analyze their dreams. I try to give them courage to dream again.）。

本劇協助主角重新做夢的主要技巧，包括：設景呈現夢境、用行動走入夢境、語句完成式、象徵物的連結、安撫與對話，茲將其說明如下。

一、設景呈現夢境

設景技巧在心理劇中甚為重要，它是讓主角將腦中的圖像、記憶具體呈現的方式，讓人可以從意念轉為視覺、聽覺、觸覺、嗅覺、味覺的方式。在劇中，導演運用設景的技巧，讓主角在夢中所見的景象一一呈現在舞臺上，讓主角有機會重新走入夢境，體會夢中的感受，從而覺察出夢的意涵。

二、用行動走入夢境

心理劇有別於其他治療的方式就是行動。行動讓人重新啟動內在所有的感官，有機會重現生活的感知、感受，進而修復感知、感受。本劇導演在主角將夢境重現之後，讓主角重新走入夢境，重新體會夢中更細微的感知與感受，讓主角走入更深層的自己，覺察出生命事件對自己的影響，重新對生命做出選擇。在劇中，主角重新走入夢境，覺察出生命中對她影響很大的三件事，就是爸爸外遇、父母離異、爸爸與新的女人一起生活，這三件事情影響她現在對生活事件行為的選擇。主角心中覺得爸爸對不起媽媽，媽媽離婚後未再嫁，但爸爸卻再娶，對媽媽很不公平，而心中覺得自己一定要公平，不要像爸爸一樣。因此，每年過年時，一定要一年回去爸爸住的地方，一年回去媽媽住的地方，這樣才算公平。主角去年已回爸爸住的地方過年，照理說今年應回媽媽住的地方過年，但是今年爸爸腳受傷，心裡很想回爸爸住的地方，但又覺得對媽媽不公平而心裡糾結，因此做出這樣的夢。導演讓主角用行動重新走入夢中，讓主角覺察出生命中對她影響至深的事件，進而從覺察中鬆動過去事件對自己的影響，讓自己現在的行動選擇更有彈性，去除心裡的糾結。

三、語句完成式

語句完成式就是讓主角依導演所提的字詞完成句子，這樣的作法可以協助主角更了解自己心中的感知和感受。在劇中，導演用五個語句協助主角對內在的覺察，分別是：「我覺得」、「我需要」、「我怕」、「不要以為我」，以及「我悄悄地渴望著」。「我覺得」讓主角接觸自己的感受；「我需要」協助主角覺察自己在不同處境下的內心需要；「我怕」讓主角覺察自己心中所怕的事；「不要以為我」讓主角知道自己真正的想法；「我悄悄地渴望著」讓主角說出心中的渴望。在主角的夢中情境，導演逐一請主角造出這五個句子，讓主角重新體驗在夢中的感知與感受，進而協助主角走入更內在的自己，發現心中最在乎的生命事件之感知與感受。

四、象徵物的連結

人對過去失落的情感與感受往往覺得失而不可復得，心中會感到遺憾或遺恨。主角面對家庭的破碎，溫暖的記憶也跟著粉碎，猶如主角在夢中第一次看到車禍，被撞的人被壓成碎渣渣一樣，爸爸的外遇，使得爸媽的愛被粉碎，被壓成碎渣渣。愛的失落，讓人與人之間的連結切斷，隨著父母的離婚，自己被撞到溝裡去（第二次車禍），「有記憶但是忘了」，雖然父母健在，但內心的愛被切斷、被破碎，而形成主角心中的失落與遺憾，但自己的父母不能恨，也不能復合，特別是爸爸的再娶（夢中第三次車禍），更覺得父母的復合無望，爸爸被撞得只剩下頭，而皺著眉看著主角。如何協助主角找回愛，成為本劇的主軸。於是導演在劇中讓主角回到未發生車禍前，父母在一起，有家的感受，感受到爸媽的愛與媽媽的善良及爸爸的堅強。導演請主角用布將此抽象的感覺用具體的布象徵出來：紅色的布象徵媽媽的愛，藍色的布象徵爸爸的愛，將此四條布像哈達一樣放在主角的脖子上，讓主角感受雖然父母離異，家沒有了，但是爸媽的愛、善良與堅強還在自己身上，並用這四個能量陪著主角重新走入夢中，改變夢中的感受。

五、安撫與對話

受傷需要安撫與療癒，用愛來安撫、用對話來療癒。劇中導演讓主角在爸媽懷裡，及自己擁抱自己，都是在做安撫的工作。讓主角與媽媽對話、與爸爸對話及與自己對話，就是在做療癒的工作。擁抱，具體而直接，從身體的溫度感受到心裡的溫度，從身體的支援感受到心裡的支持。對話促進彼此言語上的交流、心與心的交流。

第 13 章

心理劇案例六：依戀關係治療

第一節　劇情緣由

本齣心理劇在探究母女依戀情結，對子女交友行為的影響。劇中主角麗雅（化名）與男友經常為小事爭執、鬥氣，經常沒有安全感，與媽媽的關係也不好，總覺得媽媽很忙，都不重視她、不關心她、不愛她，也經常和媽媽鬥氣、爭執，因此前來求助，想改善跟母親的關係以及跟男友的關係。

第二節　劇情脈絡

此劇從與主角對話開始，用對話暖身，一步步引導主角進入內心世界，藉以探討主角生活中的困境以及情感上的糾葛，化解與母親之間的衝突，釋放其對前男友的憤怒，進而學會珍惜與開創和現在男友的關係，茲將劇情的脈絡描述如下。

首先，導演用對話暖身，讓主角從此時此刻的感受切入。主角一開始就為了請團體成員陪伴她處理個人議題的事感到不好意思，導演就順著主角的感覺，問這種「不好意思」的行為模式是從什麼時候開始的？最近有發生過類似的事情嗎？主角便開始談與男友的關係。於是，導演直接請主角設景，將與男友發生的事件直接在舞臺上呈現出來，並以行動的方式，重新回到當時與男友談話的場景中，從中發現主角與男友的相處模式。行動時，主角開始掉淚，導演請主角以角色交換的方式，將自己當成自己的眼淚，透過此方法進入主角內心深處，探究出自己與男友的溝通方式與媽媽的溝通方式很像，進而更深入地將與男友的關係轉入主角與媽媽對話的場景，探究主角與媽媽的關係，從中發現主角對媽媽所謂的愛之方式，有很多的憤怒，特別是主角小的時候媽媽很忙，母姐會答應要去也沒去，讓主角覺得媽媽對事業比對女兒更重視。在宣洩對媽媽的情緒時，主角覺察到為了尋求媽媽的關注，自己學會討好，甚至壓抑自己的感受來順從別人，因此在與前男友交往時，經常委屈自己，甚至接受男友的精神虐待，被男友輕蔑自己、輕蔑自己的父親。當主角接觸到這些情緒時，將對前男友的憤怒挑起，因此主角將對媽媽的情緒宣洩轉到對男友的情緒宣洩。在導演的引導下，主角用出氣棒以一種不傷害自己也不傷害他人的方式，將心中對前男友的憤怒全部發洩出來，並將前男友拖出自己心裡的門。

在情緒宣洩後，主角慢慢接受媽媽，讓媽媽擁抱、安撫情緒。當主角的情緒漸漸平靜之後，導演引導主角與媽媽對話，但是對話中間又卡住，又回到原來的溝通方式，於是再以鏡觀的方式，讓主角鏡觀深入覺察自己對媽媽的觀點與期待，找出與媽媽糾結的根源，發現自己一直都在追求一位「理想的媽媽」，以理想的媽媽來要求媽媽，而媽媽也是以自己心中「理想的女兒」來要求主角，使彼此處在關係的「不滿足」、「不滿意」之狀態。當主角覺察到時，發現媽媽對自己是有愛的，只是沒有像自己期待的一樣，因此主角找到與媽媽情感連結的新方式，心中更為放鬆與喜悅。之後，導演讓主角回到第一幕，與男友看完表演後在演藝廳前的場景，重新看與男友爭執的畫面。此時，主角看出自己是在重複媽媽與人的互動模式，於是調整自己與現在男友的互動溝通模式，跳出舊有的模式。最後，讓主角自我整合，結束此劇。

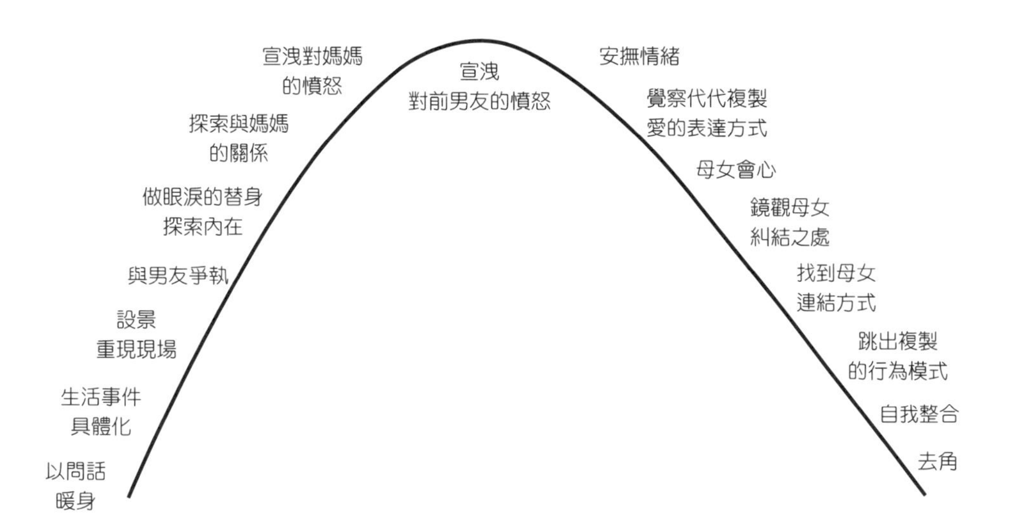

第三節　案例實錄

一、以問話暖身

主角：我其實有一些話想對大家說。

導演：好啊～妳說啊。

（導演順著主角並鼓勵主角敘說）

主角：很不好意思，讓大家星期天晚上來，我覺得其實我內心是很惶恐的，我很謝謝大家……就是很謝謝大家。

（主角因為自己的生活困擾尋求協助而感到惶恐）

導演：妳常常這樣謝謝人家嗎？覺得不好意思嗎？

導演直接切入主角看似平常的談話，試著從主角的話語裡了解主角在生活中的樣態。

主角：對～其實還蠻常的。
導演：從什麼時候開始的啊？

導演確認主角平日的行為狀態，因此進一步追問。

主角：就有記憶以來。
導演：有記憶，是幾歲開始這樣？

導演更進一層探問，引導主角進入主角生命的時光隧道。

主角：大概可能是國小，或是比較具體的是國中吧！
導演：國中喔～是什麼讓妳會這樣？
主角：我會覺得就是……好像常常內心會對大家就是覺得……為了我，做主角這件事情我會覺得非常地害羞這樣子。

在導劇過程中，主角很容易在現實與非現實之間跳脫，導演須了解與順著主角，勿需強迫主角配合導演。

導演：這樣子啊！
主角：而且會覺得大家都會……。
導演：妳對妳男友會這樣子嗎？會覺得有時候要請他幫妳做一些事，妳會不好意思嗎？會這樣嗎？

導演因事前知道主角與現在男友交往，且此劇探索主角與母親的依附關係對男友交往之影響，所以導演試著從問話中將話題導入主角與男友之間的議題。

主角：我會，但不會經常。

導演：什麼時候這種感覺會比較多一點？

當主角也願意切入此話題時，導演要更進一步探索主角的感覺經驗。導劇時，導演要順勢而為，依循主角此時此刻的感受一步步引導主角。若主角目前對此議題尚未有感覺或不想進入時，導演不能強迫，但也不是無所作為，導演要與主角同在，去了解主角的內心感受，由其外在的行為姿態，漸漸引入其感受、感受的感受、期待、渴望，一層一層探索。

主角：就是當他對我有所要求，然後可能有時候我沒有辦法達成他的要求時，然後在那樣的情境裡面，我可能就會比較去釋放出不好意思的情緒。

主角開始察覺到，自己在達不到別人要求時的情緒狀態。

二、生活事件具體化

導演：在你的生活經驗中，最近或是什麼時候，有情景是類似這樣的？

導演進一步從時間上暖身，切入主角的生活情景，並引導其進入生活影像當中。

主角：昨天晚上。（笑了一下）

導演：昨天晚上喔，昨天晚上發生了什麼事？

「發生了什麼事」是導演讓主角生活事件具體化的常用問話。

主角：我的工作是在補習班上班，我的上班時間跟大家不太一樣，像最近要考試，我的學生可能想要我多上課什麼的，那就會影響到我跟他的相處時間。

導演：是，昨天在什麼地方？

導演再從地點切入，讓主角從時間進入空間，讓整個事件的場景更為鮮明、更具象化，也更引導主角走入劇場，在場景重現中去感受生命事件。

主角：昨天在演藝廳外面。（笑）

導演：演藝廳外面。

主角：看完表演之後。（笑）

導演：妳把那個場景布置一下，這邊有一些布，大概是什麼樣？妳把那附近的情境布置出來。

在心理劇中，設景（setting）是一個很重要的暖身步驟，導演從時間、空間、景物中，一步步讓主角構作其故事場景，將故事場景一一從過去時光中引入此時此地，讓主角再一次走入情境，感受其當時感受，或感受其當時因情境而未覺察到的感受，在設景行動中喚醒主角的情緒、知覺與感受。

三、設景

主角：就是在演藝廳外面的街道。

導演：街道上有可以坐的地方嗎？

主角：有。（搬椅子擺放）

導演：這是什麼？

主角：這是演藝廳外面那張長椅，然後後面是圖書館。

導演：圖書館。

主角：然後我們就把車停在前面。（用手指著）

確認主角設景的空間位置，目的是讓主角在設景中、空間中喚起其身體與內心的記憶，同時讓在座的團體成員也隨著主角場景的構作，進入劇中。

導演：所以車子在這邊，是嗎？

主角：對，車子在這邊。

導演：拿一個東西當車子，然後這邊的道具都可以用，椅子也都可以用。

主角：那拿這個東西……。

導演：那一個東西太小了，換一個來用，那邊有布都可以用。

在主角設景時，導演認為設景中的重要物件需讓主角更真實的設置出來。

主角：這一個東西也可以用嗎？

導演：那當然，妳看到的所有東西都可以用，這裡面任何物品連人都可以用，知道嗎？

主角在設景時，物品最好全部由主角自己選擇與構作，因心理劇中主角所選擇的用品是有其特定意義與象徵性的，是與其內心相呼應的。因此，不要幫主角構作場景，一是因為主角最了解自己的內心世界，二是因為主角在設景時，內心的世界會被喚醒、情緒會被引發。在設景的時候，除較重物品或需要他人幫忙的物品外，儘量讓主角自己做。而且導演要專注其設景時的動作、感覺，不要著急，或催促主角，一切順著主角，在必要時才提醒主角還有哪些物品可用做道具。

主角：好……然後就是這樣，我們就面向前面的公園。

導演：妳的車子就長成這個樣子嗎？

若導演覺得主角的擺設在形狀上或位置上不合乎邏輯時，可以試著探問主角，但語氣要溫和，勿有指責或讓其覺得有做錯事的感覺，而此探問也是進一步在讓主角暖身進入情景中。

主角：我是說這個是街道，然後我們的車子是這個樣子。

導演：把街道弄出來。

主角：街道（拿布擺放中）……就是……就是……這……這是街道……然後這是我們的車子。

導演：還有呢？

主角：這是演藝廳。

導演提醒主角將劇場更真實化，有利於主角走入劇中。

導演：所以看過去是演藝廳，燈光呢？

燈光在心理劇中很重要，人的意識與燈光有密不可分的連結。在昏暗中，人的瞳孔會放大，有助於刺激腦中主管情緒的杏仁核，讓主角進入感覺層次接觸自己的情緒。

主角：就……還蠻暗的，很暗。

導演：還蠻暗的，那先把妳男友選出來，在團體裡面感覺哪一個人像你男友？

當生活場景架構出來後，導演引導主角用心電感應（tele）選出其生活事件中重要的輔角——主角的男友。

主角：好，我覺得你（指著輔角）跟他氣質有點像。（笑）

導演：好，男友先在那邊，選一個人扮演妳自己。

（導演引導主角選自己的替身）

主角：扮演我自己？

導演：對，選一個跟妳很像的，看一下團體成員……。

（導演引導主角用心電感應選出主角自己的替身）

主角：我覺得，我覺得妳（主角替身）跟我蠻像的。

導演：OK，好，站那邊，妳過來一下，你們兩個輔角先到旁邊一下，妳說那個燈光很暗，是不是？類似這樣？這樣嗎？妳坐在哪裡？

> 導劇時可以請擔任輔角的人先在劇場旁邊，讓主角先進入劇中角色，此時也讓在旁的輔角知道主角當時所講的內容與講話的語氣、語調、肢體動作、情緒感受，以協助輔角融入主角的角色與劇情中。

主角：然後我坐在這邊。

導演：那妳男友呢？

> 導演探索主角與對角（即主角在劇中相對人的角色）之間的位置關係。

主角：坐這邊。

導演：我要妳角色交換，扮演妳男友的角色坐這邊，妳坐這裡。

> 導演用角色交換來探索主角男友與主角的關係。

主角：好，我坐這裡。

四、與男友爭執

導演：你是麗雅（主角化名）的男友對不對？

導演在探詢主角的內心世界時，往往會借用主角的對角位置來探索，此優點是讓主角暖身進入對角之中，讓導演了解對角是如何看主角的；同時，人在對角的角色上較易說出其內心幽微或未覺察出的生命事件與感受，也讓主角易地而處，鋪陳主角後續的劇情。

扮演男友的主角：對，現在是。（笑）
導演：現在是，以後呢？

雖是簡單一句話，但導演須扮演偵探的角色，以了解彼此關係的狀態。

扮演男友的主角：以後看情況。（笑）
導演：你們交往多久了？

導演從時間上再進一步探索其關係。

扮演男友的主角：啊～～大概快半年。
導演：快半年，怎麼認識的啊？

導演從關係發生點探索其關係。

扮演男友的主角：我是去旁聽課程時認識她的。
導演：喔，旁聽課程時認識麗雅的啊，在你心目中麗雅是個什麼樣的人？你們交往半年，你對麗雅應該有些了解，在你心目中麗雅是個怎麼樣的女友？

導演試著從對角（男友）的角色，探索主角在男友心目中的特質與狀態，此技巧可以協助導演得知主角心中的男友是如何看待主角的。

扮演男友的主角：應該很強勢吧！

導演：喔！很強勢，然後呢？

扮演男友的主角：應該很……應該很……應該還反應很快吧！

導演：很強勢、反應很快，還有呢？

扮演男友的主角：對奇怪的事情，就是像小動物會很喜歡這樣子。

導演：很喜歡小動物，為什麼是很奇怪的事情，你說說看。

扮演男友的主角：（笑）就是……因為她會對流浪狗講話，就是騎車，然後會對流浪狗講話。

導演：喔！就是她會停下來跟流浪狗講話，還是邊騎邊跟流浪狗講話？

扮演男友的主角：邊騎邊跟流浪狗講話，或到處去餵貓之類的。

導演：所以她很強勢、騎車跟狗講話，還有餵貓這樣子，還有嗎？

扮演男友的主角：然後就是她反應很快，可以在一些談話之中把我打敗。

導演：把你打敗，她怎麼打敗你呢？

> 在導劇中有一些重要的字眼，導演要很敏銳地抓住此字詞做進一步探問。

扮演男友的主角：譬如有一次我們在討論艾西莫夫的「機器人學三大法則」，然後其中一個定律，麗雅就用她的方式證明我的邏輯是錯的，然後我就非常挫敗。

導演：喔，這種事常常發生嗎？在你們交往的半年來，常常會讓你挫敗嗎？

> 探索互動行為是偶發或常有，以便於偵測其中的隱微之處。

扮演男友的主角：大概，最大的挫敗經驗就是這個，但是這個感覺可能就是一直都在。

導演：當麗雅很強勢、也很敏銳的時候，對你們的交往有什麼影響？你有感覺到嗎？還是你覺得這是好的？

探索此行為對兩人交往關係的影響。

扮演男友的主角：我……我很喜歡她這個樣子，可是常常我也會覺得很沒安全感。

導演：是什麼讓你覺得沒有安全感？

扮演男友的主角：因為我覺得她可能隨時就會離開。

導演：為什麼？麗雅做了什麼讓你覺得你跟她不會長久，而且感覺她可能隨時會離開？你看到了什麼？我要怎麼稱呼你？

扮演男友的主角：你可以叫我建斌（化名）。

導演：建斌你看到了什麼，覺得麗雅會隨時離開你？

扮演男友的主角：可能她有時候會在言談上面就會講到說，不再對你講這些話了，或者我可能會有別的想法，但是我們其實很少吵架，但是我會有很強烈的不安全感。

導演：今天晚上你和麗雅之間發生了什麼事啊？為什麼坐在演藝廳這裡？

導演將此主題再度切入場景中，而非一直對話，導引主角讓話題行動化，讓主角的主題從場景中活化出來。

扮演男友的主角：就我們看完表演之後，出去吃晚飯，我心情就一直很不好，因為我覺得她工作的時間太長，壓縮了我們兩人相處的時間，但是我個人非常珍惜我們兩人相處的時間，所以我覺得好像不被重視，但是她總是有理由說服我，或者是她總是覺得她有她的生活。

導演：你昨天晚上對她說什麼？你現在講一次給我看。昨天晚上你對麗雅說什麼？

導演引導主角進入對話當中。對話是言談的一種方式，在對話中傳達出人內在的心情、感受、認知，喚起人的知覺，探索出彼此言談的視域（horizon）與處境。因此，有必要在情景中讓主角進入對話之中。

扮演男友的主角：其實我一開始就不想說，可是我表情很難看，麗雅就一直問說：「你到底是怎麼了，發生什麼事了？」因為她知道我做出這種表情，一定是心情非常不好，那我就吞吐了很久，然後我們兩個人就到比較安靜的地方，就是這裡，然後講我的想法。我的想法是，我覺得我們明明是約好，然後票都買好了，就是今天晚上 7 點 45 分要看表演，但她因為工作的關係，所以 7 點 43 分才到達會場，我覺得很緊張，因為我很怕她趕不上，我就覺得她一直在壓縮我們相處的時間。

主角進入對角的位置時，較容易從自己主觀的感覺去感受對角的想法、感覺、感受，同時也較能進入對角的內心感受之中，有助於對生活事件的探索，並不在於其講的事實是否與實際事實相符，重點在於主角的感知、感受，心理劇有一觀點很重要就是「想像即為真」，亦即主角認為是真的事物，其就會以自己對此事物的認知來回應此事情，引起主角對此事的行為反應或情緒反應。作劇的目標是在於協助主角更為理解自己是如何看待事物，進而洞察與改變，而非在爭論是否為事實。

導演：所以你渴望她可以有多一點時間陪你，對嗎？

扮演男友的主角：對。

導演：她是故意遲到的嗎？或是怎麼了？

扮演男友的主角：她沒有故意遲到，可是好像她總是有更重要的事情在我們的關係之外。（主角開始流淚）

導演：所以她好像總是有比較重要的事情在阻斷你們的關係，讓你感覺到……。

扮演男友的主角：就是，當然相處是很快樂的，可是在那個過程裡面，可能就會覺得一直被壓縮、被壓縮的……。

導演：所以剛剛你們在看表演的時候，你的心情怎麼樣？

扮演男友的主角：其實看不太懂他們在演什麼。（笑）

導演：但是，你在那裡面的心情呢？

扮演男友的主角：然後覺得昨天做實驗做得很累，一直在看玻片看不懂，就很煩，然後加上她又這個樣子，心情真的非常不好。

導演藉著主角說出的話語，引導主角進入感覺中。此一連續問話，讓主角穿梭在自己與對角之中，因為要人進入另一個角色是需要時間的，在進行心理劇時，其暖身是持續的像「流」一樣，要耐心別操之過急。導演只要順著對話之流，行之無形地一步步引導，就能讓主角與自己逐漸暖身進入劇情之中。當導演也暖身進入其中時，其問話就愈能貼近主角，進入主角內心世界，藉由話語說出主角自己所沒有聽到或看到的內在言語。

導演：如果你內心有一句話想跟她說，你想跟她說什麼？是一直藏在心裡面，若跟她說擔心她會介意，但是你一直想跟她說的話，你想跟她說什麼？

導演運用引語：「如果你內心有一句話想跟她說，你想跟她說什麼？」此句問話有其巧妙之處，讓主角在不知不覺中順著話語，在無心理防衛之下說出內心所不敢言或害怕傷害關係的話，有助於把話談開來，開展主角內心的故事與世界。

扮演男友的主角：「可以不要這麼忙嗎？可以多照顧到我嗎？」這樣子。

導演：角色交換，做你自己。

導演：（對扮演男友的輔角說）男友稍微簡單講一下，然後講最後一句話。先沉澱一下，把自己融入那個角色，今天晚上說好一起看節目，然後她還快要遲到，感覺很焦慮，然後感覺上時間一直被壓縮。

角色交換是心理劇中發動內心世界的引擎，其時機要恰到好處，在主角說出其內心的重要或關鍵話語時使用之，以作為繼續深入對話的基礎。因為

此時是輔角第一次要進入角色中，所以導演透過引導來協助輔角進入輔角的角色，並提醒輔角進入角色時所要掌握的談話重點與情緒。

男友輔角：我們好不容易買到7點45分的票看節目，妳7點43分才到，妳一直有比我們兩人相處更重要的事情要做，我今天一大早就忙實驗室的事很累，然後玻片又一直看不懂，其實心情一直很不好，然後看戲又快來不及，就是好像其他的事都比我們相處更重要，可以不要這麼忙嗎？可以多照顧我一下嗎？

輔角在心理劇中是很重要的角色，輔角扮演得好有助於主角劇情的進行，此輔角有進入角色，所以能夠讓主角進入情緒之中。

導演：（對主角）妳心裡面的內心獨白是什麼？

當主角聽了男友的話沉默不語時，導演試著用其內心獨白來說出主角不易說出的話語。

主角：好累喔，可以不要這麼累嗎？其實我已經很累了，可以不要有那麼多問題嗎？

導演：很累喔，告訴一下他妳累什麼？跟他講。

主角：就是其實我們是有一個夢想在那邊。

導演：大聲點，跟他講，跟妳男友講。

主角：其實我們有一個夢想在那邊。

導演：什麼夢想？再跟他說一遍。

主角：譬如就是關於我們以後可能要結婚，或是以後你要出國的事情。就是我們是有一個夢想在那邊，可是這些夢想沒有錢做基礎是不行的，所以我會這麼努力、這麼拼是有這些原因在這邊，可是有時候我會希望你能多體諒，不是又開始擺臭臉，我會覺得精神壓力很大。

當主角進入自己的角色時，導演可以再順其話語引導主角說出更內心的話。主角有時因情緒或其他原因說話很小聲時，導演可以適時邀請主角大聲一點，此作法可以鼓勵主角說出自己未說的話，同時讓團體成員聽到主角講的話。否則在場的其他團體成員會因聽不到聲音而感到沉悶或無聊，甚至會覺得事不關己，這樣會影響團體治療的動力與療效。

導演：角色交換，妳坐那邊，妳進來。對，妳做男友（主角當男友，主角替身進來）。建斌我要你聽一下麗雅心裡的話。

再度角色交換，擴展對話內容與心理探究。

主角替身：可以不要這麼累嗎？其實我也是為了夢想，要出國、要結婚，所以我才會這麼努力、這麼拼，其實我很在意你，但是我真的好累，你說的話讓我覺得好累，可以不要這麼累嗎？

導演：建斌你聽到麗雅說的話，你想要回應她什麼？

扮演男友的主角：就是我想我會更體諒，然後我自己也要做好心理調適，然後謝謝妳這麼辛苦，可能我對錢真的沒有概念吧！所以可能有些事情都是妳去面對或是思考，我覺得在這點上面對妳也很不好意思。

導演：角色交換，做妳自己。

（男友輔角重複剛剛扮演男友的主角說過的話）

導演：主角妳現在心裡感覺怎樣？

主角：我覺得好多了、變輕鬆了。

讓主角在對話中宣洩其情緒。人若有很多話語不談，氣阻隔在心中會產生呼吸不順或煩悶，悶就是把心事鎖在心中，氣鬱積於胸，進而產生胸悶。對話有助於將堵在內心的話與氣導引出來，讓情緒有所宣洩而變得輕鬆。

導演：變輕鬆了，聽到這樣的話，心就變輕鬆了？

主角：對！

導演：但是之前是什麼讓妳那麼沉重？

導演：（提示男友輔角說）妳可不可以多陪我，妳把時間都壓縮了，妳那麼強勢，那麼敏感。

男友輔角：在我們相處中，妳是一個很強勢的人，好像我們的關係是被放得比較後面，妳都有理由壓縮我們相處的時間。像今天7點43分才來就差2分鐘就開演了，然後我就很緊張，可是今天是我們安排很久，我希望妳可以準時，可是妳總是有理由又壓縮到我們相處的時間，其實我一整天心情都很差，可是妳好像也沒有看到，妳可不可以多陪我一點啊！

輔角的自發有助於主角劇情的發展，且其所講的內容是剛剛主角站在男友位置所說的話，所以導演讓其繼續說下去，中間沒有打斷他的話。心理劇不是導演一個人的劇，是團體成員的劇，當輔角暖身夠，自發走入劇中，導演要讓其發聲。

（主角點點頭）

導演：我要妳出來一下（主角和導演一起走到舞臺邊），站在旁邊看一下，昨天晚上的這一段。

當主角卡在某種情緒之中走不出來時，導演可用鏡觀技巧，讓主角從客觀的角度看到自己、感受自己。

男友輔角：在我們相處中妳是那個比較強勢的人，然後好像一直都很忙，上班也這麼忙，都一直壓縮我們相處的時間，今天看這場戲也是，7點45分開始，妳7點43分才來，好像我們兩個的關係都放比較後面，妳總是有理由可以……總是有理由……。

主角替身：我知道我要多花一點時間陪你，可是我這樣好累喔，可以不要這麼累嗎？我真的盡力了，真的好累，你沒看到我累了嗎？

男友輔角：可是我今天一大早進實驗室就很累啊，看玻片又看不懂……我心情也很差啊！

（此時在鏡觀中的主角流淚）

導演：先停一下，妳現在的眼淚在告訴妳什麼？

導演試著從主角身體的感受讓她貼近自己。

主角：我也不知道，我就想哭而已。

五、做眼淚的替身，探索內在

導演：妳現在眼睛閉起來一下，把整個人化作妳的眼淚，化作是麗雅的眼淚。妳現在是麗雅的眼淚，是什麼讓妳從麗雅的眼角流出來？妳看到了什麼？妳想要告訴妳主人什麼？

導演讓主角和自己的眼淚角色交換。身體是我們人整體的一分子，身體儲存人的知覺、感受及思維，透過自己身體，特別是眼淚，眼淚是人類情感的珍珠，常常替人敘說很多情緒，也會隱藏人的很多情緒，它讓人明白流淚人的痛與苦，同時也隔絕了他人與主人之間的了解與連結。有時眼淚明瞭一切，但有時眼淚也帶走了一切，有時眼淚帶來更多人類的溫情與情感，但是眼淚也讓自己與他人隔絕，讓人覺得眼淚已告訴你一切，為何你不了解？眼淚已表明了我的需要、期望、渴望、拒絕、心意，你為何不明白？這更深地阻隔了自己與他人。於是，導演藉著主角與自己的眼淚角色交換，來探索其內心世界。

扮演自己眼淚的主角：就是一直想要做好每件事，可是好像大家都……妳也了解這個環境每個人對妳的期待跟要求，妳也想要拼命去做好每件事，可是常常在時間分配上面，妳就是這麼的忙，常常對自己其實是很不好的吧，妳總是要應付這個、應付那個，到最後妳自己的時間呢？自己呢？

導演：所以妳在告訴妳主人說，說妳總是要忙這個、忙那個，對不對？自己都不知道在哪裡，把自己搞成什麼了啊？告訴妳主人。

扮演自己眼淚的主角：就是好像沒有一個終點，就是都這麼忙，但是好像每一件事情都還是撲空的，或是要求永遠都達不到。

導演：所以妳從妳主人眼角流出來是想告訴她這些，還想告訴她什麼？她這樣多久了？

扮演自己眼淚的主角：她好像一直都是這樣吧！

導演：一直是多久，從什麼時候開始？

扮演自己眼淚的主角：就是……開始……應該是大學時代吧！

導演：更早以前有這樣嗎？

扮演自己眼淚的主角：不會。

導演：從大學時代開始忙，忙東忙西的，妳的主人過得快樂嗎？

扮演自己眼淚的主角：她有的時候很充實，可是她知道有時候會有很多的責任、很多的義務必須要去做好。

導演：當妳看到妳的主人在那邊，還有建斌在那邊跟妳的主人講話時，她那麼難受，妳感受到她的內心狀態是怎樣，眼淚？

扮演自己眼淚的主角：覺得好像就是……麗雅她也知道對方的期望，她也知道要儘量做好它們，但是她真的覺得很累，然後覺得……就是能不能夠讓自己休息一下，可以不要有這麼多要求呢？明明是我最親密的人了，還是要有這麼多要求，好煩喔。

導演：所以妳看到妳主人其實已經很累，希望她最親密的男朋友可以體諒她，不要有那麼多要求，一直要求麗雅，當麗雅做不到的時候，妳在她內心裡面看得很清楚，這時候帶給麗雅什麼？

扮演自己眼淚的主角：她也能夠理解，那她也覺得自己應該要達到，但可是……可能她現在的能力還不夠吧？

導演：所以她內心對她男朋友會有什麼感覺？

扮演自己眼淚的主角：會覺得有種好生氣的感覺，為什麼你不能夠理解？

導演：為什麼你不理解我對不對？還有呢？

扮演自己眼淚的主角：會覺得就是……跟他關係走到這邊，快樂的時間也是很多，可是有時候面臨到一些未來的責任時，能不能夠不要一直這樣索討。

導演：索討？誰在索討啊？

扮演自己眼淚的主角：就是能不能夠不要這樣一直的要求，就是會希望對方多一點體諒，可是她也了解到對方其實已經有很多的體諒，有很多很多就是她也是覺得她很委屈的地方，就是她已經盡力要做到她能夠做到最好的情況了，就是請多多指教（笑），凡事不能盡如人意。

導演：所以感覺到妳的主人麗雅已經想盡力做好了，但是得不到對方的體諒，其實她已經盡力為對方想，但是感覺到對方還是不能夠諒解她，所以有很多的難過和生氣，是不是？

扮演自己眼淚的主角：就是她也是能夠理解對方已經是盡他所能在理解了。

導演：但是對她自己來說還是感覺到不夠，是不是？

扮演自己眼淚的主角：對啊！就是會一直重複這樣子類似的對話。

六、探索與媽媽的關係

導演：我問一下，妳在麗雅的內心世界很久很久，妳是她身體的一部分對不對？在麗雅的成長經驗裡面，她跟家裡面哪一個人的關係是類似這樣？

扮演自己眼淚的主角：（主角愣了一下）就是跟她媽媽。（主角流出更多的淚）

導演：跟她媽媽，發生了什麼事啊？

扮演自己眼淚的主角：就是她是可以了解媽媽總是很忙很忙，然後總是把麗雅的需求放在比較後面的地方，甚至可能是漠視了，但是她也是

可以理解，媽媽其實真的是有她的責任、有她的事情、有她的人生想要過，但是這種被忽略的感覺真的很惡劣。（哭）

導演：所以小時候感覺到媽媽忽略掉妳，對不對？媽媽在做些什麼？小時候媽媽在忙些什麼？

扮演自己眼淚的主角：就是她的工作、她的朋友，還有就是她的人際關係。

導演：媽媽在做什麼工作啊？

扮演自己眼淚的主角：就是保險從業人員，不是正常上下班，加上她又真的蠻厲害的，所以她在這上面花很多時間。

導演：媽媽就是做保險，然後經常去忙外面的工作，媽媽業績好嗎？

扮演自己眼淚的主角：嗯，很不錯。

導演：很多時間花在外面，沒有照顧到麗雅的需求，是不是？老師問妳，眼淚妳在麗雅的體內，妳看到這個媽媽在麗雅的成長過程中，有哪一次做了什麼讓麗雅感覺到最孤單、最難過的，妳可以看到那一個場景嗎？

扮演自己眼淚的主角：就是小學時候有一次母姐會，媽媽已經答應說要去了，她就一直覺得媽媽要去，就非常開心，然後就一直很期待這件事，可是就是等到時間已經過去了……媽媽也沒到。

導演：那是在下午還是早上？

扮演自己眼淚的主角：下午。

導演：下午差不多幾點？

扮演自己眼淚的主角：下午大概2、3點的時候。

導演：2、3點的時候，角色交換，我要妳在團體選一個人做妳媽媽，感覺一下，其他人先撤。

（導演示意男友輔角退）

（主角在團體成員中，選出媽媽輔角）

導演：她是誰？

主角：她是我媽媽。

導演：老師要妳把小時候母姐會的場景布置一下，在教室，是不是？

主角：可是那一天我是在家裡，在家裡然後等媽媽來帶我，因為我們家離學校很近，所以我們的場景是在房間，媽媽是在電話的另外一邊。

導演：OK，把場景布置一下，你們先下來，讓她布置出來。

主角：這是我的床，然後……。

導演：把床布置出來。

主角：這是電話，然後我就是躺在床上。

導演：電話，是嗎？

主角：對，然後我那時候就是一直在等，一直躺在床上，一直在等、一直在等，那時候我一直試著打電話給她，那時候還沒有手機，我就是一直用 BBcall Call 她，然後我媽媽就終於肯回我電話了……然後回完電話，她就……她就……。

導演：媽媽在電話裡回了妳什麼？

主角：她跟我說「我也有我的事情要忙，不是每個人都是那麼有時間」，然後我聽完之後，就是覺得非常的難過，這樣子。

導演：妳媽媽還在電話中講些什麼？

主角：這是我印象中最深刻的部分，她就說我們每個人都有每個人的事情要忙，不是每個人都是那麼有空，總是有自己的事情。

導演：所以妳就是坐在這邊。

主角：對，我就是躺著。

導演：做給我看，妳那天是怎麼樣躺著？

主角：印象中是這樣子躺著，有很多東西放著。

導演：這個當作電話好嗎？電話沒那麼大，電話比較小對不對？上面有枕頭嗎？

主角：有，有枕頭。然後我記得我躺在這邊，聽媽媽講這個電話，然後我聽完就說「好，我知道了」，然後就把電話掛掉，然後就開始哭。

導演：好，我要妳躺著聽媽媽的電話，好，媽媽打電話，媽媽講電話。

媽媽輔角：喂，麗雅。

主角：喂，媽媽，今天的母姐會時間已經快超過了，就是妳還有要來嗎？

媽媽輔角：麗雅我跟妳說，媽媽今天很忙，不是每個人都那麼有空、有那麼多時間，就是每個人都有自己的事情要做，所以我可能不能去了。

主角：喔，好，我知道了。好，就是那時候我就把電話掛掉了。

導演讓生命故事重演。演出在心理劇上的意義就是行動，在行動中能將整個人的認知、情緒及行為全部牽動，同時喚起生命故事的記憶。

導演：我要妳停格在這裡，妳躺著。

停格，在現實生活中時間是一種流（flow），不斷地流，讓人有逝去的感覺，不能回首，不能重來，不能喚回。喚回是人的渴望，對失去的渴望，一種對缺補滿心的渴望。在心理劇中提供一種在過去、現在與未來的時間流之另一種可能性，在心理劇中名之為「超越現實」，讓人從彼時彼地帶入此時此地，讓過去的場景重現、發生。

主角：嗯，好。

導演：那時候妳就掛掉電話，對不對，那時候其實心裡有很多話想跟媽媽說，沒有說的是什麼？把它講出來。

主角：就是為什麼妳有那麼多重要的事，就是比我還重要？

導演：還有呢？把妳心裡那時候想說沒辦法說的話全部說出來。

主角：我覺得很生氣，為什麼妳可以一直忽視我，如果妳那麼不重視我，妳幹嘛要把我生下來？

導演：還有？

主角：然後我真的很討厭妳這樣忽視我（大哭）。真的很生氣……。

導演：媽媽我很討厭妳，妳生下我，卻沒有好好照顧我對不對？整天忙自己的保險是不是？還有呢？

主角：如果妳不是我媽媽那該有多好？我覺得就不用一直覺得，就是好像為什麼妳永遠沒辦法達到我的期望，我要的很少啊！（哭）

導演：妳要的是什麼？把它講出來。

主角：就是請妳正視我的存在，要不然妳就不要再當我的媽媽。

導演：人家的媽媽都怎樣？

主角：人家的媽媽都可以去母姐會啊！為什麼妳要用這個理由來跟我說呢？

導演：而且妳之前……。

主角：妳已經答應我了，妳如果不能去，為什麼要答應我呢？那妳答應了，為什麼妳又做不到？

導演：到底是妳的工作重要？

主角：還是我重要？然後我知道在妳的心目中，可能我一點也不重要吧！就是總是會有更重要的事情。

導演：那要怎樣跟媽媽說？

主角：我覺得自己很失望，為什麼會有像妳這樣的媽媽，妳為什麼要把我生下來？

導演：妳對媽媽是不是很生氣？妳站起來一下，那時候媽媽在遙遠的地方，現在媽媽站在那邊。在妳心裡面是不是有很多話要跟她說，對不對？

主角：對。

導演覺察出主角對媽媽有很多憤怒及未說出的話，所以導演將主角與媽媽對話之場景、空間距離鋪陳出來。

七、宣洩對媽媽的憤怒

導演：對媽媽很憤怒對不對？妳邊撕報紙，然後邊把心裡的話講出來。

（導演拿報紙給主角，讓主角邊撕報紙，邊說出心裡的話）

撕報紙是心理劇用來引導情緒、疏導情緒的方法。人的情緒不能發洩時，感覺被堵塞、不通。撕報紙時，藉著身體的力量將易於撕裂的報紙大力撕開，會有一種突破阻擾的暢快，同時藉著邊撕報紙，邊說出心裡的話，身心內外相互引發，有助於更多情緒引發出來。人的身體往往鬱積很多心理情緒，藉著身體的記憶引發情緒的記憶，達到疏通情緒與身體的雙重目的。撕報紙另一作用是象徵將主角內在的情緒具體化發洩出來，讓主角將藏在心裡的情緒傾倒出來，待劇結束後，導演會讓主角將所撕過的報紙收到垃圾桶中倒掉，此象徵將心裡的垃圾丟掉，清空心中的垃圾。

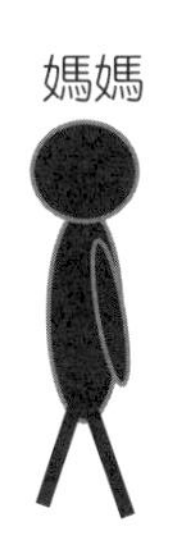

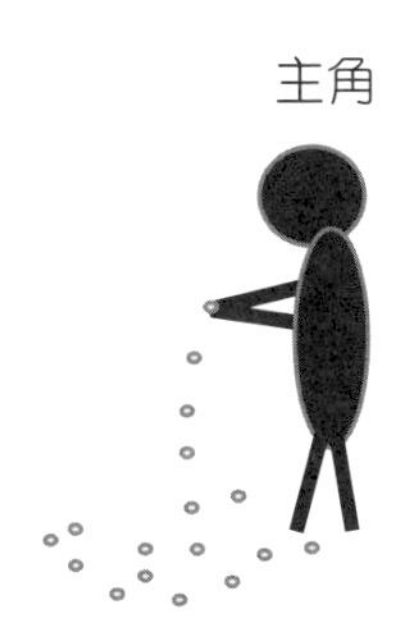

主角：我對妳很生氣妳知道嗎（撕報紙，哭泣）？為什麼妳要把我生下來？妳總是有更重要的事情，我就是真的覺得很生氣，我覺得妳這樣幹嘛要生我，然後我就得一直去面對這些我不想要面對的負面情緒，妳如果要一直漠視我，為什麼要把我生下來……。

導演：把心裡的話說出來……。

主角：妳去死好了……。（大哭）

導演：把心裡所有的話講出來。

主角：我真的很生氣，如果妳沒有辦法顧到我的話，為什麼妳還要再答應我？

導演：還有，媽媽對妳做了什麼讓妳覺得很難過，通通跟她講。

主角：我覺得，就是，我覺得……也許我不是在妳的期望裡面吧，我就不是一個妳期望的小孩啊，那妳為什麼要這樣子對我，我沒有錯啊，為什麼妳要用生下我來懲罰我，我真的很生氣，我真的好希望妳不是我媽媽，可是我又沒有辦法，那為什麼我要變成今天這樣子去面對這些事情，我覺得沒有妳，我人生會快樂很多。

導演：還有，除了母姐會這件事，還有什麼事今天都對她說出來。

主角：我不知道，我真的覺得妳是一個很糟糕的媽媽。（哭泣，苦笑）

導演：怎麼糟糕？都說出來。

主角：妳一點都沒有盡到妳做媽媽該盡的責任，那這樣子妳為什麼還要把我生下來，就是這麼多事情，從小到大妳沒有帶我上過一次市場，我們沒有一起去買過東西，妳甚至連我喜歡什麼東西都不知道，然後我真的覺得妳窮得只剩下錢，那又怎麼樣呢？

導演：還有，妳覺得媽媽怎麼樣，都說出來。

主角：我覺得妳對不起我們耶，我們這個家就常常因為妳覺得壓力很大，很沒有安全感，就是妳老是不在家，然後所有人都是因為妳，被逼的要去適應一整個環境，為什麼妳一個人可以影響大家呢？如果沒有妳，我們也可以過得很好。我覺得妳真的是一個很糟糕的人。

導演：還有呢？媽媽還做了什麼事情讓妳很難過？

主角：我覺得沒有妳的話，爸爸也會比較快樂，弟弟也會比較快樂。

導演：什麼原因，妳跟她講。

主角：為什麼妳老是要去應酬呢？然後那些牌局比我們還要重要嗎？對啊！就是這些東西比我們重要，所以心思就放在這些東西上面，我們就是不重要的人，那為什麼還要跟我們生活在一起呢？我們沒有做錯什麼事情啊，然後妳不要老是做錯了事情，才要對我們好，我們根本沒有做錯什麼事情，為什麼我們要被妳這樣懲罰？

導演：把所有的氣都發出來，還有什麼讓妳很生氣的？

主角：我覺得好像好多了。

導演：還有什麼？從小到大讓妳很生氣的還有什麼？母姐會，還有她去找她的牌局都不顧你們，還有什麼？讓你爸爸也不快樂對不對？

主角：對。

導演引導主角說出心中沒說出的話，且一層一層深入主角的內心感受。在心理劇中很多被討論到的議題是「孩子怎麼可以對媽媽或長輩生氣？」在中國倫常的社會中是不被允許的，此事違反倫常，是不孝的行為與舉動。因此，子女在現實生活中，是不能說出父母的缺點也不能對父母有怨言的，一旦說出怕被人說是不孝，或是自責自己怎麼可以說自己父母的不是。然而，父母是人，其也有犯錯或不圓滿之處，在文化中教導我們要視而不見，或為其做出合理的解釋；但人還是人，與他人不睦時，就會有情緒，會難過、生氣、不愉快，但因對象是父母、長輩，所以只好忍，忍氣吞聲的，因而將氣鬱積於內，胸悶得說不出話來，將一切的話或想法往內吞，此若無適當的調適或宣洩的管道，久之就形成各種心身症，或見父母就不言，或避而遠之來減少衝突，進而親子關係疏離，而雙方也因疏離，各自在內心揣測對方的想法、作法或看法，使彼此有更多的誤解、隔閡與埋怨，彼此心中充滿了怨氣與怒氣。有鑑於此，心理劇為主角創造出一個對話或宣洩的空間，讓主角有機會說出其心中的想法、看法與感受，發洩其心中的怒氣與怨氣；當心中的怒氣與怨氣漸漸平息之後，才能使被怨氣、怒氣所堵住的思慮清晰，進而看見彼此與澄清彼此的關係及生活中所產生的恩怨情仇。在此段劇中，導演就是引導主角將其未對媽媽所說的話、恨、難過（不被期待地生下來）、壓力、悲泣、怨氣（不被了解）、怒氣、埋怨（常去應酬）、不滿（媽媽的自私）、不平（重男輕女）、偏心、被漠視等情緒一一表達出來，藉以疏通主角內心的情緒。

導演：還有什麼？跟她講。

主角：我覺得就是，妳從來沒有試著要了解我們，妳只要自己開心就好了。

導演：妳都沒為我們想，是不是？

主角：從來都沒有，永遠都只有他們。

導演：而且都為妳自己，很自私自利，是不是？

主角：我覺得妳很自私，我覺得妳是一個很自私的人。

導演：妳雖然是我媽，可是都沒有盡到任何責任，是不是？

主角：對，妳沒有做到一丁點媽媽該做的事情，為什麼我們家要承受這一切，這並不公平啊！我們並沒有做錯任何的事情。可是我常常覺得很生氣，為什麼我需要去面對這些事情？

導演：妳渴望什麼？跟媽媽講？

主角：我覺得妳可以正眼看我，好好跟我講話講5分鐘，妳不要偏心。我不是兒子，又怎麼樣呢？

導演：她重男輕女，是不是？跟她講。

主角：我覺得妳非常的重男輕女，妳從來沒有在乎我的需要。

導演：我想要什麼，跟她講。妳需要什麼？

主角：我需要妳完全的了解。

導演：我心裡渴望……。

主角：妳能夠好好跟我吃一頓飯，就是沒有任何的挑剔，我知道我做很多事情都不是妳心裡想的那樣子。

導演：我心裡非常希望……。

主角：我希望妳能夠……能夠多陪我們一點，不是只有妳自己的事情，我希望妳可以對爸爸好一點，他真的是一個很好的人，可是妳對他其實並不公平。他為這個家做了很多的事情，可是妳都沒有在乎其他人內心的感受，妳總是在顧妳自己，妳總是覺得妳的事情比什麼事情都還要重要。

導演：從小妳就……我從小妳就怎樣？

主角：我覺得從小就被妳漠視，其他人也是、爸爸也是，我們的需要妳從來沒有重視過，妳就算有重視也是妳覺得經常在外面不回家，覺得不好意思而已。

導演：妳這樣的行為帶給我……。

主角：我覺得很困擾，而且我覺得很生氣，我覺得非常不舒服，妳知道嗎？我真的覺得非常的生氣，妳知道嗎？妳有正視過我的情緒嗎？妳有在乎過我嗎？沒有在乎，妳為什麼要生我？

導演：妳幹嘛生我啊？生我的目的是什麼？跟媽媽講，問她……。

主角：因為妳只是需要婚姻而已，可是妳根本不需要我們，我真的懷疑妳有沒有愛。

導演：當我看到別的同學的媽媽都參加母姐會的時候……。

主角：我覺得我好羨慕，可是我又覺得很生氣，因為我覺得，為什麼妳要讓我跟人家好像都不一樣。

導演：讓我像……。

主角：我覺得我很像沒有媽媽的人。

導演：還有什麼委屈都跟媽媽講，從小到大的。

主角：我覺得我受夠了，我真的好想要徹底的離開妳，還有妳不要老是用妳的那一套，我不要再被妳說服了。

導演：哪一套？妳跟她講。

主角：妳說妳很忙我也知道啊，可是為什麼總是我們在諒解妳，妳從來沒有諒解我們，妳從來沒有注意我們的需要。為什麼總是我們在體諒，為什麼總是我們在適應妳的生活，可是妳有在適應我們的生活嗎？妳有關心過我們嗎？

導演：我們像個沒有人要的人。

主角：我覺得這真的很悲哀，如果妳不想要我們的話，為什麼妳不離開，妳為什麼不死掉。（掩面哭）

導演：我很氣妳，對不對？跟她講。

主角：我真的很生氣，可是妳從來不在乎，妳只在乎你自己。

導演：妳不在乎讓我覺得……。

主角：我覺得很生氣，而且我討厭那個總是想討好妳的我，為什麼我就不能把妳忘記。

導演：妳那麼自私也讓我討厭我自己，是不是？

主角：對！

導演：跟她講！

主角：妳知道妳那麼做也讓我討厭我自己嗎？

導演：妳影響到我。

主角：妳影響到我了，妳知道嗎？可是妳從來就不改變。

導演：告訴媽媽，她影響到妳什麼？

主角：我覺得我很沒有自信，可是妳在乎嗎？

導演：她還影響妳什麼？跟她講。

主角：我覺得……我好怕跟妳一模一樣。

導演：我好怕跟妳一模一樣，是不是？還有呢？

主角：我覺得因為妳，我一直都在傷害別人。

導演：告訴她，因為她妳傷害了誰？

主角：我覺得我沒有辦法對我愛的人很好，我總是會傷害他們。

導演：是什麼？媽媽的什麼會讓妳傷害妳愛的人？

主角：我覺得我跟妳一樣，我不想學妳，但是我其實也在做一樣的事情。

導演：她對妳的交友有什麼影響？跟媽媽講。

（主角沉默了 10 秒）

導演：把所有的話跟媽媽講。

主角：我覺得我好像一直都在找跟我爸爸一樣可憐的人，然後一直在讓他們很痛苦，他們一直都對我很好，可是我覺得妳讓我很沒有安全感，然後也會影響到我對待他們的方式，他們應該值得更好的，可是我卻一直在虐待他們，這都是妳害的，可是妳從來不了解，也不試著了解，妳只想做妳想做的事。

導演：跟媽媽生氣什麼都說出來，今天把氣都發出來，不要憋在心裡。

主角：我會跟前面那個爛人牽扯那麼久，都是妳害的。

導演：跟前面男友牽扯這麼久，是不是？

主角：對！

導演：怎麼牽扯？跟媽媽講。

八、宣洩對前男友的憤怒

主角：他一直在虐待我，妳知道嗎？可是都是妳害的，我一直在他面前委曲求全，妳知道嗎？他一直在精神上虐待我，妳知道嗎？妳在乎嗎？

此段與前面虐待的敘述，指出在不安全型的依附關係中，人因為沒安全感，於是找一份關係來讓自己安全，若此關係是一種不安全的關係時，往往讓人會以虐待人或受虐待的方式與他人相處，故主角以虐待人的方式對待現在的男友，在之前則以被虐待的方式，委曲求全地忍耐前男友的精神虐待。

導演：因為以前都討好妳，所以也都討好前男友，是不是？

主角：對！

導演：所以妳要忍受很多前男友的精神虐待，是不是？

主角：他就是一個變態。

導演：怎樣變態？把對他的氣也全部發出來。

主角：你有什麼資格一直、一直的虐待另外一個人？（開始針對前男友）

導演：妳忍受了什麼？跟媽媽講。

主角：你不愛我就早點離開啊，你為什麼要一直在那邊什麼事情都不說，我沒有一定要你怎麼樣，你什麼事情都不說，然後我什麼事情都要猜。

導演：妳前男友是這樣子，對不對？什麼都不說，是不是？什麼都要猜，是不是？用精神來虐待妳。

主角：對！

導演：還有，把氣都發出來。對，把對前男友的憤怒都全部發出來，要罵他也都可以，知道嗎？

主角：你真的很虛偽。

導演：對！很虛偽。

主角：我真的好想要毀掉你的學術生涯，我真的好想要寄匿名信去毀掉，你真的是一個非常表裡不一的人。如果你不愛我就早點說，我並沒有要，為什麼你什麼都不說，然後背後……。

導演：背後怎麼了？

主角：裝的好像一副沒有你的事情一樣，然後就把我像垃圾一樣丟掉。

導演：你算什麼男人對不對？

主角：你這賤人。

導演開始將劇的主軸轉向主角與前男友的事件。導演在此處理主角被前男友拋棄的憤怒，主要的導劇方式是引導主角說出其對前男友的不滿與怒氣，將其鬱積在心中的事說出來並宣洩其情緒。所使用的方式是用「話語重複術」能將觸發主角心中情緒的字眼加以強化，讓主角內心產生共鳴，而引發主角說出更多內心的事與情緒。此亦運用《易經》的「同聲相應，同氣相求」之方法，以導出主角內在的聲音與相應的怒氣加以宣洩。

導演：玩我是不是？不負責任跟我媽一樣是不是？

主角：對……愛是一種責任不懂嗎？你們怎麼可以浪費一個人的青春，然後就拍拍屁股走了，或者是假裝無辜，假裝你們什麼都不知道，然後就說聲對不起，可是你們真的有道歉嗎？你們真的有誠意嗎？我一點都感受不到，我超恨你們的，我好想把你們殺死喔。

導演：把氣都發出來，把這當成前男友，把他撕死，把他撕掉。

主角：我真的好想你被車子撞死，讓你知道什麼叫做意外。

導演：虐待了我，欺騙了我，是不是？

此時導演看到，主角內心對媽媽及前男友還是有很多憤怒，藉用撕報紙引導主角的怒氣。此時，可以看到主角對媽媽和前男友的情緒與憤怒相互交雜著，所以在問話中亦隨著主角的話語來引導，並不刻意區分主角現在對媽媽或者是對前男友，若此時導演刻意要去區分，很容易讓在情緒中的主角又回到理性之中，影響情緒的發洩。在心理劇治療當中，理性對主角而言雖很重要，但若情緒過大往往會阻礙理智的思考，因此需要先宣洩其情緒。在導演所提倡的「中醫心理劇」中，依五行相生相剋的醫理，木克土，怒屬木，思屬土，怒氣過大會讓理性無法出來，因此要先宣洩怒氣，讓氣平順之後才能做理性的思考。這就是此段處理之依據。

主角：對！

導演：還假裝很無辜，是不是？

主角：對！

導演：讓我也不敢對你生氣，是不是？把氣都發出來。

主角：我覺得我好恨我自己為什麼還要委曲求全，為什麼你們都有主控權？

導演：所以氣全部都發出來，不要憋在心裡面，憋那麼久的氣全部都發出來。把他撕爛。

主角：而且，我比你有天分多了，你不要老是用這種方式，讓我覺得我好像一個笨蛋。告訴你，你這輩子都不會有成就的，你就是一個爛人。

導演：很爛的人，始亂終棄，是不是？

主角：他媽的！

導演：氣都發出來！

主角：你不要以為你做的研究很有價值，告訴你，我做的研究比你有價值多了，你憑什麼歧視我，你憑什麼？你也沒什麼了不起的，告訴你。

導演：對他的憤怒全部發出來，把所有的氣都發出來，要罵什麼都可以。

主角：我覺得你也沒什麼了不起，可是你憑什麼一直在心裡瞧不起我。

導演：你算什麼啊你！

主角：你只是一個垃圾！

導演：裝無辜咧！

主角：對！

導演：一直在虐待我。

主角：為什麼？為什麼？我也是人家的小孩，你憑什麼？你並沒有比較高貴好嗎？你並沒有了不起好嗎？你的研究真的很爛，你做不出來的，我告訴你。

導演：讓你怎樣了？

主角：我覺得跟你在一起，是我對自己最不好的事情之一，我對不起我爸爸，我爸爸這麼疼我，你不要以為我不知道你心裡面也很討厭我爸爸。我覺得我自己真的超級蠢的。

導演：你跟我媽媽……。

主角：你們兩個都好像，你們兩個都好自私，可是我媽比你好多了。

導演：她至少……。

主角：我媽至少不會裝無辜，我媽至少還會知道她可能錯了，可是你卻覺得自己沒有錯，因為你覺得你自己最重要，像你這種人，我這輩子都不要再想起你這個垃圾。有什麼了不起啊！

導演：把對他的憤怒都說出來、罵出來，別憋在心裡。

主角：我真的好生氣，我真的很生氣，你知道嗎？你有在乎過我的感受嗎？如果你真的愛一個人，你為什麼可以這樣忽視她的感受。

主角此時的情緒漸漸轉向前男友，並區分出前男友與媽媽之間的不同，看出她對媽媽的氣已漸消，但仍對前男友有很多的憤怒，例如：前男友對她的忽視與前男友的虛偽。

導演：在跟你交往的日子裡。

主角：我覺得我非常沒有價值，而且我明明就比你聰明，也比你有天分、有能力。

導演：但是我卻……。

主角：為什麼我要委曲求全！

導演：把所有的氣都發出來！

主角：我真的很生氣你知道嗎？我真的好希望你死掉。不過你會有報應的，你這樣對我。還好我再也不用忍受你那些垃圾，你這個虛偽的雙面人。

導演：把氣全部都發出來，不留在心裡面來委屈自己。

主角：（主角沉默，撕了報紙10秒鐘後）老天會懲罰你的。

導演：對他還有很多氣，對不對？

導演覺察到主角已將怒氣轉至其前男友身上，且怒氣很多，此時需要處理主角與前男友的關係，所以導演請主角在團體成員中選一個人當她的前男友。讓前男友真實呈現在主角面前，並引導主角使用「出氣棒」對著劇中的輔角，使勁打在地上，如同在打前男友一般，將內在所有的氣打出來。出氣棒是一引導主角怒氣的道具，在使用時需要很小心，要提醒主角在現實生活中不能殺人、打人。另外，出氣棒也不能讓主角打在輔角身上，此亦在教導主角：人可以發洩怒氣，但是要以一種不傷害自己與不傷害別人的方式為之。

主角：對！

導演：我要妳在團體成員裡面，把那個前男友找出來，看誰可以當那個前男友，慢慢看一下，誰可以當那個前男友？

（主角在團體成員中，找一個人當前男友）

導演：我要妳站在這裡，在現實生活裡面我們不能殺人、打人，但在心理劇場裡面可以把氣發出來，知道吧，我要妳做一個動作，妳雙腳跪在這邊，然後拿起棒子來，往地上打下去，把所有的氣打下去，看著他打，把心裡要罵的罵出來。

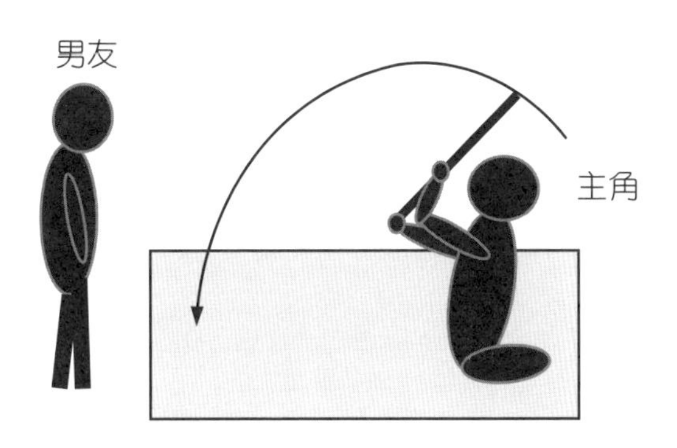

主角：我好恨你，你這個廢物！！！！！！你憑什麼……你憑什麼……你自以為高人一等但是你並沒有，我告訴你……你以為你自命清高是不是……哼，我還是比你早畢業了……我覺得對不起我爸爸，我爸爸對我這麼好，可是我卻找了一個人來羞辱他……還假裝沒有羞辱我爸……。

主角開始拿出氣棒打地板，並將所有對前男友的怒氣發洩出來。主角足足打了十幾分鐘來發洩其情緒，導演覺察出主角的氣已發洩得差不多的時候，暗示前男友輔角慢慢倒在地上，好像被主角打死一般，於是導演問主角想對前男友怎樣，主角說不想將他放在心裡面，於是要主角將前男友拖出劇場之外。

（導演指示前男友輔角慢慢倒下，……）
（主角把前男友輔角拖出去……）
（擺墊子讓主角躺在上面，推主角背，要主角哭出來……）

當主角將前男友拖出心裡之後，導演擺墊子讓主角躺在上面，並用一條布蓋在主角背上，然後推主角背部的大椎穴，讓主角內在的悲哀釋放出來，待主角的哭聲漸徐，放音樂繼續，讓主角休息。在「中醫心理劇」中，依《黃帝內經》醫理，人的悲哀受阻，氣藏於肺，音屬哭，導演推主角背部之大椎穴，有助於主角將鬱積於肺的氣宣洩出來。又在五行之中，金克木，人有太大的悲哀會克制怒氣出來，但若怒氣太大亦會發生反克現象，讓悲哀出不來，所以當主角將憤怒發洩之後，接下來就引導主角將鬱積於肺的悲哀宣洩出來。

（放音樂讓主角休息）

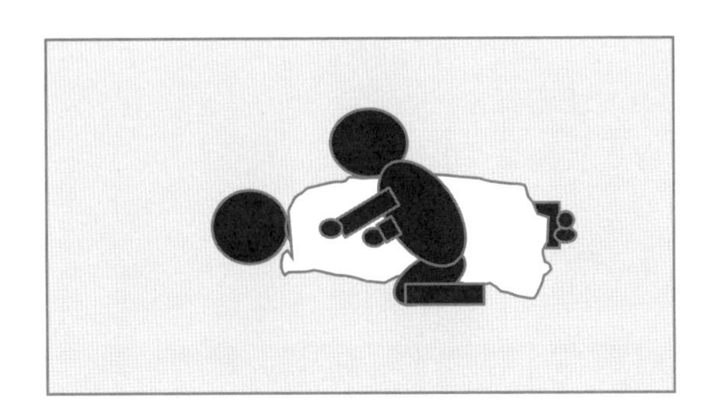

九、安撫情緒

（待主角宣洩悲哀之後）

導演：（問主角）當自己悲傷的時候有誰可以照顧妳？

主角：沒有。

導演：妳內心想不想媽媽陪著妳？

主角：想。

導演：可以讓媽媽抱著妳照顧妳嗎？

主角：可以。

（導演請媽媽輔角抱著主角，再請團體其他成員也靠過來一起支持主角，並放《心肝寶貝》的曲子安撫主角）

（5分鐘過後）

導演：現在感覺怎樣？

主角：我覺得還蠻平靜的。

導演：媽媽留下，其他人退，（對主角）把鼻涕擤一下，把眼淚也擦擦，看著媽媽。如果有機會可以跟媽媽好好談，妳想跟媽媽說什麼？

主角：我現在覺得妳也很累，可是我覺得有一些更重要的事情，妳需要好好去思考，妳內心在乎的東西是什麼？我覺得那個答案不一定是我們，也可以是……。

導演：妳會在什麼地方找媽媽談，如果有機會的話。

主角：在她的床上。

導演：把媽媽的床布置出來。

主角：要鋪床嗎？（主角拿布）

導演：對……媽媽坐哪裡？妳坐哪裡？

主角：就是她躺在這邊，這是我爸爸的位子。

> 導演為了讓主角在現實生活中能說出心裡的話，因此邀請主角將可能與媽媽對話的場景布置出來。此作法是一種角色訓練，也是一種「未來劇」的作法，給主角創造出與媽媽談話的情境。

導演：然後妳呢？妳在哪邊？

主角：我可能在她的腳這邊。

導演：好，媽媽躺下來，妳會坐著嗎？

主角：應該會，老師妳現在是在問實際的狀況嗎？

導演：對，如果有機會跟媽媽談的話。

主角：應該是她躺著，然後我想我會坐在這邊吧！

導演：拿一個墊子坐比較舒服。想跟媽媽說什麼，跟媽媽說。

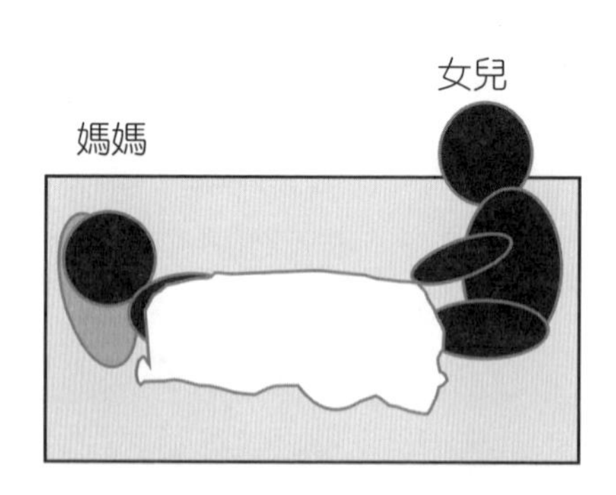

主角：我覺得妳也很累，然後壓力其實很大，可是真的很希望妳可以多在乎我一下，不想要再被妳忽視。我不是男生，我知道這可能讓妳壓力很大，或者是覺得我很奇怪，我想的事都跟妳不一樣。妳很想要有一個女兒想的事情都跟妳一樣，可是我就不是妳希望的樣子，我覺得也許妳覺得很悲哀吧，就是有婚姻跟小孩，可是我也覺得很悲哀啊，然後就這樣子，至於妳聽不聽得懂我講這些話，還是希望妳可以正視我們的需要吧！

（主角道出內心想跟媽媽講的話）

人在情緒宣洩後，較能用理智來看待與重要他人的關係。因此，在心理劇中，不只是處理主角的情緒，同時在主角的情緒宣洩後，思緒較為清晰時，協助主角運用理智與智慧，來處理與重要他人的關係。

導演：我要妳角色交換扮演媽媽。

（主角換到床上躺著，扮演媽媽）

導演：媽媽，妳要聽一下女兒內心的話。

主角替身：我覺得妳也很累，然後壓力其實很大，可是真的很希望妳可以多在乎我一下，不想要再被妳忽視。我不是男生，我知道這可能讓妳壓力很大，或者是覺得我很奇怪，我想的事都跟妳不一樣。妳很想要有一個女兒想的事情都跟妳一樣，可是我就不是妳希望的樣子，我覺得也許妳覺得很悲哀吧，就是有婚姻跟小孩，可是我也覺得很悲哀啊，然後就這樣子，至於妳聽不聽得懂我講這些話，還是希望妳可以正視我們的需要吧！

導演運用角色交換的技巧，讓主角能易地而處地與媽媽對話，並體會在媽媽位置上的感受與想法。因為主角此時對媽媽的憤怒已釋放掉，而且主角剛剛在與媽媽的擁抱中，感受到媽媽的愛與安撫。因此，較易進入媽媽的內心世界，感受媽媽的看法、想法、行為。在後面對話過程中，導演從主角與媽媽的對話中，看出她們問題的根源，從而引導主角看清媽媽的處境與動機，一步步引導主角看到媽媽行為背後對主角的愛與關懷，讓主角看到媽媽是在用媽媽的方式愛著主角。

導演：媽媽，如果有一個機會妳女兒跟妳這樣講的時候，妳想要跟她講什麼？

扮演媽媽的主角：難道我對妳不好嗎？我幫妳買那些東西，我對妳不好嗎？難道……好啦！好啦！那不然妳找別人當妳媽媽好了。

主角替身：我也想找別人當我媽媽啊！如果可以選擇，我現在就不會在這裡了。

扮演媽媽的主角：對啦！對啦！我就是對妳不好啦，不好意思啊！那妳趕快去找別人當妳媽媽。

導演：媽媽，妳都一直這樣對你女兒說，對不對？妳知道妳女兒最想要的是什麼嗎？媽媽。

扮演媽媽的主角：我不知道，我也不知道。

導演：妳對妳女兒好嗎？

扮演媽媽的主角：我對她哪裡有不好？

導演：妳對她有什麼好，說給我們聽聽。

扮演媽媽的主角：她要什麼我就買給她。

導演：還有呢？

扮演媽媽的主角：你看看她的房間，那些書，她的貓。

導演：都是媽媽妳買給她的是不是？

扮演媽媽的主角：有些不是吧！（笑）

導演：媽媽，妳也替她做一些事情了，是不是？

扮演媽媽的主角：對啊……難道我對她不好嗎？我供她吃、供她住。

導演：那我問妳，是什麼讓妳想要買一些東西給妳女兒？妳出自於什麼？

扮演媽媽的主角：看到就買啦！

導演：看到就買，所以妳看到都會想到妳女兒，是不是？

扮演媽媽的主角：有的時候。

導演：有的時候嘛。有時候會想到她，對不對？

扮演媽媽的主角：對！

導演：我問妳，在妳心中，妳愛不愛妳這個女兒啊？

扮演媽媽的主角：很愛啊！不然我幹嘛養她？

導演：喔，所以妳會為她做一些事情，妳還為你女兒做過些什麼事啊？在妳印象當中……媽媽？

扮演媽媽的主角：難到我對她不好嗎？

導演：我知道，我知道妳心裡面對她很好，但是妳有沒有做過什麼事，感覺妳是全心全意為妳女兒而做的，而不是為妳自己，因為妳女兒一直感覺到說，妳做保險工作，時間都不固定，特別是在小時候那個母姐會的時候，她多希望妳可以像其他的媽媽一樣，可以去參加，但是妳卻因為那時候很忙，沒辦法去，她都耿耿於懷，媽媽妳知道嗎？

扮演媽媽的主角：可是我對她不好嗎？她要什麼我都買給她。

導演：嗯，妳除了滿足她物質之外，妳滿足她心理了嗎？

扮演媽媽的主角：對啊！對啊！我就是做的不好啦，那叫她去找別人當她媽媽啊！

導演：媽媽，妳聽這個話很生氣，對不對？

扮演媽媽的主角：對！

導演：是什麼讓妳覺得生氣，媽媽？

扮演媽媽的主角：我覺得我也是盡力在做好我該做的事啊，可是我真的很忙啊！

導演：所以媽媽妳也很委屈，是不是？

扮演媽媽的主角：對！

導演：委屈妳女兒不了解妳，是不是？告訴妳女兒。

扮演媽媽的主角：我覺得我對妳哪裡有不好，妳需要什麼我都買給妳，然後，妳看妳房間那些東西，妳現在有的還不都是我給妳的。

導演：媽媽我問妳喔，妳的媽媽是做什麼的？妳的媽媽，也就是麗雅的外婆。

扮演媽媽的主角：她是賣自助餐的。

導演試圖探索媽媽學習表達愛的方式之來源。

導演：賣自助餐的，那妳的爸爸呢？也就是麗雅的外公。

扮演媽媽的主角：就是，也是，就是經營那個自助餐的。

導演：自助餐是不是？媽媽我問妳喔，妳的爸媽怎麼愛妳？他們愛妳嗎？他們愛妳嗎？媽媽。

扮演媽媽的主角：他們愛啊，不然……。

導演：他們用什麼方式來表達對妳的愛？

扮演媽媽的主角：不愛的話為什麼要生我呢？

十、覺察代代複製愛的表達方式

導演：喔，除了生你之外呢？妳的爸媽曾經為妳做過什麼？都用什麼來表達對妳的愛，妳想要什麼都會買給妳嗎？

扮演媽媽的主角：我們那時候哪像她們現在這麼好命。

導演：喔，其實要什麼都要不到，對不對？所以你現在有錢的時候，為了補償自己要不到，所以妳女兒想要什麼都給她，是不是？

扮演媽媽的主角：應該是吧！

導演：是不是這樣子，所以在妳的心裡面，當妳女兒有什麼需要的時候就買給她，這就是表達愛了，是不是？因為妳以前的環境是要不到東西的，是這樣嗎？

扮演媽媽的主角：應該是吧！（主角流淚）

導演：所以在妳的生活經驗中學到一個東西，就是當孩子需要什麼我買給她就是表達愛了，對不對，是這樣子嗎？媽媽。

扮演媽媽的主角：應該是吧！

探索行為學習的來源，是很重要的部分。在心理劇角色理論中，深刻的理解人的角色與行為，是透過後天環境學習而來的。人在成長過程中，不知不覺學習到生命中重要他人的行為、想法與情緒，也許這些行為、認知、情緒是當事人所不喜歡或喜歡的，但在環境薰陶之下，潛移默化進入學習者的行為、認知與情緒之中，其表現方式，有的人可能全盤接收完全複製，有的人則完全相反，這兩種狀況都會深刻影響著學習者。於是，在心理劇中有時會運用問話或展現原生家庭的互動模式讓主角加以洞察。以此劇為例，主角對媽媽的很多行為感到氣憤與不解，因此導演讓主角站在媽媽的位置上探討媽媽的原生家庭對媽媽的影響。換言之，讓主角站在媽媽的位置上，來探討媽媽在小時候時，外公、外婆是如何與媽媽互動、形塑媽媽與人的互動方式，進而將學習到的行為、認知與情緒，運用到與主角的互動中，讓主角更深刻體會到媽媽的處境，體會到媽媽那麼辛苦的賺錢給女兒買東西，是在「補償自己曾經要不到」的心境，媽媽覺得給孩子買東西就是最好的愛了，也因此讓主角感動地流出眼淚。

導演：告訴妳女兒。

扮演媽媽的主角：媽媽以前小時候要什麼都沒有什麼，我很早就出來工作了，還要照顧弟弟妹妹，那妳現在想要什麼我都可以買，這都是我表達愛的方式，所以妳還有什麼好挑剔的？對不起我做的不好，但是妳還有什麼好挑剔的呢？

導演：媽媽我問妳，是什麼讓妳忙東忙西的，連照顧孩子的時間都沒有，是什麼讓妳要做這些事？

扮演媽媽的主角：朋友的邀約難道我可以不去嗎？這些人際關係難道不是要為以後賣保險或者是為其他事情鋪路嗎？

導演：所以為了妳的保險，要去做一些人際關係，對不對？

扮演媽媽的主角：對啊！不然妳以為錢要怎麼來呢？

導演：所以妳這個目的也是為了賺錢要供孩子用，是不是？

扮演媽媽的主角：對！

導演：所以妳也是逼不得已的，媽媽，是嗎？

扮演媽媽的主角：是……是啊！

導演：告訴妳女兒。

扮演媽媽的主角：如果我不這樣做的話，妳會有那些物質可以享受嗎？妳會可以想要去哪裡就去哪裡嗎？妳想出國就可以出國嗎？

導演：那媽媽，我問妳，妳做保險好不好做？

扮演媽媽的主角：要是好做的話，還要那麼辛苦嗎？

導演：所以妳要花比別人多的心力，是不是？

扮演媽媽的主角：對！

導演：很多的壓力嗎？媽媽。

扮演媽媽的主角：對啊！是啊！

導演：如果拉不到客人買保險，妳心裡會覺得怎樣？

扮演媽媽的主角：會覺得很焦急啊！

導演：很焦急，當你焦急的時候妳會更怎樣？

扮演媽媽的主角：我會更不想要待在家裡吧！

導演：妳會更想要去建立關係，多做一些生意，是不是？

扮演媽媽的主角：對啊，或是想多去外面放鬆。

導演：告訴妳女兒。

扮演媽媽的主角：我這樣子跑難道不是為了你們嗎？只是有的時候我真的覺得你們很煩，我真的覺得沒有你們會更好，我只要照顧自己就好了。

導演：我也需要透透氣，是不是？

扮演媽媽的主角：對！

導演除了讓主角體會媽媽的處境外，還要主角站在媽媽的角色上將媽媽的感受與心裡的話說出來，此作法是導演用「告訴妳女兒」引導主角進入媽媽的內心世界來問話，讓主角透過言說，在言語中更進入媽媽的內心世界中，來體會媽媽的處境，因此主角從言談中說出「這些人際關係難道不是要為以後賣保險或者是為其他事情鋪路嗎？」、體會出媽媽的「逼不得已」、「辛苦」、「壓力」、「焦急」、「焦急時更不想待在家裡」、「想多去外面放鬆」、「想照顧自己」等的情緒與想法。

十一、母女會心

導演：角色交換做自己。

導演：麗雅，我想讓妳聽聽媽媽的回應。

導演：（對媽媽輔角說）準備好就開始講，媽媽。

當主角站在媽媽的位置將想說的話說出後，導演就用角色交換的方式，讓主角在自己的位置上聽聽媽媽內心的話，並加以回應。當媽媽輔角將剛剛主角說過的話再重述時，導演需要細心地聽輔角有無遺漏剛剛主角講話的內容，若有遺漏之處要引導輔角講出來，這是導演在進行角色交換時，所須具備的能力。換言之，導演須記下劇中主角講話的內容，最好是一句不漏的記住，才有助於主角更融入心理劇中，同時適時提醒或輔助輔角扮演好輔角的角色，協助主角進入劇中。常有學生問老師你為何能記那麼多？是你的記憶力好嗎？其實不然，在當導演時，只要能專注就能記下劇中所講過的話，當然這也需要訓練，在導演養成過程中，一定要先學會當輔角，當輔角時就要學會專注，試著學習進入主角的內心世界，來體會主角當時的處境、感受與想法，注意主角說話的神情、語調、姿勢，讓自己進入主角的位置，用主角的語氣、神情、姿勢、感受說出主角剛剛所說過的話，這是在輔角訓練時所必須學到的本領，一旦很容易進入主角的角色、情緒與感知，就儲備了當導演的條件，將來在導劇時就能深入主角的內心與輔角的狀態，進而引導主角與輔角。

媽媽輔角：難道我對妳還不夠好嗎？妳要什麼都買給妳了，妳看妳房間那些東西，哪個不是我買的，妳要什麼我都買給妳，妳要出國、妳要念書，我錢都給妳了，妳還有什麼不滿意的，我也很累啊，妳知不知道做保險有多累？我要是拉不到客人，我們要怎麼辦？我以前的爸媽，我都要不到那些東西耶。我從我爸媽那學到，他們照顧我，給我吃、給我穿、給我住，那樣就是很愛我啦，我就是這樣愛妳的啊，妳還有什麼好挑剔的。我其實壓力也很大，我如果拉不到那些客戶，賺不到那些錢，我要怎麼供給你們，偶爾在外面我也想要放鬆啊，我不想在家裡壓力還那麼大啊！我這樣子跑難道不是為了你們嗎？只是有的時候我真的覺得你們很煩，我真的覺得沒有你們會更好，我只要照顧好自己就好。

導演：妳有什麼要回應給媽媽的？

主角：妳講這些事情我都知道啊！我也都理解啊，可是我真的覺得很懷疑，既然這樣子，為什麼還需要我呢？妳生了一個小孩，可是妳卻覺得只要有錢就可以照顧好一個小孩，我覺得這實在是一件很悲哀的事情。

導演：妳需要什麼跟媽媽講，妳都沒跟媽媽講過，對不對？跟媽媽說。

主角：我覺得我跟妳講妳都聽不懂，妳也不想聽。

導演：妳內心渴望什麼？

主角：我希望妳可以每天花時間在我們身上。

導演：花多少時間，具體一點跟媽媽講。

主角：我覺得5分鐘，非常少的時間，那樣就可以了。

導演：這 5 分鐘要做什麼跟媽媽講，因為媽媽以前的外公、外婆沒教過她。妳告訴她一下，具體一點跟她講。

主角：我覺得我們可以好好一起看電視，或者是講一講今天發生的事情，妳在忙的事情，我們也會想要幫妳承擔啊，我也知道妳心情可能會不好，我們都感受得到，可是妳卻什麼都不說。

導演：當妳不說的話……。

主角：我們會很不安，起碼我會很不安，我會覺得我做錯什麼了，然後讓妳不高興，可是我根本沒有做錯什麼事情啊，可是妳什麼事情都看我不順眼啊！

導演：所以當媽媽妳把妳的難過告訴我時，我會覺得……。

主角：我會覺得，我會覺得很高興，而且可以幫妳禱告。（主角哭了出來）

此處，主角能理解媽媽的話，但還有其困惑及懷疑，這是引入談話很好的契機。因此，導演善用此契機，引用Satir冰山理論的內心層次，一一引導出主角的需要、渴望與想要。進而具體化主角內心的渴望，例如：要媽媽陪伴的時間與陪伴時可以做些什麼？當媽媽不告訴主角自己的需要，主角所感受到的不安全感，以及媽媽如果說出其需要，主角會很高興，讓主角也有承擔媽媽辛苦的機會，甚至可以為媽媽禱告。

導演：把鼻涕都擤出來，對，再拿衛生紙，把鼻涕都擤出來，憋在內心的東西都擤出來。再拿衛生紙繼續。

導演：角色交換扮演媽媽。

導演：（跟主角替身說）把那些話跟媽媽講。

主角替身：我希望妳可以每天花 5 分鐘的時間，我們可以好好一起看電視，或者是講一講今天發生的事情。妳在忙的事情，我們也會想要幫妳承擔啊，我也知道妳心情可能會不好，我們都感受得到，可是妳都什麼都不說。我們會很不安，起碼我會很不安，我會覺得我做錯什麼了，然後讓妳不高興，可是我根本沒有做錯什麼事情，可是妳什麼事情都看我不順眼啊！我會覺得，如果妳把妳的難過告訴我，我會覺得很高興，而且可以幫妳禱告。

導演：媽媽，我問妳喔，麗雅以前跟妳說過這些話嗎？有像現在這樣說過很內心的話嗎？

扮演媽媽的主角：有吧，其實我很生氣，好像她在指責我一樣，好像在說我沒有照顧好她。

導演：但是如果像這樣，麗雅想跟妳講，好像她想分擔妳的痛苦、妳的難過，也想為妳禱告的話，媽媽妳聽起來會覺得怎樣？

扮演媽媽的主角：雖然是沒什麼用啦，不過應該是會蠻高興的。

導演：妳會蠻高興的，所以媽媽妳也期待麗雅會跟妳說這些事情，是不是？

扮演媽媽的主角：應該是吧！

這一段又讓主角回到媽媽的角色對話，讓主角在媽媽的位置與自己的位置交換對話、不斷深入，主角能體會到若將自己的心事、想法告訴媽媽，媽媽內心也是蠻高興的。

導演：如果麗雅這樣跟妳說的話，妳會怎樣回應麗雅呢？妳會跟麗雅說什麼？妳會繼續躺著嗎？還是會坐著跟她談或是什麼？

扮演媽媽的主角：可是我蠻累的，我想要休息。

導演：但是在妳內心妳會感到怎樣？

扮演媽媽的主角：還不錯啦！

導演：所以在妳內心會想跟麗雅說些，或做些什麼？

扮演媽媽的主角：好啦！好啦！我知道了。

導演：這個知道代表什麼意思，告訴麗雅。

扮演媽媽的主角：我想我蠻開心的，雖然沒什麼用。

導演：跟妳的孩子講這些話。

扮演媽媽的主角：好啦，我知道了，我累了我想要睡了。

導演：但是我心裡很高興，是不是？跟女兒講。

扮演媽媽的主角：我心裡聽妳這樣說我還蠻高興的，雖然我覺得可能沒什麼用，但我心裡還蠻高興的。

導演：角色交換，做妳自己。

媽媽輔角：我聽妳這樣講，其實還蠻高興的，可是我真的好累，好啦好啦～我知道了。

導演：（問主角）妳聽到這些，要怎樣回應媽媽？

主角：喔！好，那晚安了。

導演：心裡感覺怎樣？

主角：好像又被拒絕了。

導演：但是媽媽跟以前有什麼不同嗎？

主角：好像知道我是關心她的。

導演：就是和以前稍微有點不同，雖然有很多相同，對不對？

主角：對！

導演：現在感覺怎樣的。

主角：我覺得內心還蠻平靜的。

導演指出「媽媽跟以前不同」來提醒主角。這很重要，這是在提醒主角：人的行為改變非全然一下反轉，若有此期待，很容易洩氣甚至放棄努力，覺得再怎麼努力又回歸到原點。所以讓主角看到「不同」是很重要的部分。

導演：還蠻平靜的。還有什麼要跟媽媽說或做的呢？

主角：其實我很任性，在成長過程裡面，有很多事情我真的想的都跟妳不一樣，我有我自己的想法，然後我覺得其實我對妳只有要求，我很少會去關心妳的生活，可是我不是不想關心，而是每次當我想跟妳講話的時候，妳連5分鐘好好聽的時間都沒有給我。

導演：因為我被拒絕的時候，我就更……。

主角：我就會去我自己的地方，我每天跟貓相處的時間，比跟妳相處的時間還要多，多很多。

媽媽輔角：可是我真的很愛妳。

主角：妳真的知道什麼是愛嗎？我真的很懷疑，我覺得妳只是因為時間到了妳該要結婚了，因為妳不結婚妳會覺得很奇怪，時間到了就生小孩，因為妳不生小孩妳會覺得很奇怪。妳不生一個男的，妳會覺得很奇怪。

導演：（對媽媽輔角說）我要妳出來一下，主角替身進去，妳們演剛剛的對話，還有最後這一段主角的內心獨白，妳知道吧，兩位都知道嗎？

導演：（對主角說）我要妳看一下喔，遠一點。用一個第三者的角色，來看這對母女，知道吧，她們在生活上、溝通上有些矛盾衝突，妳來聽看看，看一下她們之間到底發生什麼事？

十二、鏡觀母女矛盾衝突

導演看到主角又陷入情緒困境時，採用「鏡觀」手法，暫時讓主角走到舞臺邊，從客觀的角度去看自己與媽媽的矛盾衝突。

主角替身：我希望妳每天至少花5分鐘的時間來陪我，聽我講話。

媽媽輔角：我知道妳也關心我，可是我真的很累，我給妳那些妳需要的東西，我買給妳的東西，我就是在愛妳了。

導演：我以前爸媽……。

媽媽輔角：我以前要什麼沒什麼。

主角替身：我知道。

媽媽輔角：我這麼辛苦都是為了你們，如果我拉不到保險，我拉不到那些人際關係，就沒有錢，就沒有錢可以愛你們。我也很累，我知道妳擔心我，好啦，好啦，我真的很累，我要休息了。

主角替身：我覺得我被拒絕了，雖然我都知道妳很累，我想關心妳，但是我好像又被拒絕了，雖然有一點不一樣，可是我想要的好像跟這個不同。

導演：我好像都一直，一直要求妳為我做什麼……。

主角替身：我好像都一直要求妳為我做什麼，好像都很任性，可是我就是覺得如果我真的是妳女兒的話，不應該是這樣子。

導演：（問主角）妳看到了什麼？這對母女，如果從第三者的角度來看，妳看到了什麼？她們發生了什麼問題啊？

主角：我覺得她們其實……。（主角流淚）

導演：其實怎樣？把鼻涕擤掉，擤出來就丟掉。其實怎樣？

主角：其實她們都想要對對方更好一點吧，都有時間壓力，而且其實真的都不是很了解對方吧。雖然那個女兒有她的需求跟想法，可是媽媽可能不是那麼理解吧，也許她累到也沒有辦法理解，也或許她也不知道她有一個需要理解的可能。

導演：所以她們卡在什麼地方啊？

主角：應該……。（笑）。

導演：嗯？

主角：就是可能，媽媽有媽媽的需求，她心中有她理想女兒的樣子，她所想像的女兒並不是眼前所看到的這個女兒，然後那個女兒也是，好像她也有一個理想的媽媽形象，她也有對媽媽的需求，可是媽媽也沒有滿足她……。

導演：所以她們兩個的共同點是什麼？

主角：共同點是心中有一個理想的形象，但是都達不到，然後一直好像擦身而過這樣子。

導演：都用理想在……。

主角：在要求對方。

主角看出母女雙方都用理想的媽媽和理想的女兒之形象來要求對方，隔斷了彼此。

導演：喔！她們要的到嗎？

主角：要不到。

導演：所以從第三者來看，這個女兒要怎樣做，才會走出這個循環，現在兩個都雞同鴨講，有沒有發現到，妳看到這些了嗎？

主角：嗯！

導演：所以我要妳自己跟妳自己講一下，自己怎樣做會比較舒服一點、媽媽會比較舒服，先想一下，想好再去告訴自己。用一點時間不用急，因為妳也看到問題的癥結了，對不對？你自認為很 smart、很聰明，對不對？用一點時間想一想，告訴自己以後怎樣做，感覺關係會向更好的方向發展，想好了嗎？去告訴自己。

導演此時的引導語，讓主角跟自己商量尋求脫困之處，同時也用鼓勵、激勵的話引導主角，如何使自己與媽媽的關係往好的方向發展。

主角：（走近主角替身，跟自己的替身說）我覺得妳不應該在妳媽那麼累的時候跟她講話。

主角替身：我們應該找一個好一點的時間。

主角：對，然後我覺得不要講什麼奇怪的詞彙，什麼悲哀什麼的，她是聽不懂的。

主角替身：要用聽得懂的話跟她說。

主角：對，因為她很實際，不要再搞妳學術的那一套了，然後我覺得妳也不要一直去要求妳媽做她做不到的事情，妳知道她做不到，所以妳也必須讓步，而是真的去接受妳媽媽就是這樣，因為其實妳也是很愛她的，可是她也許不是像妳想像的這樣，但是妳可以去接受妳媽媽她不是像妳想像的這樣子，而不是一直去要求她。

主角替身：所以我要去接納她，沒有辦法照我希望的這樣子陪我說話嗎？

主角：也許可以用別的時間，對，而且妳真的不太跟你媽撒嬌耶，就是以後跟她講話……。

十三、找到母女的連結方式

導演：妳教一下自己，可以怎樣跟媽媽靠近，教一下自己。

主角：就是我覺得妳可以換一個地方跟她講話，譬如說，白天她比較有精神的時候，而不是晚上她也很累的時候，妳可以跟她約在外面，然後可以叫她出錢幫妳訂餐廳，然後妳們倆去吃飯之類的（笑）。因為她很喜歡花這種錢在妳身上妳也知道，然後她會很高興，雖然她總是會遲到，可是妳可以這樣做，我想福華飯店是一個很好的選擇，然後可以住在那，既然她很忙又很累，就打電話給她吧！

主角替身：打電話給她。

主角：對！雖然妳們住在一起，但是她的確很少回家，那就打電話給她吧！

主角替身：那我要怎麼跟她撒嬌，在電話裡跟她撒嬌？

導演：告訴自己可以告訴媽媽些什麼？

主角：可以先關心她的身體吧，因為妳也知道她很累，所以先從容易的做起，撒嬌這種事情可能要鋪陳一下，就是有情緒再做，不然也是很奇怪，對吧！

主角替身：她可能以為我們要做什麼。

主角：對，她可能以為我們要做什麼。我想她應該也會很高興吧，因為她真的用她的方式在愛妳吧！

主角替身：她很希望我們滿意。

主角：對！

主角在與自己的對話中，就更具體引導自己如何用自己與媽媽喜歡的方式彼此靠近，如選擇恰當時機、用打電話、讓媽媽出錢表達對兒女的愛意、講電話時先關心媽媽的身體等方法。

導演：角色交換，我們來聽一下妳自己剛剛說的話。

主角替身：我覺得啊，以後我們可以不要挑她這麼累的時候跟她說話，然後還有那個不要用那個什麼悲哀啊、需求啊這種詞彙，我覺得她聽不太懂，她是那種實際的人，我覺得我們可以把她約出去吃飯，她最喜歡花這種錢。

主角：對！（笑）

主角替身：就約福華飯店嘛，然後鋪陳一下再跟她撒嬌，還有就是她很忙啦，那我們偶爾打電話關心她，她很累啦。

導演：聽到了嗎？所以有沒有找到一個跟媽媽相處應對的方式，現在感覺怎樣？

主角：我忽然覺得好平靜，然後有一種喜悅的感覺，感覺還不錯，就覺得好像找到一個方法，因為會覺得以前就不得其門而入，會想要做些事情，可是總是劍拔弩張，現在好像知道要怎麼做，會有一個方向。

導演：（對主角替身、媽媽輔角）好，謝謝妳們，退。

十四、重回第一幕景——跳出複製媽媽行為的模式

導演：回到第一幕。演藝廳門口，妳男友也出來，拿那兩張椅子。妳來前面這邊，拿一張椅子，兩個輔角進去，妳在旁邊看一下，演第一幕，知道吧，沉澱一下。男友先講，然後再……。

> 導劇時，要像大海洄瀾一樣，讓主角再回到劇開始的那一幕，一來審視主角在劇中的體悟，二來讓主角把在劇中所學的東西加以整合與運用。此時，導演是用「鏡觀」的方式，讓主角覺察自己與現任男友的互動模式。

男友輔角：我今天早上已經累一整天了，在實驗室的時候就已經心情不好，玻片我都看不懂，今天晚上我們約 7 點 45 分，妳 7 點 43 分才來，搞得我很緊張，好像我們的關係都被妳放在比較後面。妳總是有理由，其他事情都比我重要，妳可不可以不要這麼忙。

主角：你這樣講讓我覺得好累喔！我真的很累，真的很累，你們每個人都要求我。

導演：好，暫停一下，妳看到了什麼？

主角：我覺得其實可以有更好的溝通。

導演：嗯，去告訴一下自己，以後可以怎樣？

主角：（走到自己的替身面前）妳也不要一直覺得好像要用妳的方式去對他好，因為他對妳來說是很重要的人，妳也知道，我覺得妳可以多溝通，如果妳真的很累，妳也可以不要講話。

主角替身：我們要溝通什麼。

主角：看是妳的時間或是工作的部分？

主角替身：我講過很多次了……。

導演：主角再出來一下。

（主角再度走到舞臺旁導演的旁邊）

導演：妳看看，如果從第三者來看的時候，這個女孩把這個男友當成誰

啊？

主角：大女兒。

主角看出自己猶如媽媽一樣來對待男友。

導演：嗯，她的大女兒，在角色上有沒有平等的對待男友？

（主角搖頭）

導演：所以他就顯得很辛苦是不是這樣子？看到了嗎？所以妳在那邊都看不到，對不對？

主角：對！（哭泣）

導演：所以都一直把他當作是要照顧的人，對不對？

主角：對！

導演：是不是？那妳就變得有點委屈？

主角：對！

導演：所以就變得沒辦法平等對待，像男女朋友這樣，可以好好商量，也可以有時候有一些難過，可以彼此傾訴，然後有些快樂可以分享，是不是？

主角：對！

導演：看到這些，是不是？

主角：對，是這樣子。

導演：去告訴自己，應該要怎樣讓自己比較舒服，跟讓他比較舒服。

導演點出主角對待男友的模式，是複製媽媽的模式。

主角：（重回自己的替身面前）我覺得妳可以跟他發脾氣，不要都是他在發脾氣，然後我覺得妳可以……。

主角替身：任性一點。

主角：對，任性一點，然後你再嘰嘰歪歪的話，你就回家，老娘已經受夠了，在外面累了一整天了，還要看你的臉色，真是夠了。但是，不是要一直凌虐他或者是去虐待他，就是可以有更多的可能性，雖然目前還沒想到有什麼可能性，就是感覺有別的可能。

導演：妳可以適當表達自己的情緒或內在的東西這樣子？

主角：對！

導演：跟自己講。

主角：就是妳可以跟他說，妳其實很累了，然後妳也了解他在想什麼，妳也了解他的想法，妳也很珍惜這些東西，妳有妳的時間安排，妳是一個獨立的個體，然後妳有自己的事情要做，並不是當他有需求時，妳就必須要像……。

主角替身：妳不是他媽。

主角：對！真的，妳不是他媽，對！對！

主角替身：不用一直照顧他，要照顧自己。

主角：對！對！……對！

導演：角色交換，聽一下自己講的話，做妳自己，替身，開始。

主角替身：我覺得啊，妳可以適當去表達自己的情緒，不要一直當他媽媽，然後他已經長大了，就是妳要告訴他，我們是獨立的個體，我有自己要做的事情，但我也還是很在意他，然後我要好好照顧一下自己，不要都是在照顧他。

（主角點頭）

導演：點頭是什麼意思？

主角：對，應該是要這樣，不然好累喔！

主角替身：對呀！

導演：所以，如果有一個機會的時候，謝謝妳（導演用手勢請主角替身退下舞臺），男友來。（導演請男友輔角上臺，站在主角面前）

導演：現在男友在妳面前，妳會怎樣跟他說？用妳比較舒服，他也比較舒服的方式說，試試看！

主角：我覺得我一直都在包容，其實我也有我想要做的事情，你真的很好，我講這個不是要跟你分手，我講這個是要，就是你可以不要對我有這麼多的要求嗎？我知道你很認真的在調適你自己，但是我覺得會壓力有點大，我會覺得如果不照顧你的話，我會好像做錯什麼事情一樣，我會有罪惡感。可是我覺得很累了，真的很累了，你可以跟我一起分擔這些事情嗎？不要好像老是我在偷偷考試一樣，然後回來還要看你的臉色，然後還要應付你，我覺得在你面前還要演戲，真的很累，我可以被你照顧嗎？

導演：角色交換。

（主角替身重複剛剛主角說過的話）

導演：你（主角的男友，由主角扮演）聽到麗雅這樣講，你覺得怎麼樣？

扮演男友的主角：我也很想要照顧妳啊，可能我現在還沒有這樣的能力吧！我還在努力，我還需要一些努力吧！再去學習要如何去愛一個人吧！所以可能在表現上面，因為我很想見到妳呀！所以才會要求妳呀！才會想要有相處的時間，我自己也知道妳有事情要忙，我也很想要照顧妳啊，只是我還沒有辦法做得很好。

導演：角色交換。

（男友輔角重複主角剛剛在扮演男友角色說過的話）

導演：現在心裡感覺怎樣？

主角：我覺得有一種鬆了口氣的感覺，就覺得好放鬆喔！好像不用這麼「裝」了，其實好像還有別的可能性，可能還沒有這麼具體，有時候很難講出來，但是方向好像比較知道了。

導演：現在感覺怎麼樣？站起來感受一下。

主角：呼～～忽然覺得好放鬆喔～～對！

導演：我們今天做到這邊，好嗎？還有什麼想說的嗎？

主角：嗯～～我覺得很謝謝大家，然後我還要想想今天剛剛發生了什麼事情。

十五、自我整合

導演：我要妳跟自己講一講，告訴自己今天做了什麼，還想做什麼。

主角：現在嗎？

導演：對！

主角：（對自己的替身）謝謝妳，我知道妳一直都很累，妳真的很棒！然後妳媽媽其實很愛妳，只是她不太會表達而已。然後，妳不要在晚上的時候跟她講話了，妳一定要找合適的時間，就是跟她約出去，但是也不要太著急，因為這種事情還是要慢慢來的。妳現在真的很棒，那個爛人已經死掉了，然後妳現在的關係，對方真的很愛妳，然後會有很棒的未來，妳論文也寫完了～～真的好棒！然後休息一陣子，再看是要出國遊學還是要怎樣，有許多的可能性。跟那爛人已經說再見了，妳們的關係會慢慢變好，妳也知道要怎麼樣跟他相處了，嗯！

導演：角色交換。

（主角替身重複主角的話）

導演：還有什麼要跟自己說的嗎？

主角：（對自己的替身）對！我覺得可以更好，好像有一個理想要去努力，就是認識自己，然後認識其他人內心的想法，然後不要再對自己有疑惑或是認為自己做不到，因為其實是有很多可能性的，妳已經這麼努力了，也做得不錯了，可以不要讓自己再這麼的累，可以休息一下。

導演：角色交換。

（主角替身重複主角的話）

主角：耶，很好！我可以抱妳一下嗎？（主角和主角替身擁抱）

導演：當然可以抱抱妳自己啊，讓自己沉澱一下。

導演：現在怎麼樣？

主角：我覺得好像第一次覺得自己可以饒了自己，好像不需要這麼的累，這麼多的要求，對自己這麼嚴苛，好像生活一定要有什麼目標，一定要去達成。其實不用這樣子，然後我們走到這邊真的已經很辛苦了，可以稍微慢一點，跟每個人的關係都是這樣。

導演：現在身體覺得怎麼樣？

主角：我覺得很放鬆，結成糰的東西好像不見了！

導演：好，到這邊可以嗎?

主角：可以。

導演：去角。

（劇終）

（請主角自己收拾撕毀的報紙）

在劇後讓主角收拾劇中所撕的報紙，是一種儀式，讓主角看到心中的垃圾，同時將垃圾從心中清空、丟掉。

第四節　技巧解析

本劇所用的技巧主要有對話、設景、角色交換、鏡觀與情緒宣洩等，這些技巧的運用較為細緻，因此，便於讀者學習，已在案例實錄中一一地解析，在此不再複述。

第 14 章

心理劇案例七：夫妻衝突治療

第一節　劇情緣由

本齣心理劇是在療癒夫妻衝突的心理劇。夫妻衝突在所有的人際衝突當中，最為頻繁，也最為複雜。因為夫妻衝突不單單是夫妻雙方的事，也涉及到個人的生活習性、彼此互動模式、婆媳關係、子女教養等方面，這幾個方面都會夾雜在夫妻衝突之中。劇中這對夫妻國梁（化名）與莉莉（化名）因生活習性的不同、教養孩子的差異及雙方父母的介入，相互爭吵、賭氣，甚至鬧到法院提起離婚訴訟。妻子莉莉想做最後的努力，邀請先生國梁參與夫妻心理劇工作坊，找尋解決夫妻衝突的方式，以度過婚姻的危機。

第二節　劇情脈絡

本劇一開始，老婆抱怨老公在情緒釋放後，行為又回到原來的樣子。老婆在抱怨老公時，老公馬上將自己的座位從老婆身旁移開，兩人一直在賭氣，不願與對方交談。於是導演分別與夫妻對話，了解彼此爭吵的原因，並從中引導夫妻對話。從談話中了解到，端午假期時因夫妻爭吵造成老婆離家不歸。在談此事件時，導演以具體化方式，將二人對彼此的衝突用布具體呈現出來，讓夫妻雙方具體看到橫隔在兩人之間的障礙，進而引導夫妻更具體地說出對對方的不滿以及導致障礙的緣由，從中加以抽絲剝繭。在探索中發現，夫妻二人不只是夫妻相處有所衝突，他們在孩子教養、雙方父母相處問題上也都有衝突，對彼此充滿怨恨，特別是妻子在寒冬臘月中將老公的父母趕出去，令老公非常氣憤並想離婚，因此導演順勢，先協助老公宣洩對老婆的怒氣，接下來宣洩老婆對老公的怒氣。

在宣洩情緒後，讓雙方再次對話，在對話中夫妻又將過去的陳年老帳翻出來，彼此爭端又起，於是導演用鏡觀技巧，試圖讓夫妻雙方鏡觀覺察彼此對話與溝通的模式，同時使用多重替身技巧，探求夫妻雙方在衝突表象底下的內心感受。當夫妻對彼此有了更深理解後，導演讓夫妻雙方與自己的替身對話，讓夫妻雙方自己先做自我整合，更深層地接觸自己。之後，導演開始轉化夫妻對話的內容，促使夫妻從具體問題著手，逐項討論具體改變方法，讓夫妻衝突轉為建設性衝突。並邀請雙方嘗試新的溝通模式。此時，夫妻關係開始轉化，導演順勢讓夫妻雙方承諾自己想要改變的事項，從而讓彼此取得諒解與和解。最後，導演透過證婚儀式讓夫妻雙方重新做夫妻。

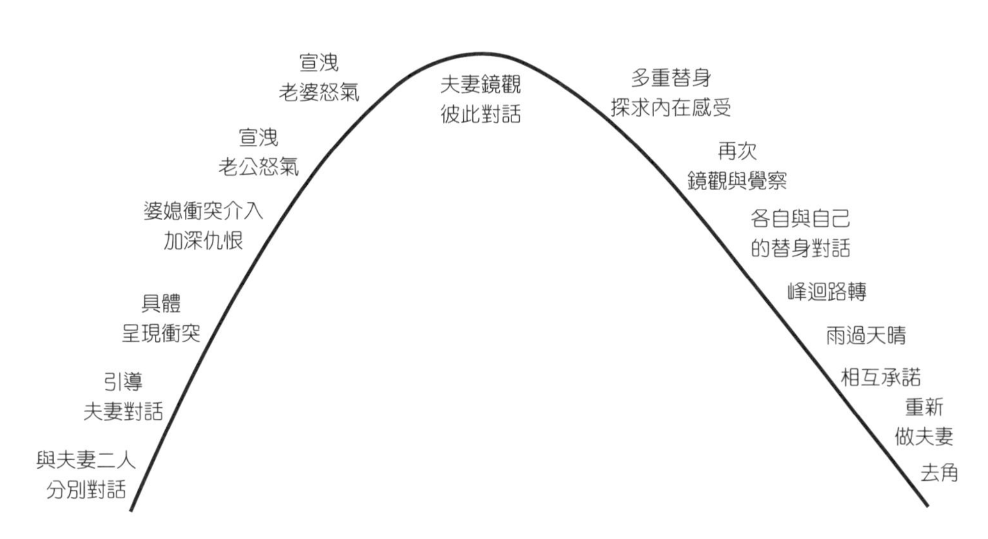

第三節　案例實錄

一、與夫妻二人分別對話

老婆：上午做劇時我做主角的替身，我感覺我很像主角，境遇也很像她，我現在的問題，事情就是那樣。我感覺把事情說出來，情緒處理了，但是回家後事情還是一樣，還是會很糟糕。

導演：所以怎麼辦？

老婆：處理了情緒，問題還是問題，還是解決不了。

導演：最大的問題是什麼？

老婆：最大的問題就是現實和想法。以前想改變過去的自己，去做和以前不一樣的自己，但是，想跟做的差距好大。

導演：讓老師知道妳做了些什麼，也讓老公知道妳做了些什麼，改變了些什麼，可以嗎？

老婆：可以。以前說話可能表情或者是語氣，就像他說的，把他當學生了（註：莉莉是一位中學教師）。我就刻意說話的時候很注意自己的語氣，儘量平和一些，而不是去指責。在行動方面，以前非常不能接受他一直玩遊戲，他一直玩遊戲我就很生氣，然後我就會躲開，現在我嘗試勸說一下，如果他不接受的話，雖然有生氣，但是會發洩出來。我會哄他，會去抱他，或者是陪伴他一會兒。如果他還玩，我就迴避。

導演：好，先暫停一下，老公可以說一下嗎？聽到老婆說這些感覺怎樣？

夫妻衝突時，往往會公說公有理、婆說婆有裡，所以導演在導劇時要保持權力的平衡，讓雙方都可以適度表達自己的想法與看法，從中發現衝突根源，進而因勢利導。

老公：（很憤怒地說）她說的這些都是空的，都沒做。

導演：怎麼說呢？

老公：她什麼都沒做，沒改變。

導演：她有抱你嗎？

老公：沒有。

導演：然後她還有呢，你回去的時候，前十天你過得怎麼樣？

老公：前十天我感覺還可以。

導演：可以在哪裡？讓老婆知道一下。

老公：我也沒感覺什麼特別的，就是從農曆5月的端午節之前還可以。

導演：好，先說端午節之前你是怎麼過日子的，從早晨起來到晚上睡覺，你大概是怎麼過的？讓老師知道一下。

老公：每天早晨起來，如果她有早自習，就我去送孩子，如果沒有早自習，她去送孩子，然後我去上班。

導演：上班上到幾點？

老公：不一定，有時候早一點是5點半，有時候晚一點可能是到7點。

導演：那如果回到家你會做些什麼？

老公：回到家？回到家如果小孩回來的話，我就會陪小孩讀國學，讀著讀著就睡覺了。

導演：讀到幾點？

老公：讀國學就三個內容，讀完就行了，不一定幾點。

導演：一般是讀到幾點？

老公：9點之前吧！

導演：之後呢？

老公：就睡覺了。

導演：你就睡覺了，還是孩子睡覺了？

老公：我跟孩子一塊睡。

導演：那老婆呢？

老公：也是一塊睡啊！

導演：每天基本上都這樣。

老公：嗯！

導演：有沒有去走一走呢？去散步嗎？

（老公搖頭）

導演：你有邀請老婆一起去散步嗎？

老公：沒有。

導演：就是很忙，上班呢，上班狀況怎樣？回去之後。

老公：肯定挺累的。

導演：跟以前有什麼不同？

老公：沒有什麼不同。

導演：沒有不同，就是這樣上班。所以跟老婆相處怎麼樣？

老公：還可以。

導演：還可以，後來發生了什麼事？

老公：後來，就是端午節，我也不知道是不是端午節那天，好像是前幾天吧！我那天剛好去較遠的地方出差，晚上回來，那天特別累。晚上8點多將近9點，我就特別累，就睡了，她跟小孩後來回來的，要我跟小孩一起讀國學，我也比較累了，然後她就特別生氣，在那邊讀國學，小孩就問她，好像是一句詩吧，反正她就是有意在小孩面前貶低我，說我壞話。

導演：說你不好？

老公：具體說，反正就是說你爸爸不行之類的，就是在小孩面前醜化我吧！

導演：然後你的反應是什麼？

老公：我沒出聲，我就睡覺了。因為我也不想跟她吵，因為一點小事也沒必要吵。然後第二天，連續三天三夜她沒回家，我打電話她也不接。

導演：那時候，這三天三夜你怎麼過的？

老公：很痛苦。

導演：怎麼痛苦？

老公：你說她也不回家，打電話也不接。

導演：孩子呢？

老公：領走了。

導演：領走是什麼意思？

老公：她把孩子領走了。

導演：她帶孩子走，是吧？

老公：對。

導演：把你一個人留在家？

老公：對。

導演：那可以告訴老師，這三天你怎麼過的，詳細一點。什麼時候發現老婆不在？

老公：就是頭天晚上我打電話不在，挺晚的了，一般是 8、9 點就要回來了。我打電話，不接，不接我沒辦法，因為昨天吵架了。一般吵架她不是關機，就是不接我電話。我打電話也不接，不接也沒辦法。我就是當時心裡非常不舒服，就在家裡。

導演：做什麼？

老公：就是坐著，我也不知道該怎麼辦。有時候特別空虛，有時候特別憤怒。

導演：憤怒什麼？

老公：我就不清楚她為什麼這麼對我。

導演：還有呢，還有做些什麼，當你憤怒的時候還有做些什麼？

老公：我沒做什麼，我就坐在那兒特別想哭。

導演：嗯！

老公：但是沒哭出來。

導演：嗯！

老公：可能就是心裡特別委屈、不舒服，然後坐到淩晨3點鐘吧！

導演：所以你都沒休息？

老公：嗯，沒睡。淩晨3點之後睡了一會兒，睡到5點，感覺睡了，就是沒睡踏實。然後第二天起來，該做什麼還是得做什麼。

導演：做了什麼？

老公：上班吧！

導演：然後呢，晚上回來呢？

老公：晚上回來她也不在。

導演：然後呢，又讓你怎樣？

老公：我問我媽，我媽說她也不在她那兒。

導演：嗯，然後呢？有沒有四處找她？

老公：我怎麼找她？

導演：所以就待在家裡？

老公：每次她出走的時候，以前剛開始我也找，可是找沒用，找不著，後來開始已經放棄了。她一處一處地跑。

導演：然後呢，第二天晚上怎麼睡？

老公：跟頭一天差不多吧！

導演：也是沒睡？

老公：嗯！

導演：然後呢？

老公：好像第二天就是端午節，還是頭一天是端午節還是第二天是端午節，然後我就看著別人家一家人就在那吃粽子、吃涼糕，我當時也沒心情吃，也沒法吃。

導演：嗯！

老公：感覺特別痛苦，好像憂鬱症快要發作了，坐在那兒吼了半天。

導演：怎麼吼？

老公：放開嗓子吼。

導演：然後呢？

老公：然後就特別痛苦，也不知道是什麼時候睡著的，也不知道是什麼時候起來的，我也不知道。

導演：那時候還有心情玩手機嗎？

老公：我回家一直也沒玩。

導演：一直都沒有玩。

老公：嗯，因為最近不是有「兩學一做」嗎，我們部門就在手機上下了一個系統，讓我們把「兩學一做」看完，沒有時間看電影。

導演：所以你手機是在看辦公室的東西，是吧！

老公：對對對。我們副主任是我們科室的黨委書記，打電話催讓我們看。

導演：看這個是看見什麼內容？

老公：我也不知道看了什麼，沒看進去，就為了彙報嘛。

導演：後來，第三天呢？

老公：第三天晚上9點，還是10點，就聽見有人拿鑰匙開門，我就趕緊下床，還沒等我下床呢，我就聽見腳踹門的聲音，就那種聲音。

導演：誰踹門？

（老公用頭指了指老婆）

導演：然後呢？

老公：她開不開，就踹門吧！

導演：嗯，然後呢？

老公：我沒辦法，我就趕緊下床把門打開。

導演：你第一眼看見老婆的時候，感覺到怎樣？

老公：特別憤怒，感覺我好像做錯了什麼事情。

導演：但是你看她回來呢，高不高興？

老公：我看到她和孩子回來，心裡感覺稍微平靜了一點。平靜點，我看見她特別憤怒，我也不想和她說話。過了兩天吧，一開始頭一天晚上跟她說了，然後我就不想說了，就直接睡覺去了。

導演：嗯！

老公：然後好像是第四天吧，她跟她爸回來了，跟孩子。

導演：所以孩子是和你岳父在一起，是吧？

老公：我不知道。後來她爸爸來，我不想讓問題惡化吧，正好她手機有人打電話過來，我把手機拿過去給她，想跟她說兩句，她頭也沒抬，不跟我說話，我也沒辦法，她不跟我互動。

導演：後來呢？

老公：我就回去了，我就該做什麼就做什麼，不想讓她爸看出我們兩個之間有矛盾嘛，我就該做什麼就做什麼了。

導演：嗯！

> 導演透過問話，一步步進入主角與太太的衝突事件之中，問話的主軸需聚焦在「夫妻關係」上，一層一層進入，將夫妻衝突時的時間、地點、事件與雙方的反應問清楚。問話的時候最忌諱的是東問一句，西問一句，需要聚焦在夫妻關係的主軸上，否則問話就淪為聊家常而不是諮商。

老公：然後……。（此時，老婆不以為然的笑了）

導演：老婆妳在笑什麼？可以說嗎？他說的對嗎？當妳聽到老公說這些話的時候，妳感受到什麼？（當老婆要講話時，老公馬上將自己的座位移離老婆一點）

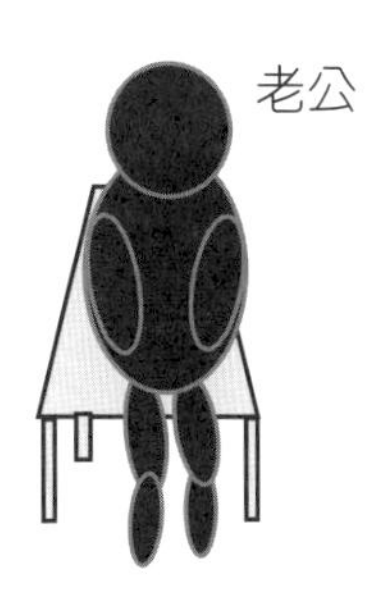

老婆

老婆：就是他剛開始說的，我說我剛回家十天，我確實是這麼做的。他說我在裝，我現在感覺，他在裝。

導演：在裝什麼？

老婆：他說我回家踹門，其實第一天，因為之前就是什麼事情都哄著他。

導演：妳怎麼哄？

老婆：例如：那天晚上讀國學的時候，本來那天我有晚自習，一開始要他去接小孩，我直接回家，然後他讓我去接小孩，那天下雨，我開著車，我是下了自習課，把孩子接了，接回去已經8點40多，快9點了。挺晚的，我又上晚自習，他就睡了。我們回家以後，他就起來，吃完藥，又吃了點什麼不知道，反正我感覺他還挺有精神的，然後吃完就回去睡了。從這裡回去以後，我們每天一起陪孩子讀國學。然後我去叫他，我說我們讀國學吧，他說他不想讀，他要睡了。我說孩子本來讀這個東西挺枯燥的，我們大人要給她做個榜樣，不能說我們有點什麼不想讀就不讀了，那怎麼讓孩子堅持呢？我就是這麼和他說的，他說「我是不想讀了，我睡了，你們讀吧！」語氣不太好，然後我就沒說話，歎了一口氣，就出去了，心裡也挺火的，但是……。

導演：妳在氣什麼？告訴老公！

老婆：我就歎了一口氣，我覺得，當家長的、當大人的不應該是這樣。

導演：不應該怎樣？現在告訴老公。

老婆：我就覺得最起碼應該給孩子一個榜樣，我們大人都堅持不了的事情，怎麼讓孩子去堅持。

導演：是什麼讓妳那時候沒跟老公說，現在想跟老公說嗎？

老婆：我很憤怒，我不想和他說，因為說了他也不會聽，所以還不如不說，不說也不會吵起來。

導演：所以妳就把憤怒累積下來了？

老婆：累積下來了。

導演：OK。

老婆：他在書房睡，我從書房走到主臥，但是我一直壓抑著，就是我憤怒的時候，我自己其實就是自欺欺人，我自己感覺我是壓抑住了，其實有時候就是把一些無明火發洩在孩子身上。

導演：妳是怎麼發洩到孩子身上？

老婆：如果孩子要是讀國學慢了一步，或者是稍微磨磨蹭蹭，我就會很生氣，我就會說她。

導演：妳怎麼說？

老婆：我就說，妳再磨蹭，妳就自己讀，我不管妳了，或者說我睡了，我也不管妳了，然後孩子後來就挺奇怪，她就能看出我的表情。她爸爸就不來，我當時記得，反正我的想法就是儘量不要把大人的衝突引發到孩子身上。當時她問我，我忘了怎麼說了，但是我沒有要貶低她爸爸的意思。然後我們就去讀了，讀完國學，就各睡各的。第二天早上起來，我還是很憤怒，還是氣這個事情，但也沒說、也沒發洩。然後我就該上班就上班，該幹什麼就幹什麼。正好那天我們學校是「文化藝術節」，我正要領孩子去，我想下午早點把孩子接去我們學校看藝術，結果那天手機沒電，放在辦公室裡充電，他打電話我也沒接到，我和孩子在操場。回來拿到手機的時候已經 10 點多了，第二天學校還有早自習，正好我爸也在學校，我就在學校裡住嘛，就沒回家，心想他……。

導演：妳回家的時候有遇到老公嗎？

老婆：我沒回家，就在辦公室裡住。

導演：哦！

老婆：就在辦公室裡住，然後我就沒回家，我看到他打來的一通未接電話，那時我想，已經10點多了，他每天陪孩子讀完國學8點多就睡了，我就心想，可能早就睡了，沒給他回電話。然後第二天，第二天剛好是端午節放假，別人都回家了，就剩我爸一個人在學校，我就心想，他要是給我打電話的話，我就回去了，其實如果要是那天晚上他有打個兩通電話，或者是打幾通電話的話，我肯定就想回去。他是8點多打一通電話，然後也就沒事了，我就以為他睡了，我也沒管，然後第二天，他也沒給我打電話，我就心想，我都一個晚上沒回去，他也不問問我，到底什麼情況。其實我就是挺希望他能關心一下我，結果他沒理我。我爸讓我給他打電話，就說妳不回去了。我敷衍了一下我爸，我說打了，可是我一直在等他這個電話，他也沒打。

導演：妳爸為什麼在學校？

老婆：因為就是他這種情況，我爸不放心。

老公：她爸在她們學校上班。

老婆：上班是因為他得了這個病以後，我情緒一直不穩定，我爸不放心我，就不在我哥那兒，就回來幫我。

導演：哦。

老婆：然後我就給他找了一個在我們學校的工作。

導演：OK，那這三天是什麼原因讓妳沒有回家？

老婆：第二天就沒回，第三天就是端午節。端午節我就想如果我要回去，我肯定要領我爸回去，我爸要是知道他是這種情況，我爸一定會覺得不舒服，那我爸也不和我回家去，我就自己領著孩子回去了。然後回家，家裡吃的也沒有，亂七八糟的，地上髒的，我就把地掃了一下，我也不想在家待著。然後我就給他四姐打了一通電話，就去他四姐家，在她們家過端午節。

導演：嗯，妳回家的時候有遇到老公？

老婆：我白天上午回去的。

導演：老公都在上班？

老婆：嗯！然後家裡亂，我也不想在家待著，我就和他四姐她們一家過了一個端午節。然後我就想往外跑，不想待在家裡，在外面到晚上 9 點多。哎呀，回去以後，門是從裡面鎖住了，就是明顯地想說我們肯定也不回去，也不管，也沒想打電話。然後我就開門嘛，我也沒有踢門，而且我確定我女兒也沒有踢門，就從外面開不開，上鎖了。可能比較氣憤，就是那種失落感吧！

導演：所以其實妳很期待他能打電話給妳。

老婆：給我感覺就是那兩天我都不在，他其實更有時間去玩，或者是睡覺。

導演：妳是不是懷疑他網路上癮，在玩手機？

老婆：肯定。

導演：但是妳知道他在看什麼內容嗎？妳相信他說的話嗎？搖頭是什麼意思？

老婆：不相信，他為了玩遊戲都可以跟我撒謊，我那麼忙，我請假接孩子，他卻在網咖裡玩。他說他上班忙的，不去接孩子，我請假接孩子，他在網咖裡玩，而且不止一次。他隨時隨地都拿出手機在學習？我不相信。

導演：老公呢？

老公：三天，而且是過端午節都不接電話，我給她打電話都不接，我讓我媽給她打電話她也不接，她有什麼理由、有什麼臉說我騙她，是她幫助我還是我幫助她？

導演：站起來，看著老婆說。

當夫妻開始對話時，導演就要退出自己問話的位置，讓夫妻直接對話，夫妻對話是化解衝突的第一步。夫妻二人在賭氣時，總希望對方先開口道歉或表示關心，一旦等不到，或對方沒有做到位（如妻子要老公打二次以上電話才回家），或未滿足心理期待（如老公期待老婆回到家時能平心靜氣跟他溝通）時，往往就將心裡的話埋入心中，不願與對方講話，將氣堵在心裡。導演一開始與夫妻二人分別對話，就是在引導夫妻二人說出心裡的話，進而引導夫妻開始對話，透過對話將兩人心中的氣引出來。一旦氣引出來，才能進行下一步的導氣與解氣，最後平和夫妻二人心中的氣。但是，心理治療從引氣、導氣、解氣到平氣，需要循序漸進一步一步地進行，導演要有足夠的耐心傾聽與陪伴。

二、引導夫妻對話

（老公站起來，很憤怒地看著老婆）

（老婆的頭扭到另一邊，翹著二郎腿，腳在搖）

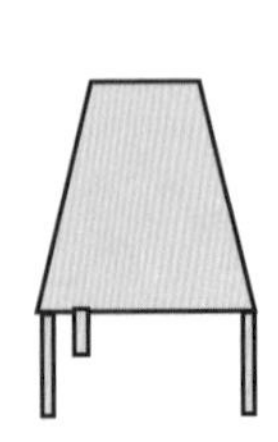

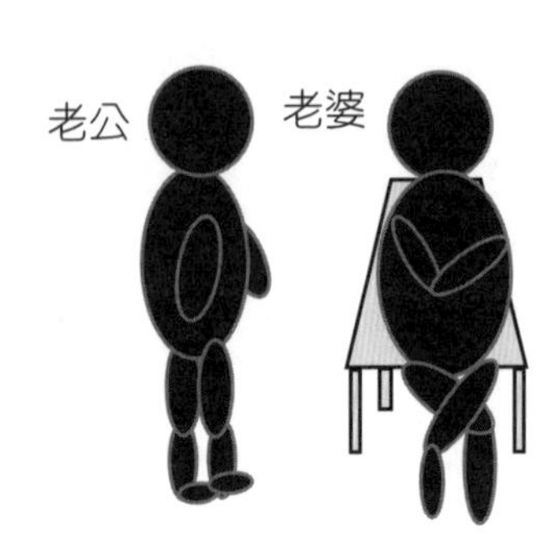

老公：頭一天你有「文化藝術節」活動，看了一晚上，看完了想起我來了，你看文藝表演節目的時候怎麼就沒想到我跟孩子呢？

導演：所以我氣你什麼？

（老婆轉過頭直視老公）

導演：老婆要回應老公什麼？

老婆：我邀請過你，我們學校「文化藝術節」活動的時候，邀請過你和孩子去看，你去幹嘛了？你在房門裡邊，也不願意出來，我邀請你，你去了？我去哪兒邀請你去過（老婆情緒激動、語氣加重、聲音放大），去哪兒邀請你去過？你得憂鬱症兩年，我都沒有嫌棄過你，你就打一通電話來，然後我不回去，你就覺得我不關心你？我要不關心你，你得憂鬱症那兩年是怎麼撐過來的？

（老婆講完話後，頭轉向另一邊，不看老公。老公的頭看著天花板，也不看老婆）

導演：老公回應一下老婆。

老公：（看著天花板說）得憂鬱症這兩年，確實是，她沒走。

導演：妳沒走。看著她，走到老婆面前去，面對著她。

老公：（向老婆走近一步停下來說）但妳怎麼對我，妳心裡最清楚。

導演：怎麼對你，你今天把它講清楚。

（老公的頭又看著天花板）

導演：是什麼讓你不敢直接面對著老婆，而要側過去呢？

老公：得憂鬱症這兩年，她三天兩頭給我鬧彆扭。

導演：你跟她講，我得憂鬱症這兩年，你三天兩頭給我鬧彆扭，當你鬧彆扭的時候，讓我怎樣？

老公：我感覺……。

（老婆用手擦眼淚，頭看著地下）

導演：看著老婆說，我讓你面對面談（老公往前移動一步，對著老婆），老婆可以嗎？

老婆：（看著地上說）我不想面對他。

（老公退回原來的座位上坐了下來，垂下頭，雙手放在腿上）

導演：好，沒關係，所以兩個是不是都這樣子，你們要這樣子下去嗎？

（老公抬起頭來）

老公：是她先開的口，（頭轉向老婆）她想怎樣就怎樣。

（老婆依舊翹著腿，若有所思地看著地上）

導演：所以跟她賭氣是吧？

老公：我沒必要賭氣，我現在就不想理她了，她愛怎麼樣就怎麼樣。

導演：你知道她現在要怎麼樣嗎？

老公：隨便她。

導演：真的嗎？

老公：真的。

導演：那是什麼要讓你等她回來呢？

老公：因為我還是想我的孩子。

導演：沒想她嗎？

老公：那時候想了，但是現在沒想。

導演：現在是指什麼時候？

老公：就是第三天她回來的時候，我本來以為她會跟我解釋這三天為什麼沒回來，結果她給我的態度是，好像我做錯了什麼事，她非常有理由。

三、具體呈現衝突

導演：（對老公說）好，國梁，我要你選一個人當做你，在團體成員裡面感覺誰像你、誰了解你？
導演：（對老婆說）莉莉，在團體成員裡面感覺誰像妳？
（老公在團體中選出自己的替身）
（老婆在團體中選出自己的替身）
導演：（對老公說）你老婆坐在那裡，你跟她的心理距離怎樣？
（老公移動位置，距離老婆約 10 步遠的地方站著）
（兩替身上場，老婆替身學老婆的樣子，坐在椅子上，翹著腳、兩眼看著地上，不看老公。老公替身站在老公旁邊）
導演：（對老婆說）可以讓他說說嗎，可以嗎？
（老婆點頭）
導演：（對老公說）好，把你心裡堵的氣都說出來。我氣妳什麼，這兩年來怎樣？
（老公低頭沉默）
導演：你們兩個之間是不是隔著很多的東西，是不是？
（老公點頭）
導演：你告訴老師一下，這邊有一些東西。（指著裝滿各種布的工具箱）
導演：來，老公，你覺得你跟老婆的距離是這樣（指著夫妻之間的距離），對不對？中間隔著什麼，一個一個把它拿出來，把它選出來。
（老公開始從箱子裡面選布）
導演：對，一塊塊布選出來。感覺你跟她隔了什麼，好，第一個，來這邊。隔了什麼？

（老公選了一條深紫色的布放在自己面前）。

導演：這是什麼？

老公：她的自私。

導演：自私是吧，還有呢？

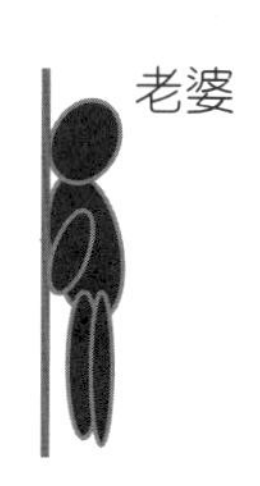

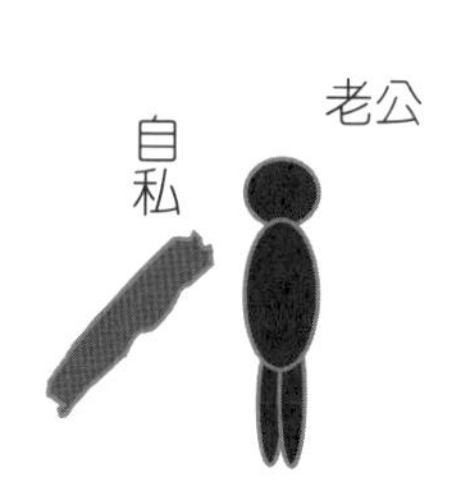

老公：還有對我們家人的，所有家人的恨。

導演：對你家人的，所有家人的恨，還有呢？都找出來。看一下，還有什麼，第一個是自私，第二個是對你家人的恨，是吧，再來。

（老公又選了一條墨綠色的布，放在深紫色布的前面）

導演：這是什麼，看一下她，看一下老婆，這是什麼？你跟她之間還隔了什麼，這是什麼？

（老公又選出一條深藍色的布，放在墨綠色布的前面）

老公：是她的無理取鬧。

導演：無理取鬧，她的無理取鬧，再來。自私、對家人的恨、無理取鬧，還有，再看一下。你們之間還隔了什麼？還有什麼？

（老公看著地上的布）

導演：找看看，你和她之間還隔著什麼？

導演：我氣妳什麼（老公用手摸著頭，頭低著），我氣妳自私、氣妳對家人的恨、氣妳對我無理取鬧，還氣妳什麼？把它拿出來。看一下布，不要把它放在頭腦裡面（老公把手放下來），老公，繼續，今天都說出來。還有嗎，還是就這些？

老公：就這些。

導演：就這些，是吧！

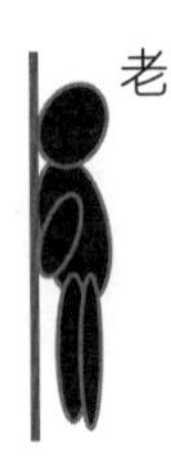

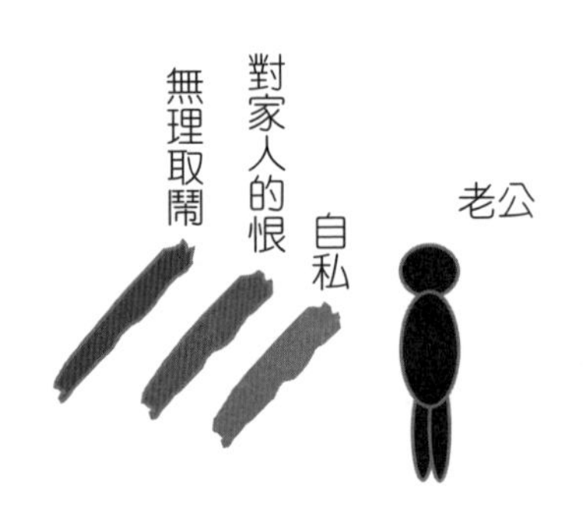

導演：（對老婆說）老婆，妳也一樣，妳覺得跟老公之間隔了什麼，老婆，妳也來選。

（老婆走過去選布，選了一條黑色的布）

導演：（站在老婆剛剛坐的位置前面，手指著地上說）放這邊。

老婆：（把布放在地上說）這是自私。

導演：自私，**OK**，也覺得老公自私是吧！然後呢？

（老婆又去選了一條綠色的布，放在黑色的布後面）

導演：這是什麼？

老婆：懶惰。

導演：懶惰，還有呢？

老婆：（又選了一條黑色的布說）不上進。

導演：自私、懶惰、不上進，還有呢？

老婆：（又去選一條粉紅色的布說）無能。

導演：自私、懶惰、不上進、無能。

老婆：（又去選一條淡綠色的布說）逃避。

導演：逃避。

老婆：（又去選一條黑色的布說）鑽牛角尖。

導演：鑽牛角尖，還有呢？

老婆：（又選一條深咖啡色的布說）沒責任心。

導演：還有嗎？自私、懶惰、不上進、無能、逃避、鑽牛角尖、沒責任心。

老婆：（又選一條暗紅色的布說）網癮。

導演：看一下，自私、懶惰、不上進、無能、逃避、鑽牛角尖、沒責任心、網癮，就這些是吧？

老婆：嗯！

導演：好，妳（老婆）站在那邊。

（老婆靠著牆站著）

導演：現在這些擺在你們面前，讓你們兩個本來可以接近，現在不能接近了，是吧！

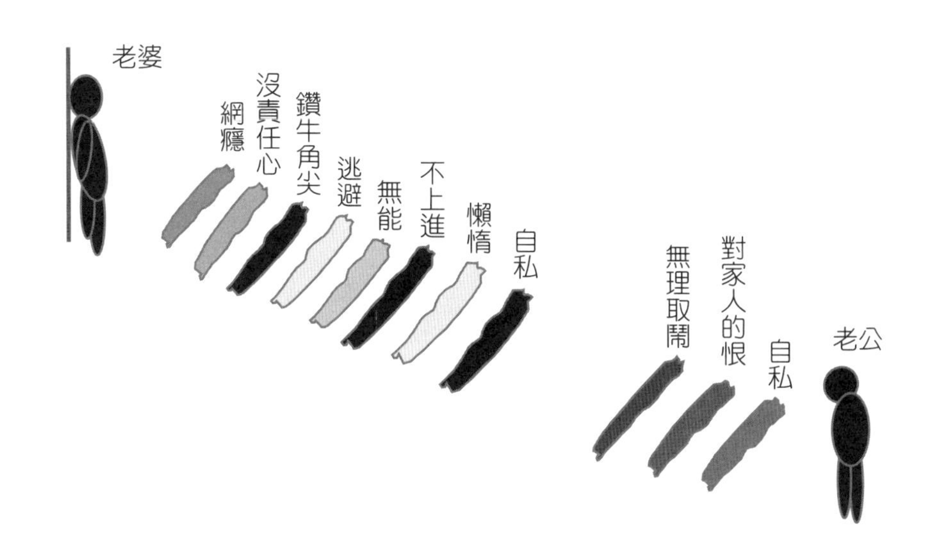

導演：（走近老公的位置說）你先講，你氣她什麼，你想靠近嗎？

老公：不想。

導演：（走向老婆，對老婆說）妳呢？

老婆：（搖頭）不想。

導演：不想，是什麼讓妳不想？妳就想要這樣子嗎？

老婆：我嘗試過很多辦法。

導演：嘗試過很多辦法？

老婆：以前他得憂鬱症，我不跟他計較，結果就變成現在這樣，不做任何事情了，逃避。

導演：所以這裡面有一部分也是逃避妳，是吧？

老婆：嗯！

導演：因為妳努力過了，是吧！是不是？所以妳努力過了，又好像無效，所以讓妳心裡感受到什麼？

老婆：失望。

導演：去找一塊布，是不是失望，放這裡，去找一塊布當失望。

（老婆選一條草綠色的布放在網癮的後面）

導演：（對老公說）老公呢，你覺得她自私，對你家人的恨，還有呢？你看到那麼多東西，她說你這麼多東西，哪一項是對的？她說你自私，你覺得有自私嗎？

老公：有點。

導演：她說你懶惰呢？

老公：沒有。

導演：跟她講，我沒懶惰。

老公：我沒懶惰。

導演：你怎麼沒懶惰，當她說你懶惰的時候，讓你怎樣？

老公：無所謂。

導演：無所謂，氣不氣她？

老公：不氣。

導演：她說你不上進呢？不負責任呢？

老公：不氣。

導演：是什麼讓你不氣了？

老公：無所謂了，她能三天三夜不回家。

導演：所以你這裡面有一個無所謂，去把那個無所謂找出來。

（老公選一條黑色的布放在無理取鬧的前面，當做無所謂）

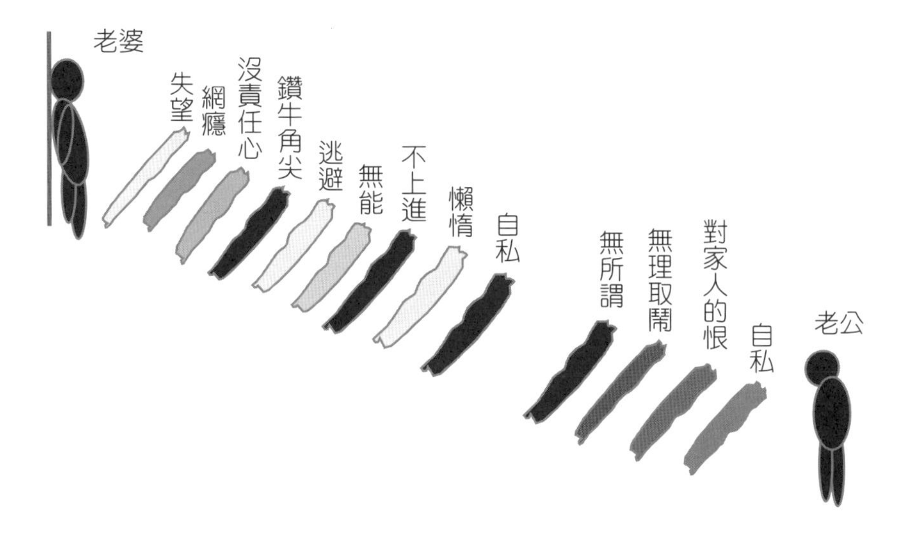

導演：無所謂了，她能三天三夜不回家，讓我怎樣？讓我這個男人怎樣？

（老公後退一步）

導演：你剛剛後退一步是什麼意思？你現在對這個女人怎樣，她是誰啊？

老公：莉莉。

導演：莉莉是誰啊？

老公：我妻子。

導演：真的嗎？

老公：也許以後不是了。

導演：你甘心嗎？

老公：隨便。

導演：什麼意思？你想過嗎？

老公：想過。

導演：想過什麼？

老公：就是前幾年搬家的時候，我就想過。

導演：想過什麼？那時候發生什麼事讓你想過？發生什麼事？那時候就常吵吧？

老公：對。

導演：所以不是最近才吵的是吧！

老公：搬家之前幾個月就開始爭吵。

導演：搬家搬多久了？

老公：好像是四年了。

導演：所以搬家四年，之後就還好，就沒這種想法？

老公：對。

導演：那是什麼又讓你有這種想法？

老公：之前她的作法。

導演：之前你們發生了什麼大事？

四、婆媳衝突介入，加深仇恨

老公：我女兒出生，我們房子還沒裝修好，跟我爸我媽一塊住。女兒出生之後，她在家坐月子，我女兒是 10 月出生，那是在冬天，生了女兒之後，跟我爸我媽一塊住，她媽平常也過來幫忙看孩子，其實也是挺好的，挺好的一件事情，但後來就變質了。

導演：怎麼變質了？

老公：我也不知道為什麼？

導演：你剛剛說，她對你家裡的恨，你覺得她對你家裡恨什麼？

老公：因為也不知道為什麼，一開始挺好，後來慢慢地她就對我家人不滿意，這也不行那也不行的，最後逼著我爸我媽，那是冬天，我記得特別冷，然後快過年了。沒辦法了，我爸我媽大冬天的，就到外面找了一個房子，特別陰冷的房子，讓我爸我媽搬出去。

導演：所以看到這種事情讓你對老婆怎樣？

老公：特別恨她。

導演：恨她什麼？

老公：把我爸媽趕出去了，還是冬天。

導演：所以現在你的眼淚在告訴你什麼？我恨妳什麼？

老公：（流著眼淚）我對不起我爸媽。

婆媳衝突在中國社會特別明顯。中國是最重關係的國度，社會學家費孝通將中國的關係稱為差序格局，表明關係有親疏層次。關係牽涉到人與人之間的遠近親疏，一般是母子關係重於其他關係（父子關係、手足關係、同宗關係、姻親關係、同窗關係、同鄉關係、同事關係、朋友關係）。媳婦在未進門之前，與兒子是朋友關係，當嫁入時，由朋友關係進入家庭關係，在中國社會嫁雞隨雞的觀念下，媳婦是兒子的老婆，婆婆便順理成章地將媳婦等同女兒看待，換言之，媳婦一下由朋友關係轉入家庭關係，更升溫至（擬）母女關係，感覺婆媳應該像母女一樣親。在這樣的期待下，婆婆希望媳婦像自己女兒一樣親，媳婦也期待婆婆像自己媽媽一樣親。若雙方符合彼此的期待，天下太平、全家和樂。但往往這樣的期待在現實生活事件中因碰撞、累積、落空，由希望轉為失望，再由失望轉為絕望，造成彼此的隔閡。更為甚者，若雙方家長不合，子女本身也發生衝突，各為其親，演變到最後，就是水火不容，怨、恨叢生，怒氣、怨氣四起，加深彼此之間更深的鴻溝。如何化解彼此的怒氣與怨氣，是跨越彼此鴻溝的重點，因此導演開始協助夫妻雙方，宣洩彼此對對方的怒氣。

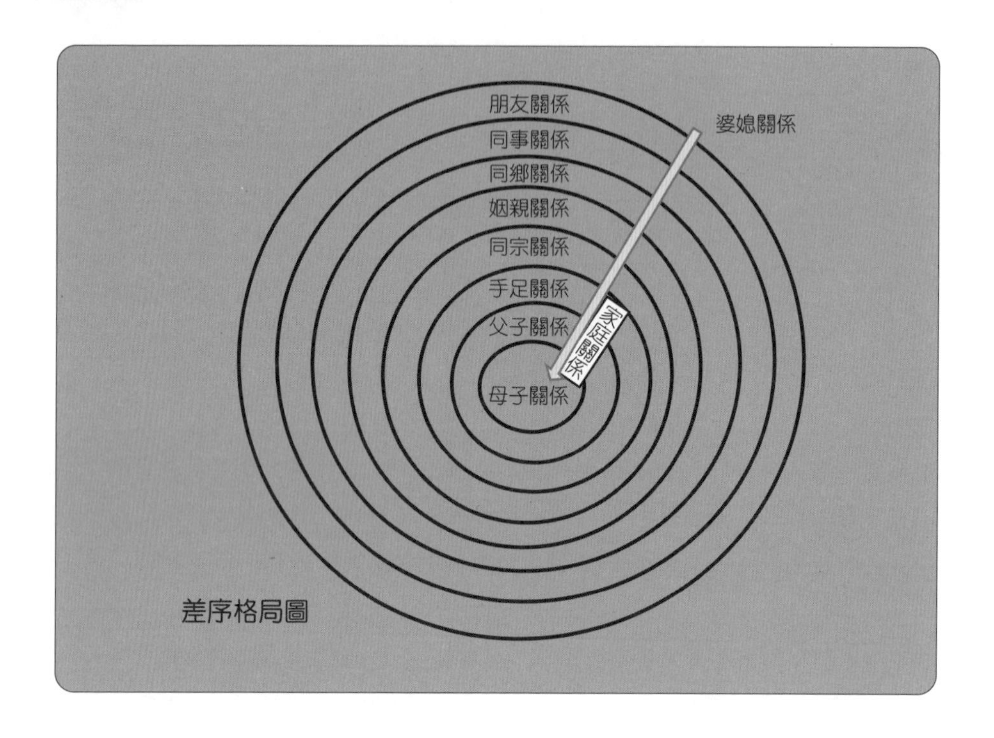

五、宣洩怒氣

宣洩怒氣就是在導氣，常用的手法之一是透過撕報紙引導內在的憤怒，這是一種由外而內的導氣方式。報紙本身有阻抗性，在撕報紙時，可以透過手撕報紙的動作帶動身體的氣，由身體外在的動作導引身體內在的氣，在導引身體內在的氣之同時，壓抑在心中的氣也被帶引出來，當內在的氣被帶出來時，隱藏、壓抑在心中的話也開始可以說出來，當說出內心的話時，就更促進情緒的宣洩，同時也帶動主角與對角之間的對話。

導演：還有呢？我要你把氣發出來（導演拿報紙給老公），跟她講。

（老公開始撕報紙）

導演：那麼冷的天氣，是不是？

老公：對。

導演：讓我一個孩子看著爸媽，那麼冷的天氣這樣出去，讓我怎樣？

老公：覺得不舒服。

導演：還有呢？

老公：然後沒過多久，晚上回去，她媽就找碴和我吵架，我就沒吵，她媽不服氣，就在家裡摔東西，我總不能她做月子我跟她媽吵起來，我就走了。

導演：嗯！

老公：所以晚上我就出去了。

導演：你去哪裡？

老公：去公司，公司正好值班室有一張床，在那住了一宿。

導演：所以我感覺這個家是怎樣？不是我的家，是吧？

老公：對！

導演：我爸媽要走，我也不能住了，是不是？

老公：對。我當時跟我爸媽說，就想跟她離婚。然後我爸我媽就勸我，不能那樣，以後有孩子就不會這樣了，所以我當時就沒有。

導演：所以當時你氣什麼？

老公：我氣我無能，我為什麼眼睜睜看著我爸媽被人家在寒冬臘月給趕出去。

導演：嗯！

老公：半夜找房子。

導演：嗯，所以氣自己無能，是吧！還氣什麼？還氣什麼，都說出來。

老公：氣她的無情。

導演：氣老婆的無情，跟她講，我氣妳怎麼無情？

老公：我爸我媽那麼老了，還是冬天，妳怎麼忍心把他們趕出去。

導演：嗯，還有呢？

老公：（邊撕報紙邊說）而且妳還跟妳媽合作把我趕出去，三更半夜的，不舒服。

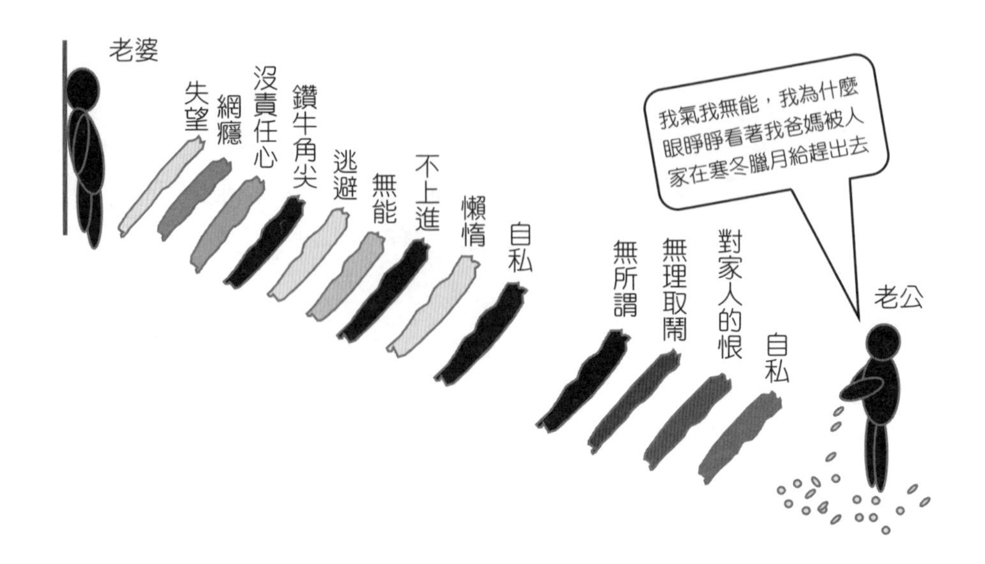

導演：嗯，這些氣是不是一直在你心裡面？

老公：對。

導演：今天把氣都發出來，大力撕。我遇到這種事情讓我怎樣？大聲講出來，大力撕。

老公：當時我確實很想離婚，我爸我媽極力勸我，才沒那麼做。

導演：每當我想到這件事情讓我怎樣？把它說出來。

老公：（說話開始結巴）那天、那天、那天她無意中說起這件事情，還說我爸、我爸、我爸、我爸，她們以為我走了嗎？就給我爸打電話，大冬天的，晚上 10 點多，給我爸打電話，說找不著我，我爸就說，如果我兒子找不著了或者尋短見了，妳們看著辦吧！

導演：當你聽到這些話，讓你感受到怎樣？

老公：然後她就特別恨我爸，就因為發生那件事。

導演：嗯！

老公：然後她也特別恨我媽，我媽有些時候在莉莉說話的時候，我媽會頂她兩句，近兩年不知道怎麼回事，又跟我姐鬧彆扭，我姐每次來，她都找碴和我姐吵架，我們家、我原生家庭，就我爸、我媽、我姐，就這三個人，你說一個正常人和家裡面一個人鬧不合，就算了，跟家裡面三個人全鬧不合，妳不想想妳自己是不是有問題？

導演：嗯，但是我感覺到好像都是我們家的問題，是吧？

老公：（語氣很重地說）對。

導演：是不是？

老公：對。

（老公瞪了老婆一眼，頭又馬上低了下來）

導演：看著她講，現在眼睛瞪著她，是要跟她說什麼？把氣發出來，還氣她什麼？現在胸口感覺到怎樣？會不會悶悶的？

老公：不悶了。

導演：不悶啊！很好，說出來，還有呢，氣她什麼？她怎麼自私，跟她講，把它講出來。

老公：就像這次，三天三夜也沒回來，說問題在於我，不在於她，你覺得這個問題合理嗎？

導演：所以我覺得妳什麼事情都怪到我身上，是不是？

老公：她做錯的事情是我的錯，做對的事情是她的。

導演：做錯的事情都歸在我身上，是吧？

老公：對，對。

導演：讓我這個做丈夫的怎樣？她剛剛說，如果你再打電話給她，她就回來。

老公：對，以前我會，剛結婚那時候，偶爾吵個架，我經常給她打電話，石沉大海沒反應，後來我就習慣了，不給她打電話。

導演：因為我打電話也讓我怎樣？

老公：浪費電話、浪費感情，她也不接。

導演：其實當妳不接的時候讓我心裡怎麼樣？我第一天打兩通電話給妳的目的是什麼？跟她講，其實我也想怎樣，跟老婆說。其實我原先想打電話給妳的目的是什麼？

老公：目的就想問一下她在哪兒、幹什麼去了。

導演：我是不是擔心妳。

老公：有點。

導演：是吧，但是妳都不回應，讓我怎樣？

老公：放棄。

導演：我就放棄了，是吧？

老公：對。

導演：如果你知道，你再打一通電話她就會回來，你會不會做？

老公：當時會做。

導演：嗯！

老公：但是就她現在這個態度，這種事我不會做的。

導演：嗯！

老公：電話也不給打。

導演：因為我怎樣了？我是不是絕望到底了？是吧！她還怎麼自私？跟她講，她還怎麼自私？

老公：做什麼事情都是從自己的角度出發，不想想別人的感受。

導演：嗯，這讓我怎樣？做什麼事情都是從妳自己的角度出發，不考慮我的感受，這讓我怎樣？

老公：（邊撕報紙邊說）很難受。

導演：還有呢？

老公：沒了。

導演：還有什麼自私的地方？

老公：對孩子，她總是做事拖拖拉拉，被她弄得孩子也是拖拖拉拉（此時老婆從靠著牆壁轉為坐在旁邊的椅子上）。然後，她做什麼事情，她做一件事情吧，她得把家裡邊折騰得亂七八糟的。

導演：怎麼說呢？

老公：也不收拾。

導演：怎麼說呢？

老公：本來做洗碗這一件事就行了，結果她一邊洗碗又一邊洗衣服，褲子就隨便一扔，地下一灘水也不管，每次回來的時候，就假如她洗衣服啊，洗完衣服，然後衣服往那一晾，其他都不管。

導演：不夠細心是吧！

老公：她就是做完事情就不管後面的事，弄得亂七八糟也不收拾，反正我把我的事情做了，管你其他方面，其他方面愛怎麼樣就怎麼樣。

導演：讓我看在眼裡怎麼樣？

老公：其實這件事情，可能就是……。

導演：怎麼說呢？

老公：我感覺也是人的性格吧，也不是說是什麼大不了的。

導演：也不是大不了的，是吧？

老公：對，對。

導演：只是偶爾會有一點不舒服，但不是真的很氣，是吧？

老公：但是她把這些毛病帶到我孩子身上。

導演：所以擔心什麼？

老公：我擔心我孩子就學會她那樣子，我孩子現在就是玩什麼玩具扔地上就不管，就是跟她在一塊的時候，你看，跟她在一塊的時候家裡亂七八糟，地上扔的玩具一堆一堆的，但是孩子單獨跟我在一塊的時候，不用我說，玩完玩具就給它收拾好。

導演：所以我擔心妳影響到孩子的生活習慣，是不是？

老公：對。還有我的孩子做什麼事情都拖拖拉拉的，就跟她學的，我有點不喜歡。

導演：所以我不喜歡妳拖拖拉拉的，是吧，我希望妳怎樣？

老公：什麼事情做完就好了，她就是不知道幹什麼，搞了一晚上，什麼事情都做不出來。

導演：比如呢，你看到了什麼，她具體都做什麼，把它說出來。

老公：每天晚上都是忙，以前睡覺時間是9點嘛，每天晚上都能搞到10點多還不睡。

導演：所以睡覺都不和你們同一時間睡，是吧？

老公：不是說不同時間睡。她什麼事都沒做，就能搞到 10 點多，我就覺得奇怪。

導演：你有沒有起來看她在搞什麼？

老公：不知道在搞什麼。

導演：嗯，就感覺到她在搞東搞西的。

老公：嗯！

導演：還有呢，還氣她什麼？

（主角手撕著報紙）

導演：你看你第一個說她自私，第二個說她恨你家人，第三個是什麼？

老公：無理取鬧。

導演：她怎麼無理取鬧？跟她講。

老公：就拿這件事來說吧，妳說 5 月端午節妳不回來，哪怕跟我說一聲也好，不說，當我腦子壞掉了，就好像我做錯什麼事情，好像是我三天三夜沒回來，她在家裡等一樣。

導演：讓你在家裡感受到，一個端午節，好好的端午節怎樣？

老公：就那麼過吧，能怎麼樣。

導演：也沒興致吃東西，是吧？

老公：沒有。那兩天哪有什麼吃，我看見粽子我就噁心。

導演：怎麼噁心？

老公：反正就是噁心，看見什麼都噁心。

導演：我多期待端午節可以怎樣？不是有連續三天或四天的假嗎？

老公：端午節那天我沒放假，端午節第二天我才放的。

導演：哦，你工作的關係沒放假，是吧？

老公：對，所以那三天我沒有去找她，因為我知道。

導演：知道什麼？

老公：知道她不可能說好話，她就看見我這幾天好像憂鬱症好點了，她就開始折磨我。

導演：怎麼折磨你，你感覺到她在折磨你什麼？

老公：看到我憂鬱症好了，她就想折磨我。

導演：想折磨你什麼？

老公：再換個方式說，讓別人覺得她照顧我很光榮，「看他得憂鬱症了，我還陪伴著他多少多少年，看我多辛苦」。

導演：噢，是吧！所以你就很氣她，對不對？

老公：對。

導演：還氣她什麼？這次是什麼讓你願意跟她來這邊一起上課？

老公：她說她給律師打電話了，20天之後到法院見，最後一次了，到老師那兒看看，我說行，最後一次就最後一次吧，看就看吧！

導演：你想看什麼？

老公：不想看什麼，最後一次就滿足她最後一次的願望嘛。

導演：是什麼你要滿足她這次願望？

老公：人跟人嘛。

導演：你有想挽回這段婚姻嗎？還是只為了滿足她的願望？

老公：（很生氣地說）隨她去。

導演：真的嗎？你甘心嗎？

老公：離也好，不離也好，隨便。

導演：真的嗎？孩子呢？

老公：孩子我帶。

導演：那孩子以後怎麼辦？

老公：以後怎麼辦，以後好好生活吧！

導演：怎麼生活？爸媽不在家，爸媽不在一起。

老公：有爸爸就行。

導演：真的嗎？

老公：真的。

導演：你的孩子不是女孩子嗎？

老公：對。

導演：她跟著爸爸以後是不是變成男人了？

老公：不會。

導演：怎麼說呢？還是你本來就像個女人？

老公：我會教育她。

導演：你要怎麼教育她？

老公：現在網上那些教育孩子的方法很多。

導演：網上都告訴你怎麼教育孩子，一個孩子需要知識而已嗎？還是需要怎樣？還是需要爸媽、親情，是吧！

老公：親情也有啊，爺爺、奶奶、姑姑、哥哥。

導演：但是沒有媽媽的孩子會怎樣？

老公：我三叔家的我弟弟和我妹妹就沒有媽媽，人家也過得挺好的。

導演：怎麼好？

老公：人家也結婚了、也娶妻生子，挺好的。

導演：但是這樣的婚姻生活呢？

老公：挺好的。

導演：真的嗎？

老公：真的。

導演：所以沒有媽媽的孩子你很放心是吧？

老公：不是說沒有媽媽的孩子一定會出問題。

導演：嗯，是沒有錯，但是有媽媽的孩子會怎樣？

導演一邊協助老公將對老婆的不滿情緒宣洩之同時，也在引導老公對於橫隔在他與老婆之間的「自私」、「對家人的恨」與「無理取鬧」三個心裡的結，一一澄清，擴大老公的思維，協助老公更接近自己內心的渴望、擔心與無助，讓對方能夠理解。因為在化解衝突之前，必須理解衝突的原因，同時理解對方的感受與作法，這樣才能化解彼此之間的誤會，或更體會對方的感知與感受。

（導演請助理放音樂：《世上只有媽媽好》）

導演試圖讓老公在面對夫妻衝突時，不只考慮自己與對方而已，同時也要想到子女在夫妻衝突中的感受，因此會問女兒該怎麼辦的問題，又為了讓老公更貼近女兒的處境，導演特別放《世上只有媽媽好》的音樂，作為與老公對話的背景音樂。此歌歌詞有「世上只有媽媽好，沒媽的孩子像根草，離開媽媽的懷抱，幸福哪裡找」，從聽覺上更深地刺激老公要考慮孩子的感受。

導演：你甘心放棄這段婚姻嗎？你憂鬱症這幾年，她陪你，讓你感受到怎樣？

老公：還可以吧！

導演：什麼叫還可以，不懂？

老公：我感覺有個人在旁邊很幸福，就希望回家有一個人很幸福，現在她既然能隨便不回家，我現在感覺進那個家裡是硬著頭皮進的。

導演：硬著頭皮進的是什麼意思？

老公：就回到那個家沒有家的感覺。

導演：嗯，所以自從端午節之後，你回到這個家，這個家讓你怎樣？

老公：不想回了。

導演：都不想回了，你每天下班回來都怎樣？

老公：下班時就在公司裡多跟同事聊一下天，晚點回來吧！

導演：所以不想進這個家門了，是吧？

老公：對。

導演：一進這個家門讓我怎樣？

老公：好痛苦的。

導演：怎麼痛苦？

老公：反正就是痛苦。

在此可以很深刻的感受到老公對「家不是家」的失落、無奈，以及內心的怨懟與痛苦。

導演：有心情教育孩子嗎？

老公：有。

導演：那孩子高興吧？

老公：她挺高興。

導演：怎麼高興？

老公：跟以前一樣，爸爸爸爸地跟我撒嬌。

導演：所以在你心裡面，有沒有媽媽都一樣，是吧？
老公：對。
導演：好難得的清閒，是吧？
老公：對。
導演：孩子也不會有壞習慣，是吧？
老公：對。
導演：是不是？
老公：對。
導演：好多東西你自己做就好了？
老公：對。
導演：所以就狠下心了？
老公：對。
導演：不想跟莉莉在一起了，她說要離婚就離了，算了吧，是吧？
老公：對，她先提出離婚。
導演：責任是妳不是我，是吧？
老公：對。
導演：我不用負責任，是吧？
老公：對。
導演：是不是？
老公：對。
導演：那是妳提的事吧？
老公：對。
導演：是吧？是妳開端的。
老公：對。
導演：所以我省得這樣沒有這個頭銜，對吧，不再像個犯罪的孩子，是不是？這次是妳犯的錯，不是我犯的，是吧？
老公：對。
導演：所以我剛好可以趁這個機會？
老公：對。

導演：是吧！我就狠下心了，我就開始過著這樣的生活了，是吧？

老公：對。

導演：是不是很棒，心裡會不會偷笑？

老公：反正就感覺像解脫了。

導演：這樣解脫了高不高興？是不是很棒？哇，沒有人可以管我了。沒有人可以嘮叨了，那不是很好嗎，是吧！是不是？你有沒有好好慶祝一下，她跟律師提出要離婚了，有沒有慶祝一下，有沒有？

老公：沒有。

導演：有沒有放個鞭炮？

（老公手撕報紙的動作慢下來，開始沉默）

導演：哇，我解脫了，不是很好嗎？這不是很好嗎，有沒有去放個鞭炮？是什麼沒有讓你去放個鞭炮？這個解脫了，不是很好的事嗎？

（老公忽然蹲在地上）

導演：（一字一字的講）是什麼意思？這是你想要的嗎，我問你，老公？這是你真正想要的嗎？

老公：是她逼的。

導演：（聲音放大）是她逼的。她逼的，你就接受啊，你真的像她所說的那樣嗎？

導演一步步地順著老公的心思，讓他堵住的氣如瀑布般地傾瀉出來，最後回馬一槍，讓老公感受他心裡最深的感受，而不是賭氣而已。

老公：（開始結巴）我之前……我之前我又不是沒做過，就像我給她打電話，就是在四年前吧，這四年當中我沒怎麼樣。她媽媽，她媽來了，我都特別熱情接待。

導演：是啊，所以可以盡你的責任，是吧！

老公：既然我、我、我沒法挽回她，她想怎麼樣就怎麼樣吧，那我就算了吧！

導演：嗯！所以其實你也在努力，是不是？你也在努力想要維持這個家，是不是？但是現在沒力了，是吧？

老公：對，我過去想，現在不想了。

導演：對，而且妳竟然，哼，三天不給我回家，是吧！當作我不存在，是吧！是不是？不回家，要離婚就算了，我解脫了，是不是？

老公：對。

導演：那等一下老師幫你去買個鞭炮好不好，慶祝一下，要不要，好不好？慶祝國梁終於解脫了，你想不想這樣？

（老公低頭沉默）

導演：這是你想要的嗎？（導演手指著布）順便看一下。

（老公的頭抬了起來）

導演：她說你不負責任、無能，哇，剛好被她說中了，是吧，是不是？

老公：對。

導演：喜不喜歡，喜不喜歡被她說中了？

老公：說吧！她說吧！我已經無所謂了。

導演：我無所謂了，是不是？因為這要讓我怎樣？

老公：我已經受夠了，感覺是在火坑裡。

導演：怎麼在火坑裡面呢？

老公：她的各種折磨吧！

導演：嗯，怎麼折磨？

老公：就之前我跟你說的那些，還有一些是我自己不想說的。

導演：所以我是被折磨夠了，是不是？

老公：對。

導演：我不想被妳折磨了。

老公：對。

導演：所以我現在，剛好，是不是，是吧？

老公：對。

導演：她現在對你爸媽好不好？

老公：不好。

導演：怎麼不好？

老公：就比方說前幾天，我媽媽有空嘛，去我們家，然後問她點什麼事，其實她早聽見了，問了四、五遍，她也沒有回答，問到最後一遍的時候，她就特別憤怒地回了我媽一句，我媽之前什麼也沒做呢！

導演：是吧？

老公：對。

導演：所以我覺得妳對我媽媽的態度，讓我覺得怎麼樣？

老公：很生氣。

導演：妳都不重視我的爸媽是吧，而且每當想到在寒冬臘月的時候，兩個老人家不能住在孩子的家裡，是不是？你氣，是吧？

老公：對。

導演：就氣這些是吧？

老公：對。

導演：是不是？

老公：對。

導演：還氣她什麼？

老公：沒有了。

導演：沒了，是吧！

導演試圖讓老公對老婆的氣全部宣洩出來。待老公的氣宣洩到一定程度之後，接下來就是引導老婆宣洩對老公的氣。導演這樣的作法是讓夫妻有同等的權利宣洩對對方的怒氣，一旦氣消或氣平，才能心平氣和地看待彼此的衝突。否則，夫妻二人都在氣頭上，是無法真正理解或諒解對方的。

六、宣洩老婆的怒氣

（導演走到莉莉面前）

導演：妳氣他？

老婆：……。（很小聲地說，聽不清）

導演：什麼？站起來。

（老婆站起來）

導演：你看這個男人讓妳氣他什麼？（導演指著老婆面前代表自私的那條布說）他是不是很自私？他怎麼自私，講！

（導演把報紙遞給老婆）

導演：邊撕邊講。

老婆：（開始撕報紙）從來只有自己的感受！

導演：從來只是有自己的感受，是吧！邊撕邊講，還有呢？

老婆：就是他剛才說的，我也想說，今天走到這一步，他感覺是我逼的，我感覺是他逼的。他說他生活在火坑裡，我感覺我生活在火海裡。

導演：怎麼說呢，怎麼說妳生活在火海裡？

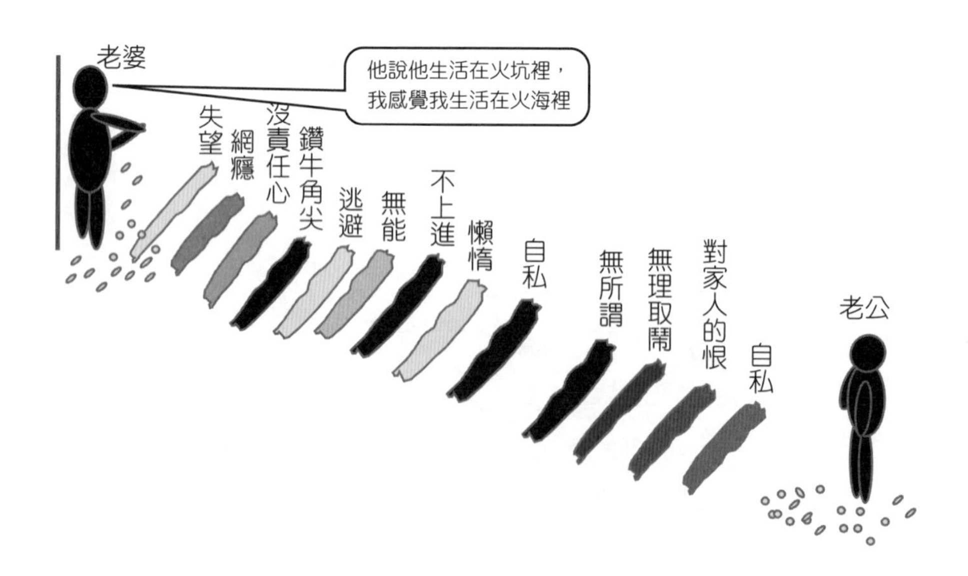

老婆：就是不管是做什麼，或是……都是先對著他，先看著他的感受。

導演：嗯！

老婆：我都不知道，我迷失我自己了，每一次我都不知道我自己需要什麼。

導演：邊撕邊丟在地上。迷失了什麼？

老婆：我都不知道我需要的是什麼，我先讓著他，他得病、他犯病，我特別害怕。

導演：嗯，結果呢，他卻說了什麼？

老婆：他還說我自私。

導演：嗯，聽到這句話讓我感受到怎樣？

老婆：自私的人眼裡沒有別人，眼裡都是自己。

導演：嗯！氣他吧，氣他什麼，今天把心裡的話都說出來。

老婆：他就顧自己的感受。

導演：「你就顧自己的感受」這樣說。

老婆：你就顧自己的感受，高興的事情就去做，不高興的事情就不做，家裡的事情都是我操心，你還不領情，說我不管你。

導演：嗯，還有呢？

老婆：就像上次他說的，我坐月子的時候，當時我也不知道是什麼情況，他媽媽就……因為中途他玩遊戲，我跟他吵架，正好當時我媽在家裡，我去房間，把電腦摔了。

導演：妳摔電腦？

老婆：我摔電腦。

導演：喔。

老婆：他媽媽不知道為什麼，就硬要出去租房子住，因為起初我們都在一起住，我爸爸也想不通，我也想不通。

導演：那時候有沒有攔住？

老婆：沒去攔她，我讓他去攔，我讓他去說了，他當時跟我說的話是，別去管她，我媽決定的事情你們誰說了也不管用。

導演：所以其實妳也想去攔，是不是？

老婆：我就覺得，我既然生下小孩來，你們還讓我去攔。

導演：讓我怎樣？

老婆：我的方式也不是氣她，我就是不希望他們搬出去。

導演：所以也不希望，妳看到他爸媽寒冬臘月搬出去，妳當媳婦也怎樣？

老婆：當時生孩子最艱難的時候都過來了，和公公住在一起，那時候我跟孩子，好多不方便的地方都已經過來了，快滿月了，他媽媽不知道是為什麼，硬要出去租房子。我就跟他說，為什麼要出去住，不出去住不行嗎？

導演：妳有親自挽留公公、婆婆嗎？

老婆：那個時候我公公其實不想出去住，我婆婆要出去住。我讓他阻止，他說我媽媽決定的事情，誰說了也不管用。他跟我說了不要管。

導演：所以妳才不管是吧！其實在妳心裡面是怎樣？

老婆：在我心裡就不希望他們出去租房子，因為過一會我媽回來了。我媽看見他們出去租房子，明顯地不高興。我公公、婆婆硬要出去租房子，他夾在中間，其實挺為難的。我媽跟我說，這個事不能為難國梁，讓他去決定。之後我們學校分東西，他開車去拉東西的時候，我還跟他說，我媽說這個事你夾在中間最難了，你該阻止的時候就該阻止，你該站起來的時候也該站起來。然後我就說了這麼一句話，他突然一下子就火了，不知道我哪兒沒說對。也許他不希望我提我媽，突然一下就火了。他從學校回來以後，我媽就跑去和他說，意思就是這個時候你是最難的，但是你要努力，你也要做個決定，你該要阻止就阻止，你要去說，你不能躲在後面。然後他就生氣，嫌我媽說他。

導演：嗯！

老婆：然後就走了。

（老公在旁邊插嘴）

導演：（對老公說）她哪邊說的不對，你跟她說。

老公：我要上去取東西的時候，她說我媽使用手段，我說妳媽才是那樣呢，然後她就……。

導演：所以老公剛才講的對不對？

老公：（質問老婆）是不是？

老婆：不是，當時在車上，我媽還挺同情你的，她不希望你受氣。

老公：（很生氣地說）妳當時說我媽使用手段，我說你媽才是，是不是有這回事？

老婆：有啦。

在夫妻爭吵中，最容易加重衝突的，就是對方指責、嫌棄、鄙視自己的父母。在夫妻爭吵時，對方說自己的不好，雖會生氣但是還可以忍受，一旦對方說自己父母不好時，衝突就會升級，往往會想：不愛我就算了，還嫌棄我父母，真是「不孝」，此無意中給對方冠上了罪名。若雙方衝突加大，在言語中再嫌棄對方父母或鄙視對方父母時，內心就會更火，想著：你不孝就算了，還侮辱我父母，簡直不可饒恕，於是夫妻的戰爭就更加蔓延、擴大。所以，導演此時可以適時讓主角說出心中的怒氣，讓主角有機會「保護父母」，消除自己不能保護父母的無能，以及對自己無能的怒氣。人在生氣時，情緒很複雜，在氣對方時也是在氣自己。因此，導演在協助主角宣洩情緒時，就不用太區分主角是在宣洩對對方的怒氣，還是宣洩對自己的怒氣，反正都是在宣洩主角心中的氣就好了，當氣消了，對自己的憤怒、對對方的憤怒，都會同時消除。

導演：所以你是氣她說你媽媽。

老公：然後她回去就跟她媽媽說我罵她。

導演：是吧！

老公：然後她媽媽就過來指責我。

老婆：我媽指責你什麼啦？

老公：又是沒房了，又是這也不行，那也不行，就開始指責我。

老婆：說你什麼不行啊？

老公：具體忘了，我沒錄音。

導演：就是你感覺到說，你的岳母，是吧！就說你不行，又沒房又沒什麼的，是吧？

老公：對。

導演：讓你一個男人聽起來怎麼樣？

老公：她要光是指責我也行了，她還連帶地說我爸媽這個那個的。

導演：所以你討厭人家說你爸媽的不好，是不是？

老公：對，我爸媽已經在那麼冷的天被他們逼出去了，她還過來說我爸媽這個那個的。

導演：（對老婆說）妳是不是也不喜歡他說妳媽媽的不好，是吧？

老婆：我媽其實就是想讓他想辦法解決這個問題。

老公：就不管我們倆討論什麼，妳媽出去之後就摔凳子，是不是？

老婆：你在小臥室，我媽和我坐在臥室裡嘛，後來你不就自己走了嗎？

老公：妳媽摔桌子，又是摔門，又是說這說那，說我媽不好。

老婆：那個門根本就摔不響，想摔，摔什麼啦？

老公：我沒錄影，錄了影妳就啞口無言了。

老婆：那你回去問我媽吧！

導演：所以你那時候感覺你岳母在外面有摔東西，是不是？

老公：她確實是在（摔東西），感覺她跟我理論了半天，她不是感覺沒理論過我，也就是說……

導演：就像剛剛，那時候老婆回家的時候，好像聽到她在踹門，是吧！老婆說好像開門大聲了一點。

老公：不是好像，確實是，她踹門沒踹門，反正她那個動作就像是在踹門，但是我岳母那次她確實是在摔門，因為我親眼看見了。

導演：所以你很氣岳母，是吧？

老公：對，摔門，而且拿她各種不滿意的話就開始說。

導演：所以那時候你才離開，是吧？

老公：對，如果她不說話、不摔東西，我照樣還在那兒躺著，我不會走。

導演：所以你在那個家覺得怎樣？

老公：她把我爸媽趕出去了，她們倆不是想把我趕出去，那我就走吧！

導演：所以你感覺到她們是在趕你，是吧？

老公：對。

導演：是吧！

導演：（對老婆說）以前知道這些事嗎？

老婆：我知道這些事。

導演：但是，妳知道他的心情嗎？

老婆：我當時就心想，我媽是來伺候我的，我生下的是你的孩子，你生點氣你就離家出走了，然後他爸回來不負責任地說，如果國梁有個三長兩短，意思就是我和我媽把他們家孩子怎麼樣了，我媽在我做完月子後，就自己回家了。（開始掉眼淚）

導演：讓妳怎樣，妳現在的眼淚在告訴妳什麼？妳覺得怎樣？

老婆：我覺得我媽伺候我老半天，挺委屈地回去了。

導演：妳媽來是不是也幫助國梁？

老婆：我媽本來是希望國梁自己把事情解決好，不要夾在中間受氣。

導演：結果呢，好像幫倒忙了，是吧，是不是？

老婆：我家裡當時特別忙，然後為了過來給我伺候坐月子，我家把所有的羊都賣了，然後我媽就急著回去了。

導演：所以這件事情感覺到怎樣？

老婆：這件事情當時我很氣憤，然後他還跑了，他自己跑了。

導演：所以當老公又跑了的時候讓妳怎樣？

老婆：我當時特別心寒，他跑了，他爸媽也不在，我媽也回去了，就我一個人和孩子，在家裡待了一晚上。待了一天一晚上，第二天，他爸來了，就來了這麼一句話。

導演：所以讓妳更怎樣？

老婆：當時我挺傷心的。

導演：妳真的很氣他爸媽嗎？

老婆：我沒氣他爸媽，不知道他們為什麼讓我……我當時心想，孩子都生下來了，快滿月了，最不方便的時候也過來了，你為什麼還要走？

導演：妳恨他爸媽嗎？

老婆：我當時就是不理解他們，不恨。

導演：是不理解，但不是恨，是不是？跟老公說。

老婆：恨他們是國梁得了憂鬱症以後。

導演：怎麼說呢，是什麼讓國梁得了憂鬱症以後開始恨他爸媽？

老婆：我沒有恨他爸爸，我一直挺尊重他爸爸，他每次離家出走，我都給他爸爸打電話。

導演：嗯！

老公：（突然插話）你沒恨我爸，為什麼妳爸每次到我們家的時候，我總是進門問一聲：「爸，來了」，但我爸來了，妳一進門，砰地一聲把門關了。

導演：妳不希望他爸爸來，是不是？

老婆：沒有。

老公：（很憤怒地對老婆說）然後我爸，妳說這種情況他能待得住嗎？是不是？

老婆：那就是那幾天你……。

老公：哪次不是？

老婆：哪次……。

老公：（加重語氣，蹲在地上看著老婆說）妳說哪次不是？

老婆：哪次都不是。

導演：只有哪幾次是？

老婆：那幾天他不理我，我也徹底……。

導演：所以那時候其實情緒也很糟糕，對不對？

老婆：嗯，情緒糟糕是因為跟他賭氣，跟他有摩擦，跟他爸爸沒有什麼。

老公：跟我爸爸沒有什麼，妳既然說了跟我有摩擦，跟我爸沒有摩擦，那為什麼又那樣面對我爸？

導演：（對老婆說）但是妳是不是控制不了自己的情緒，是不是？

老公：那我跟妳吵完架，每次是不是那樣對你爸的？

導演：所以你很氣老婆，是不是，不公平，是吧？

老公：對。

導演：怎麼不公平？

老公：我對她爸媽的好就換不來她對我爸媽的好，而且是愈來愈糟。

導演：所以當你們兩個愈來愈怎樣？

老公：既然妳容不下我們家人、容不下我，妳就該怎麼辦就怎麼辦。

導演：怎麼辦是什麼意思，我不懂。

老公：她想怎麼辦就怎麼辦。

導演：怎麼辦是什麼意思，我不懂，你要告訴老師。

老公：她想怎麼辦就怎麼辦。

導演：怎麼辦是什麼意思？你想怎樣，那句話為什麼不敢講呢？嗯？那句話為什麼不敢講？

老公：不想講。

導演：是什麼讓你不想講？你不想離婚對不對？離婚兩個字都說不出來，是不是？是不是？

老公：沒有。

導演：那是什麼，那什麼叫怎麼辦？是什麼讓你說不出來，問一下自己，國梁。

（老公低著頭不回答）

導演讓老公體會到，即使夫妻再怎樣爭吵、生氣、憤怒，其實心中也不願意就此離婚，還希望能挽留婚姻。

導演：（轉向老婆）妳看一下，妳們是不是隔著這些（導演指著老婆擺在地上的布），妳想走過去嗎？為什麼來上課，是什麼讓妳來上課？你們自己法院辦一辦離婚就好，幹嘛來老師這邊上課呢？妳心裡其實抱著什麼？

導演同時指出老婆心中也想挽留婚姻的意思。

老婆：放不下孩子。

導演：呀，還有呢，妳真的連婚姻都不要了嗎？

老婆：嗯！

導演：確定？那就不用上課了，直接回去辦離婚就好了，不是很省事嗎？是為什麼還要來？來還要把他找過來，他還要配合妳，你們最後一次了，嗯，這是妳真的想要的嗎？

老婆：這不是，但是我沒有辦法。

導演：妳沒辦法我知道，但是真的妳不要了嗎？聽清楚，妳沒辦法我知道，但是真的妳要離婚嗎？

老婆：我想離婚。

導演：解決了嗎？

老婆：沒有，解決不了。

導演：孩子呢？

老婆：我帶。

導演：但是他說他要帶，那怎麼辦？

老婆：他有病，法院不會判給他。

導演：很難說啊！甘心嗎？

老婆：不甘心。

導演：那要怎麼辦，妳上課的目的是什麼，告訴老師。把妳心裡最真實的話，不要管國梁，把妳真正想上課的心告訴老師。嗯，妳來的目的是什麼？是不是抱著一絲絲的希望，是吧？

老婆：就是去找律師，把這些事情都辦好以後，我自已心裡也不舒服，看到別的孩子。（開始哭泣）

（導演請助理放音樂：《世上只有媽媽好》）

老婆：（聽到音樂之後說）看到別的孩子有家的時候，我就會有一些的痛心。

導演：妳想要給孩子一個家嗎？

老婆：我想給，但是我給不了。然後我想來這裡上課，把我情緒處理了以後，如果我還是這麼想的，我就回去，就這麼去做。我想確定一下。

導演：妳想確定什麼？

老婆：確定我是在情緒中。

導演：看一看妳前面的東西，這是什麼？

老婆：這就是跨越不過去的東西。

導演：妳想嗎？妳甘心嗎？妳甘心嗎？

老婆：不甘心。

導演：不甘心的話，走過來看看，從新疆來到這邊是不是很遠，是吧？

導演：（對老公說）待在這邊舒不舒服？國梁你待在這邊舒不舒服？蹲也不是，站也不是，是吧，舒不舒服？

老公：不舒服。

導演：怎麼不舒服？一個人生活好不好？嗯，一個人生活好不好？

老公：我有孩子。

導演：有孩子哦，但她也要孩子吧！

老公：那就看法院吧！

導演：那就看法院吧！

老公：再說，退一萬步講，她把孩子領走了，我也不是不能去看她。

導演：所以可以，是吧？可以給她，是吧？

老公：但是我會爭取，我絕對會爭取。

導演：是什麼讓你去爭取？

老公：我不想讓孩子跟著她養成壞習慣。

（老公從蹲著轉為站著，彎著腰）

導演：所以呢，你要怎麼爭取？她說的也是有道理啊，你現在是憂鬱症了。

老公：但是她條件沒有我條件好，她沒房。

導演：一般在判的時候不是這個樣子。

老公：那就看誰的過錯吧！

導演：什麼意思？

老公：讓法院判吧！

導演：所以呢，這是你想要的嗎，你確定了？

老公：走到那一步那就是那一步吧！

導演：真的啊？

老公：對。

七、夫妻鏡觀彼此的對話

（導演邀請夫妻到團體旁邊坐下，請老公、老婆的替身將他們剛剛的對話重新演繹一次）

導演：我要你們聽聽，你們現在是法官，懂嗎？知道嗎？深呼吸一下，你們是法官。國粱深呼吸一下，讓自己做清明的法官。國粱，看著老師，深呼吸，然後看著老師。莉莉也一樣，深呼吸，看著老師。你們兩個現在是法官，懂嗎？

（導演指示替身開始複述夫妻剛剛的對話）

導演：聽一下，你們兩個現在是法官了，懂嗎？看看這對夫妻出了什麼問題，懂嗎？好，看一下，先從這邊，我跟她隔了什麼，開始講。

老公替身：我跟妳隔了自私、妳對我家人充滿了恨、妳無理取鬧，但我現在無所謂了。妳做什麼都只顧妳自己，妳不管別人的感受。本來就挺好的，原來搬家之前挺好，後來結婚生孩子時，我爸媽就過來住，然後妳媽媽過來，幫著伺候坐月子，本來是挺好的事情，不知道為什麼妳就不接受我爸媽，讓他們大冬天的，還是晚上出去，自己找房子出去住。然後我就特別難受，特別難過。我爸媽都那樣子，都那麼老了還要出去，然後妳媽媽和妳合夥起來，說我爸媽的不是，然後又說我的不是，最後讓我也出去了，我也受不了妳，沒辦法。然後這幾年又開始跟我姐起衝突。每次我姐一來，妳就鼻子不是鼻子、臉不是臉的，我原生家庭總共就我爸、我媽、我姐，就這三人。要是跟妳一個人關係不好還能說得過去，跟所有人關係都不好，那妳想想，是不是妳有什麼問題。妳說我說的那些都不是事實，是撒謊的，是妳先說我媽怎樣怎樣，然後我才說妳媽也是那樣子，妳要不是那麼說我媽，我也不會說妳。然後妳媽在外面又摔門，又這樣又那樣子，然後著合夥把我給趕出去。就搞不明白本來是挺好的，為什麼妳就容不下我的家人。然後妳做事就拖拖拉拉的，沒做多少事就能搞了一晚上，也做不了事。做一點事的話，妳做完了就留下一堆麻煩，刷個碗之後，一灘水在地上，洗衣服也是。然後孩子跟妳也是學了一堆毛病，跟妳一起玩，玩具也不收，她跟著我，玩完之後肯定會收起來，我不想孩子跟妳以後學會那些毛病。然後這麼多年就感覺受夠了，四年前的時候我就想離婚，我爸媽把我勸下來，極力勸阻，說以後有孩子不能這樣。然後四年妳也沒什麼變化，而且愈來愈差，我是得憂鬱症，有個人像妳這樣陪著我還可以吧，有個人陪著我，還可以。回家來看還有個人，感覺還可以。現在，妳也不想這樣了。是妳提出來要離婚，妳看怎麼辦就怎麼辦吧，反正是妳提出來的。

導演：女生，國梁法官還有莉莉法官聽清楚，來，這邊，女生。

老婆替身：你說是我在逼你，我覺得是你在逼我。你說你是在火坑裡，我覺得我才是在火海裡。你自私、懶惰、退縮、不負責任，還有網癮。我對你都已經絕望了，我付出了那麼多努力，我現在不想再努力了，你有那麼多話要說，我也有那麼多話要說。我那時候生完孩子坐月子，我們家正是最困難的時候，事特別多，我媽為了照顧我，把家裡面的羊都賣了來照顧我，本來就是幫你們來了，我就不理解，最難的時候都過去了。我都快滿月了，和你爸在一起生活那麼不方便，這日子都過去了，那你爸媽為什麼要鬧著出去？其實你爸本來就不想出去，就是你媽要鬧著出去。我就是不理解，我其實一點都不恨他們，我就是不理解。那麼難的時候都過去了，怎麼非得出去啊！我其實心裡面不是想讓他們出去。然後我還跟你說，我媽也跟我說，然後我又跟你說，說讓你勸勸他們，說這個事還是你出面解決比較好。結果你說，我媽就是那個脾氣，她決定的事誰都攔不住，我媽也覺得這事應該由你出面解決。結果我媽跟你談，你又走了。後來過了滿月，我媽走了，你也不在，你爸媽也搬出去了，就我一個人帶著孩子待了一天一夜。等你爸回來之後，上來就跟我說，說那個要是我們家孩子有什麼事，你們看著辦吧！我的心裡可都冷了。這麼多年，我倒是不恨他們，我就是不理解這事為什麼要這樣啊！

導演：（提示老婆替身）我今天之所以來這裡……

老婆替身：我今天來這兒，我就想看看，是我因為情緒，還是怎麼樣，我就想處理一下自己的情緒。我心裡面還是……我當然不甘心了，還是有些不甘心的。雖然我去找律師都已經問清楚了，可是看到人家孩子都有一個完整的家，我心裡還是很難受的，但是我也不想跨過去，我覺得我已經努力得挺多的了，可是我還是有點不甘心。

靜觀的目的是讓夫妻雙方有機會再次聽到夫妻爭吵時，自己與對方所說出來的話及感受，讓自己有機會從較客觀的角度來覺察自己與另一半的互動模式，希冀在覺察中有所領悟，並從中理解與諒解對方的處境。但是，在鏡觀中並不是一次就能讓夫妻雙方達到和解，需要一次次地覺察與領悟，同時也要看彼此的悟性以及平日夫妻的情感存款。若夫妻對彼此的情感存款（對對方的好）豐厚時，夫妻在衝突時的提款（對對方的傷害）還有餘款，化解與諒解的速度就會快些，若夫妻彼此存款不足（透支）時，導演就必須在導劇中加深、加厚彼此的存款，讓對方更能看到對方的好，增加彼此情感的存款，或減少對對方的誤解，使提款少一點。

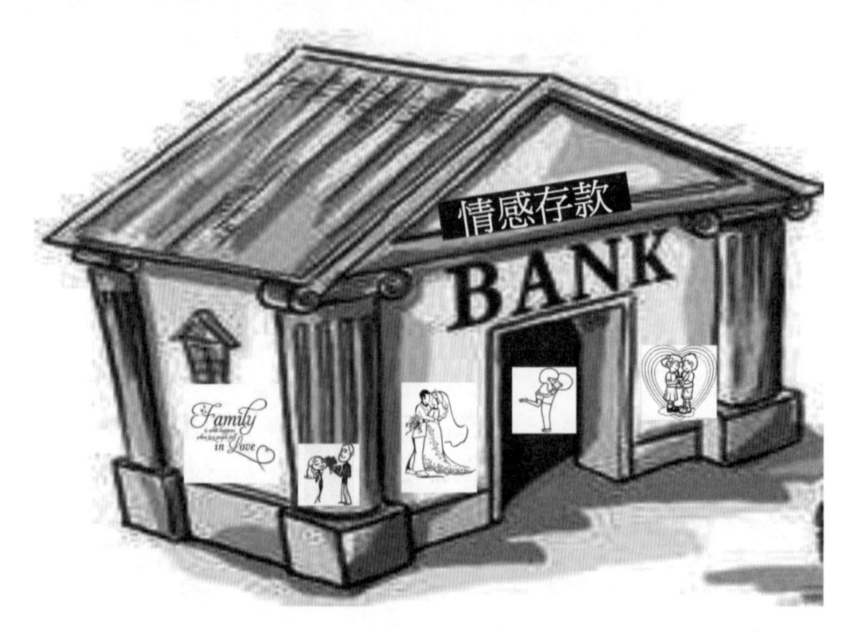

導演：兩位法官看到了什麼？哪位法官先講？莉莉法官你看到了什麼，這個女生怎麼了？

老婆：其實還挺委屈的。

導演：這個男生怎麼了？

老婆：他就只找自己的理由，他不看自己是什麼樣子，從來都沒有主動去找她談一談、解決問題。遇到問題除了退縮就是睡覺，沒有去解決，如果當時說他沒有毛病，把這個事情解決了，讓他爸媽回來，把話說開了，也不至於這樣。

導演：法官，妳現在看事情，對不對，妳看到這個男生的心情是怎麼樣的心情？是什麼讓這個男生會變成這個樣子？

老婆的關注點還在對方的錯、自己的委屈，所以導演引導她看對方的心情。

老婆：他也很氣憤。

導演：他氣什麼？

老婆：他不理解。

導演：不理解什麼？法官妳看他們兩個夫妻都在氣什麼？

老婆：都在氣對方。

導演：法官妳看一下，這一對夫妻，其實他們的內心是怎麼樣的？妳看這個男生也不去放鞭炮，慶祝自己解脫，這個女生還大老遠跑來這邊上課。其實他們夫妻是怎樣，法官，莉莉法官，妳看到什麼？

導演引導夫妻的焦點在「正向的」共同點上，夫妻衝突往往都將焦點放在對方的「不是」，來強化自己的「是」，因此導演試圖邀請雙方將關注的焦點往正向發展。

老婆：他也挺難的。

導演：什麼，他是誰？

老婆：男主角。

導演：他怎麼難？說清楚。妳是法官的話，妳會希望他們兩個怎麼樣？莉莉法官。

（老婆沉默、若有所思）

老婆：我希望他們兩個溝通不了就離婚。

導演：嗯，妳就希望他們離婚嗎？

老婆：我不希望，如果溝通不了就離婚。

導演：他們的問題出在哪裡？

老婆：他們都挺痛苦的。

導演：他們的問題出在哪裡？

老婆：自己想自己的事情。

導演：兩個都自己想自己的事情，是不是？是吧？

老婆：嗯！

導演；還有呢？還看到什麼，法官？

老婆：剛剛他們兩個最大的問題是，兩個人都自己想自己的事情，一方說自己的事情，另一方也說自己的事情。

導演：是吧？還有呢？還有他們的問題是什麼？法官，還看到什麼？還有沒有？

老婆：沒有。

導演：好，國粱法官，你看到什麼？你看到女生怎麼了？說一下。

（老公沉默 30 多秒）

導演：嗯？男生呢？

老公：憤怒。

導演；憤怒，是吧！是不是男生整個人都在憤怒裡面，是吧！女生呢？

老公：不知道。

導演：不知道，法官你睜開眼睛看一下，他們兩個最大的問題是什麼？

（老公的眼睛看著天花板，沉默）

導演：法官你在想什麼，你內心獨白是什麼？

老公：就是她走了又回來，回來又帶孩子走了，第二天，第三天，我大伯家孩子結婚，我媽跟她說了，她沒去，然後我就去了，一開始就感

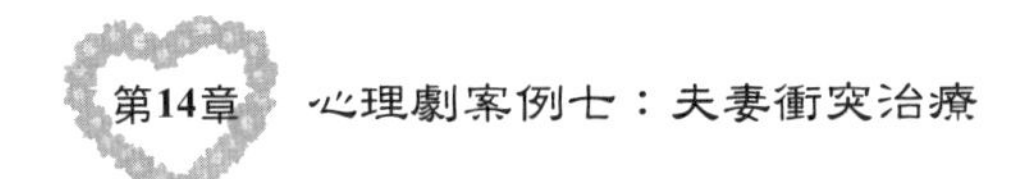

覺不是很舒服，看見我弟弟、我弟媳婦結婚，那場景讓我想起我們倆結婚。（眼睛開始濕潤）

導演；你們倆的結婚場景是怎樣？

老公：然後我就忍不住地哭了，但是沒讓別人看見，然後實在控制不住自己的情緒，就沒吃飯。然後就自己一個人悄悄地離開了那個宴會場所，在街上閒晃了一圈。

八、多重替身

導演：嗯，出來一下。（拉老公到舞臺中心）

導演：想到那個結婚的場景是吧！又在哭了是吧！是不是？

老公：嗯！

導演：難過什麼？

（導演叫老公替身來到老公面前，複述他剛才的話）

老公替身：我看到那個結婚場景，不知為什麼就哭了。

導演：哭的背後是什麼？那種心裡的感受是什麼？

老公：特別難受。

導演：特別難受是吧！

（導演叫團體成員上場做老公聲音替身一）

導演：我不知道，我就覺得特別難受。

老公聲音替身一：我覺得特別難受。

導演：更深的聲音是什麼？

老公：真的不知道。

導演：當我看到他們結婚的時候，我想起我們結婚是怎麼樣。

（老公低著頭，用手抵著頭哭泣）

導演：嗯？我渴望什麼？內心渴望什麼？

老公：幸福快樂的家庭。

導演：呀，我內心渴望幸福快樂的家庭。

（導演叫團體成員上場做老公聲音替身二）

導演：我內心渴望幸福快樂的家庭。

老公聲音替身二：我內心渴望幸福快樂的家庭。

導演：但是呢？

老公：現實給不了我。

導演：現實給不了我，讓我怎樣？

老公：我很難過。

導演：我很難過，是吧！

（老公聲音替身三上場）

老公聲音替身三：現實給不了我，我很難過。

導演：我多渴望怎樣？我一個人在街上走感受到什麼？

老公：淒涼。

導演：淒涼，是吧！

（老公聲音替身四上場）

老公聲音替身四：我一個人在街上走，感覺到很淒涼。

導演：還有呢？我們當初結婚的時候怎麼樣？

老公：很高興。

導演：高興什麼？

老公：高興我們在一起。

導演：那時候有什麼願景嗎，兩個人希望怎樣？

老公：幸福快樂。

（老公聲音替身五上場）

老公聲音替身五：當時結婚的時候很快樂，就希望一直幸福快樂地過下去。（老婆坐在椅子上哭泣）

導演：其實我內心還想跟莉莉怎樣？想不想恢復到從前？雖然現實不能，想不想？

老公：想。

導演：所以我內心想怎樣？

老公：想回到從前的快樂生活。

（老公聲音替身六上場）

老公聲音替身六：其實我內心非常想和莉莉一起回到以前開心快樂的生活。

為便於讀者閱讀，將老公的內在聲音整理如下：

老公替身：我看到那個結婚場景，不知為什麼就哭了。

老公聲音替身一：我覺得特別難受。

老公聲音替身二：我內心渴望幸福快樂的家庭。

老公聲音替身三：現實給不了我，我很難過。

老公聲音替身四：我一個人在街上走，感覺到很淒涼。

老公聲音替身五：當時結婚的時候很快樂，就希望一直幸福快樂地過下去。

老公聲音替身六：其實我內心非常想和莉莉一起回到以前開心快樂的生活。

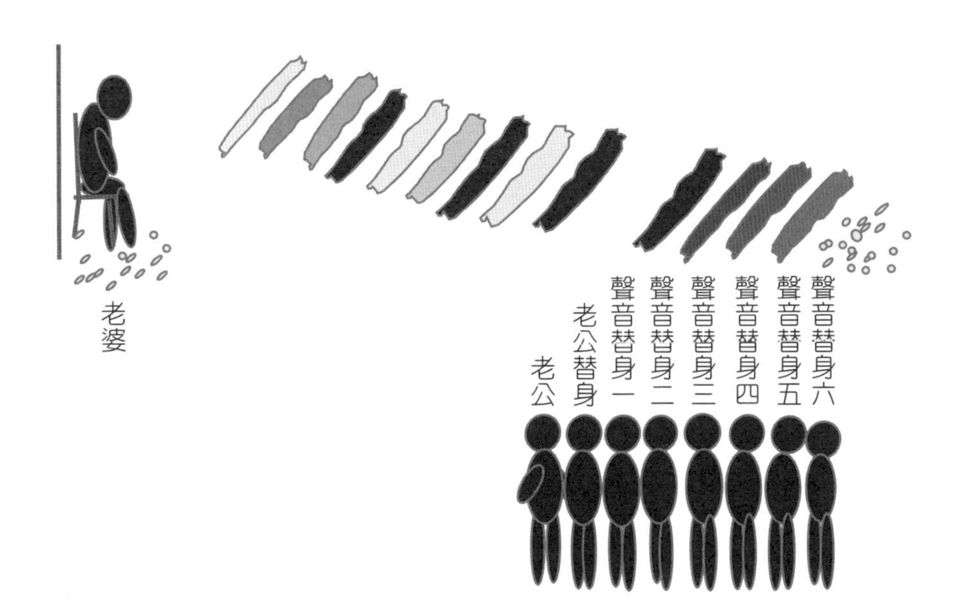

導演：（帶著老婆到舞臺中間說）我讓妳聽聽國梁內在的聲音，從第一句話開始。

老公替身：我看到那個結婚場景，不知為什麼就哭了。

老婆：我當時不去那裡，我就是害怕，害怕看到別人結婚的場景，不想面對。

老婆替身：我當時不去看那個場景，就是害怕看到別人。

老公聲音替身一：我覺得特別難受。

導演：聽到這句話妳想回應什麼？

老婆：當時如果你打電話叫我，我可能會去，跟你和孩子一起去。但是為什麼你爸媽跟我說，本來應該你自己做的事情……

導演：其實我很期待你能夠說出來，是不是？

老婆：嗯！

導演：用妳的話和他說。

老婆：（哭泣著說）其實我期待你能夠說出來，你自己能做的事情自己做，不能讓別人替代你。

老婆聲音替身一：其實我期待你能夠說出來，你自己能做的事情自己做，不能讓別人替代你。

老公聲音替身二：我內心渴望幸福快樂的家庭。

老婆：我也很渴望幸福。

老婆聲音替身二：我也很渴望幸福。

老公聲音替身三：現實給不了我，我很難過。

老婆：幸福快樂的生活需要兩個人一起努力，不是我一個人去努力。

老婆聲音替身三：幸福快樂的生活需要兩個人一起努力，不是我一個人去努力。

老公聲音替身四：我一個人在街上走，感覺到很淒涼。

導演：妳要回應什麼？

老婆：我已經淒涼很久了。

導演：下一句。

老公聲音替身五：當時結婚的時候很快樂，就希望一直幸福快樂地過下去。

導演：再一次。

老公聲音替身五：當時結婚的時候很快樂，就希望一直幸福快樂地過下去。

老婆：那時候顯得挺美好，誰家不會遇到些事情，遇點事情就糾結個沒完沒了。

導演：所以妳想說的是什麼？

老婆：遇到事情要去面對。

導演：有事情就需要去面對，是吧，不是積壓，是不是？下一句。

老公聲音替身六：其實我內心非常想和莉莉一起回到以前開心快樂的生活。

老婆：我經歷的事情太多，回不去了。

導演：妳想回去嗎？我知道有很多困難，但妳內心最渴望怎樣？再講一次。

老公聲音替身六：其實我內心非常想和莉莉一起回到以前開心快樂的生活。

導演：妳內心最大的渴望是什麼，妳回應這句話。

老婆：我也渴望，但是經歷了那麼多事情，你都把它放在心上，不放下。

導演：所以我也有渴望是不是？但是妳希望他把過去怎樣？

老婆：放下它。

為便於讀者閱讀，將老婆的內在聲音整理如下：

老婆替身：我當時不去看那個場景，就是害怕看到別人。

老婆聲音替身一：其實我期待你能夠說出來，你自己能做的事情自己做，不能讓別人替代你。

老婆聲音替身二：我也很渴望幸福。

老婆聲音替身三：幸福快樂的生活需要兩個人一起努力，不是我一個人去努力。

老婆聲音替身四：我已經淒涼很久了。

老婆聲音替身五：那時候顯得挺美好，誰家不會遇到些事情，遇到事情要去面對。

老婆聲音替身六：我也渴望，但是我希望你把過去放下。

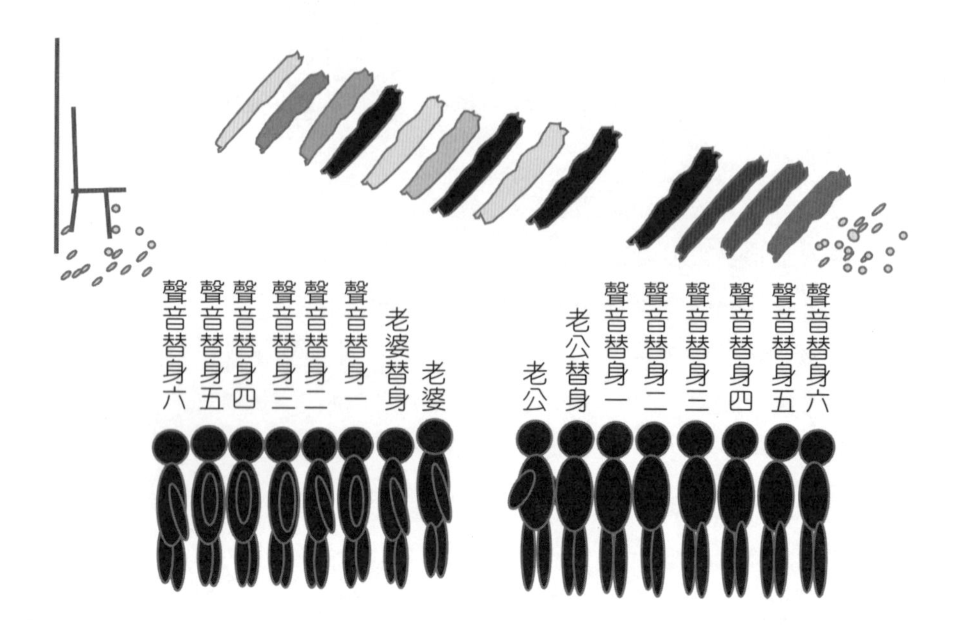

導演：你們兩個再過來一下。（導演請夫妻到團體旁邊做鏡觀）

老公替身：我看到那個結婚場景，不知為什麼就哭了。

老公聲音替身一：我覺得特別難受。

老公聲音替身二：我內心渴望幸福快樂的家庭。

老公聲音替身三：現實給不了我，我很難過。

老公聲音替身四：我一個人在街上走，感覺到很淒涼。

老公聲音替身五：當時結婚的時候很快樂，就希望一直幸福快樂地過下去。

老公聲音替身六：其實我內心非常想和莉莉一起回到以前開心快樂的生活。

導演：女生。

老婆替身：我當時不去看那個場景，就是害怕看到別人。

老婆聲音替身一：其實我期待你能夠說出來，你自己能做的事情自己做，不能讓別人替代你。

老婆聲音替身二：我也很渴望幸福。

老婆聲音替身三：幸福快樂的生活需要兩個人一起努力，不是我一個人去努力。

老婆聲音替身四：我已經淒涼很久了。

老婆聲音替身五：那時候顯得挺美好，誰家不會遇到些事情，遇到事情要去面對。

老婆聲音替身六：我也渴望，但是我希望你把過去放下。

導演：男生一句，女生一句。

（為便於讀者閱讀，將聲音省略）

導演：你們兩個聽到什麼？看到什麼？老公你看到了什麼？

老公：男的很悲傷。

導演：女的呢？

老公：一直在狡辯。

導演：一直在狡辯，是吧！

導演：老婆呢，妳看到什麼？

老婆：我以前覺得他什麼也不在乎。

導演：嗯！

老婆：看到他，內心也難過。

導演：所以呢？

老婆：我還不太了解他。

導演：妳還不太了解他，但是妳心裡面呢？當妳懂了這些之後呢？

導演：過來，老公也過來。（導演讓老公、老婆分別站在自己擺的布前面）

導演：所以妳想怎樣？這邊男生說一下，從第一個開始。

（為便於讀者閱讀，將老公聲音省略）

導演：妳聽到國梁心裡的話，妳想怎樣？

老婆：我也想讓他知道我的心聲。

導演：妳也想讓他知道你的心聲，好，國梁聽一下，莉莉也想讓你知道她的心聲。聽一下，我知道你對她還有很多氣，對不對？但是聽聽女生這邊的聲音，來。

（為便於讀者閱讀，將老婆聲音省略）

導演：聽到了嗎？

老婆：聽到了。

導演：兩個人是不是很淒涼，兩個淒涼的人要怎樣？

老婆：嗯！

導演：你聽到了嗎？

老公：聽到了。

導演：所以你現在想怎樣？

老公：我是想把過去放下，但是……。

導演：你想嗎？跟她講。

老公：我感覺我這幾年確實把過去放下了，但……。

導演：所以「但」先不要，所以這四年來你是不是都在努力了？她媽媽來，你也在努力了，是吧？

老公：對。

導演：（問老婆）現在在想什麼？

老婆：想到剛結婚時候的樣子，一起過著幸福快樂的日子。

導演：呀，是吧！

> 導演反覆地讓夫妻雙方聽到自己與對方心裡的渴望，鬆動夫妻的心理防禦，讓他們漸漸走入彼此的內心。

（導演示意老公聲音替身四）

老公聲音替身四：我一個人在街上走，感覺到很淒涼。

老婆聲音替身四：我已經淒涼很久了。

（導演提示老婆聲音替身二）

老婆聲音替身二：我也很渴望幸福。

導演：我知道你們面對很多困難，對不對，你們就這樣甘心放棄嗎？

（導演請老婆聲音替身二再說）

老婆聲音替身二：我也很渴望幸福。

（導演請老公聲音替身六說）

老公聲音替身六：其實我內心非常想和莉莉一起回到以前開心快樂的生活。

導演：這是不是兩個人的共同願望？

老公：嗯！

導演：什麼意思？

老公：每次都是她挑起事端。

導演：你願意嗎？

老公：我一個人願意沒用。

導演：好，先講，我願意，對不對？

老公：對。

老公開始表達自己的意願。

導演：（對老婆說）妳呢？

導演：現在在想什麼，心裡的獨白是什麼？

老婆：沒法溝通。

導演：沒法溝通是吧！所以你們兩個都是覺得沒法溝通，是吧？

老婆：嗯！

導演：就怎麼樣了？

老婆：就不說了。

導演：就不說了，是吧！就放棄了，是吧！但是其實內心是怎樣？

（導演手指老婆聲音替身二）

老婆聲音替身二：我也很渴望幸福。

老公聲音替身六：其實我內心非常想和莉莉一起回到以前開心快樂的生活。

導演：再聽聽男生的聲音，來。

（老公聲音替身分別說出）

（老婆沉默）

九、再次鏡觀

導演：（請老公、老婆到一旁鏡觀）你們兩個過來這邊，老公過來，老婆也過來，我讓你們聽一下他們兩個的聲音，這邊聽一下。對話，男生先講完，然後女生講。然後男生一句，女生一句。

（老公聲音替身與老婆聲音替身，分別說出）

導演：（鏡觀之後）老公你想說什麼？

老公：我覺得老婆講的話都是謊言，老婆總是不理我，都不與我交流，也不接電話，而且每次都是我先主動找她的。我內心很想跟她溝通，但是她說是我不跟她溝通，讓我很委屈，其實我並不想放棄這段婚姻。我們溝通不了，又把責任怪到我身上，我很氣。她歪曲事實，我主動找她溝通，她不跟我溝通，然後她還怪我不跟她溝通，難道我是神仙，我知道什麼時候跟她溝通嗎？

導演：OK，太好了，說出來，太好了。所以我氣她這樣，是吧？

老公：對。

導演：（問老婆）妳要回應什麼？莉莉。

老婆：每次都是我好心好意耐心地和你說，你不理，我生氣了，你再找我，這樣還有什麼好說的？你在努力嗎？你在哪兒努力了？睡覺睡得每天都快肌肉萎縮了，還努力了，每天誰跑前跑後的，孩子 7 歲了，你跟孩子去過幾次公園？你主動去過幾次？我怎麼沒想過你？每次出去的時候，是你不主動出去，我孤魂野鬼似地就跟著別人的家庭出去，我就像魔鬼附身似的，我想的都是你。你行動過嗎？整個家族都希望我和你一起出來，你出來過嗎？你什麼時候面對過我，你打一通電話後就不理我了，一通電話我沒有接到就半個月不理。我渴望你胸懷寬廣一點，你放下什麼了？就因為不接一通電話就可以半個月不理我，說離婚就離婚，你都同意了，你放下什麼了？如果你放下，能因為一通電話就說到離婚？能跑到法院去？

老公：不是我跑的。

老婆：是我跑到法院的，是誰逼我的？如果我過得幸福，我會不想進這個家門，去法院比家裡過得幸福？我就是平時太在乎你、太關心你了，你從來都不關心我和孩子。如果你出去的時候，我打一通電話打不通，我就會去……我就會去網咖找你，我都讓我警察的朋友在網上了。

老公：那天我就去酒店了，妳怎麼沒查到？

導演：妳怎麼查的，告訴他，讓他也知道。

老婆：因為家裡有哥哥他們，我給他爸打電話，他說他去朋友家，我覺得他這會兒不喜歡去別人家，不可能去別人家，肯定去酒店，要不就去網咖通宵了。我第二天起來就去我們家附近的兩個旅館找過，然後旅館的人不讓找，最後我就給我同學打電話，我同學的老公在警察局。我讓他查一查，看能不能查到？他老公查，但是沒有查到。然後那天晚上我去我們學校的時候，他說他在他媽家，我不相信。我給他媽打電話，他爸說他在同學家，第二天他爸來家裡就把他的包包拿走了，那時我爸媽在家裡，我不在。

老公：是我讓我爸幫我拿的。

導演：但是你現在知道她也在找你嗎？事先是不是都不知道？

老婆：這都是很平常的，每次他不舒服，想走就走了。然後他媽媽他們就去網咖找，我就去附近的網咖找。網咖一查他身分證號碼就知道他什麼時候去過網咖。

老公：每次在網咖找到後，說我有網癮，我最近幾年上過幾次網咖？

導演：所以沒跑去網咖了，是吧！

老公：我不想說了。

導演：沒關係。

老公：我不想跟她太糾纏。妳想說什麼妳就說吧！

導演：你們兩個人現在怎樣？告訴老師，是不是有很多氣，對不對？老公是不是？

老公：好點了。

夫妻二人在多次鏡觀之後，兩人不再賭氣，雖然兩人意見不同，但卻可以順暢表達。在夫妻溝通中能順暢表達自己的想法、看法甚為重要。一般夫妻在發生衝突時，是很難順暢表達自己的想法與意見，往往夫妻二人說一、兩句話就不想說，不是覺得對方不懂，就是覺得沒什麼好說，或是覺得對方扭曲事實，或是在逃避。因此，夫妻就開始冷戰、指責、憤怒、賭氣，甚至動手。當氣氛好轉，二人又想進一步溝通時，就開始翻舊帳，將過去生活中的大小事件、大小衝突一一再提出來，證明「自己是對的，對方是錯的」，讓雙方彼此陷入更多的無奈、氣憤、爭吵之中。為何夫妻會走到如此境地？難道溝通是錯的嗎？不放棄溝通是錯的嗎？其實不然，溝通本身沒有對錯，而是如何覺察溝通與如何溝通才是重點。覺察是成長的第一步，有了覺察才能了解自己是如何與對方溝通的，才能了解彼此溝通的模式，更重要的是，能覺察出各自改變的意願與動力，有了意願就有改善的可能性。雖然溝通不能一蹴可幾，只要雙方有意願，關係就能夠向前邁進一步。劇中這對夫妻，國梁與莉莉，從一開始賭氣不說話，在導演引導下，雙方開始對話、開始相互指責、爭執誰是誰非、翻舊帳，並將彼此的新仇舊恨全部搬出來，表面上好像溝通無效，其實在不斷的對話中，情緒逐漸宣洩、慢慢開始覺察，從覺察中漸漸感受到對方與自己的無奈與悲傷，在不知不覺中增加改變的意願。導演多次使用多重替身與鏡觀的技巧，不僅讓他們夫妻說出心中的怨與恨，同時也讓他們一步一步覺察彼此的溝通模式，感受對方的心境，促進對彼此的理解。雖然，夫妻雙方還未能化解衝突，但是他們已經開始對話與交流，在對話中開啟彼此交換意見的機會，不管自己所表達的對方滿不滿意，或者是對方表達的自己滿不滿意，都可以繼續交流，一旦交流啟動，相互間的氣就開始流通，當氣流通，情感就流通，情緒也跟著宣洩、淨化，彼此就能漸漸創造出順暢溝通的情境。

十、分別與自己的替身對話

導演：莉莉替身過去與莉莉在一起，國梁替身也去跟國梁在一起。莉莉自己去跟自己說，自己要怎麼辦，國梁你也去跟自己商量一下，自己怎麼辦。你們輔角自發，懂嗎？直接用那種心情，跟自己商量一下怎麼辦。輔角將剛剛對話的內容說給主角聽，之後主角回應，主角回應後，角色交換，讓主角清楚聽到自己所說的話，並加以回應，不斷用角色交換的方式和自己商量。

導演此時讓夫妻分別與自己的輔角對話，目的是想讓他們與自己對話做自我整合。夫妻衝突經常將談話重心放在對方身上，而忽略了自己，傾聽自己的聲音有助於自我內在的整合。心理劇用行動的方式讓主角與自己對話，將自己的想法說給自己聽，同時再回應自己的想法，這樣的作法與平日的自言自語不同；自言自語是自己說給自己聽，但無法重複聽到自己所說的話。在心理劇中，自己可以和自己的替身說話，能夠聽到自己所說的話，同時回應自己所說的話，而且在對話時要交換彼此的位置，這樣的「自我位移」，可以協助自己內在「換位思考」，鬆動內在「固著」的想法與看法，可以在對話中覺察自己、清明自己、整合自己。

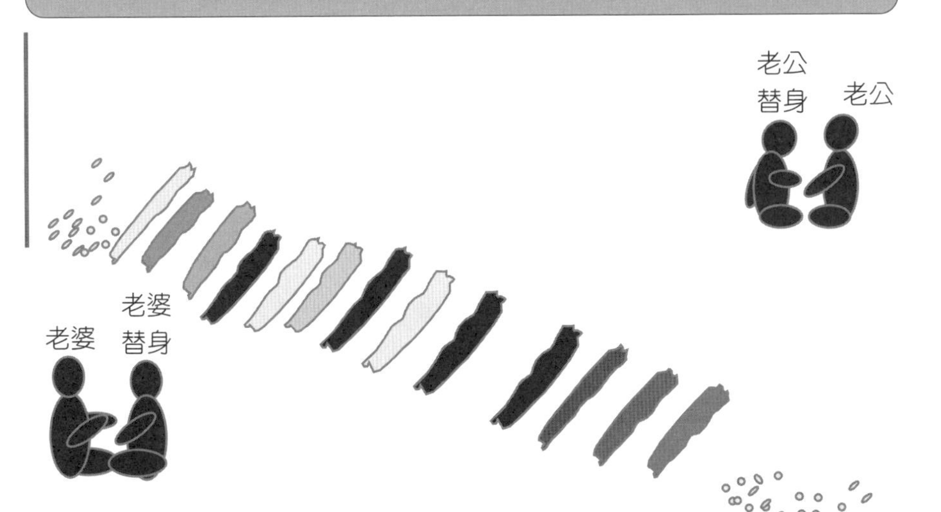

（場上主角與替身在彼此商量）

（10分鐘後）

導演：你們兩個都和自己商量一下，要怎麼辦？分別和自己討論一下，以後要怎樣？離或不離？跟自己商量一下。

（老公、老婆繼續和各自的替身討論）

導演：最後再跟自己商量1分鐘，商量後回到各自的位置上。

導演：輔角注意一下，主角說完之後就和主角角色交換，讓主角聽聽自己說的話，聽完之後回應自己。

（老公、老婆和各自的替身開始角色交換之對話）

導演：老公回到你的位置，老婆回到最初的位置，你們兩個替身都回去。老婆看一看老公，最後想跟老公怎麼樣？妳剛剛跟自己商量的結果，告訴老公妳內心的決定是什麼？兩個誰要先說，老公你先說，還是老婆先說？妳跟他講。

老婆：你先說吧！

老公：行吧，妳就去吧，妳想離就離，不想離就不離，妳就折騰去吧！

導演：妳呢？

老婆：不是我折騰，是我過我自己的日子，我自己清楚。

十一、峰迴路轉：轉化對話內容

導演：你看一看，莉莉看一下，前面的這些東西，妳說國梁怎麼了？第一個是怎樣，看一下妳剛剛選出來的，他自私，是不是？

老婆：嗯。

導演：如果國梁做了什麼，妳就會覺得國梁不是自私的？

老婆：他只顧著自己的感受，從來不知道我的感受。

導演：如果他開始學會顧慮妳的感受時，妳會覺得怎樣？

老婆：如果他顧及我的感受，我不會這麼堅決地要離婚。

多麼重要的一句話，峰迴路轉了。

導演：所以妳內心是希望他怎樣，能夠顧及妳的感受，妳就不會想離婚，是吧？

（老婆點頭）

導演的技巧，果然奏效。

導演：去拿另一條布，能夠代表顧及妳感受的布。

（老婆拿起一條黃色的布）

導演：（指著地上黑色的布說）這是自私對不對？把它放旁邊。用顧及自己的感受取代自私的時候，妳也許不會離婚，是吧？

老婆：嗯。

導演：第二個呢？

老婆：沒責任心。

導演：沒責任心，如果他做了什麼的時候，妳就會覺得他不是沒責任心？妳希望用什麼來取代？他做了什麼的時候？

老婆：他每天回來陪陪我和孩子。

導演：好，找一條布，每天回來陪陪妳和孩子。

（老婆拿一條粉紅色的布放在深咖啡色的布旁邊）

導演：如果他每天回來陪陪妳和孩子，妳就不會覺得他沒責任心了，是吧？

老婆：嗯。

導演：這個呢？

老婆：懶惰。

導演：懶惰。他如果做什麼，妳就不會覺得他懶惰？

老婆：能夠把家裡面收拾乾淨、地掃乾淨。

導演：所以我希望能夠回來家裡怎樣？把地掃乾淨是吧，把房間清理乾淨，是吧？

老婆：最起碼是我們一起收拾，不是看見什麼，都說隨它去吧！

導演：好，如果他和妳一起收拾家裡的東西，妳就不覺得他怎樣？懶惰，是吧！這個呢？

老婆：他懶惰的時候每天不洗漱，最起碼是每天洗洗臉，不是一、兩個禮拜才洗一次臉。

導演：如果他洗臉的時候妳就不會怎樣，去拿一下東西，去。

（老婆拿一條橘色的布放在綠色的布旁邊）

老婆：就這個吧！

導演：就這個。

老婆：腳也是十天半天才洗一次，我說他，他就說我多事。

導演：所以要常洗臉、常洗腳，是吧！是不是？

老婆：嗯！

導演：那這個呢，這是什麼？

老婆：網癮。

導演：網癮呢？

（老婆拿一條紅色的布放在暗紅色的布旁邊）

導演：這是什麼？

老婆：這是放下手機、放下遊戲。

導演：手機遊戲要怎樣，要不要給他一些時間？

老婆：我已經給了他好多時間。

導演：一天可以多久，做到多久的時候可以說他沒有網癮？妳可以允許他一天看手機多久？如果他手機看多少個小時以內就不算網癮？

老婆：如果要是平時的話，他看半小時，我也能接受，若是星期天，他可以玩半天，剩下一天半陪我和孩子。

導演：好，這很好，平常半小時，然後放假給他半天，是不是？然後這個呢，這還有什麼？

老婆：無能。

導演：無能呢，怎麼才能覺得他是有能力的。

老婆：遇到事情的時候和我商量一起去解決，而不是就睡覺，蒙頭大睡。

導演：所以說遇到事情的時候要怎樣？

老婆：去解決，想辦法處理。

導演：怎樣處理妳才會覺得他是處理了？

老婆：比如說就這一次，如果他要是去找我，或者他打電話給我。

導演：所以說遇到事情我希望你主動找我，是不是？好，來，遇到事情主動找我，是不是？妳就會覺得他怎樣？

（老婆拿一條白色的布放在粉紅色的布旁邊）

老婆：我就會相信他。

導演：呀，這個呢？

老婆：逃避。

導演：怎樣呢，怎樣才不算逃避？是不是跟這個很像，是吧！所以遇到什麼事情就先主動找妳，而不是怎樣？

老婆：不是睡覺，睡覺解決不了問題。

導演：所以拿一個，遇到問題不是睡覺，是吧！

（老婆拿一條白色的布放在淡綠色的布旁邊）。

導演：是不是？還有呢？還有什麼，還是沒有了？妳再看一下，妳看這邊，你們還隔著什麼？有嗎？鑽牛角尖呢，鑽牛角尖算不算？

老婆：算。

導演：怎麼才能覺得他不鑽牛角尖？

老婆：遇到事情換個角度想一想，沒有那麼嚴重。

導演：好，去找一個。換個角度思考問題，是吧！

（老婆拿一條黃色的布放在黑色的布旁邊）

導演：還有沒有？

老婆：失望。

導演：失望，這個失望是你自己的感受。怎樣做，才不會讓妳覺得失望？

老婆：抬起頭來看看我。

導演：好，抬起頭來看看妳。

（老婆拿一條紫色的布代表「老公抬起頭來看看我」，放在草綠色的布旁

邊）

導演：還有呢，他如果多抬起頭來看看妳，妳就不會失望，還有呢？還有沒有？還有不上進呢，怎樣妳才會覺得老公上進？

老婆：多學習、多改變、多成長。

導演：多學習，是吧！去拿。

（老婆拿一條橘色的布放在黑色的布旁邊）

導演：多學習、多改變、多成長，是吧？所以最後呢，還有沒有？

老婆：沒有了。

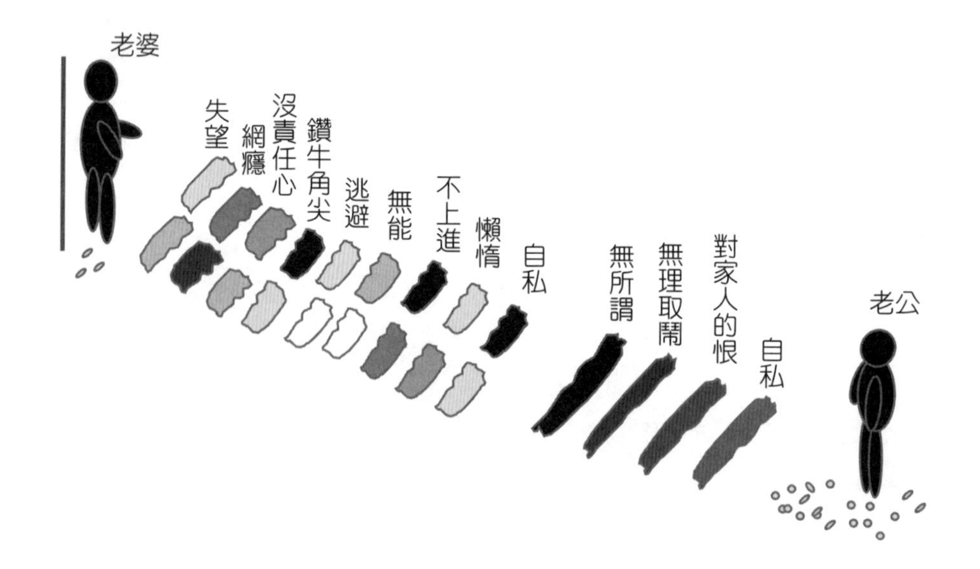

為讓讀者方便對照，將改變前後整理如下表：

前（內容）	後（內容）	前（顏色）	後（顏色）
自私	顧及老婆的感受	黑色	黃色
懶惰	每天洗漱，常洗臉、常洗腳	綠色	橘色
不上進	多學習、多改變、多成長	黑色	橘色
無能	遇到事情的時候去解決，想辦法處理	粉紅色	白色
逃避	遇到什麼事情就先主動找老婆	淡綠色	白色
鑽牛角尖	換個角度思考問題	黑色	黃色
沒責任心	每天回來陪陪老婆和孩子	深咖啡色	粉紅色
網癮	平常玩手機半小時，放假玩半天	暗紅色	紅色
失望	抬起頭來看看老婆	草綠色	紫色

導演：沒了，是吧！好，妳站那邊。老公，你看一下，第一個，你覺得她自私對不對？是吧，她做些什麼才會覺得她不自私？

老公：多考慮一下我的感受。

導演：多考慮一下你的感受，是吧！去找一個東西代表，多考慮一下你的感受。

（老公拿一條淺藍色的布放在深紫色的布旁邊）

導演：對你父母親的恨，是吧！她做了些什麼，你才不會覺得她對你的父母有恨，她對你父母親做些什麼?

老公：要求不高，就像我對她的父母親就行。

導演：什麼意思，具體一點，要怎樣？她做了些什麼，你覺得對你父母親也是孝順的，比如呢，具體一點，面對你父母的時候要怎樣？態度要怎樣？看到你父母時要怎樣？

老公：不要老板著臉，就感覺我父母進這個家就感覺不一樣。

導演：太好了，所以看到你父母的時候，你希望老婆可以笑臉迎接你父母，是不是？

老公：不需要笑臉，正常就行。

導演：所以正常，不要板著臉。要不要問候你爸媽？要不要問爸爸好、媽媽好之類的？

老公：不用，只要我感覺她……。

導演：具體一點，感覺太難做了，懂嗎，她做了什麼？具體一點。

老公：最起碼一進門，問候我爸媽一下。

（老公拿一條紅色的布放在墨綠色的布旁邊）

導演：是吧，要問候一下你爸媽。好，還有一個無理取鬧，你怎樣才會覺得她不是無理取鬧？

老公：她無緣無故就不跟我說話了。

導演：噢，所以是說不要無緣無故不跟我說話，是吧！有問題的時候要怎樣？

老公：解決嘛。

導演：跟我講是不是？讓我清楚，是不是？我不喜歡妳遇到問題都不跟我講話，是吧？是不是這樣子？

老公：嗯。

（老公拿一條淺綠色的布放在深藍色的布旁邊）

導演：OK，還有嗎？你自己再看一下，還有嗎？

老公：沒了。

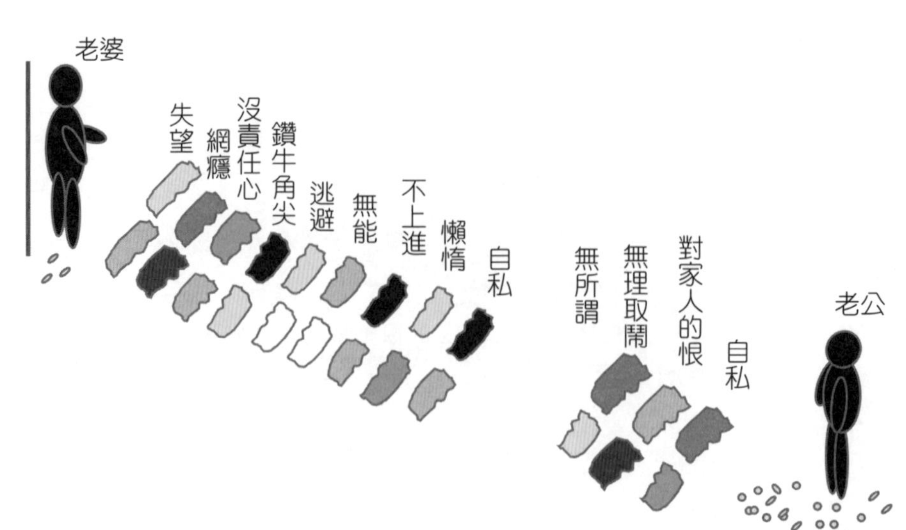

為讓讀者方便對照，將改變前後整理如下表：

前（內容）	後（內容）	前（顏色）	後（顏色）
自私	多考慮一下老公的感受	深紫色	淺藍色
對家人的恨	像我對她的父母親，要問候我爸媽	墨綠色	紅色
無理取鬧	不要無緣無故不跟我說話	深藍色	淺綠色

導演：就這樣，是吧！你站在這邊，老婆站在那裡，你看一下啊，看一下，對不對，講一下，第一個她變成什麼了？

助理提詞：自私變成顧及自己的感受。沒責任心變成每天回來陪陪我和孩子。懶惰變成回家和我一起收拾家裡，每天回家洗臉、洗腳。網癮變成放下手機遊戲，每天玩半小時，星期天、假日的時候可以玩半天。無能變成遇到事情主動找我，我就會相信你。逃避換成遇到問題不是睡覺。鑽牛角尖變成遇到問題換個角度思考。失望換成抬起頭來看看我。不上進換成多學習、多改變、多成長。

導演：如果他做了這些妳會怎樣？妳會不會往前跨？

老婆：會。

（老婆跨過她剛剛選擇的所有布，朝老公邁進，站在她所選的布前面）

導演：好，跨到那裡去。先假設，懂嗎？妳就會站在這裡，對不對？老公站在這裡，到這邊來。

助理提詞：多考慮一下我的感受。父母來的時候不要板著臉，說一下爸媽你們來了。不要無緣無故地不和我說話，遇到事情就解決事情。

導演：如果老婆能夠做到這些，你會怎樣？你會不會往前跨？

（老公跨過自己所有的布，走到老婆面前）

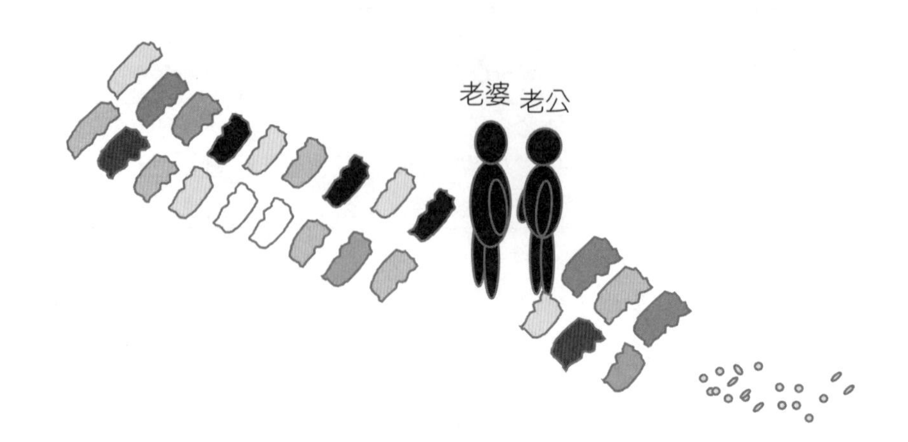

（老婆看到老公走到自己面前，開始微笑了）

導演：（對老婆說）妳在笑什麼？他走過來妳高不高興，妳想不想？

老婆：他做不到。

導演：假設他能做到，假設懂吧，妳想不想？

老婆：他做不到。

導演：妳先不要管他做得到做不到，假設呢？妳要給他機會吧，假設呢？

老婆：可以。

導演：（對老公說）假設她說可以，你會怎樣？那可以抱一下嗎？假設，假設哦，我說假設啊，假設一下好吧，先假設，不是真的，如果假設一下，先體會一下假設的結果，懂吧！

（老公向前一步，雙手抱著老婆，老婆身體有點僵硬地站在那裡）

導演：先體會一下假設的結果。假設，假設，都是假設，懂吧！假設喔，假設都不會啊，你們兩個先假設一下。

（導演請助理放音樂：《教堂婚禮》）

導演：假設喔，懂吧！假設喔，懂吧！現在不是真的，假設喔。假設，會不會抱緊一點，假設，懂吧！

導演：（對老婆說）不會抱緊一點啊！

（老婆開始將雙手擁抱老公，露出微笑）

導演：（對老婆說）如果這樣，妳高不高興？

（老婆點頭）

（老公也露出了笑臉）

導演：（對老公說）你怎麼啞巴了，我聽不到，說話啊！

老公：高興。

導演：高興什麼？

老公：高興能回到結婚時候的樣子。

導演：呀，是吧，期不期待？

老公：期待。

導演：（對老婆說）妳期不期待？

（老婆點頭）

導演：（對老公說）你期不期待？

（導演請助理放音樂：《結婚進行曲》）

導演：期不期待？國梁你期不期待？你們結婚那天是不是這樣子？還是要去街頭上淒涼？兩個都在淒涼。

（夫妻兩個抱在一起不回答導演的話）

導演：剛才那一排替身出來一下。男生講，第一次那個話。

老公替身：我看到那個結婚場景，不知為什麼就哭了。

老公聲音替身一：我覺得特別難受。

老公聲音替身二：我內心渴望幸福快樂的家庭。

老公聲音替身三：現實給不了我，我很難過。

老公聲音替身四：我一個人在街上走，感覺到很淒涼。

老公聲音替身五：當時結婚的時候很快樂，就希望一直幸福快樂地過下去。

老公聲音替身六：其實我內心非常想和莉莉一起回到以前開心快樂的生活。

導演：聽到了嗎，這是不是你內心最渴望的，有沒有？

老婆聲音替身二：我也很渴望幸福。

老公聲音替身六：其實我內心非常想和莉莉一起回到以前開心快樂的生活。

老婆替身二：我也很渴望幸福。

導演：你期不期待，我知道你們現在面對著很多困難，是吧！老婆，是吧，老公，是不是？

老公：嗯！

導演：但是剛剛彼此所說的東西，能夠彼此都互相努力的時候，可以怎樣，現在抱在一起感覺怎樣，現在老婆還把鼻涕擦在你的身上。

（老公偷笑）

導演：喜不喜歡這樣的感覺？偷笑什麼，國梁你想不想這樣繼續照顧她？我知道有很多困難，懂吧，是不是？你看你為了她，雖然很困難但也一起來了，對不對？她有心願你也想，可能是最後一次心願，也可能不是，但是你也希望能夠達成她的心願，是吧！是不是？

老婆：嗯。

導演：嗯，但是妳看他也來了。

（老婆偷笑）

導演：偷笑什麼，告訴老公。能夠靠在他肩膀上，讓妳感覺到怎樣？

老婆：可是他……。

導演：先不管他，可是，可是太多了，你又找理由了，以後「可是」那個要去掉懂吧，「但是」、「可是」都不能造句，懂吧！

導演：先看他做到的，不要看他沒做到的，懂吧！以後每次給學生打成績，不是扣分而是加分，用加的而不是扣分，懂嗎？我在改考卷都是這樣，都是加加加，懂嗎？當你愈扣愈扣的時候，都扣光了。先不用管，現在在老公的懷裡怎麼樣？特別他這隻手緊緊地抱著妳，有沒有？妳在笑什麼？

老婆：勉強。

導演：勉強，但是感覺到怎樣？我說假設喔，假設你們在抱了，感覺到怎麼樣？老公現在呢，有人可以抱比較好，還是在街上比較好？嗯？喜歡這樣，還是怎樣？

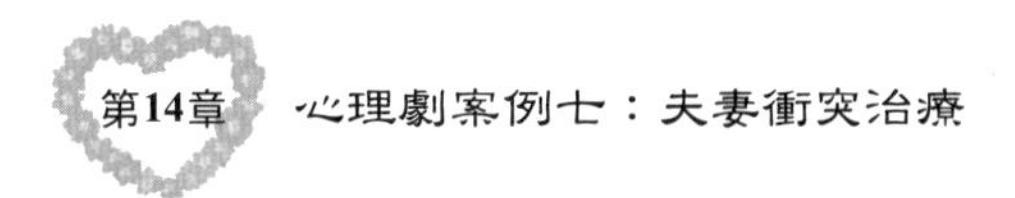

（老公繼續抱著老婆沒回應）

（導演示意老公替身複述）

老公聲音替身四：我一個人在街上走，感覺到很淒涼。

老婆聲音替身四：我已經淒涼很久了。

導演：怎麼都那麼淒涼啊！

導演：想這樣繼續淒涼吧？兩個人是不是都需要愛，可以把頭放在老婆肩上，是吧？當老公靠在妳的肩上，妳感覺到怎樣？莉莉，不要「但是」，懂嗎？「但是」最坑人，怎樣，妳在笑什麼？

老婆：希望。

導演：希望什麼，老師聽不到。

老婆：我希望他胸懷大一點。（掉眼淚）

導演：管他那麼多，他胸懷那麼大，可以讓妳躲。妳的眼淚在告訴妳什麼？

老婆：他做不到。

導演：是做不到，還是感動的眼淚？妳是不是當老師當習慣了。

老婆：沒有。

導演：還有呢？

老婆：他自己說的。

導演：嗯，那他既然當學生，學生最需要什麼？

老婆：關懷。

導演：是關懷還是挑剔？

老婆：他都做不好。

導演：妳是哪個學校畢業的，怎麼沒教好？

（老婆在笑）

導演：現在抱著老公怎麼樣？妳看老公的肩膀是不是很寬，可以躲在這裡面對不對，又可以擤鼻涕對不對，他也沒有因為你把鼻涕擤在他身上，他就把妳推開。有沒有發現到，是吧！妳看看他這四年做了什麼，告訴老公。這四年他做了什麼？

老婆：對我的爸媽都很好。

導演：所以妳要對他說什麼？

老婆：我也希望我對我的公婆好。

導演：所以妳也有希望，對不對，妳也在努力。

老婆：以前全是對你的恨，發洩不出去我就……。

導演：所以呢，今天發現了要怎樣？這樣是不是有點不公平，是吧！是不是要找到適當的管道宣洩，而不是宣洩在孩子身上，宣洩在他的爸媽身上，宣洩在老公身上，是吧！老公，如果她把脾氣宣洩在你身上，你願意接受嗎？

老公：願意。

導演：但是把脾氣宣洩在你的爸媽身上呢？

老公：不願意。

導演：聽到了嗎，知道嗎？沒有一個孩子不保護父母，懂吧！這是天生的，懂吧！但是有時候我們不是故意的，是吧！因為就在情緒上嘛，那誰過來誰就倒楣嘛，是不是這樣的，因為我們是人嘛，我們不是聖人，我們沒辦法控制。（走到老公面前說）你能理解嗎？老公。

老公：偶爾可以理解，但是不能一直這樣。

導演：呀，偶爾可以，但是不能一直這樣。（走向老婆說）聽到了嗎？

老婆：但是他要做到才行。

導演：那還要條件，有條件的事就很難做，懂吧！知道嗎？妳有沒有聽說有一種愛叫無條件的愛，因為你們現在在學校裡學的都是行為治療學派的，學生好一點，給他記一分，給他一顆梅花。學生再好一點，再給他兩顆梅花，五顆梅花，換一盒鉛筆，是不是都是這樣的，這個有點危險，懂吧！就說讓孩子，好像我要做什麼東西都要有所目的。這行為改變技術是好，但是要注意有形的東西變成無形的東西最重要，懂吧！有形的獎賞變成無形的獎賞才可以，懂我的意思嗎？你們那個行為改變技術只學到一半而已，知道嗎？這是要讓他感受到愛，懂吧！而且愛是無條件的，是吧！不管你是好或不好，我都願意愛你，知道吧！這叫無條件的愛，懂嗎？現在看老公把妳抱那麼緊，我說假設而已，他把妳抱那麼緊，妳感受到怎樣？

（老婆在笑）

導演：妳在笑什麼，妳喜不喜歡？跟他講，快點跟他說，看著妳老公。妳老公已經轉過頭來。哎，妳只是用腦袋瓜想，學生做到了妳要怎樣，妳想跟他說什麼？

老婆：其實我沒說，但是我都做了。

導演：妳都沒有表達，只是都做了，所以……。

老婆：孩子怎麼長大的，我跟你父母一起住了五年，沒吵過架。

導演：所以你也儘量能夠怎樣，給孩子好的示範，是吧！是不是？看著老婆，難過的時候要怎樣？老公？上次教的。

（老公走過去擁抱老婆）

導演：（對老婆說）哎，妳要不要做老師的學生，當妳老公這樣做的時候，妳要怎樣？莉莉，這個手怎樣？那麼難啊！

老婆：我很委屈。

導演：那當然委屈。抱緊一點。很委屈，對不對？

（導演請助理放音樂：《平安》）

導演：在想什麼，告訴老婆，悄悄地說，別讓他們聽到。一直都渴望這樣，雖然這次在生活上有許多衝突，是吧！有衝突，是吧？

（導演示意老公替身說）

老公聲音替身四：我一個人在街上走，感覺到很淒涼。

老公替身：我看到那個結婚場景，不知為什麼就哭了。

老公聲音替身四：我一個人在街上走，感覺到很淒涼。

老婆聲音替身二：我也很渴望幸福。

老婆聲音替身四：我已經淒涼很久了。

老公替身：我看到那個結婚場景，不知為什麼就哭了。

老公聲音替身四：我一個人在街上走，感覺到很淒涼。

老公替身：我看到那個結婚場景，不知為什麼就哭了。

導演讓夫妻雙方聽到、看到自己內心的感受。

導演：內心有很多很多的情感，但生活有很多委屈難過，是吧！所以有時候彼此都放棄了，是吧！兩個人都努力，都沒有被彼此看到，兩個人都在做，只是彼此沒有看到已經做到的部分，是吧！兩個人都想把過去的東西放下，是吧！給彼此一個機會，既然有心想放下過去，就好好地這樣在一起，否則就會怎樣？

老公聲音替身四：我一個人在街上走，感覺到很淒涼。

導演：是吧！你要淒涼走下去嗎？

老公聲音替身四：我一個人在街上走，感覺到很淒涼。

老公替身：我看到那個結婚場景，不知為什麼就哭了。

老婆聲音替身二：我也很渴望幸福。

導演：都聽到彼此內在最深、最深的聲音了嗎？老公雙手把老婆抱緊一點。給你肩膀靠，你肩膀那麼寬，是吧！而且你真的也很寬了，是吧！這四、五年來也在改變了，是不是？老婆也看到你在改變，是吧！

（1分鐘後）

十二、雨過天晴

導演：我要你們兩個回到這個地方。

（老公、老婆回到各自原來的地方，老公主動跨越他擺放的布走到老婆身旁）

導演：（對老婆說）看你老公走過來感覺到怎樣，要給老公什麼？當學生做到時，老師要怎樣？

（老婆拉老公衣服，離自己更近一點，老公過來擁抱老婆）

（夫妻擁抱在一起）

擁抱對夫妻而言，是一種身體的靠近與心靈的拉近，身體的距離就是心理的距離。在心理劇剛開始的時候，老婆開始說話，老公立即將椅子移開，這個小動作反應夫妻二人心理的距離，現在進行到劇的後段，夫妻願意擁抱，願意將自己交到彼此的懷裡，也意味著接受對方、接納對方，把自己交托給對方，這是一種信任與支持。夫妻衝突，並不是要為對方做很多很多的事才能化解（雖然這也很重要），但是平日的擁抱，卻是情感銀行最重要的存款。擁抱動作雖然簡單，但「大道至簡」，不要因為簡單就忽略，這是老天賜給我們最大的財富。

導演：對，看到了嗎，這是他無意識的動作，最真實，懂嗎？

（老婆點頭）

導演：當他願意走過來，讓妳當老婆，感覺怎麼樣？

（老婆感動的點頭）

導演：他是不是主動了？

（老婆含著眼淚點頭）

導演：高不高興？他也是注重妳的感受了，是吧？

（老婆點頭）

導演：而且妳看，現在都不放手了（老公一直抱著老婆）。要相信，當妳要什麼，妳就要想什麼，妳要好的，好的就會來，妳要壞的，壞的就會來。老天就是這樣，妳要什麼，就想什麼，妳想什麼，就有什麼，多半是好的，不是壞的。當妳想好的時候，老天就會成就妳，當妳想要壞的結果，老天也會成就妳，知道嗎？

（老婆點頭）

導演在夫妻擁抱時，在其耳際說話，目的是在鞏固新的體驗與感受。行為轉化需要時間來鞏固，否則很容易又退回原來的互動模式。此對夫妻先從情緒上轉化，接下來是認知上轉化，現在是行為上轉化。而人的情緒、認知、行為相互影響，因此導演在其行為改變時，加深、加厚夫妻彼此的情感與認知。

導演：所以妳要的是什麼？哪一個像妳的孩子？

（老婆從團體成員中選出一個人扮演孩子）

導演：孩子過來，如果孩子在妳面前妳會不會抱著，三個人抱在一起感覺一下。

（導演請助理放音樂：《親愛的寶貝快快要入睡》）

導演：渴不渴望，你們可愛的女兒這樣，是吧！所以上次回去你們也有努力了，國學也很枯燥，對不對，但是為了孩子，你們兩個願意付出，而且給孩子一個榜樣，是不是？

（老婆點頭）

導演：（對老公說）這是不是你渴望的？這是不是你渴望的？

（老公點頭）

導演：跟老婆講，跟老公說。希望就去做，當你有渴望時，老天就會成全你。你願意陪孩子一起長大嗎？嗯？老公，你願意夫妻一起陪孩子長大嗎？

老公：願意。

導演：渴不渴望？以後結婚的證詞要加這一條，懂吧，夫妻要共同陪孩子長大，知道吧！都把眼睛閉起來，彼此靜一下，彼此的心都能夠平靜下來，靜下來。

（導演請助理換平安音樂當背景音樂）

導演：要相信，懂吧！在婚姻裡有三個字最重要了，第一個就是信，要相信，懂吧！要相信彼此都會改變的，要相信彼此都會幸福，懂嗎？要信任，就會有所盼望。當彼此都不信任的時候，就很難有所盼望，當心有所盼望的時候就會有愛，這叫信、望、愛。那第一個就是要相信彼此，有些東西可能不是一下子改過來的，知道嗎？你看你們回去至少也撐了十天了，是吧！有沒有發現到，學習就會有進步，有退步，知道吧！但是出了問題的時候，就要兩個人更緊緊地抱在一起，懂嗎？要相信，就會有盼望，就會有愛，知道吧！否則就會怎樣？

（導演提示替身說）

老公聲音替身四：我一個人在街上走，感覺到很淒涼。

老公替身：我看到那個結婚場景，不知為什麼就哭了。

導演：知道嗎？

老公聲音替身六：其實我內心非常想和莉莉一起回到以前開心快樂的生活。

導演：兩個都需要愛，是吧！夫妻是最難的功課知道嗎？除了彼此之外，還有孩子，還有雙方的父母，知道嗎？但是這個功課好好修，人就可以更圓滿，知道吧！但是要從夫妻開始，夫妻好了，孩子就好，雙方的父母就好，是吧！有感覺到嗎？所以《易經》裡面說「肇端於夫婦」，什麼都是「肇端於夫婦」的。

導演：（全家擁抱3分鐘後）孩子先退（孩子替身退出舞臺）。

十三、相互承諾

導演：老公看一下，

導演請助理提詞：多顧及我的感受。

導演：（對老公說）你願意嗎？跟她講，看著她。

老公：願意。

助理提詞：每天回來陪陪我和孩子。

導演：你願意嗎？

老公：願意。

導演：我真的像牧師哦。

（眾人笑）

助理提詞：回家和我一起收拾，每天回家洗臉、洗腳。

（老婆幫老公在擦汗）

導演：你願意嗎？她現在在幫你擦汗，你願意嗎？喜歡嗎？

老公：自己擦。

導演：自己擦？要給她機會，讓她擦，衛生紙給她。講老婆幫我擦一下，跟她講，要表達，你現在注意她的感覺，來，再講一次，她現在的感受是什麼，是在幫你服務，跟老婆講，謝謝妳，幫我擦汗。

老公：（也拿衛生紙幫老婆擦汗並說）謝謝妳。

> 夫妻已漸漸恢復情感，重新關心對方，並付出行動。

導演：是吧！現在是注意到我的感受了，有沒有？下一條。

助理提詞：放下手機遊戲，每天玩半個小時，假日的時候玩半天。

導演：你願意嗎？

老公：我這幾天每天不玩，不玩，不玩。

導演：真的？跟她講，高不高興，你看她在笑。但是你是不是要讓她相信。

老婆：你不是就希望我走了以後，你每天可以玩手機嗎？

導演：不要講這個，講這個幹嘛。你看，好不容易那個愛的火苗出來，妳馬上「摁」把它踩死，你們看到那個草，那個草從土裡面鑽出來是不是很不容易？有沒有發現到（導演做腳踏的動作），看到了嗎？知道嗎？再講一次，來。

> 當女主角又轉入舊有的行為模式時，導演要立即提醒。人的習慣改變需要時間，需要彼此提醒。根據研究：習慣的改變需要21天的薰陶，才能逐漸轉化。因此，在治療時或治療後需要提醒主角，要給自己與對方時間調整行為，並且相互支持與勉勵。

助理提詞：放下手機遊戲，每天玩半個小時，假日的時候玩半天。

導演：你願意嗎？

老公：嗯！

導演：高不高興？好，下一個。

助理提詞：遇到事情主動找我。

導演：要不要和她商量？

老公：有些事情我和她說擔心她會……。

（導演拍一下老公）

導演：當你有這樣想法的時候，是不是堵了一道牆，你不給她機會。這就是要訓練你們去溝通，懂吧！你願意嗎？再一次，重唸一次。

助理提詞：遇到事情主動找我。

（老公點頭）

導演：看著她跟她講，要有誠意一點，下一條。

助理提詞：遇到問題不是睡覺。

導演：嗯？可以嗎？

老公：可以。

導演：下一條。

助理提詞：遇到事情換個角度思考。

導演：你願意嗎？

老公：我正在努力做這件事情。

導演：妳高不高興？他說這句話，抱他一下、親他一下，不會啊？老師沒看到，快點。

（老婆主動抱著老公，夫妻兩個抱在一起）

導演：老公願意做的事，妳要給他鼓勵。好，下一條。

助理提詞：下一條是莉莉的，抬起頭來看看。

老婆：（抬起頭看著老公說）這麼長時間你都不知道我怎麼了。

導演：是吧！她看出來是怎樣，她剛才跟你要什麼？（導演示意老公抱老婆，老公過去抱著老婆）

（老婆偷笑）

導演：要不要謝謝老師，又給你一次機會，下一句。

助理提詞：多學習、多改變、多成長。

老公：對。

導演：你來這是不是來學習成長的，而且你心理劇是不是學得很好？

老公：不好。

導演：早上的輔角被打成那樣，還說不好嗎？他早上表現好不好？客觀來說。

老婆：好。

導演：（請老公回到原來的布那邊）你回去那裡。（問老婆）妳願意走過來嗎？

（老婆走到老公身旁）

導演：走過來之後呢？嗯？不會抱他啊？怎麼那麼吝嗇的女人？

（老婆擁抱老公）

導演：給你老婆抱，你喜歡她站在你旁邊，還是抱你？老公？

老公：怎麼都可以。

導演：怎麼都可以，都可以手還抱得那麼緊，來，第一個，聽一下。

助理提詞：多考慮我的感受。

導演：妳願意嗎？

老婆：嗯！

導演：看著他講。

老婆：我願意。

導演：第二個。

助理提詞：對父母不要板著臉，看到爸媽來的時候，說一下「爸媽你們來了」。

導演：妳願意嗎？

老婆：嗯！

導演：嗯！

助理提詞：不要無緣無故不和我說話，遇到事情要解決問題。

導演：妳願意嗎？

老婆：（點頭）願意。

導演：高不高興？

（老公點頭）

導演：高興的時候應該給她什麼？

（老公擁抱老婆）

導演：對，好好在一起，本來就是兩個很相愛的人，懂吧！

（導演請助理放平安的音樂）

十四、重新做夫妻

導演：是吧！本來就是相愛的人，不知道怎麼溝通、不知道怎麼轉化，是吧！遇到一些問題，轉一下，就可以從負面轉成正面，才知道彼此要做些什麼，是吧！老婆在偷笑什麼，告訴老公，喜不喜歡這樣的感覺？

（老婆點頭）

導演：用嘴巴講嘛，剛剛不是說要溝通嗎？講一下。當老公抱著妳的時候，讓妳怎樣？

老婆：很舒服、很溫暖。

導演：呀，當老婆抱你，讓你感受到怎樣？繼續抱著。很舒服，很需要老婆的？

老公：支持。

導演：呀，是不是兩個人好不容易撐過了憂鬱症，是不是？是不是很不容易走出了過去這一段，是不是應該往前走了，是吧！那在往前走的路上，難免會有一些波折，知道吧！不要把自己陷入過去的苦痛、悲哀和糾結中，懂嗎？所以對過去的東西要怎樣？兩個都說，對過去的東西要怎樣？

老公：放下。

導演：放下來，是吧！老婆呢，妳願意嗎？

老婆：願意。

導演：太好了。

導演：你願意為你老婆洗腳、洗臉嗎？

老公：願意。

導演：這很重要，懂吧！妳願意為妳老公洗澡嗎？

老婆：我願意，但是他……。

導演：先不要提但是，妳願不願意？

老婆：我願意。

導演：你高不高興，今天晚上回去要怎樣？

老公：洗澡。

導演：叫誰幫你洗？

老公：老婆。

導演：妳願意嗎？

老婆：願意。

洗澡雖為小事，但卻是增進夫妻情感的親密行為。此除了身體接觸外，也讓雙方感受到彼此相互照顧。老公有不洗澡的習慣，老婆願意幫他洗，直接轉化老婆過去對其行為的抱怨，將抱怨轉為積極的協助，事情雖小，意義卻大。

導演：現在老公感覺怎樣？看一下，生活中有很多坎坷，有沒有？但是兩個願意走過來會怎樣？我讓你們看一下，一個一個唸，轉化之後的第一個。

助理提詞：顧及我的感受。每天回來陪陪我和孩子。回家和我一起收拾家裡，每天回家洗臉、洗腳。放下手機遊戲，每天玩半小時，假日可以玩半天。遇到事情主動找我。遇到問題不是睡覺。遇到事情換個角度思考。抬起頭來看看。多學習、多改變、多成長。

導演：如果老公做到這些，妳覺得老公是怎麼樣的？

老婆：我們都會很開心。

導演：而且也要從中怎樣？是不是也要從中幫忙？這邊的，三個。

助理提詞：多考慮一下我的感受。對父母不要板著臉，我父母來的時候，說一下「爸媽你們來了」。不要無緣無故不和我說話，遇到事情要解決事情。

導演：如果老婆這樣做，你會感覺到怎樣？

（老公低頭）

導演：你看一下，之前是不是兩個都在這一部分（指著夫妻剛開始擺的布），愈看會讓自己愈怎樣？是不是完全沒有希望了，但是這兩個相互勉勵的時候（指著轉換後的布），又可以怎樣？是吧！

導演：現在你們兩個感覺怎樣，看著彼此。

（夫妻看著彼此）

導演：妳願意嫁給他為妻嗎？不管遇到困苦災難什麼的，妳願意跟他一輩子相守嗎？

老婆：其實⋯⋯。

導演：不要其實，願不願意？願不願意？

老婆：願意。

導演：（對老公說）你願意跟莉莉結為夫妻嗎？

老公：（點頭）願意。

導演：不管遇到什麼困難、挑剔、囉嗦，你願意繼續跟她在一起嗎？

老公：願意。

導演：好，宣布你們繼續為夫妻，抱一下（夫妻擁抱在一起，全體成員鼓掌），先做到這邊可以嗎？

老公：可以。

老婆：可以。

導演：（對老公說）帶著老婆去洗臉。

（老公牽著老婆的手去洗臉）

（劇終）

第四節　技巧解析

本劇主要使用的技巧有：關係式對話、問題具象化、多重替身、鏡觀與儀式化。除了這些技巧外，本劇所使用的理念有二：衝突關係化與關係現象學。以下先就兩理念解析之後，再解析技巧。

一、衝突關係化

夫妻衝突主要是「關係」上的衝突，因此在從事夫妻衝突心理劇治療時，要將重心放在夫妻的關係上。有此理念，在從事治療時，才不會被夫妻單方的看法左右。夫妻衝突往往是多面性、多樣性的，涉及到不只是夫妻生活事件上的衝突，也牽扯到夫妻雙方原生家庭的問題、婆媳之間的問題、親子教養的問題、性問題、經濟問題等，其複雜性高於一般的問題。而這些問題的核心主要來自夫妻的關係，有了夫妻關係，才使這些問題產生關聯。因此，治療的主軸與核心必須聚焦在「夫妻關係」上，否則在治療時很容易被夫妻「問題」的漩渦捲進去，不知所終，例如：本劇一開始老婆就開始抱怨老公，把所有的問題都歸咎在老公身上，老公聽了不舒服就開始賭氣、反擊，此時老婆就開始講端午節時的爭吵、老公不陪孩子讀國學，老公也開始講老婆在寒冬臘月將父母趕出去的事，然後老婆嫌老公懶惰、自私、沒責任心、無能、不上進、逃避、網癮，老公也指責老婆自私、恨自己家人、無理取鬧，問題愈擴愈大，問題愈來愈多。若治療師看到那麼多問題就一一去碰觸，三天三夜都處理不完，因此治療時要聚焦在夫妻關係上，要以簡馭繁，用「關係」化解「問題」。而關係上的處理則分三步驟：探問關係、修復關係、平和關係。夫妻關係是動態的，隨時在改變、在調整，不管是朝正向發展或朝負向發展都是動態，其平衡也是動態性平衡。因此，從事夫妻治療，首先要探問關係，探問夫妻彼此的互動關係，雙方對關係上的反應，例如：先生做了什麼，老婆就做了什麼，或老婆做了什麼，先生就做了什麼，如先生沒陪孩子讀國學，老婆就離家，老公只打一次電話給老婆，老婆覺得一次不夠就不回家，或先生打電話給老婆，老婆不接，老公覺得石沉大海，就不再打、不再找。這些互動所蘊含的是：兩人以慣性來相互牽動，而非以自發性來牽動，讓彼此一再陷入慣性循環之中，愈牽扯愈辛苦，愈陷愈無奈、愈無力，彼此都深陷在痛苦之中，最後彼此受不了，想離婚，離婚就是離開關係，離開關係就不會有所牽扯，沒有牽扯就可各過各的，不會「深陷」在「關係」裡，得到解脫、得到自由。夫妻雙方都在「逃」，想逃出「痛苦」、想逃出「問題」，最後逃出「婚姻」。從這個過程中，治療師要很清楚夫妻衝突，夫妻都深陷在痛苦中，如何協助夫妻離「苦」得「樂」，成為治療的重點，所以要先知道，夫妻關係中的苦是什麼？是一種不再相互信任、不再相互扶持、不再相愛的感覺，是什麼橫隔在夫妻關係之中，使他們不再相互信任、相互支援、不再相愛，把癥結一一具體展現出來，並且透過討論來轉化這些癥結。在治療過程轉化癥結，就是在「修復關係」，當關係修復後，夫妻能重新平心靜氣地相處，就是「平和關係」。在修復關係時，最重要的就是要先疏通彼此之間的「氣」，因此在治療之中，先「引氣」、「導氣」、「解氣」，再「平氣」。在劇中透過對話，將夫妻相互堵住的氣匯出來，接著用撕報紙導出夫妻對彼此的怒氣，用鏡觀、多重替身解他們的氣，最後用擁抱平他們的氣。因此，從事夫妻衝突治療時，要從關係入手，從探問關係、再修復關係、再平和關係，就能一步一步化解夫妻的衝突。

二、關係現象學

「現象」相對的就是「表象」，表象在外，現象在內：表象呈現出來的是「問題」，現象所示的是「關係」；表象顯現的是行為反應，現象指的是行為規則；表象展現的是情緒，現象所指的是感受。在治療時要掌握衝突時的表象，也要深刻理解現象。治療師不是只有掌握技術就好，對於各種現象也要深入研究，因為治療師本身就是治療的載體，此載體的豐厚與否，牽涉到治療的淺薄與療效。筆者建議從事心理劇治療者，除強化治療技術外，也要從學術上多了解現象學與詮釋學，此二者最貼入人心與人生、最貼近人性，治療就是人的工作、人性的工作，治療師更有人性，治療就更有人味、更有人情。關係現象學就是從深層去了解關係，了解關係的規律、關係的感受與關係的人性。有了這樣的掌握，治療時才能更深刻、更深入、更有人性。

以上是此夫妻衝突治療的理念，接下來談本劇的技巧。本劇技巧如前所說，運用了探問技巧、對話技巧、鏡觀技巧、多重替身技巧及儀式技巧。除了儀式技巧前面章節未解析外，其他技巧在前面各章節已解析過，在此不贅述。但要提醒的是，在從事夫妻治療時，使用這些技巧一定要「扣緊關係」。如在運用探問技巧時，不能只探問夫妻個別的感受而已，還要探問在關係中的感受；對話技巧，在對話時要促進夫妻對話，在夫妻對話中促進關係的改變；鏡觀技巧，不只鏡觀自己的感受，也要引導夫妻鏡觀到對方的感受，以及鏡觀到彼此的關係；多重替身亦然。以下針對儀式技巧做解析。

儀式從社會學來說，是凝聚社會的一種方式，依社會學家 E. Durkheim 的說法可分為兩種：一為定期儀式，另一為不定期儀式。定期儀式是在特定的時間舉行，如生日、節慶。不定期儀式是依生活狀態所舉行的儀式，如生老病死的儀式、彌月剃胎髮儀式、百日抓周禮儀式、生病祈福儀式、死時的告別式等。這些儀式都是讓人與社會產生關係，讓人與社會連結，讓社會凝聚。夫妻結婚的結婚儀式，就是凝聚夫妻關係的儀式。在眾人的祝福與公證之下，讓雙方產生關係、相互連結的儀式。在劇終時，導演為夫妻舉行證婚儀式，就是在重新連結夫妻關係，讓夫妻的情感再度連結，重新開始經營夫妻關係。在化解關係衝突後，加上適當的儀式，有助於關係的增進與連結。

第 15 章

心理劇案例八：老人喪偶悲傷輔導

第一節　劇情緣由

喪偶是人生的痛，老年喪偶是痛加上孤單。本案例的主角與先生之感情甚篤，在案主 50 幾歲的時候，有一天晚上夫妻從外散完步回家，洗漱完畢準備就寢，老公突然憶起還有一個文件需處理，請老婆先睡，老婆陪伴老公 10 幾分鐘後，就先去就寢，獨自留老公埋首桌案。孰料，老婆清晨起來發現老公趴在桌上，以為老公太累了趴在桌上睡著了，就直接去做早餐，當叫老公吃早餐的時候，才發現老公已經沒有氣息，撒手人寰，留下一兒一女由案主獨自扶養成人。在本劇之前，已治療過案主突然喪偶的悲痛，本劇主要是在療癒案主退休後思念老公的傷痛。

第二節　劇情脈絡

本劇一開始隨著主角的當下感受，讓她設景進入情境中，感受內在的感覺。主角說老公離開人世八年之間，自己一個人帶著兩個孩子養育他們讀完大學，現已退休，開始完成之前與老公共築的夢，一個人到美國參加考試，但心裡又擔憂完成這個夢想之後，老公是不是就真的離開。於是，導演順著主角一步步讓主角將自己內心的悲傷擔憂一一說出來，並用超越現實的手法，讓主角與老公散步、對話、擁抱，一步步找回老公陪伴的感覺，進而重新相信老公的愛，重新與老公做更深的連結，從中改變主角心境，自我整合，重新與現實生活連結而結束此劇。

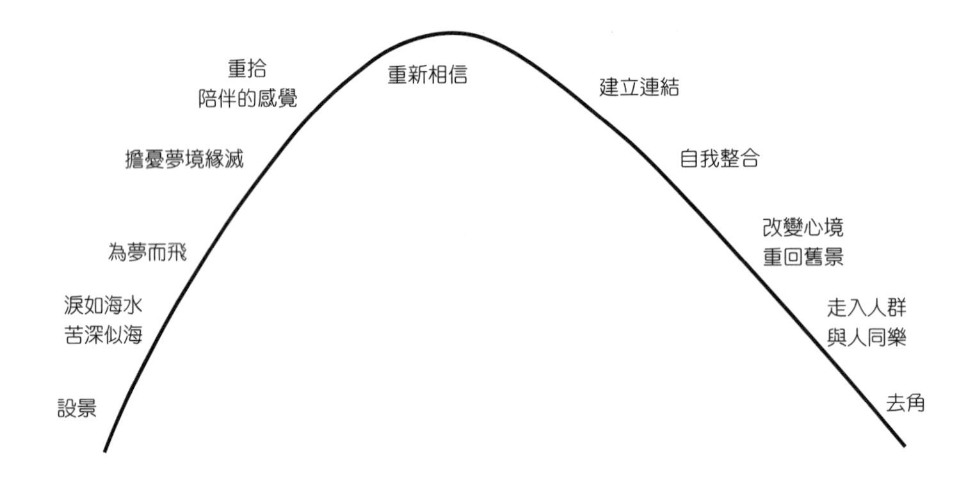

第三節　案例實錄

在導劇之前，導演請團體成員四人一組，分享最近的心情，並請每組成員將自己的心情說出後，共同以一個意象的畫面，用劇中的道具演示出來。其中有一組團體成員，拿一塊淡藍色的布鋪在舞臺上，代表著海，團體成員之一坐在海邊的石頭上沉思，沉思生命中的過往，說出對於生命的感歎。

暖身之後，導演邀請團體成員探索自我，主角舉手願意當主角，於是展開此劇。

一、淚如海水

導演：剛剛其他成員在演練的時候，妳看到哪一個景最像妳的心境。

主角：最像我的就是海邊那個景。

導演：將那個景先布置出來。

（主角拿一塊淡藍色的布鋪在舞臺上，當做大海）

主角：我的內心也曾經像海一樣，流著眼淚，流到現在還在流。

（導演放海邊的背景音樂，海浪的聲音）

導演：跟自己對話，把心裡的話說出來。

（主角用手觸摸大海，沉默）

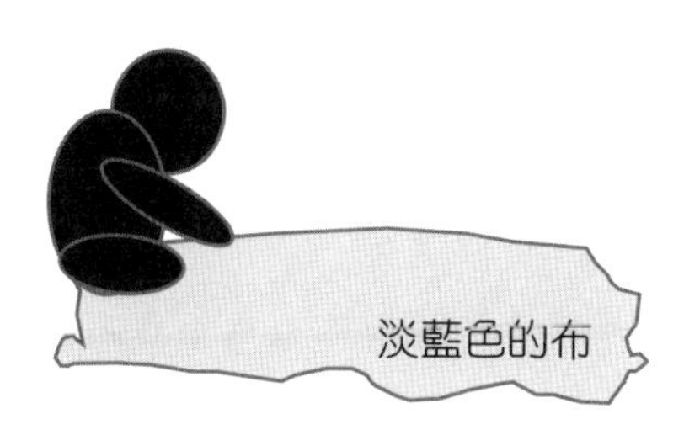

導演：把手觸摸的感覺、感受說出來。

主角：就是很心酸、很心疼。

導演：心酸什麼？心疼什麼？

主角：（從工具箱裡拿出一塊布，披在肩膀上說）就是這八年多來，好多的負擔圍著我，然後最難受的是，自己一個人要扛著這樣的包袱往前走，然後兩隻手還要拉著孩子。

導演：找兩個孩子進去場景中。

主角：（從團體成員中選兩個成員做孩子，雙手拉著孩子替身說）自己拉著兩個孩子往前走，提醒自己絕對不能倒，如果倒了，兩個孩子怎麼辦。（哭泣）

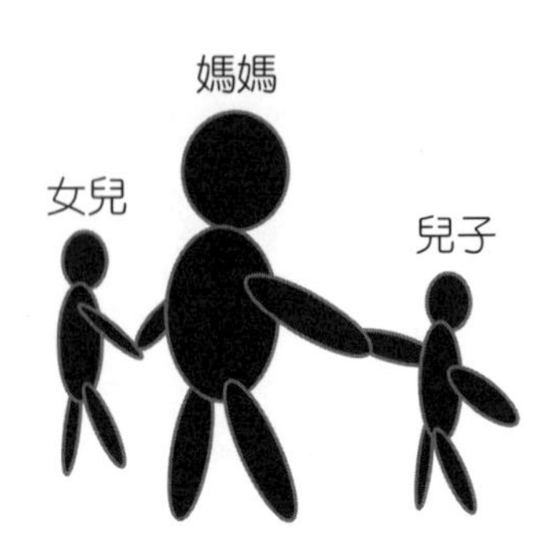

主角：所以自己要很堅強、很堅強，也不能跟孩子說好苦、好苦，常常趁著孩子在晚上睡覺的時候，才自己一個人掉眼淚。可是第二天還是要再起來，拉著孩子往前走（帶著兩個孩子替身往前走），日子是一天一天地數著過，一直希望十年快點過去，一直希望孩子快點讀大學，每天都希望時間過得快一點，希望痛苦少一點，所以這個大海的眼淚就是我這八年的眼淚。八年了，感謝兩個孩子沒有給我帶來任何麻煩。（孩子替身站起來，表示長大了）

主角：（抱著兩個孩子替身哭泣）孩子讀大學了，我負擔也放下了。我把孩子推出去了，你們飛吧！（孩子替身退出舞臺）

二、為夢而飛

主角：孩子都飛了，我就幻想我要退休（又拿起一塊淡粉色的布說），我要自由自在，在大海上飛，再也不是掉著眼淚在那邊哭了，我要飛。

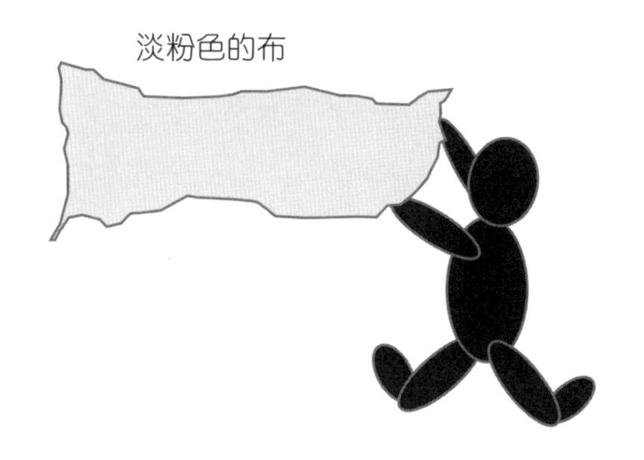

主角：雖然不知道前面的道路怎樣，但是我要飛，所以我就退休了，我會有我的第二春。同事覺得我很傻，我就跟他們說，這是一種可能性，他們也聽不懂，因為我知道，我不能再為孩子活，我要為自己活，我已經老了，我想飛，可是怎麼覺得那麼難飛，當我很難飛的時候（從團體成員中找出一個男生做她先生），我就抓起我先生的手。（拉著先生替身的手在舞臺上邊走邊哭泣）

〔放音樂：《想要跟你飛》（作詞：何啟弘，作曲：陳國華，演唱：鳳飛飛）〕

半邊月 你的臉 我渡過故事的圓缺
點點的淚像星晨掛黑夜 倒映在回憶裡的畫面
人分別 心跟隨 我擁抱這份緣的深淺
回首看見生命的不完美 對你的感謝未曾停歇

你那裡需不需要有人陪 你收不收得到我的思念
想要跟你飛 不免擱再找
陪在你身邊我什麼都不缺
你那裡有沒有人能聊天 我想要愛你疼你像從前
想要跟你飛 天涯海角多遠我都不累 牽你的手 歲歲年年

人分別 心跟隨 我擁抱這份緣的深淺
回首看見生命的不完美 對你的感謝未曾停歇

你那裡需不需要有人陪 你收不收得到我的思念
想要跟你飛 不免擱再找
陪在你身邊我什麼都不缺
你那裡有沒有人能聊天 我想要愛你疼你像從前
想要跟你飛 天涯海角多遠我都不累 牽你的手 歲歲年年

時間是愛的延長線 交錯著歲月 無數離合悲歡
愛讓我看透 考驗後才能擁有幸福的夢
我有沒有在你的夢裡面 我心裡空虛看不看得見
想要跟你飛 想要抱甲緊緊聽你講話
親像過去無改變 親像過去 無改變

主角：孩子走了，我就開始我的孤單，然後，我想想我也快要走完我這一生，我要去完成我的夢想，那是我和先生一起的夢想，因為我記得我曾經和他說，我想要開個諮商中心，可是這個中心肯定無法賺錢，你用金錢支持我好嗎？我先生說好，然後我跟他說，我要去美國拿榮格分析師執照，你支持我好嗎？他說好，可是這些他都沒辦法了，沒辦法給我了，我必須帶著他去完成，所以我退休。我 8 月退休，我 9 月就到美國三藩市去拿榮格分析師執照，我考試的時候，就一個人坐地鐵去，我想像我就這樣拉著先生的手去考試，我坐在沙發上，我想像我先生在旁邊陪著我，我通過了考試，我坐在地鐵上掉著眼淚在心裡跟他說：「老公，我的夢想已經實現一半了，祝福我，我還有個期末考」，我多麼盼望是他跟我一起分享這個快樂。

導演：你先生就在你旁邊，抱著他跟他說。

（主角擁著先生替身大哭）

> 心理劇用「超越現實」的方法，讓主角心中想的、心中盼望的畫面超越時空地呈現在舞臺，讓主角內心想做的、想接觸的一一呈現在自己的面前。有了畫面、有了視覺、有了觸覺與動覺，人的情感與情緒就會跟著出來，說出心中的夢、說出心中的痛、哭出心中的悲哀與淒涼。

（3分鐘後）

（主角擤完鼻涕後看著先生替身）

導演：想要做什麼都可以。

（主角抱著先生替身）

（放音樂：《春天的第一朵玫瑰》）

導演：在現實不能做的，在這裡都可以做。

主角：（抱著先生替身放聲大哭的說）我好想你、我好想你，你好嗎？

導演：對他的思念都說出來，這八年來妳怎麼走的、怎麼過的，都跟他說。

主角：我好苦啊！

導演：怎麼苦。

主角：（大哭著說）我一個人，我要一直撐、一直撐，為什麼你不陪在我身邊，我一個人在地鐵，想你，我在一個人的時候就非常想你。

導演：我希望……。

主角：我希望你在我身邊，我必須往前走，也許我們兩個之間就是個夢，我不知道哪一天我成立諮商中心了，拿到榮格分析師執照了，你會不會就真的走了，你是不是就走了，你已經不見了。

導演：角色交換。（請主角替身上場）

三、夢境緣滅的擔憂

主角替身：老公我好想你，我多麼希望你在我身邊，當我一個人孤苦伶仃的時候，我真的好想你。在地鐵上，我一直想著你，榮格分析師和諮商中心，是我們一起要完成的夢，可是我不知道，當我真的拿到榮格分析師執照、成立了諮商中心，你是不是就走了，你是不是就離開我了。

導演：先生回答一下，回答深深愛你的老婆。

> 導演讓主角扮演老公與自己對話，讓主角進入老公的內心世界，體驗老公的感覺、感受與觀點，完成現實所不能做、不能呈現的對話，完成其未竟事項。

扮演先生的主角：我心疼妳。

導演：你想對老婆怎樣？

（扮演先生的主角慢慢靠近主角替身）

導演：你有沒有陪著她？

主角替身：我希望你陪著我。

導演：你有沒有陪著她去美國考試？

扮演先生的主角：有，妳從香港坐飛機的時候，我就跟著妳，只是妳沒有看見。

主角替身：我好想你，多麼希望你陪著我。

導演：你要怎麼安慰你老婆？

扮演先生的主角：我已經住在妳裡面了，我永遠都不會離開妳的，只是妳沒有看見。

導演：妳要怎麼安慰妳老公？

主角替身：這一切我都想和你一起分享。

扮演先生的主角：是啊，我們以前就是這樣啊，妳可以說給我聽，我聽得到的，妳可以寫信給我，我看得到的，我都知道。

主角替身：你都知道嗎？

扮演先生的主角：我知道。

導演：老公把你知道的都告訴你老婆，她這八年過得好苦，一個人帶著兩個孩子。

扮演先生的主角：妳掉著眼淚的時候，我就來找妳了。

主角替身：你知道我一個人的時候，常常哭泣、常常想你嗎？

扮演先生的主角：我知道，我也在旁邊看著妳，紅著眼睛看著妳，我想告訴妳，我很心疼妳，可是妳看不見我。

導演：還有呢？

扮演先生的主角：妳都看不見我，妳要知道妳考試這麼順利，也是我在旁邊陪著妳、幫助妳，要不然妳怎麼會這麼順利呢，我給妳靈感妳知道嗎？我一直都在幫助妳，我一直都希望我們的夢想能一起實現。

導演：雖然我身體沒有了，但是……。

扮演先生的主角：我身體沒有了，可是我更自由自在了，我要跑到哪裡都很容易的，我要跑入妳心裡也很容易的，我化身在考場、在地鐵上都陪著妳，我化身在妳的一篇篇報告裡，我永遠都不必睡覺，你睡覺的時候我也陪著妳。

導演：抱抱老婆。

（扮演先生的主角擁抱主角替身，哭泣）

導演：你想告訴你老婆什麼？

扮演先生的主角：我並沒有消失。

導演：你會不會在老婆考完期末考、夢想都達到了的時候，就離開她，會不會啊，會不會啊？

扮演先生的主角：不會。

導演：用你的話跟她講。

導演在導劇時，除了導演的角色外，也要同時扮演替身的角色，但扮演替身的角色時並不是直接扮演主角的替身，而是要深入主角的內心，做主角內心的替身，將主角內心的擔心、憂慮表達出來。

扮演先生的主角：我會一直跟著妳，到死、到老。

導演：帶著她走一走，邊走邊和她講，就像生前一樣。

導演用行動的方式，讓主角感受與老公的同在，在行動中更走入老公的內心。

扮演先生的主角：（帶著主角替身在舞臺上邊走邊說）我們曾經約定，我先在天堂等妳，我曾經和妳說，我先在天堂，妳隨後就到，所以我一直在天堂等妳。

導演：你對她的情感會因為你的離開而不見嗎？

扮演先生的主角：不會。

導演：你會一直守護著她嗎？

扮演先生的主角：會。

導演：是不是你換一種方式陪伴著她？

扮演先生的主角：嗯。

導演：跟她講。

四、重拾相伴的感覺

扮演先生的主角：我一直都陪著妳，不會離開妳的，妳知道嗎？我們這樣走，就是以前我們最享受的方式，我們一起去操場走路，妳跟我講故事，妳跟我講妳的生命經驗，我都很喜歡聽，我覺得我的太太跟別人不一樣，多麼有智慧，所以那時候我跟妳說，我非常羨慕妳說的那樣的生命經驗，我也要謝謝妳，妳打開了我的視野，妳一直充實我的生命，所以我現在也願意一直跟著妳，讓我看到更多的可能性，看到妳更多的可能性，就如同我們以前在操場上走路一樣。

導演：妳是不是照亮我的生命了？

扮演先生的主角：對，我很喜歡和妳在一起，雖然我很少說我愛妳，但是我真的很愛妳，我謝謝妳。（繼續漫步手牽手地走著）

〔放音樂：You Light up My Life（作詞作曲：Joseph Brooks，演唱：Kasey Cisyk）〕

So many nights I sit by my window
Waiting for someone to sing me his song
So many dreams I kept deep inside me
Alone in the dark but now you've come along

And you light up my life. You give me hope to carry on
You light up my days and fill my nights with song

Rollin' at sea, a drift on the water
Could it be finally I'm turning for home
Finally, a chance to say hey, I love you
Never again to be all alone

'Cause you light up my life. You give me hope to carry on
You light up my days and fill my nights with song

You light up my life. You give me hope to carry on
You light up my days and fill my nights with song

It can't be wrong when it feels so right
'Cause you, you light up my life

扮演先生的主角：我謝謝妳。

導演：謝謝她什麼？

扮演先生的主角：讓我在有生之年，過得那麼豐富，而我現在也能和妳一起分享妳的生命。

導演：這是不是人生另一個階段的開始，是吧？

扮演先生的主角：（點頭）謝謝妳，我不會離開妳的，我要繼續看妳的生命是怎麼過的，不會因為妳成立諮商中心、不會因為妳拿到執照我就離開妳，因為我要一直看著妳，一直分享妳的生命，妳願意我一直看著妳嗎？

導演：角色交換。（先生替身上場）

扮演先生的輔角：妳願意我一直看著妳嗎？

主角：你會嗎？

扮演先生的輔角：我會。

導演：老公問一下老婆，妳願意我一直陪著妳嗎？

扮演先生的輔角：妳願意我一直陪著妳嗎？

（主角點頭）

導演：妳願意我在妳的生命裡一起驚喜嗎？

（主角點頭）

扮演先生的輔角：我不會離開妳的。

導演：帶著老婆走走。

扮演先生的輔角：（帶著主角邊走邊說）我一直陪在妳身邊，妳去美國考試、在地鐵上，我都在妳身邊，我給妳很多靈感，我一直在妳身旁，妳看不見我而已，我沒有身體更容易走近妳身邊，我不會因為妳拿到榮格分析師執照、開諮商中心就離開妳的，妳走到哪我就跟到哪，我先到天堂占位置，在那裡等妳，……。

導演：聽到老公的話了嗎？

主角：聽到了。

導演：最後想跟老公說什麼？

主角：你沒騙我？

導演：角色交換。

〔放音樂：My Heart Will Go On（作詞：Will Jennings，作曲：James Horner，演唱：Celine Dion）〕

Every night in my dreams, I see you, I feel you

That is how I know you go on

Far across the distance and spaces between us
You have come to show you go on

Near, far, wherever you are
I believe that the heart does go on
Once more you open the door
And you're here in my heart
And my heart will go on and on

Love can touch us one time
And last for a lifetime
And never let go till we're gone

Love was when I loved you
One true time I hold to
In my life we'll always go on

Near, far, wherever you are
I believe that the heart does go on
Once more you open the door
And you're here in my heart
And my heart will go on and on

You're here, there's nothing I fear,
And I know that my heart will go on
We'll stay forever this way
You are safe in my heart
And my heart will go on and on

主角替身：是真的嗎，你會不會騙我？

導演：老公，跟老婆說，你會不會騙她？

扮演先生的主角：我從來不會騙妳。

導演：我從來不會騙妳，我死後不會騙妳。

扮演先生的主角：我沒有必要騙妳。

導演：我沒有必要是吧，跟她講，你的老婆很沒有信心，告訴她，要怎麼辦？

扮演先生的主角：妳想想我的過去就知道了。

導演：比如呢，跟她講。

扮演先生的主角：妳和我在一起的時候，我什麼時候沒有做到了，這也是妳喜歡我的原因。

導演：當妳懷疑的時候，我會怎樣？

扮演先生的主角：妳就是小心眼啊，喜歡亂想。

導演：所以呢？

扮演先生的主角：所以就是亂想啊！

導演：你現在是不是在天堂，你在天堂過得怎麼樣，跟你老婆講。

扮演先生的主角：就是很放鬆了，我也真的退休了，從世間退休，不必再去煩惱工作、家庭、孩子，正式放手了，真正退休了，退休在天堂了，我過得很好，妳不用擔心，妳一直都擔心我過得好不好，我過得比妳還好，這裡沒有煩惱，而且我們來去自如，所以妳怎麼會擔心我會離開妳呢，我現在更自由了，更能隨時陪著妳了，妳有什麼壓力、有什麼阻礙可以隨時叫我。

五、重新相信、盼望與愛

導演：我在天堂這邊怎樣，跟妳老婆說。

扮演先生的主角：我在天堂過得生活就是我夢想的生活，沒有負擔、很輕鬆，然後又有很多朋友圍在身邊。

導演：是不是要相信、盼望，就會有愛？

扮演先生的主角：嗯！

導演：妳是不是要試著相信、就有盼望，很多愛就在妳的身上，是不是？

扮演先生的主角：嗯！

導演：用你的話跟你老婆講。

扮演先生的主角：對呀，妳以前曾經告訴我，人生的精髓就是信、望、愛，所以，因為我們相信，所以我們有盼望、有愛，妳怎麼忘了呢？

導演：這是妳教我的，是吧！

扮演先生的主角：對，是妳教我的，我一直都記得，我在天堂裡就是信、望、愛的精髓生活，相信我過得很好，我會生活在愛裡面。

導演：你會不會像生前一樣信實守護著你的老婆，跟她講。

扮演先生的主角：這個不用說的，妳知道的，妳知道我的為人，我只要說出口的話，一定會做得到的，妳了解的，妳怎麼失去對我的信心呢？我也會跟著妳，不會因為夢想實現了就離開妳，因為我等著看妳的生命。

導演：你要謝謝她什麼，你雖然過世了，她還記得你們共同的夢想，要去完成夢想，老公你要和她說什麼？

扮演先生的主角：（露出笑容）我謝謝妳，真的很佩服妳啊！

導演：佩服什麼？

扮演先生的主角：妳一直都記得那個夢想，我那時候也只是隨口答應而已，沒有想到妳當真了，這也是我一直欣賞妳的部分，所以我看妳在完成夢想的時候，我很為妳高興。

導演：你會不會一直守護著她？

扮演先生的主角：我一定會幫助妳的，難道妳都沒有看到證據嗎？妳的期中考那麼順利，兩個老外講英文，妳竟然通通都聽得懂，妳怎麼英文那麼厲害呢？沒有我在旁邊觸發妳的靈感，妳怎麼會猜得到意思呢？考完試之後妳很驚訝，英文怎麼會都沒有不認識的字，都不用查字典，都是因為我在旁邊幫助妳，所以這都是證據呀，不要忘記我，我想念妳。

六、建立連結

導演：當妳想念我的時候可以怎樣，老公和她說。

> 在親人過世之後，因看不到、聽不見、摸不著，讓人與逝者斷了連結。因此在悲傷輔導中，建立與往生者的連結甚為重要，是故導演才問：「當妳想念我的時候可以怎樣？」

扮演先生的主角：當妳想念我的時候，可以寫信給我。

導演：你會不會看得到。

扮演先生的主角：妳知道我們有一個共同的信箱，妳知道的，妳可以寫在那個信箱裡，我會看到的。

導演：還有什麼話對你老婆說嗎？

扮演先生的主角：我不會忘記妳，我不會離開妳，我不會因為妳的夢想實現我就走了，我等著看妳，我欣賞妳，我期待妳，記得我是一個守信的人。

導演：角色交換，聽聽老公說的話。

扮演先生的輔角：我不會忘記妳，我不會離開妳，我不會因為妳的夢想實現我就走了，我等著看妳，我欣賞妳，我期待妳，記得我是一個守信的人。

導演：聽到了嗎？

主角：嗯！

導演：妳想和老公說什麼或做什麼？

主角：我說，我要打你一拳，你竟然比我過得還好。

導演：所以呢，他過得那麼好，妳要過得怎樣？

主角：我要過得好，因為我知道你會看著我。

扮演先生的輔角：妳看妳考試那麼順利，英文都沒有不認識的字，都是我罩著妳。

導演：想跟老公怎樣。

主角：你一直都在，只是我忘記了，你從來都沒有消失。（主角擁抱先生替身）

導演：還想和老公說什麼或做什麼嗎？

主角：沒有了。

導演：可以暫時讓老公去天堂了嗎？

主角：記得聽我的呼叫啊，你不能樂不思蜀啊！

扮演先生的輔角：我會一直都在的。

主角：OK，拜拜，去天堂吧！（先生替身退出舞臺）

七、自我整合

導演：好，跟自己說說話。

主角：（面對自己的替身說）終於放下一塊石頭了，一直堵在胸口悶悶的，本來考完試應該很高興，可是一點都不高興，原來是這樣卡住了，擔心夢想完成就失去他，可是沒有，他就是一直都在，妳要記得啊，妳要相信老公，妳看妳多幸福，有一個老公幫助妳、陪著妳、看著妳，不要看自己不足的部分，要看自己擁有的部分，要看光明。

導演：角色交換。

（主角替身重複剛剛主角對自己說的話）

導演：自己說的對嗎？

主角：嗯！

導演：最後想跟自己怎樣？

主角：同意，你是幸福的。（擁抱自己的替身）

導演：現在感覺怎樣？

主角：放鬆了。

導演：還想做什麼嗎？

（主角擁抱自己的替身）

（放音樂：《春天裡的第一朵玫瑰》）

導演：讓自己再度成為春天裡的玫瑰。

（主角抱著自己的替身）

八、改變舊景的心境

導演：帶著自己看一看第一幕景，想要把它變成怎樣？

主角：（拿淡藍色的布鋪在地板上）海還是海。

導演：嗯，可以在海邊怎樣？

主角：可以在海邊散步，希望在海邊飛，再也不是難飛了。

導演：去飛吧！

（主角披著一條布在海邊自由地飛翔，邊飛邊笑）

導演：是吧，生命是不是可以不一樣的？

主角：是的。

（導演換愉快的音樂）

（主角開心地跳起舞來）

導演：（指先生替身）老公，隨時陪在她旁邊的。

（主角和先生替身開心地在舞臺上跳舞）

九、走入人群與人同樂

導演：（指團體成員）其他人願意支持她的，可以和她一起跳舞。

（團體成員陸續走上舞臺，和主角一起舞動）

悲傷失落的人常在親愛的人離開後過著離群索居的日子與世隔絕，有一種「此去經年，因是良辰好景虛設，便縱有千種風情，更與何人說」的失落情懷。導演請團體成員上臺支持主角與主角同樂，就是讓主角體會自己並不孤單，世上除了老公之外還有其他人，讓主角與世界的斷裂重新連接起來。

（5分鐘後）

導演：現在整個人感覺怎樣？

主角：很好。

導演：好，去角。

（劇終）

第四節　技巧解析

本劇主要是運用心理劇悲傷輔導「超越現實」的技巧，宣洩主角的悲傷失落情緒，同時引導主角與過世老公的心裡重新連結。另外，導演在劇中充分運用「音樂」引導、宣洩、平撫主角的情緒。音樂療法是表達性藝術治療的一種，在心理劇中走入主角的內心，配合主角的內在心境適當地運用音樂，可以更自然引導主角的情緒、宣洩主角的悲痛、引導與逝者更深的連結。在劇中，導演用鳳飛飛為亡夫所寫的歌《想要跟你飛》搭配主角思念老公、想要與老公一起逐夢的心境，用 You Light up My Life 襯托夫妻彼此照亮生命，以 My Heart Will Go On 表達夫妻的愛跨越心靈的空間與距離，直到生命的盡頭。當然，此劇也運用對話技巧與角色交換技巧，讓主角進入老公的內心，堅信彼此的信實與愛。悲傷輔導往往要根據主角此時此刻的感受，宣洩其思念的情緒，讓主角重新以新的方式與逝者連結，同時和現實生活中的人連結，重新建立生活的意義感與價值感。主角在此劇之前已做了某部分悲傷輔導的療癒，所以就根據主角的需要對其進行悲傷輔導。這也是給從事心理劇悲傷輔導的團體帶領者做示範，在悲傷輔導當中，不需要硬性在悲傷輔導裡進行「道愛、道謝、道歉、道別」，而是要根據主角的需要，因勢利導協助主角走出悲傷的幽谷。

參考文獻

中文部分

王志寰等人（譯）（2004）。**諮商倫理**（原作者：G. Corey, M. S. Corey, & P. Callanan）。臺北市：桂冠。

王沂釗、蕭珺予、傅婉瑩（譯）（2014）。**團體諮商：歷程與實務**（原作者：M. S. Corey, G. Corey, & C. Corey）。臺北市：心理。（原著出版年：2014）

李青霞（譯）（2016）。**自卑與超越**（原作者：A. Adler）。臺北市：華志文化。（原著出版年：2010）

林美珠等人（譯）（2006）。**助人技巧：探索、洞察與行動的催化**（原作者：C. E. Hill）。臺北市：學富。

林家興（2003）。**諮商與心理治療進階：心理分析取向的實務指南**。臺北市：心理。

林綺雲（2003）。照顧者的失落悲傷與自我照顧。載於**南華大學「第三屆現代生死學理論建構學術研討會」論文集**。嘉義縣：南華大學。

林綺雲（2008）。案主自殺後治療者的失落與悲傷。**諮商與輔導月刊，266**，39-41。

胡茉玲（譯）（2004）。**Moreno：心理劇創始人**（原作者：A. P. Hare & J. Hare）。臺北市：生命潛能。

修慧蘭（校訂），鄭玄藏等人（合譯）（2003）。**諮商與心理治療：理論與實務**。臺北：雙葉。

許育光（2012）。**團體諮商與心理治療**。臺北市：五南。

陳信昭、李怡慧、洪啟惠（譯）（2003）。**心理劇與創傷：傷痛的行動演出**（原主編：P. F. Kellermann & M. K. Hudgins）。臺北市：心理。（原著出版年：2000）

陳靜如（譯）（2002）。**心理劇入門手冊**（原作者：M. Karp, P. Holmes, &

K. B. Tauvon）。臺北市：心理。（原著出版年：1998）

鍾思嘉（2001）。**專業助人者的替代性創傷與因應策略**。發表於國立彰化師範大學教育部學生輔導支援中心舉辦之「九二一震災心理復健學術研討會發表實務論壇與實務方案」學術研討會。彰化市：國立彰化師範大學。

英文部分

Blatner, A. (2000). *The foundations of psychodrama: History, theory, and practice* (4th ed.). New York, NY: Springer.

Corey, G., Corey, M. S., Corey, C., & Callanan, P. (2014). *Issues & ethics in the helping professions* (9th ed.). Pacific Grove, CA: Brooks/Cole.

Dayton, T. (2005). *The living stage: A step-by-step guide to psychodrama, sociometry and experiential group therapy*. Deerfield Beach, FL: Health Communications.

Fox, J. (1987). *The Cssential Moreno*. New York, NY: Springer.

Herlihy, B., & Corey, G. (2006). *Ethical standards casebook* (6th ed.). Alexandria. VA: American Counseling Association.

Moreno. J. L. (1934). *Who shall survive? A New approach to the problem of human tnterrelations*. Washington, DC: Nervous and Mental Diseases Publishing Co.

Moreno. J. L. (1989). The autobiography of J. L. Moreno, MD. (edited by J. D. Moreno). *Journal of Group Psyohotherupy, Psychodrama and Sociometry, 42*(1), 3-52 and 42(2), 59-126.

Moreno, J. L. (1953). *Who shall survive? Foundations of sociometry, group psychotherapy, and psychodrama*. New York, NY: Beacon House. (Revised from 1934 edition. Reprinted as third edition in 1978)

Moreno, J. L. (1946/1964/1972/1985). *Psychodrama: First volume* (7th ed.). New York, NY: Beacon House.

Moreno, J. L., &; Moreno, Z. T. (1969). *Psychodrama: Third volume*. New York, NY: Beacon House.

Pearlman, L. A. (2002). Self-care for trauma therapist: Ameliorating vicarious traum-

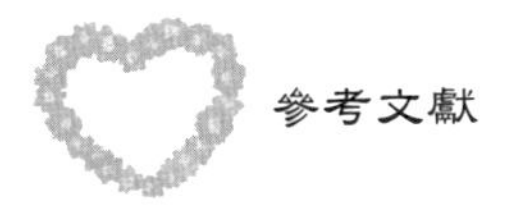

atization. In C. R. Figley (Ed.), *Treating compassion fatigue*. New York, NY: Brunner-Routledge.

Pearlman, L. A., & Saakvitine, P. S. (1995). Vicarious traumatization: An empirical-study of the effects of trauma work on trauma therapists. *Professional Psychology, 26*(6), 558-565.

Sternberg, P., & Garcia, A. (2000). *Sociodrama: Who's in your shoes?* (2nd ed.). Westport, CT: Praeger.

Zerka, T. M. (2000). *Psychodrama: Surplus reality and the art of healing*. PA: Taylor & Francis.

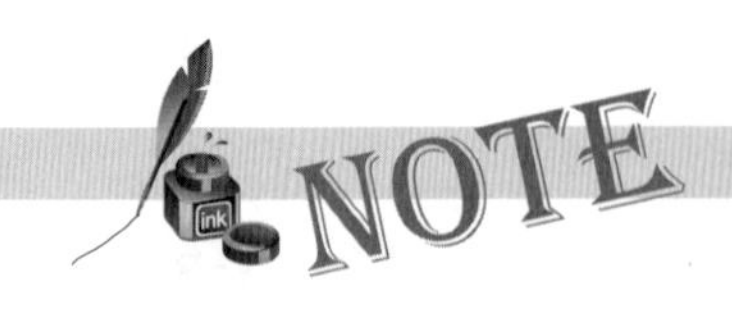
NOTE

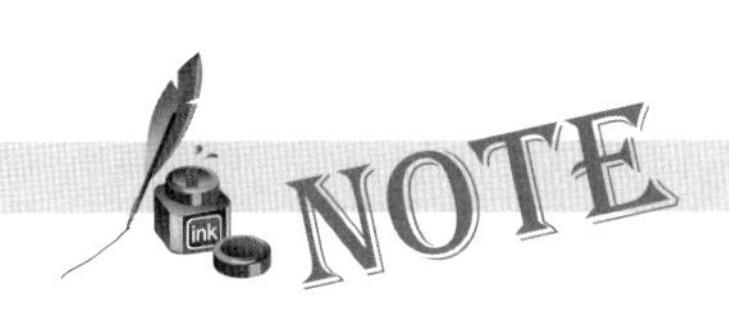
NOTE

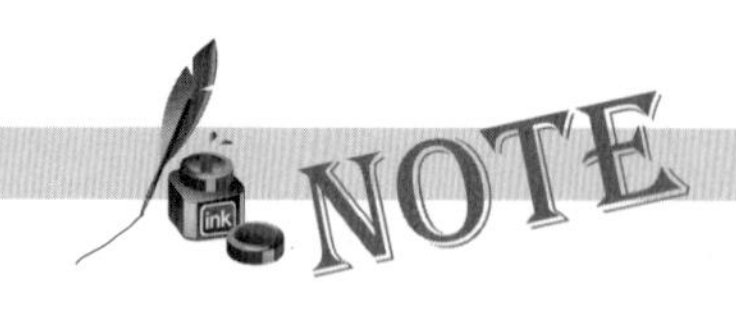
ink
NOTE

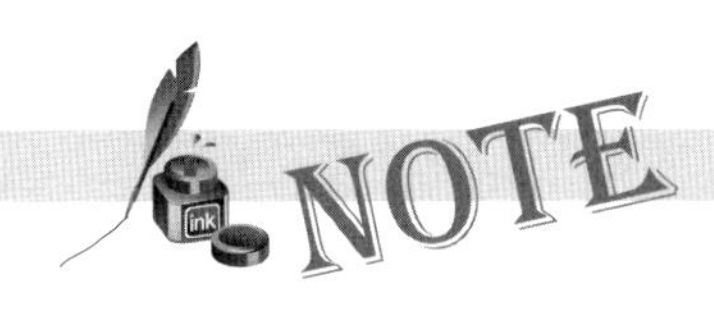

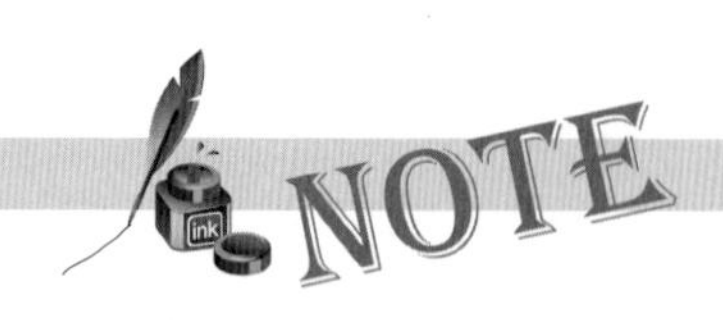
ink
NOTE

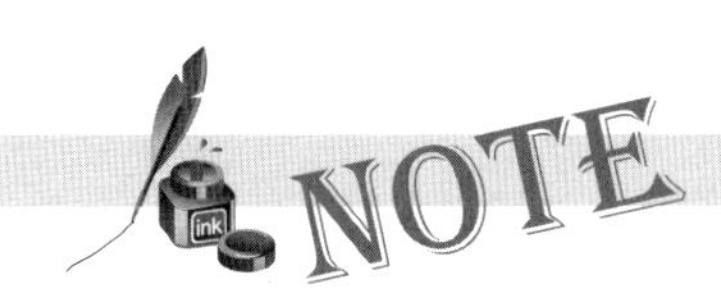
ink
NOTE

國家圖書館出版品預行編目（CIP）資料

回到愛裡：心理劇、社會計量與社會劇的實務運用
/ 游金潾著. -- 初版. -- 新北市：心理, 2017.10
面； 公分. --（心理治療系列；22162）
ISBN 978-986-191-794-8（平裝）

1.戲劇治療　2.心理治療

418.986　　106017479

心理治療系列 22162

回到愛裡：心理劇、社會計量與社會劇的實務運用

作　　者：游金潾
責任編輯：郭佳玲
總 編 輯：林敬堯
發 行 人：洪有義
出 版 者：心理出版社股份有限公司
地　　址：231026 新北市新店區光明街 288 號 7 樓
電　　話：(02) 29150566
傳　　真：(02) 29152928
郵撥帳號：19293172　心理出版社股份有限公司
網　　址：https://www.psy.com.tw
電子信箱：psychoco@ms15.hinet.net
排 版 者：辰皓國際出版製作有限公司
印 刷 者：辰皓國際出版製作有限公司
初版一刷：2017 年 10 月
初版二刷：2024 年 3 月
I S B N：978-986-191-794-8
定　　價：新台幣 600 元